BERND HÖFFKEN

Schicksale jüdischer Ärzte aus Nürnberg nach 1933

BERND HÖFFKEN

Schicksale jüdischer Ärzte aus Nürnberg nach 1933

METROPOL

Gedruckt mit freundlicher Unterstützung der Bayerischen Landesärztekammer, des Ärztlichen Kreisverbands Nürnberg, der Kost-Pocher'schen Stiftung der Stadt Nürnberg und der Kulturstiftung der Sparkasse Nürnberg

Das Titelbild zeigt einen zerbrochenen Spiegel der Familie Dr. Albert Weinstock aus der Pogromnacht von 1938 (siehe S. 381–388, bes. S. 384)
Foto: Nina Höffken

ISBN: 978-3-86331-157-5

Ansbacher Str. 70 · 10777 Berlin
www.metropol-verlag.de

Druck: buchdruckerei.de, Berlin

Inhalt

Grußwort ... 9
von Dr. Ulrich Maly,
Oberbürgermeister der Stadt Nürnberg

Grußwort ... 11
von Dr. med. Heidemarie Lux,
1. Vizepräsidentin der Bayerischen Landesärztekammer

Vorwort ... 13

Historischer Hintergrund ... **19**

Sonderrolle der Ärzte ... 21

Gleichschaltung der Ärzteorganisationen ... 25
Machtübernahme in Nürnberg ... 25
Standesorganisationen ... 27
Das Nürnberger Treffen ... 29
Nürnberger Standesvertreter ... 34
Reichsärzteordnung ... 37

Verdrängung jüdischer Ärzte aus dem Beruf nach 1933 ... 40
Boykottaktion ... 40
Berufsbeamtengesetz ... 42
Entzug der Krankenkassenzulassung ... 45
Einkommensverlust ... 52

Repressionen 56
Vorstoß „arischer“ Kollegen 56
Einschüchterung von Patienten 59
Entfernung „jüdisch Versippter“ 61

Judenverfolgung in Nürnberg 64
Nürnberger Gesetze 64
Einfluss Julius Streichers 67
Pogromnacht 71
„Arisierung“ 75

Vertreibung jüdischer Ärzte aus Nürnberg ab 1938 81
Approbationsentzug 81
Zwangsemigration 86
Aufnahmeländer 92
Ausgrenzung 95
Deportationen 97

Entschädigung und Rückerstattung 103

Bekenntnisse der Berufsverbände 108

Die Stadt der Menschenrechte 110

Biografien jüdischer Ärzte aus Nürnberg – eine Dokumentation 113

Anhang **401**
Lebensdaten jüdischer Ärzte 402
Deportierte jüdische Ärzte und ihre Familien 409
Auswertung 412
Verzeichnis jüdischer Ärzte aus Nürnberg und ihr Verbleib 418
Chronologie der Verfolgung und Vertreibung jüdischer Ärzte 422
Archive und Quellen 424
Bildnachweis 426
Literaturverzeichnis 427
Personenverzeichnis 446

Zum Gedenken an unsere jüdischen Kolleginnen und Kollegen in Nürnberg

Grußwort

Das Buch „Schicksale jüdischer Ärzte aus Nürnberg nach 1933" erinnert zum ersten Mal in vollständiger Form an die Entrechtung und Verfolgung jüdischer Ärzte durch die Nationalsozialisten. Es leistet einen bedeutenden Beitrag zu dem Bemühen, die NS-Zeit in Nürnberg zu rekonstruieren. Schon Ende März 1933 verloren jüdische Ärzte im Dienste der Stadt ihre Anstellungen ohne rechtliche Grundlage. Auf Verfolgung und berufliche Verdrängung folgte die systematische Zerstörung der wirtschaftlichen Existenz. Aufgrund des zunehmenden Drucks wanderten 90 jüdische Ärzte zwischen 1933 und 1940 alleine oder mit ihren Familien aus Nürnberg aus. Fünf suchten den Weg in den Freitod. Die systematischen Deportationen und die Ermordung in Konzentrations- und Vernichtungslagern begannen in Nürnberg am 29. November 1941. Zu den Deportierten gehörten 18 jüdische Ärzte mit ihren Ehefrauen und Kindern, insgesamt 41 Menschen. Nur drei kehrten aus Theresienstadt zurück.

Das Erinnern an diese Zeit darf nicht aufhören – es ist eine humane und humanistische Aufgabe, dem Leid der Opfer zu gedenken, und wegen des aktuellen gesellschaftspolitischen Bezuges eine Verpflichtung für die Gegenwart und die Zukunft. Aus der Vergangenheit sind Lehren gegen Chauvinismus, Rassismus und Militarismus zu ziehen. Die völkerrechtliche Auseinandersetzung mit Verbrechen an der Menschheit macht Fortschritte. Bei den erstmals für den Hauptkriegsverbrecherprozess formulierten Nürnberger Prinzipien handelt es sich um geltendes Völkergewohnheitsrecht. Dem trug die Einrichtung des Internationalen Strafgerichtshofes in Den Haag im Jahr 2002 Rechnung.

Dr. Ulrich Maly
Oberbürgermeister der Stadt Nürnberg
Präsident des Deutschen Städtetages
Vorsitzender des Bayerischen Städtetages
Vorsitzender des Vereins Geschichte der Stadt Nürnberg

Grußwort

1938 wurde im Rahmen der Vierten Verordnung zum Reichsbürgergesetz in Bayreuth der Approbationsentzug jüdischer Ärzte erlassen. Viele tragische Schicksale wurden damit besiegelt. Ein Großteil dieser Ärztinnen und Ärzte war damit von einer ärztlichen Tätigkeit ausgeschlossen. Einige konnten sich noch als sogenannte Krankenbehandler um die Krankenversorgung ihrer jüdischen Mitbürger kümmern.

Ich bin dankbar, dass PD Dr. Bernd Höffken dieses Thema aufgegriffen und seine umfangreichen Recherchen nun veröffentlich hat. Die Bayerische Landesärztekammer (BLÄK) und der Ärztliche Kreisverband (ÄKV) Nürnberg haben als Standesvertretung der bayerischen Ärztinnen und Ärzte die Realisierung dieses Projektes gern mit einem Zuschuss unterstützt. Der Autor möchte mit der Beschreibung der Schicksale jüdischer Ärztinnen und Ärzte aus Nürnberg einen Beitrag zur Stadtgeschichte leisten. Dies ist ihm gelungen. Mit seinem Buch setzt er den jüdischen Kolleginnen und Kollegen ein würdiges Denkmal.

Wir Ärztinnen und Ärzte begrüßen und unterstützen die Aufarbeitung der NS-Geschichte unseres Standes. An dieser Stelle muss aber auch erwähnt werden, dass Ärztinnen und Ärzte im nationalsozialistischen Regime nicht nur Opfer, sondern leider ebenso Täter waren. Gerade auch deshalb sind wir Medizinerinnen und Mediziner daran interessiert, die Geschichte aufzuarbeiten. 1997 wurde im Rahmen eines Projektes die nationalsozialistische Verfolgung jüdischer Ärzte in ganz Bayern untersucht, die Ergebnisse hat die BLÄK in einer Broschüre publiziert. Die Ausstellung zum Entzug der Approbation jüdischer Ärztinnen und Ärzte wurde beim Bayerischen und beim Deutschen Ärztetag gezeigt. Der 115. Deutsche Ärztetag hat im Mai 2012 die sogenannte Nürnberger Erklärung beschlossen, an dem Ort, an dem 1947 zwanzig Ärzte als führende Vertreter der „staatlichen medizinischen Dienste“ des nationalsozialistischen Staates wegen medizinischer Verbrechen gegen die Menschlichkeit angeklagt waren. Darin heißt es unter anderem: „Wir erkennen die wesentliche Mitverantwortung von Ärzten an den Unrechtstaten der NS-Medizin an und betrachten das Geschehene als Mahnung für die Gegenwart und die Zukunft.“

Dr. med. Heidemarie Lux
1. Vizepräsidentin der Bayerischen Landesärztekammer
1. Vorsitzende des Ärztlichen Bezirksverbandes Mittelfranken
1. Vorsitzende des Ärztlichen Kreisverbandes Nürnberg

Vorwort

Die Zeit des Nationalsozialismus gehört zu den am besten dokumentierten Epochen der deutschen Geschichte, und doch gibt es Bereiche, über die detaillierte Darstellungen fehlen. Dazu gehört die Verfolgung jüdischer Ärztinnen und Ärzte, die für manche andere Städte bereits vorliegt, für Nürnberg jedoch noch nicht vollständig bearbeitet wurde.[1] Auch wenn die Geschehnisse in anderen Städten ähnlich verlaufen sein mögen, so nimmt die „Stadt der Reichsparteitage", der Rassengesetze und des Gauleiters Julius Streicher eine Sonderstellung ein: Nürnberg hatte eine herausragende Bedeutung für die Propaganda der NSDAP, die Stadt sollte exemplarisch für die Verwirklichung der ideologischen Ziele und ein Vorbild für Deutschland sein. Das Kriegsverbrechertribunal hat sein Urteil über diese Zeit des Zivilisationsbruchs[2] auch in Nürnberg gefällt.

Diese Untersuchung soll eine späte Ehrung der jüdischen Kollegen in Nürnberg sein, die alle in unterschiedlichem Ausmaß Opfer des Nationalsozialismus wurden, und gleichzeitig eine Erinnerung an ihr Leid. Vielen Nürnberger Ärztinnen und Ärzten ist es heute ein Anliegen, ihre Namen vor dem Vergessen zu bewahren und sie in ihrer Individualität wahrzunehmen.[3] Ihre Leidensgeschichten sollen geschildert werden, soweit sie aus den verbliebenen Dokumenten herauszulesen sind, um zu zeigen, welche Einzelschicksale sich hinter den Ereignissen der Verfolgung und Vertreibung verbergen. Daher wird eine größtmögliche Vollständigkeit der Personen angestrebt, auch wenn in einigen Fällen nur wenige Informationen über ihr Leben auffindbar sind. Wie in einem Nachruf soll das Gedenken im Vordergrund stehen. Nicht nur die

1 Für München: Jäckle, Schicksale, 1988; für Hannover: Benzendörfer, Jüdische Ärzte, 2000; für Frankfurt: Drexler-Gormann, Jüdische Ärzte, 2009; für Hamburg: von Villez, Mit aller Kraft verdrängt, 2009, weitere Städte dort S. 174, Anm. 18–28; für Berlin: Schwoch, Berliner jüdische Kassenärzte, 2009, und Hahn/Schwoch, Anpassung und „Ausschaltung", 2009; für Stuttgart: Rueß, Stuttgarter jüdische Ärzte, 2009; für das Saarland: Tascher, Erinnern, 2009; für Bayern: Damskis, Zerrissene Biografien 2009, und Damskis, Nationalsozialistische Verfolgung, 2009; Übersicht der Regionalstudien bei Jütte, Ausmaß der Vertreibung, in: Jütte, Medizin und Nationalsozialismus, 2011, S. 85–87; für das Klinikum Nürnberg: Windsheimer, 100 Jahre Klinikum, 1997; Vasold, Das Städtische Krankenhaus, 1998.

2 Diner, Zivilisationsbruch, 1988, S. 7–9, hier S. 8 f.

3 Kolb/Seithe, Medizin und Gewissen, 1998, S. 9 f.

prominenten Ärzte werden gewürdigt, sondern ebenso der unauffällig lebende Arzt und seine Familie. Besondere Beachtung erfahren damit auch die Opfer, die nicht das Privileg hatten, über persönliche Verbindungen ins Ausland und über die finanziellen Mittel für einen Neuanfang im Exil zu verfügen – und ebenso wenig über die Entschlusskraft, rechtzeitig zu fliehen.

In das Gedenken eingeschlossen sind auch die jüdischen Patientinnen und Patienten und die Angehörigen anderer medizinischer Berufsgruppen,[4] die nicht berücksichtigt werden konnten, weil es den Umfang dieses Buchs übersteigen würde. Die reichhaltige jüdische Geschichte der Nachbarstadt Fürth, des „Jerusalem des Nordens", bedarf einer eigenen Darstellung;[5] in Erlangen standen schon 1933 keine jüdischen Ärzte mehr im Berufsleben.[6]

Der thematische Rahmen konzentriert sich auf die Nürnberger Verhältnisse vor dem Hintergrund der reichsweiten Entwicklung. Im ersten Teil werden die politischen und beruflichen Rahmenbedingungen erläutert, denen jüdische Ärzte unterworfen waren, und Angaben zu den Urhebern ihrer Verfolgung gemacht. Inhaltlich zusammenhängende Teile überschneiden sich stellenweise in der chronologischen Reihenfolge. Der politische Überblick dient dem Verständnis der im zweiten Teil folgenden Einzelbiografien, auf die mehrfach Bezug genommen werden. Im Gegensatz zu der Publikation von Lucia Linda Damskis, die neben Namenstabellen die Auswirkungen der NS-Machtübernahme für jüdische Ärzte in Bayern an elf ausgewählten Beispielen darlegt,[7] sind hier alle jüdischen Ärzte aus Nürnberg berücksichtigt, deren Lebensdaten verfügbar waren.

Die zugrunde liegenden Dokumente stammen größtenteils aus den Wiedergutmachungsakten des Landesentschädigungsamts und des Landesamts für Finanzen in München sowie aus dem Staatsarchiv und dem Stadtarchiv Nürnberg.[8] In der Regel handelt es sich um Begründungen für finanzielle Entschädigungsansprüche, die von den Antragstellern oder deren Anwälten im sachlichen Stil verfasst wurden und nur selten persönliche Aussagen enthalten. Tragische Lebensgeschichten wurden

4 Jochem, Mitten in Nürnberg, 1998; Jochem/Kettner, Gedenkbuch, 1998 und Ergänzungsband 2002; Jochem, Vertreibung, in: Henkel/Dietzfelbinger, Entrechtet. Entwürdigt. Beraubt, 2012, S. 167–179.

5 Blume, Memorbuch, 1997.

6 Sponsel, Gedenkbuch, 2001; Wittern/Frewer, Aberkennungen der Doktorwürde, 2008, S. 40 f.

7 Damskis, Biografien, 2009.

8 Zur Quellenlage siehe Stephan, Arisierung, 2005, S. 107–130; Tobias, Zugunsten des Reiches, 2008, S. 35–37.

zu Rechtsfällen.[9] Die distanzierte Behandlung in den Verwaltungsakten überträgt sich im vorliegenden Text auf die Schilderung von Schicksalen, das Dokumentarische überwiegt daher gegenüber dem Erzählerischen.

Ängste und Sorgen, Not und Verzweiflung gehen nur vereinzelt aus diesen Unterlagen hervor, Demütigungen und Verletzungen werden, wenn überhaupt, nur am Rande erwähnt, da Erinnerung zur Qual werden kann. So wird etwa die Wohnungseinrichtung zum Nachweis des Verlustes detailliert beschrieben, hingegen nicht ausgedrückt, dass es eine existenzielle Bedrohung bedeutete, die Zerstörung persönlich miterlebt zu haben. Welche Überlegungen angestellt wurden, dem Terror zu entgehen, ob den Betroffenen persönlich Handlungsalternativen offengestanden haben, ist den Überlieferungen gleichfalls nicht zu entnehmen. In vielen Fällen lagen die traumatischen Ereignisse bereits zehn bis zwanzig Jahre zurück und konnten oft nicht mehr detailliert wiedergegeben werden.

Wo es möglich war, folgt die fragmentarische Darstellung den Lebensgeschichten bis in die Auswanderungsländer und findet erst in den Entschädigungsverfahren der Nachkriegszeit ihren Abschluss, sodass Auseinandersetzungen mit Behörden und exemplarisch auch Entschädigungssummen mit einfließen. Der vorherrschende Bezug auf Entschädigungsansprüche im Schriftverkehr mit den Behörden vermittelt den irrtümlichen Eindruck, das Finanzielle habe für die Geschädigten eine überwiegende Bedeutung gehabt und nicht ihre Traumatisierung. Dennoch können die Hinweise auf Besitzverhältnisse und Entschädigungsleistungen wenigstens einen Eindruck von dem früheren Lebensstil und dem Ausmaß des Verlustes vermitteln. Die erhaltenen Steuerakten erlauben eine annähernde Rekonstruktion der Auswanderungspläne.

Zu Nürnberger Ärztinnen und Ärzten wurden in dieser Untersuchung alle diejenigen gerechnet, die ihre Praxis oder Anstellung in Nürnberg hatten, unabhängig von ihrem Wohnsitz. Dreizehn Ärztinnen waren gleichermaßen betroffen, auch wenn nicht jedes Mal beide Geschlechter genannt werden. Die meisten der verfolgten Ärzte waren vermutlich Juden im Sinne der jüdischen Religion, ihre Einstellung zum Judentum lässt sich allerdings nur bei wenigen der beschriebenen Personen angeben.

Die Nationalsozialisten verfolgten alle, die sie auf der Grundlage ihres Rassebegriffs zu Juden bestimmten. Die rassistische Abwertung traf auch Menschen, deren Vorfahren einmal einer jüdischen Gemeinschaft angehört hatten, die nach

9 Winstel, Verhandelte Gerechtigkeit, 2006, S. 246; siehe auch Stephan, Arisierung, 2005, S. 112, 119, 125.

ihrem eigenen Verständnis aber keine Juden waren.[10] Nur ein Drittel der jüdischen Einwohner hatte eine enge Bindung an religiöse jüdische Gemeinden. Die Bezeichnung „Juden" des damaligen Regimes umfasste daher einen größeren Bevölkerungsteil als die jüdische Gemeinschaft nach ihrer inneren Überzeugung. Sie bezieht auch diejenigen mit ein, die vollkommen assimiliert oder konvertiert waren, von den Nationalsozialisten dennoch zu Juden erklärt wurden.[11] Wie Anna von Villiez hervorhebt, ist hier nicht die jüdische Identität entscheidend, „sondern die gesellschaftliche Ausgrenzung und Entrechtung einer Gruppe, die von außen als ‚nicht arisch' definiert wurde".[12]

In der vorliegenden Abhandlung sind die Lebenswege von 133 jüdischen Ärzten verzeichnet: 107 in den Biografien und 26 in einer Liste mit ihren äußeren Lebensdaten. Angestellte Ärzte sind unterrepräsentiert, da die Personalakten der nichtstädtischen Kliniken sämtlich abhandengekommen sind oder die Dauer der Aufbewahrungspflicht überschritten ist.[13] Andere Gründe für das Informationsdefizit liegen bei den Ärzten und ihren Familien: Einige waren vor der Aufnahme der Wiedergutmachungsverfahren gestorben, manche Nachkommen vermeiden Kontakte nach Deutschland.[14] Viele Fragen bleiben daher unbeantwortet.

Die Schutzfristen für die Wiedergutmachungsakten wurden in allen Fällen auf Antrag verkürzt, während große Bestände der Finanzverwaltung noch dem Steuergeheimnis unterliegen. Die Passbilder aus der Passkartei des Stadtarchivs Nürnberg zeigen die betreffenden Personen in verschiedenen Altersstadien zum Zeitpunkt des Antrags auf einen Reisepass.[15] Wiedergutmachungsakten enthalten keine Bilder. Im ersten Textabschnitt werden Vornamen immer dann angeführt, wenn Personen mit gleichen Nachnamen unterschieden werden sollen. Alle erreichbaren Nachweise und Dokumente wurden berücksichtigt, wenn wichtige biografische Details fehlen, gehen sie aus den benutzten Unterlagen nicht hervor.

10 Aly/Roth, Die restlose Erfassung, 1984, S. 55–60; Benz, Geschichte des Dritten Reiches, 2011, S. 106. Zu den Rassengesetzen siehe S. 64.

11 Stengel, Vor der Vernichtung, 2007, S. 9; Essner, Die Nürnberger Gesetze, 2002, S. 49–55.

12 Von Villiez, Mit aller Kraft verdrängt, 2009, S. 22–24, hier S. 24.

13 Ergebnislose Anfragen bei: Krankenhaus Martha-Maria, St. Theresienkrankenhaus, Evangelisch-Lutherisches Diakoniewerk Neuendettelsau für die Klinik Hallerwiese und Krankenhaus Rummelsberg.

14 Eckart, Traumatisierung, in: Jütte, Medizin und Nationalsozialismus, 2011, S. 301.

15 Passkarteien, StadtAN C 21/VII.

Angeregt wurde die vorliegende Abhandlung durch die Ausstellung „70 Jahre Approbationsentzug“ jüdischer Ärzte in München aus dem Jahr 2008.[16] Basierend auf Publikationen von Renate Jäckle[17] stellte die Münchener „Liste Demokratischer Ärztinnen und Ärzte“ eine Dokumentation über verfolgte jüdische Ärzte in München zusammen, die als Wanderausstellung jeweils in mehreren Stationen erweitert wird. Das Projekt wurde vom Ärztlichen Kreis- und Bezirksverband in München und der Kassenärztlichen Vereinigung Bayerns gefördert. Kuratoren sind Frau Ursula Ebell und Herrn Dr. med. Hansjörg Ebell, München, Schirmherrin ist Frau Charlotte Knobloch, die langjährige Präsidentin des Zentralrats der Juden in Deutschland und Präsidentin der Israelitischen Kultusgemeinde München. 2009 hatte die Nürnberger Regionalgruppe der „IPPNW – Ärzte für Frieden und soziale Verantwortung“[18] die Ausstellung aus München übernommen und, ergänzt durch eigene Beispiele, mehrmals in Nürnberg vorgestellt.[19] 2010 wurde sie auf dem Bayerischen Ärztetag in Fürth und 2012 beim Deutschen Ärztetag in Nürnberg gezeigt.[20]

Den Anstoß für die Weiterentwicklung des Themas gab Herr Prof. Dr. med. Hannes Wandt, Nürnberg, mit der Übernahme der Ausstellung nach Nürnberg.[21] Ihm und den Kuratoren habe ich daher am Anfang zu danken. Eine äußerst kompetente Unterstützung habe ich von Beginn an durch Herrn Gerhard Jochem erfahren, der durch seine Vorarbeiten mit dem Forschungsschwerpunkt Jüdische Geschichte zusammen mit Frau Susanne Rieger, Nürnberg, die Grundlagen zum Auffinden der Dokumente über die jüdischen Ärzte Nürnbergs gelegt hat. An sie möchte ich meinen besonderen Dank richten.

Für die Hilfe bei der Bearbeitung des einleitenden politischen Teils bin ich Frau Prof. Dr. Renate Wittern-Sterzel, em. Leiterin des Erlanger Instituts für Ethik und Geschichte der Medizin, außerordentlich dankbar. Als Nicht-Historiker habe ich besonderen Wert auf ihr kritisches Urteil gelegt. Die freundliche Unterstützung durch die genannten Nürnberger und Münchener Archive hat die Arbeit sehr erleichtert. Wertvolle Hinweise verdanke ich zahlreichen Personen, mit deren Hilfe manche Frage geklärt werden konnte. Ihre Beiträge sind jeweils im Text besonders vermerkt.

16 www.jahrestag-approbationsentzug.de/?page_id=8.

17 Jäckle, Schicksale, 1988.

18 www.ippnw.de/commonFiles/pdfs/Verein/125_forum_intern_nuernberg.pdf.

19 www.ippnw-nuernberg.de/70_jahre_approbationsentzug.html.

20 Zum 115. Deutschen Ärztetag 2012 siehe S. 109.

21 www.ippnw-nuernberg.de/weshalb_gerade_nuernberg_vortrag.html.

Die Druckkostenzuschüsse der Bayerischen Landesärztekammer und des Ärztlichen Kreisverbands Nürnberg möchte ich besonders hervorheben. Damit werden auch ein Beitrag zur Aufarbeitung der eigenen Verbandsgeschichte und ein Bekenntnis der Berufsverbände zu ihrer NS-Vergangenheit geleistet. Für die Beihilfe zu den Druckkosten danke ich ebenso der Kost-Pocher'schen Stiftung der Stadt Nürnberg und der Kulturstiftung der Sparkasse Nürnberg, die wissenschaftliche Arbeiten mit einem Bezug zu Nürnberg unterstützen.

Mit dieser Publikation, die sich ganz auf Nürnberg konzentriert, ist ein weiterer Mosaikstein zur Geschichte der Stadt hinzugekommen. Es ist ein Beitrag zur Aufarbeitung der Vergangenheit von medizinischer Seite.

Nürnberg, Oktober 2013
Dr. med. habil. Bernd Höffken

Historischer Hintergrund

Sonderrolle der Ärzte

Ärzte hatten im NS-Staat eine herausragende Stellung: Sie waren zur Steigerung und Überwachung der Volksgesundheit berufen. Nicht das Wohlergehen des Einzelnen stand im Vordergrund, sondern die Gesundheit des gesamten „Volkskörpers", der sich durch Artreinheit auszeichnen sollte.[1] Paragraf 19 der Reichsärzteordnung von 1935 gab der Ärzteschaft den Auftrag, „zum Wohle von Volk und Reich für die Erhaltung und Hebung der Gesundheit, des Erbgutes und der Rasse des deutschen Volkes zu wirken".[2] Gesundheit wurde durch Erbgut und Rasse definiert und dem Arzt die Kontrolle über die Erbgesundheit (Eugenik) abverlangt.[3]

Unter den Nationalsozialisten verband sich Gesundheitsvorsorge durch Eugenik mit dem latenten Antisemitismus zu einer völkischen Ideologie der „Rassenhygiene", die bei jüngeren Ärzten viele Anhänger fand.[4] Ihre Mitgliederzahlen in nationalsozialistischen Organisationen waren im Vergleich zu anderen Berufsgruppen überdurchschnittlich hoch: 45 Prozent der etwa 52 000 nicht jüdischen Ärzte wurden zwischen 1933 und 1945 Mitglied der NSDAP, 26 Prozent der SA und 7,2 Prozent der SS.[5] Mehr als die Hälfte hatten die nationalsozialistische Ärztezeitschrift „Ziel und Weg" abonniert.[6] Rassereinheit des Volkes wurde mit nationalen Heilserwartungen verbunden und war das Kernelement einer Neuausrichtung innerhalb der NS-Medizin nach 1933.[7]

1 NS-Terminologie bei Schmitz-Berning, Vokabular, 1998; Kater, Ärzte als Hitlers Helfer, 2000, S. 101–114.

2 RGBl. I 1935, S. 1433–1444, hier S. 1435; Wagner, Berufsordnung, 1937, S. 1031; Kudlien, Fürsorge und Rigorismus, in: Frei, Medizin und Gesundheitspolitik 1991, S. 10; Jacherz, NS-Machtergreifung, 2008 S. 782; Eckart, Medizin in der NS-Diktatur, 2012, S. 16.

3 Zum ideologischen Inhalt der Reichsärzteordnung siehe S. 38 f.; siehe auch Aufruf S. 31 f.

4 Drexler/Kalinski/Mausbach, Ärztliches Schicksal, 1990, S. 9; Schmitz-Berning, Vokabular, 1998; Toellner, Ärzte im „Dritten Reich", 1993, S. 16; Vasold, Das Städtische Krankenhaus, 1998, S. 766–769, 770; Grenville, Juden, in: Büttner, Die Deutschen, 2003, S. 229; Schmuhl, Eugenik, in: Jütte, Medizin, 2011, S. 24–33.

5 Zahlen bei Kater, Ärzte als Hitlers Helfer, 2000, S. 394, Tabelle; Korrektur der Werte und regionale Unterschiede bei Rüther, Ärzte im Nationalsozialismus, 2001, S. A–3264; siehe auch Kudlien, Ärzte, 1985, S. 18–35; Hanauske-Abel, Not a slippery slope, 1996, S. 1453–1463; Rüther, Ärztliches Standeswesen, in: Jütte, Geschichte, 1997, S. 165–168.

6 Müller, Entstehungsgeschichte, 1996, S. 126, 146.

7 Longerich, Politik der Vernichtung, 1998, S. 229–230; Röhr, Faschismus und Rassismus, in: Röhr, Faschismus, 1992, S. 34.

In der Weimarer Republik hatten sich unter den nationalkonservativ gesinnten Ärzten die Umrisse einer spezifisch deutschen Heilkunst herausgebildet, die unter der Bezeichnung „Neue Deutsche Heilkunde“ Elemente der Schulmedizin und der Naturheilkunde in einem nationalen Vorsorge-Programm vereinte. Sie sollte einen Gegenentwurf zu der als jüdisch deklarierten, seelenlosen naturwissenschaftlichen Medizin darstellen. Unter den radikal völkischen Zielsetzungen arteten die autoritäre Gesundheitsführung zu einer gnadenlosen Leistungsmedizin und der Präventionsgedanke in eine Auslese nach rassischen Gesichtspunkten aus.[8] Die Ideologie der Ungleichwertigkeit reduzierte die Zugehörigkeit zum Volk auf einheitliche biologische Merkmale und schied Schwache, chronisch Kranke, Behinderte, als „Asoziale“ Abgestempelte und zu „Artfremden“ Erklärte aus der Volksgemeinschaft aus.[9]

Die Stadt Nürnberg beanspruchte nicht nur eine Vorbildfunktion in der „nationalen Bewegung“, sondern auch eine führende Rolle in der Entwicklung der NS-Medizin, die sie mit zahllosen propagandistischen Aktivitäten und ihrer Personalpolitik zu festigen suchte.[10] Die Parteileitung rühmte sich, mit Prof. Dr. med. Karl Kötschau (1892–1982) einen maßgebenden Vertreter der „Neuen Deutschen Heilkunde“ nach Nürnberg berufen zu haben.[11] Er galt als einer der Vordenker der nationalsozialistischen Gesundheitspolitik.[12] In einer seiner Schriften mit dem programmatischen Titel „Kämpferische Vorsorge statt karitative Fürsorge“ trat er für eine Auslese der Starken und „Ausmerze“ der Schwachen ein.[13] Das Verdikt der Minderwertigkeit war nicht

8 Haug, Die Reichsarbeitsgemeinschaft, 1985; Haug, „Neue Deutsche Heilkunde“, in: Bleker/Jachertz, Medizin im Dritten Reich, 1993, S. 129–136; Toellner, Ärzte im „Dritten Reich“, 1993, S. 17–19; Eckart, Medizin in der NS-Diktatur, 2012, S. 164–173.

9 Siehe dazu S. 39; Rüther, Ärztliches Standeswesen, in: Jütte, Geschichte, 1997, S. 158–172; Graml, Reichskristallnacht, 1989, S. 97–98; Grenville, Juden, in: Büttner, Die Deutschen, 2003, S. 232 f.; Kater, Ärzte als Hitlers Helfer, 2000, S. 291–298; Aly/Roth, Die restlose Erfassung, 1984, S. 10; Schmuhl, Eugenik, in: Jütte, Medizin, 2011, S. 24 f., 32 f.

10 Windsheimer, 100 Jahre Klinikum, 1997, S. 175–180; Vasold, Das Städtische Krankenhaus, 1998, S. 787 f.

11 Die Berufung Kötschaus siehe S. 62 f.; Haug, Die Reichsarbeitsgemeinschaft, 1985, S. 85–99; Windsheimer/Molketeller, Gesund und leistungsfähig, in: Centrum Industriekultur, Unterm Hakenkreuz, 1993, S. 137–142, dort Kötschau-Bild S. 192.

12 Vasold, Das Städtische Krankenhaus, 1998, S. 786–788; Sievert, Naturheilkunde, 1996, S. 137.

13 Longerich, Politik der Vernichtung, 1998, S. 243 f.; Kudlien, Fürsorge und Rigorismus, in: Frei, Medizin und Gesundheitspolitik 1991, S. 100–102, 104; Haug, Die Reichsarbeitsgemeinschaft, 1985, S. 57; Schmitz-Berning, Vokabular, 1998; Wolf, Mehr als nur materielle Interessen, in: Jütte, Geschichte, 1997, S. 134–142; Vasold, Das Städtische Krankenhaus, 1998, S. 765 f.; Eckart, Medizin in der NS-Diktatur, 2012, S. 14 f., 76, 171–173.

nur gegen Juden gerichtet, sondern auch auf andere soziale Gruppen – wie die Homosexuellen und Sinti und Roma – und auf fremde Völker übertragbar.[14]

Jüdische Ärzte waren ein ausdrückliches Ziel antisemitischer Diskriminierung. Sie galten nicht nur als Vertreter einer fremdartigen Rasse, die die deutsche zu zersetzen drohe, sie wurden auch beschuldigt, durch ihre ärztliche Tätigkeit die Gesundheit der „arischen" Bevölkerung zu gefährden.[15] In ihrer Zeitschrift „Ziel und Weg" verkündete der Nationalsozialistische Deutschen Ärztebund am 1. 3. 1933:[16]

> „Die jüdischen Kollegen verfälschen den ärztlichen Ehrbegriff und untergraben arteigene Ethik und Moral. Ihnen verdanken wir, dass händlerischer Geist und unwürdige geschäftliche Einstellung sich immer mehr in unseren Reihen breitmachten."

Die Vertreter des Ärztebundes im Gau Mittelfranken ergänzten am 15. 4. 1933: „Die nationalsozialistischen Ärzte und Rechtsanwälte fordern die völlige Entfernung der Juden aus den akademischen freien Berufen."[17]

Tatsächlich leisteten die jüdischen Ärzte durch ihren überproportional hohen Anteil, ihre Qualifikation und ihr soziales Engagement einen großen Beitrag für die Volksgesundheit, der ihnen von den Nationalsozialisten grundsätzlich abgesprochen wurde. Auch in der Bevölkerung war „der jüdische Arzt" ein fester Begriff und besaß bei den Patienten als Hausarzt oder Facharzt ein hohes Ansehen, vor allem als Kinderarzt und Kinderärztin.[18]

14 Longerich, Politik der Vernichtung, 1998, S. 147–152; Röhr, Faschismus und Rassismus, in: Röhr, Faschismus, 1992, S. 45, 65; Rüther, Ärztliches Standeswesen, in: Jütte, Geschichte, 1997, S. 170; Haug, „Neue Deutsche Heilkunde", in: Bleker/Jachertz, Medizin im Dritten Reich, 1993, S. 130; Sievert, Naturheilkunde, 1996, S. 196; Eckart, Medizin in der NS-Diktatur, 2012, S. 16.

15 Kater, Ärzte als Hitlers Helfer, 2000, S. 292.

16 Anonymus, Das Erwachen in der Ärzteschaft, 1933, S. 37, zitiert nach Müller, Entstehungsgeschichte, 1996, S. 41 f.; zu „Ziel und Weg": Müller, Entstehungsgeschichte, 1996, S. 126–128; Zitat auch in Kümmel, Die „Ausschaltung", in: Bleker/Jachertz, Medizin im Dritten Reich, 1993, S. 72; Bastian, Furchtbare Ärzte, 2001, S. 40; Rohrbach, Augenheilkunde, 2007, S. 95; zum NSDÄB siehe unten S. 27 f.

17 Die Juden in akademischen Berufen, in: Bayerische Ärztezeitung, 36 (1933) 15, S. 172; auch Jäckle, Schicksale, 1988, S. 20; zum NS-Ärztebund (NSDÄB) siehe S. 27.

18 Kümmel, Die „Ausschaltung", 1988, S. 2274; Ostrowski, Vom Schicksal jüdischer Ärzte, 1963, zit. nach Kümmel, Die „Ausschaltung", in: Bleker/Jachertz, Medizin, 1993, S. 70; Eckart, Medizin in der NS-Diktatur, 2012, S. 101 f. Fachärzte S. 416, Kinderärzte S. 413. Siehe dazu auch den Beschwerdebrief eines Patientenangehörigen S. 59–63.

Allein nicht nur ideologische Verblendung, sondern auch berufliche Vorteile spielten für die Ablehnung jüdischer Kollegen eine Rolle. Der Stellenmangel während der Weltwirtschaftskrise von 1929–1933 weckte die Begehrlichkeiten von arbeitslosen jungen Medizinern auf freiwerdende Stellen und Praxen jüdischer Ärzte.[19] Subjektive Verarmungsängste, verbesserte Berufsaussichten und eine hohe Anpassungsbereitschaft sind als maßgebliche Gründe für die Anfälligkeit der konservativen Ärzteschaft für den Nationalsozialismus anzusehen.[20]

Trotz der verbreiteten antisemitischen Grundstimmung war die Mehrzahl der Ärzte dennoch gegenüber derartigen nicht-medizinischen Auseinandersetzungen desinteressiert bis ablehnend eingestellt. Dies wurde Anfang 1933 von jüdischen Stimmen bestätigt.[21] Auch wenn es wie beispielsweise in Nürnberg schon vor 1933 zu Ausschreitungen gegen Juden gekommen war, erfuhren jüdische Ärzte in der Weimarer Zeit gewöhnlich keine Anfeindungen in der Zusammenarbeit mit ihren nicht jüdischen Kollegen,[22] bis mit dem Herrschaftsbeginn der NSDAP der rassistische Antisemitismus Staatsdoktrin wurde.

19 Dazu siehe S. 28, 36, 53, 413; Kudlien, Ärzte, 1985, S. 31; Grenville, Juden, in: Büttner, Die Deutschen, 2003, S. 235; Kater, Ärzte als Hitlers Helfer, 2000, S. 42; Kater, Die soziale Lage, in: Ebbinghaus/Dörner, Vernichten und Heilen, 2001 S. 52; Kempe, Die Reichsärzteordnung, 1996, S. 4; Hahn/Schwoch, Anpassung und Ausschaltung, 2009, S. 29; Eckart, Medizin in der NS-Diktatur, 2012, S. 102, 107. Hierzu siehe Bemerkung von Dr. Gundelfinger, S. 219.

20 Wolf, Mehr als nur materielle Interessen, in: Jütte, Geschichte, 1997, S. 130, 141 f.

21 Plum, Wirtschaft und Erwerbsleben, in: Benz, Die Juden in Deutschland, 1996, S. 288; Kümmel, in: Die „Ausschaltung" rassisch und politisch mißliebiger Ärzte, in: Kudlien, Ärzte, 1985, S. 61.

22 Ebenda; Ostrowski, Schicksal jüdischer Ärzte, 1963, S. 316; Heckel/Müller, Verfolgung, 1978, S. 28; Grenville, Juden, in: Büttner, Die Deutschen, 2003, S. 229. Siehe auch S. 56.

Gleichschaltung der Ärzteorganisationen

Machtübernahme in Nürnberg

Wenige Wochen nach der Vereidigung Hitlers als Reichskanzler am 30. 1. 1933 waren mit der Reichstagsbrand-, der Heimtückeverordnung und dem Ermächtigungsgesetz die Grundrechte der Weimarer Verfassung außer Kraft gesetzt. Damit begann das Unheil für die jüdischen Mitbürger.[23] Die judenfeindlichen Angriffe steigerten sich von der täglichen Ausgrenzung über die Entrechtung und Ausraubung bis zur physischen Vernichtung. Eine Flut von Gesetzen und Verordnungen leitete 1933 die Gleichschaltung aller gesellschaftlichen Bereiche ein. Noch vor der Bedrohung der Juden begannen planmäßige Festnahmen und Misshandlungen politischer Gegner durch SA, SS und Stahlhelm, die in Bayern von März bis August 1933 als Hilfspolizei herangezogen wurden.[24] Das erste Konzentrationslager eröffnete bereits am 22. März in der Nähe von Dachau, in dem auch der Nürnberger Arzt Dr. Theodor D. Katz umkam.

In Nürnberg vollzog sich die Machtübernahme handstreichartig: Nachdem die NSDAP die Kommunalwahlen am 12. 3. 1933 gewonnen hatte, nahmen SS- und SA-Leute am 18. 3. 1933 widerrechtlich den Nürnberger Oberbürgermeister Hermann Luppe (1874–1945) „zu seinem eigenen Schutz" fest und zwangen ihn zur vorzeitigen Pensionierung und zum Verlassen der Stadt.[25] An seiner Stelle setzte die Gauleitung am 27. 4. 1933 den Fraktionsführer der NSDAP im Stadtrat Willy Liebel (1897–1945) als kommissarischen Oberbürgermeister durch. Alle Parteien außer der NSDAP wurden verboten und mehrere Hundert Personen im Konzentrationslager Dachau festgesetzt.[26] Nur vereinzelt regte sich Widerstand, generell jubelte man den neuen Machthabern begeistert zu.

Nicht nur Systemkritiker und missliebige Beamte, sondern auch angestellte jüdische Ärztinnen und Ärzte erhielten ihre Kündigungen, oft von einem Tag auf

23 Benz, Prolog, in: Benz, Die Juden in Deutschland, 1996, S. 15–33.

24 Heckel/Müller, Verfolgung, 1978, S. 29; Longerich, Politik der Vernichtung, 1998, S. 59; Frei, Der Führerstaat, 2007, S. 49, 59; Benz, Geschichte des Dritten Reiches, 2011, S. 28, 35.

25 StadtAN F2 Nr. 46, Kopie, S. 54, 59; Luppe, Mein Leben, 1977, S. 287–297; Hambrecht, Der Aufstieg der NSDAP, 1976, S. 400; Janetzko, Die „Arisierung", 2012, S. 47–49.

26 Schieber, Nürnberg, 2000, S. 151; Schirmer, Das andere Nürnberg, 1974, S. 56; Müller, Geschichte der Juden, 1968, S. 218; siehe auch Dr. Katz, S. 236.

den anderen, verbunden mit der Drohung, man könne nicht für ihre Sicherheit garantieren, wenn sie wieder am Arbeitsplatz erschienen. Politisch aktive Kollegen[27] und Logenmitglieder[28] hatten Übergriffe ohne Anlass besonders zu befürchten. Das Vorgehen bestand aus einer Mischung aus Bürokratie, Willkür und Rücksichtslosigkeit. Gerade gegen sozial engagierte jüdische Ärzte ging der Nürnberger Gesundheitsreferent in vorauseilender Erfüllung der neuen Richtlinien mit Verboten und Entlassungen vor.[29] Ohne gesetzliche Grundlage breitete sich die Entlassungswelle auch auf jüdische Vorstände von Berufsverbänden[30] und auf Krankenkassenangestellte aus.[31] Ein typisches Vorgehen des nationalsozialistischen Herrschaftssystems waren die ungesetzlichen Aktionen, die dann rückwirkend legitimiert wurden,[32] wie beispielsweise bei Dr. Steinheimer und Dr. Gundelfinger. So trat das Berufsbeamtengesetz[33] erst am 7. 4. 1933 in Kraft, doch schon am 31. 3. 1933 schieden 18 jüdische Ärzte im Dienst der Stadt aus, zuerst an Schulen und im Fürsorgebereich.[34] Prominente Opfer waren der Stadtschularzt Dr. Julius Mainzer und der Klinikleiter Prof. Ernst Nathan, der auch seinen Lehrauftrag an der Medizinischen Fakultät in Erlangen einbüßte. Die Frühpensionierung von Hochschullehrern war in Nürnberg hinfällig, da die Stadt zur damaligen Zeit noch keine Institutionen der Universität Erlangen besaß.[35]

Der Gau Mittelfranken[36] zeichnete sich von Anfang an durch seine besondere Eigenmächtigkeit und Gewalttätigkeit unter seinem Gauleiter Julius Streicher aus. Schon in den ersten Monaten des Jahres 1933 verloren einige lokale NS-Größen alle

27 Beispiele sind Dr. Ascher, Dr. Hermann Baer, Dr. Simon Baer, Dr. Eisemann, Dr. Frommholz, Dr. Katz.

28 Dr. Ascher, der Ehemann von Dr. Maja Feilchenfeld, Dr. Hugo Feuchtwanger, Dr. Frankenstein, Dr. Hecht, Dr. Sommer, Dr. Warburg.

29 Vasold, Das Städtische Krankenhaus, 1998, S. 770–773; Jäckle, Die schrittweise „Ausschaltung", in: Thom, Das Schicksal der Medizin, 1989, S. 59.

30 Entlassungen siehe S. 42–44.

31 StadtAN C 23/I Nr. 254, Bd. 2. Siehe Dr. Lindenstein.

32 Kümmel, in: Die „Ausschaltung" rassisch und politisch mißliebiger Ärzte, in: Kudlien, Ärzte, 1985, S. 65.

33 Berufsbeamtengesetz siehe S. 42.

34 Siehe S. 43; StadtAN C 23/I Nr. 254, Bd. 2; Schirmer, Das andere Nürnberg, 1974, S. 55 f.; Windsheimer, 100 Jahre Klinikum, 1997, S. 167.

35 Eine eigenständige Hochschuleinrichtung war die „Hindenburg-Hochschule – Hochschule für Wirtschafts- und Sozialwissenschaften".

36 1936 umbenannt in Gau Franken.

Hemmungen gegenüber den Juden und fühlten sich befugt, ihre Aggressivität in pogromartigen Straßenaktionen an ihnen auszulassen. Auf der Kaiserburg spielten sich mittelalterliche Gewaltrituale durch SA-Angehörige ab.[37] Am 20. 7. 1933 wurden mehrere Dutzend Juden, die Angehörige der B'nai B'rith-Loge waren, darunter auch Dr. Ascher, Dr. Hugo Feuchtwanger, Dr. Hecht, Dr. Warburg und der Ehemann von Frau Dr. Feilchenfeld, auf einem SA-Brigadesportplatz zusammengetrieben. „Auf dem Sportplatz zwang man sie zu unsinnigen Arbeiten. Sie mussten z. B. Ziegelsteine auf- und abladen, und auf dem Sportplatz zwang man die Leute sogar dazu, Gras mit den Zähnen auszureißen. Mehrere wurden von SA-Leuten über die Rennplätze gejagt und blutig geschlagen", berichtete der Nürnberger Rechtsanwalt Rudolf Bing 1940.[38] Anschließend setzte man sie teilweise über Nacht in einem Barackenlager fest. Während einer grundlosen Inhaftierung von Dr. Hugo Feuchtwanger beschlagnahmten SA-Männer 15 000,– Reichsmark (RM) bei einer Durchsuchung seiner Wohnung, Dr. Hecht wurde verprügelt und misshandelt. Man drohte ihnen, dass sie „nicht am Leben bleiben würden, wenn sie nicht nach Palästina gehen würden" (Dr. Ascher). Was bisher nur Hetzparolen waren, wurde nun mit Staatsgewalt in die Tat umgesetzt.[39]

Standesorganisationen

Die Machtübernahme löste einen Umbruch in den ärztlichen Selbstverwaltungsstrukturen auf Reichs- und Landesebene aus. Einige der Schlüsselereignisse spielten sich in Nürnberg ab: Schon im August 1929 hatte sich während des vierten Reichsparteitags der NSDAP in Nürnberg der „Nationalsozialistische Deutsche Ärztebund" (NSDÄB) formiert. Er verstand sich als „Kampforganisation der Volksgesundheit", der Grundlagen der zukünftigen Gesundheitspolitik entwickelte und das Gesundheitswesen „mit nationalsozialistischer Weltanschauung zu durchdringen" suchte.[40]

37 Broszat/Fröhlich/Wiesemann, Bayern in der NS-Zeit, 1977, S. 430; Meyer, Handlungsspielräume, in: Kundrus/Meyer, Die Deportation, S. 84; Drecoll, Fiskus, 2009, S. 38 f.

38 Bing, Mein Leben, 1940, S. 34; siehe auch Kolb, Die Juden in Nürnberg, 1946, S. 28; Drecoll, Fiskus, 2009, S. 38 f.; Müller, Geschichte der Juden, 1968, S. 219; Schieber, Nürnberg, 2000, S. 154.

39 Fahrenbach, Ausgegrenzt und vertrieben, in: Röhr, Faschismus, 1992, S. 168.

40 Rüther, Ärztliches Standeswesen, in: Jütte, Geschichte, 1997, S. 164 f.; siehe auch Schwoch, Ärztliche Standespolitik, 2001, S. 94–107; Kater, Ärzte als Hitlers Helfer, 2000, S. 52; Kempe, Die Reichsärzteordnung, 1996, S. 7; Eckart, Medizin in der NS-Diktatur, 2012, S. 81–89.

Mitbegründer und seit August 1932 Führer des NSDÄB war Dr. med. Gerhard Wagner (1888–1939).[41] Die Abneigung gegen Ärzte jüdischen Glaubens wurde mit dem Hinweis geschürt, dass sie im Arztberuf überrepräsentiert waren[42] und die „arischen“ Ärzte verdrängten: „Kein Beruf ist so verjudet wie der ärztliche!“[43] Die Satzung des NSDÄB von 1932 verrät unverhohlen das berufspolitische Interesse, den nationalsozialistischen Nachwuchs unterzubringen, um die Ärzteschwemme in der Weimarer Republik auf Kosten der jüdischen Kollegen zu lösen.[44] Ausdrücklich wird dies bei Dr. Herman Baer und Dr. Ernst Müller vermerkt. Es sollte sich zeigen, dass die Zahl der entfernten jüdischen Ärzte weitgehend dem Stellenbedarf für „arische“ Ärzte entsprach, beide Größen umfassten etwa zehn Prozent der Ärzteschaft.[45]

Die privatrechtlichen ärztlichen Standesvertretungen, der Deutsche Ärztevereinsbund e. V. in Potsdam (konstituiert 1872) und der Hartmannbund mit Sitz in Leipzig (Leipziger Verband, gegründet 1900), erhoben keinen Einspruch gegen die Diskriminierung jüdischer Ärzte.[46] Auch von den bestehenden staatlich anerkannten Organisationen auf Länderebene, der Landesärztekammer, den Bezirksvereinen sowie den regionalen Kassenärztlichen Vereinigungen (KV), war eine Unterstützung jüdischer Kollegen nicht zu erwarten. In Bayern bestand seit 1927 eine Pflichtmitgliedschaft für Ärzte in den örtlichen Ärztlichen Bezirksvereinen, die Delegierte in die Landesärztekammer wählten, und der 1871/72 gegründete Ärztliche Bezirksverein Nürnberg hatte sich schon Ende des 19. Jahrhunderts eine Standesordnung gegeben, die den Umgang der Kollegen untereinander regelte.[47] Dennoch verhinderte dieser Verhaltenskodex nicht den Ausschluss jüdischer und politisch missliebiger

41 Reichskanzler Adolf Hitler, in: Bayerische Ärztezeitung, 36 (1933) 15, S. 171, und Verordnung, in: Bayerische Ärztezeitung, 36 (1933) 17, S. 188; Müller, Entstehungsgeschichte, 1996, S. 16–19, 76–79, 84–87; Eckart, Medizin in der NS-Diktatur, 2012, S. 87.

42 Dazu Auswertung, S. 413.

43 Völkischer Beobachter vom 25. 3. 1933, zit. nach Plum, Wirtschaft und Erwerbsleben, in: Benz, Die Juden in Deutschland, 1996, S. 288; Müller, Entstehungsgeschichte, 1996, S. 37. Siehe auch Aufruf, S. 31 f.

44 Rüther, Ärztliches Standeswesen, in: Jütte, Geschichte, 1997, S. 164 f.; siehe auch Kümmel, in: Die „Ausschaltung“ rassisch und politisch mißliebiger Ärzte, in: Kudlien, Ärzte, 1985, S. 60 f.; Kater, Ärzte als Hitlers Helfer, 2000, S. 42, 291–359.

45 Dazu S. 413; Aly, Roth, Die restlose Erfassung, 1984, S. 59.

46 Schwoch, Ärztliche Standespolitik, 2001, S. 20–26.

47 StadtAN E6/27, 1. Bd.; Herold-Schmidt, Ärztliche Interessenvertretung, 1997, S. 53, 57; Strauß, Zur Geschichte des Ärztlichen Vereins Nürnberg, 1927, S. 6.

Kollegen, vielmehr ist eine erstaunliche Anpassung an die neuen Verhältnisse und eine rasche Selbst-Gleichschaltung mit dem neuen Regime festzustellen.[48]

Das Nürnberger Treffen

Nürnberg spielte als Veranstaltungsort für einen kurzen Augenblick der politischen Weichenstellung eine Rolle bei der Umgestaltung der Ärztevertretungen auf Reichsebene, die erhebliche Folgen für die jüdische Ärzteschaft hatte. Hauptfigur war der Nürnberger Gastroenterologe und Geheime Sanitätsrat Dr. med. Dr. rer. pol. h. c. Alfons Maria Stauder (1878–1937), Erster Vorsitzender des Ärztlichen Bezirksvereins Nürnberg von 1918–1925 und Initiator der Bayerischen Ärzteversorgung. Als Vorsitzender der ärztlichen Spitzenverbände Deutscher Ärztevereinsbund und Hartmannbund seit 1929 und zugleich Präsident der Deutschen Ärztetage bestimmte er entscheidend die Haltung gegenüber den neuen Machthabern. Führende Vertreter der bisher eigenständigen Verbände teilten die Gesinnung der Nationalsozialisten und versprachen sich von einer Zusammenarbeit mit ihnen zusätzlich eine Aufwertung ihres Berufsstandes und die Verwirklichung einer alten Forderung: eine eigene Ärzteordnung.[49]

Schon am 22. 3. 1933, einen Tag nach der feierlichen Parlamentseröffnung in der Potsdamer Garnisonkirche (dem sogenannten Tag von Potsdam), sandte Alfons Stauder aus Nürnberg ein Ergebenheitstelegramm an Hitler persönlich mit dem Wortlaut:

> „Die ärztlichen Spitzenverbände Deutschlands, Ärztevereinsbund und Verband der Ärzte Deutschlands, begrüßen freudigst den entschlossenen Willen der Reichsregierung der nationalen Erhebung, eine wahre Volksgemeinschaft aller Stände, Berufe und Klassen aufzubauen, und stellen sich freudigst in den Dienst dieser großen vaterländischen Aufgabe mit dem Gelöbnis treuester Pflichterfüllung als Diener der Volksgesundheit."[50]

48 Rüther, Ärztliches Standeswesen, in: Jütte, Geschichte, 1997, S. 143; siehe auch Schwoch, Ärztliche Standespolitik, 2001, S. 94–96; Kümmel, Die „Ausschaltung", in: Bleker/Jachertz, Medizin im Dritten Reich, 1993, S. 71 f.

49 Wolf, Mehr als nur materielle Interessen, in: Jütte, Geschichte, 1997, S. 134; Hahn/Schwoch, Anpassung und Ausschaltung, 2009, S. 61. Zur Reichsärzteordnung S. 37–39, hier S. 39.

50 Herrn Reichskanzler Adolf Hitler, in: Bayerische Ärztezeitung 36 (1933) 12, S. 135; dazu Rüther, Ärztliches Standeswesen, in: Jütte, Geschichte, 1997, S. 144, Abb. 4–1; Jachertz, Freudigst fügte sich die Ärzteschaft, 2008, S. A-622.

Nach Vorbesprechungen in München[51] und Leipzig[52] wurde am 23. März, dem Tag der Selbstausschaltung des Berliner Reichstags durch das Ermächtigungsgesetz, in Nürnberg die Selbstentmachtung der ärztlichen Standesorganisationen besiegelt: Ohne Widerstand ließen sie ihre Unterordnung unter den NSDÄB zu und gaben ihre Selbstständigkeit und Entscheidungsfreiheit bereitwillig auf.[53] Die Ärzteverbände hatten geglaubt, die neuen Machthaber für ihre Ziele einspannen zu können, wenn sie sich nur „freudig genug gäben. Sie irrten".[54]

Der Ärztefunktionär und Parteigenosse Dr. Paul Sperling (1889–1974),[55] der zu diesem Treffen nach Nürnberg in das „Lehrerhaus" einbestellt worden war, schilderte den Verlauf 1965 aus seiner Erinnerung:[56]

> „In Nürnberg wohnte Dr. Stauder, der Vorsitzende der Ärzteverbände, der die Ergebenheitsadresse an Hitler gerichtet hatte. Doch nicht der wartete vor dem Haus, sondern mehrere Herren, von denen ich die meisten gar nicht kannte. Es wurde mir bedeutet, sie seien die Führer des NS-Ärztebundes, die beauftragt worden seien, die Leitung der ärztlichen Organisationen zu übernehmen. Ich begrüßte die Herren durch höfliches Hutabnehmen und gleichzeitig den mir noch etwas ungewohnten Hitlergruß und erntete damit eine mir unverständliche Heiterkeit. Ich wurde auch gleich belehrt, daß nur noch der Hitlergruß in Frage komme und die Kopfbedeckung nicht abgenommen werden dürfe."

Man begab sich sodann in einen Sitzungssaal, wo Geheimrat Stauder auf die neuen Herren wartete. Er zeigte sich ohne Weiteres bereit, die Führung in die neuen poli-

51 Vorverhandlungen u. a. zwischen Wagner und Stauder auf der Versammlung des „Bundes deutscher Ärzte" am 21. 3. 1933: Müller, Entstehungsgeschichte, 1993, S. 42–46; Eckart, Medizin in der NS-Diktatur, 2012, S. 103.

52 Vereinbarung über die Entfernung jüdischer und linker Kollegen aus Vorstandsämtern und Ausschüssen zwischen den ärztlichen Spitzenfunktionären und der Führung des NSDÄB am 2. 4. 1933, bei Drexler/Kalinski/Mausbach, Ärztliches Schicksal, 1990, S. 14.

53 Rüther, Ärztliches Standeswesen, in: Jütte, Geschichte, 1997, S. 144; Rüther, Zucht und Ordnung, 1997, S. A-434–439; Kempe, Die Reichsärzteordnung, 1996, S. 31.

54 Jachertz, Freudigst fügte sich die Ärzteschaft, 2008, S. A-622; siehe auch Süß: Ärztliche Standesorganisationen, in: Jütte, Medizin und Nationalsozialismus, 2011, S. 54 f.

55 Schwoch, Ärztliche Standespolitik, 2001, S. 374.

56 Zitiert nach Jachertz, Freudigst fügte sich die Ärzteschaft, 2008, S. A-622–624. Dauer des Treffens: 23. und 24. März 1933. Das Lehrervereinsheim in der Lessingstraße war der Anbau des früheren Hotels Deutscher Hof, Frauentorgraben 29. Dazu S. 64.

tisch beauftragten Hände zu legen. Aufgeregte Auseinandersetzungen oder laute Worte gab es nicht. Eine Nebenbemerkung der Vertreter des NS-Ärztebundes lässt freilich die Drohkulisse erahnen: Sie machten darauf aufmerksam, „dass die Umstellung unter allen Bedingungen erzwungen werden müsse, und für alle Fälle schon SA bereitgestellt sei".[57] Das vereinbarte Abkommen besagte:

> „Dr. med. Gerhard Wagner, 1. Vorsitzender des Nationalsozialistischen Deutschen Ärztebundes, wird mit dem heutigen Tage Kommissar der beiden Spitzenverbände. Die Vorstände und die Geschäftsführung bleiben im Amte und führen in vertrauensvoller Zusammenarbeit mit Dr. Wagner ihre Geschäfte weiter."[58]

Damit hatten die beiden wichtigsten Spitzenorganisationen, der Hartmannbund und der Deutsche Ärztevereinsbund, dem Druck des NS-Ärztebunds nachgegeben und sich mehr oder minder freiwillig seinen Anforderungen unterworfen.[59] Zum Nürnberger Treffen erschien im Völkischen Beobachter am 23. 3. 1933 folgender Aufruf:

> „Aufruf des Nationalsozialistischen deutschen Ärztebundes[60]
> Volksgenossen! Kollegen!
> Wir Deutschen erleben in diesen Wochen mit Erschütterung und Dankbarkeit die Besinnung unseres Volkes auf sich selbst und die Werte seines Blutes. In allen Ländern und Stämmen, in allen Ständen und Berufen sehen wir das Völkische Erwachen und die Abkehr von artfremden liberalistischen Irrwegen.

57 Jachertz, Freudigst fügte sich die Ärzteschaft, 2008, S. A-623; auch bei Rüther, Ärztliches Standeswesen, in: Jütte, Geschichte, 1997, S. 144.

58 An die Mitglieder, in: Bayerische Ärztezeitung, 36 (1933) 13, S. 147; siehe auch Jäckle, Schicksale, 1988, S. 13; Rüther, Zucht und Ordnung S. A-434–439; Hahn/Schwoch, Anpassung und Ausschaltung, 2009, S. 58, 64; Gerst, Bitte um Verzeihung, 2012, S. A-1134 f.

59 Möhrle, Der Arzt im Nationalsozialismus, in: Deutsches Ärzteblatt, 93 (1996) 43, S. A-2766; Rüther, Ärztliches Standeswesen, in: Jütte, Geschichte, 1997, S. 143 f., 164; Schwoch, Ärztliche Standespolitik, 2001, S. 99.

60 Völkischer Beobachter vom 25. 3. 1933; Faksimile bei Leibfried/Tennstedt, Berufsverbote, 1980, S. 3; Dexler/Kalinski/Mausbach, Ärztliches Schicksal, 1990, S. 11; siehe auch Kümmel, Die „Ausschaltung" rassisch und politisch mißliebiger Ärzte, in: Kudlien, Ärzte, 1985, S. 56; Jäckle, Schicksale, 1988, S. 17; Plum, Wirtschaft und Erwerbsleben, in: Benz, Die Juden in Deutschland, 1996, S. 288; Drecoll/Schleusener/Winstel, Nationalsozialistische Verfolgung der jüdischen Ärzte, 1998, S. 9 f.; Eckart, Medizin in der NS-Diktatur, 2012, S. 104 f.

Bis jetzt aber steht unser Stand noch immer abseits. Es gibt wohl kaum einen Beruf, der für Größe und Zukunft der Nation so bedeutungsvoll ist wie der ärztliche; kein anderer ist seit Jahrzehnten schon so straff organisiert. Aber keiner ist auch so verjudet wie er und so hoffnungslos in volksfremdes Denken hineingezogen worden. [...] Ehre und Pflichtgefühl verlangen von uns, daß diesem unhaltbaren Zustand ein Ende gemacht wird!

Deshalb rufen wir heute die gesamte deutsche Ärzteschaft auf: Säubert die Führung unserer Organisationen, fegt alle hinweg, die die Zeichen der Zeit nicht verstehen wollen, macht unseren Stand in Leitung und Geist wieder deutsch, sowie es Reich und Volk in diesen Wochen geworden sind.

Und dann wollen wir gemeinsam an den Aufbau eines neuen Arzttums gehen, zum Wohl des Volkes und zur Ehre des deutschen Arztes!

Nationalsozialistischer deutscher Ärztebund

gez. Dr. Wagner"

Kurz darauf ließ sich Stauder in den Reichsführerrat der deutschen Ärzte berufen und gab im Einverständnis mit Reichskommissar Wagner im März 1933 folgende Anordnung bekannt: Die ärztlichen Spitzenverbände forderten ihre Untergliederungen auf, „beschleunigt dafür Sorge zu tragen, daß aus Vorständen und Ausschüssen die jüdischen Mitglieder ausscheiden und Kollegen, die sich innerlich der Neuordnung nicht anschließen können, ersetzt werden".[61] Ihm persönlich mag diese Entscheidung nicht leicht gefallen sein, wie Stauder später behauptete,[62] der Führungswechsel hatte indessen zur Folge, dass die traditionsreichen Ärzteverbände zuerst ihr jüdisches Personal entließen und im Weiteren die Verdrängung der jüdischen Ärzte organisierten – „prompt und gnadenlos", ganz im Sinne der Parteifunktionäre.[63]

Am 30. 3. 1933 wurde die Bayerische Landesärztekammer in München durch das Berliner Innenministerium als eigenständiger Landesverband aufgelöst und fungierte nur noch als Untergliederung unter dem „Kommissar der Ärztlichen Spitzenverbände" Wagner in Berlin.[64] Medizinische Fachgesellschaften verhielten sich ähnlich wie die

61 Stauder, Tagesgeschichtliche Notizen. Die ärztlichen Spitzenverbände, in: Münchener Medizinische Wochenschrift, 80 (1933) 13, S. 517; siehe auch Schwoch, Ärztliche Standespolitik, 2001, S. 99; Kümmel, in: Die „Ausschaltung" rassisch und politisch mißliebiger Ärzte, in: Kudlien, Ärzte, 1985, S. 64.

62 Rüther, Ärztliches Standeswesen, in: Jütte, Geschichte, 1997, S. 147 f.

63 Kater, Ärzte als Hitlers Helfer, 2000, S. 306; Jachertz, Freudigst fügte sich die Ärzteschaft, 2008, S. 624.

64 Staatsministerium des Inneren, in: Bayerische Ärztezeitung, 36 (1933) 14, S. 159.

Verbände. Der Bund deutscher Ärztinnen, gegründet 1924, folgte den männlichen Kollegen und stieß im März und April 1933 alle jüdischen Mitglieder aus.[65] Widerstände vonseiten der niedergelassenen Ärztinnen und Ärzte sind nicht belegt. In Nürnberg gehörte der Direktor des Städtischen Krankenhauses Prof. Dr. Müller zu den wenigen Personen, die sich gegenüber jüdischen Kollegen entgegenkommend verhielten.[66]

Stauder stellte sich zusammen mit Wagner an der Spitze einer Vorstandsdelegation am 5. 4. 1933 bei Hitler vor und unterstrich „die Bereitschaft der gleichgestalteten [sic] Ärzteorganisation zur Mitarbeit".[67] Bald zeigten sich jedoch Spannungen in der Zusammenarbeit: Die Kommissare missachten gemeinsame Beschlüsse und handeln eigenmächtig, Stauder tritt am 7. 6. 1933 zurück und schlägt selbst den kommissarischen Leiter Gerhard Wagner zum Vorsitzenden des Ärztevereinsbundes vor.[68] Im Juni übernehmen Beauftragte Wagners den Vorsitz auch im Hartmannbund, sodass die drei Organisationen – Ärztevereinsbund, Hartmannbund und NS-Ärztebund – unter seiner Führung vereint sind. Mit der Verordnung über die Kassenärztliche Vereinigung Deutschlands (KVD) vom 2. 8. 1933 werden auch die regionalen Kassenärztlichen Vereinigungen auf Landes- und Bezirksebene zusammengeschlossen und bis zur Verabschiedung einer umfassenden Reichsärzteordnung zunächst dem Reichsarbeitsminister, ab 1935 ebenfalls der KVD unterstellt.[69]

65 Rüther, Ärztliches Standeswesen, in: Jütte, Geschichte, 1997, S. 153; Kümmel, Die „Ausschaltung", in: Bleker/Jachertz, Medizin im Dritten Reich, 1993, S. 74, 87–96; Bleker/Eckelmann, Der Erfolg der Gleichschaltungsaktion, in: Bleker/Jachertz, Medizin im Dritten Reich, 1993, S. 87–96; Kater, Ärzte als Hitlers Helfer, 2000, S. 180–188; Kater, Die soziale Lage der Ärzte, in: Ebbinghaus/Dörner, Vernichten und Heilen, 2001, S. 63 f.; Aly/Gruner/Heim u. a., Die Verfolgung, Bd. 1, Dok. 35, 2008, S. 141 f.; Huerkamp, Bildungsbürgerinnen, 1996, S. 230 f. Zur Deutschen Gesellschaft für Kinderheilkunde siehe Dr. Robert Bing, Dr. Feibelmann, Dr. Maas und Dr. Neuland.

66 Müller, Geschichte der Juden, 1968, S. 215. Siehe auch S. 41, 88 sowie Dr. Wilhermsdörfer, S. 397.

67 Reichskanzler Adolf Hitler, in: Bayerische Ärztezeitung, 36 (1933) 15, S. 171; siehe auch Jäckle, Schicksale, 1988, S. 18 f.

68 Rüther, Ärztliches Standeswesen, in: Jütte, Geschichte, 1997, S. 146; Schwoch, Ärztliche Standespolitik, 2001, S. 99.

69 Verordnung über die Kassenärztliche Vereinigung Deutschlands (KVD) vom 2. 8. 1933, RGBl. I, S. 567; zur Reichsärzteordnung siehe S. 69; Möhrle, Der Arzt im Nationalsozialismus, in: Deutsches Ärzteblatt, 93 (1996) 43, S. A-2768; Clever, Die Geschichte der Standesorganisationen, in: Baader/Schulz, Medizin und Nationalsozialismus, 1989, S. 79; Hahn/Schwoch, Anpassung und Ausschaltung, 2009, S. 93–97; Baader, Politisch motivierte Emigration, 1984, S. 71; Kater, Ärzte als Hitlers Helfer, 2000, S. 55. Zum Arztregister Nürnberg: Verordnung über die Zulassung von Ärzten zur Tätigkeit bei den Krankenkassen vom 17. 5. 1934, RGBl. I, S. 399–409, § 58 Nr. 21, Anlage Nr. 21.

Damit war das Führerprinzip auch in den Ärzteorganisationen umgesetzt. Nicht einmal ein Vierteljahr hatte es gedauert, um die Ärzteverbände gleichzuschalten, unterstützt von willigen Helfern aus der Ärzteschaft.[70] Die Vertreibung der jüdischen Ärzte war von Nationalsozialisten in den ärztlichen Standesverbänden ausgegangen, nicht primär von Regierungsstellen oder niedergelassenen Kollegen. Nachdem die Gleichschaltung der Ärzte organisatorisch abgeschlossen war, wurde der NSDÄB zunehmend bedeutungslos. Der „Beauftragte des Führers für Volksgesundheit" und seit 1933 Leiter des „Hauptamtes für Volksgesundheit" Wagner erhielt 1934 noch Befugnisse und den Titel eines „Reichsärzteführers",[71] verlor in den Jahren bis zu seinem Tod 1939 dennoch an Einfluss gegenüber neuen, zentral gelenkten Befehlsstrukturen.[72]

Nürnberger Standesvertreter

Die Vorgaben des Ärztebund-Kommissars Wagners wurden in Nürnberg mit besonderem Eifer umgesetzt. In kürzester Zeit verdrängten ärztliche Parteiangehörige die örtlichen Verbandsvorstände und betrieben die Entlassung ihrer jüdischen Mitglieder. Geheimrat Stauder hatte erste Maßnahmen schon vorweggenommen und im Februar 1933, als er noch Vorsitzender der ärztlichen Spitzenverbände war, den jüdischen Ärztlichen Geschäftsführer des Ärztlichen Bezirksvereins und des Kassenärztlichen Vereins Nürnberg Dr. Ludwig Steinheimer in den unbefristeten Urlaub geschickt.[73] Am 23. 3. 1933, dem Tag der Nürnberger Absprache zur Ausschaltung der Berufsverbände und noch vor dem Erlass des Berufsbeamtengesetzes vom 7. 4. 1933, wurde er von Kommissaren des NSDÄB ersetzt und am 1. 7. 1933 pensioniert.

Nach einer Durchsuchung der Geschäftsstelle des Ärztlichen Bezirksvereins am 26. 3. 1933 zwang man alle jüdischen Vorstände zum Rücktritt und schloss insgesamt 64 „nicht arische" Ärzte aus.[74] Dr. Max Strauß wurde als Vorsitzender des Ärztlichen

70 Jachertz, Freudigst fügte sich die Ärzteschaft, S. A-624; siehe auch Schwoch, Ärztliche Standespolitik, 2001, S. 95; Eckart, Medizin in der NS-Diktatur, 2012, S. 74.

71 Labisch/Tennstedt, Gesundheitsamt, in: Frei, Medizin und Gesundheitspolitik, 1991, S. 51–55; Toellner, Ärzte im „Dritten Reich", 1993, S. 22.

72 Müller, Entstehungsgeschichte, 1996, S. 108–113, 144 f., 147.

73 Siehe S. 357. Zu Stauder S. 29, zum Berufsbeamtengesetz S. 42 f.; Kater, Ärzte als Hitlers Helfer, 2000, S. 301; Damskis, Biografien, 2009, S. 31.

74 Müller, Geschichte der Juden, 1968, S. 212; Windsheimer/Molketeller, Gesund und leistungsfähig, in: Centrum Industriekultur, Unterm Hakenkreuz, 1993, S. 135; Windsheimer, 100 Jahre

Vereins abgesetzt, jüdische Mitglieder ausgeschlossen. Ärztliche und zahnärztliche Vereine büßten bis zu einem Drittel ihrer Mitglieder ein. Durch den Einsatz des Nürnbergers Dr. Richard Jaenisch zum kommissarischen Leiter erfolgte die „geistige Umstellung des Zahnärztlichen Vereins auf das Führerprinzip".[75] Auch bei der Allgemeinen Ortskrankenkasse Nürnberg und Fürth in der Waizenstraße 1 (heute Karl-Grillenberger-Straße) wurden vier Vorstandsvertreter zwangspensioniert, die kommissarische Leitung übernahm Oberregierungsmedizinalrat Dr. F. Sander.[76]

Die Zentralisierung wurde bis in die untersten Ebenen durchgesetzt: Die Bezirksvereinigung für Nürnberg und Umgebung und die Kassenärztliche Vereinigung, Bezirksstelle Nürnberg, hatten die gleiche Adresse Adlerstr. 15 und standen unter dem gemeinsamen Vorsitz des Sanitätsrats Dr. Leonhard Hummel.[77] Dieser ernannte Dr. Stöcker, Träger des goldenen Parteiabzeichens, zum Kommissar für den Ärztlichen Bezirksverein und Dr. Schmidt zum kommissarischen Leiter des Kassenärztlichen Vereins.[78] Die Ärztliche Bezirksvereinigung verlegte am 15. 8. 1938 ihren Sitz in das „Haus der Ärzte" am Keßlerplatz, 5/1.[79] Neu waren die engen personellen Verbindungen zwischen den Standesvertretungen und Parteiorganisationen[80]: Bezeichnenderweise war Dr. Hummel seit dem 29. 12. 1934 ebenfalls Gauamtsleiter des „Hauptamts für Volksgesundheit der NSDAP, Gau Franken", und zuständig für den Nürnberger Sitz des Nationalsozialistischen Deutschen Ärztebundes e. V. in ihrer gemeinsamen Dienststelle am nahe gelegenen Josephsplatz 25. Seine Unterschrift stand 1938 unter den Mitteilungen an jüdische Ärzte über ihren Approbationsentzug, wie das Beispiel Dr. Mosbacher zeigt (S. 270–277, hier S. 274).

Neben den neuen Dienststellen etablierten auch die SA und SS ihre eigenen ärztlichen Organisationen. Zuständig für Nürnberg waren der SS-Oberabschnittsarzt/Main

Klinikum, 1997, S. 168. Erwähnt wird dies bei den Drs. Ascher, Hermann Baer, Gundelfinger, Latte und Odenwald. – Zu den Aufgaben des Ärztlichen Bezirksvereins und des Ärztlichen Vereins siehe S. 363.

75 StadtAN F2 Nr. 46, Kopie, S. 41; www.zm-online.de/hefte/Erinnerung-und-Aufklaerung_37811.html.

76 StadtAN C 25/I Nr. 854; StadtAN F2 Nr. 46, Kopie, S. 109; Windsheimer/Molketeller, Gesund und leistungsfähig, in: Centrum Industriekultur, Unterm Hakenkreuz, 1993, S. 135.

77 Münz/Ludwig, Führer durch die Behörden, 1936, S. 322; Adressbuch 1936, IV, S. 68.

78 StadtAN C 25/I Nr. 857; Müller, Geschichte der Juden, 1968, S. 212; Windsheimer, 100 Jahre Klinikum, 1997, S. 168.

79 Reichsärztekammer, in: Ärzteblatt für Bayern, 5 (1938) 22, S. 330; Organisations-Verzeichnis, in: Ärzteblatt für Bayern, 5 (1938) 24, S. 371.

80 Labisch/Tennstedt, Gesundheitsamt, in: Frei, Medizin und Gesundheitspolitik, 1991, S. 52.

Dr. Hans Balz in der Hessestr. 3 und der SA-Gruppenarzt der SA-Gruppe Franken, Sanitätsstandartenführer Dr. Hans Förg, in der Pilotystr. 27.[81] Sie sorgten im Einklang mit den neuen Standesvertretern und der Stadtverwaltung dafür, dass die freiwerdenden Arztstellen mit NS-Anhängern besetzt wurden. Eine Direktorialverfügung von Oberbürgermeister Liebel legte am 18. 12. 1933 fest, dass „bei allen Einstellungen von Ärzten im Bereich der städtischen Krankenanstalten in erster Linie die Dauer der Zugehörigkeit [...] zu den Wehrverbänden und zur NSDAP maßgebend" sein sollten.[82]

Der frühere Vorsitzende der Ärzteverbände Alfons Stauder hatte seine fragwürdige Funktion bei der Auflösung der ärztlichen Selbstverwaltung erfüllt und sank in die politische Bedeutungslosigkeit zurück. Nach seinem Rücktritt führte er seine Facharztpraxis für Magen-, Darm- und Stoffwechselkrankheiten in Nürnberg, An der Fleischbrücke 10, fort.[83] August de Bary (1874–1954), der Vorsitzende des Preußischen Ärztekammerausschusses berichtete 1949, dass

> „Stauder in der Folgezeit Kränkungen und Ehrverletzungen zu erleiden hatte. Frühzeitig habe er den psychopathischen Fanatismus Hitlers erkannt und am Bestand seiner Regierung gezweifelt. Bitter enttäuscht worden sei er dadurch, dass er so gut wie keine Kollegen gefunden habe, die seine Befürchtungen geteilt und sich dem Begeisterungsrummel widersetzt oder ferngehalten hätten."[84]

Alfons Stauder starb am 18. 12. 1937. Einen Nachruf in der Standes- und Fachpresse hat die NS-Ärzteführung verhindert. Er sei in seiner politischen Einstellung „keineswegs ein Nazi" gewesen, schreibt Norbert Jachertz,[85] trotzdem gehörte er zu den Ärztefunktionären, die schnell die nationalsozialistischen Normenverschiebungen übernommen hatten und sich dem neuen Regime zur Verfügung stellten. Seine Handlungsweise hat die Gleichschaltung der Mediziner im Reich wie in Nürnberg erleichtert und die Entfernung jüdischer Kollegen beschleunigt. Obwohl er eher als Täter denn als Opfer anzusehen ist, wird in Nürnberg seit 1975 mit der Alfons-Stauder-Straße in 90453 Nürnberg-Neukatzwang an ihn erinnert.[86]

81 Münz, Führer durch die Behörden, 1936, S. 322.

82 StadtAN C 23/I Nr. 278; siehe auch S. 53.

83 StadtAN C 23/I Nr. 254, Bd. 2; Adressbuch 1934, I, S. 626.

84 Zit. nach Gerst, Alfons Stauder, 2007, S. A-1444, dort auch ein Bild Stauders.

85 Jachertz, Freudigst fügte sich die Ärzteschaft, S. A-622–624; siehe auch Schwoch, Ärztliche Standespolitik, 2001, S. 275 f.

86 Diefenbacher, Zahlaus, Lexikon, 2011, S. 12.

Reichsärzteordnung

Die Zentralisierung der berufsständischen Organisationen erreichte mit der Reichsärzteordnung vom 13. 12. 1935 ihren Endpunkt, indem sie alle Standesorganisationen in einer Dachorganisation zusammenfasste. Der Deutsche Ärztevereinsbund und der Hartmannbund lösten sich auf, Rechtsnachfolger wurde die neu gegründete Reichsärztekammer in Berlin,[87] der die Landesärztekammern und die ärztlichen Bezirksverbände als Verwaltungsstellen direkt unterstanden.[88] Kammerwahlen fanden nicht statt, alle Vorsitzenden wurden von Reichsärzteführer Wagner ernannt. „Das Handeln wird entschieden durch Einzelpersonen", lautete es in der Begründung zur Reichsärzteordnung.[89] Alle Ärzte wurden automatisch Mitglieder der Reichsärztekammer, Kassenärzte zusätzlich der Kassenärztlichen Vereinigung Deutschlands (KVD).[90] Die am 2. 8. 1933 geschaffene KVD fügte sich als Unterabteilung in die Reichsärztekammer ein,[91] handelte häufig aber auch eigenständig, und die Kassenärztlichen Vereinigungen der Länder gingen als Landes- und Bezirksstellen in der deutschlandweiten KVD auf.[92] Am 1. 2. 1937 verlegte die Reichsärztekammer

87 Reichsärzteordnung vom 13. 12. 1935, Inkrafttreten am 1. 4. 1936, RGBl. I, S. 1433 f.; Gesamtdarstellung bei Kempe, Die Reichsärzteordnung, 1996. Dieses Kapitel greift zeitlich weit voraus in das Jahr 1935, chronologisch ist es nach den Nürnberger Gesetzen einzuordnen.

88 Reichsärzteordnung § 28 Abs. 1: „Die Reichsärztekammer errichtet als ihre Untergliederung Ärztekammern und ärztliche Bezirksverbände"; Hahn/Schwoch, Anpassung und Ausschaltung, 2009, S. 129.

89 Rüther, Zucht und Ordnung, 1997, S. A-437.

90 Jachertz, NS-Machtergreifung, in: Deutsches Ärzteblatt, 105 (2008) 15, S. A-783; Süß, Ärztliche Standesorganisationen, in: Jütte, Medizin und Nationalsozialismus, 2011, S. 57 f. Die Mitgliedschaft bestimmte § 25 Reichsärzteordnung, ausgenommen waren Sanitätsoffizieren der Wehrmacht, ab 1941 auch Sanitätsoffiziere der Polizei, der Waffen-SS und des Reichsarbeitsdienstes, siehe Müller, Entstehungsgeschichte, 1996, S. 66.

91 Reichsärzteordnung § 87; Verordnung über die Kassenärztliche Vereinigung Deutschlands vom 2. 8. 1933, RGBl. I, S. 567; dazu Möhrle, Der Arzt im Nationalsozialismus, in: Deutsches Ärzteblatt, 93 (1996) 43, S. A-2766; Rüther, Ärztliches Standeswesen, in: Jütte, Geschichte, 1997, S. 174; Clever, Die Geschichte der Standesorganisationen, in: Baader/Schulz, Medizin und Nationalsozialismus, 1989, S. 80–81; Hahn/Schwoch, Anpassung und Ausschaltung, 2009, S. 126–135; Bösche, 1947/1997 – Bundesärztekammer im Wandel, 1997, S. 1406–1410; Kempe, Die Reichsärzteordnung, 1996, S. 63–69.

92 Hahn/Schwoch, Anpassung und Ausschaltung, 2009, S. 93; Kater, Ärzte als Hitlers Helfer, 2000, S. 55; Jachertz, NS-Machtergreifung, in: Deutsches Ärzteblatt, 105 (2008) 15, S. A-784.

ihren Sitz nach München, einige Dienststellen und die Reichsleitung der KVD blieben in Berlin.[93]

Drei Jahre nach der Gleichschaltung der ärztlichen Selbstverwaltung in Nürnberg war mit dem Inkrafttreten der Reichsärzteordnung am 1. 4. 1936 die berufsständische Eingliederung in den Staat abgeschlossen. Die deutsche Ärzteschaft hatte ihr Ziel erreicht, eine einheitliche Standesvertretung zu etablieren, jedoch um den Preis der Unterwerfung unter das NS-Regime und unter die alleinige Befehlsgewalt des Reichsärzteführers Wagner. Bei der neuen Körperschaft des öffentlichen Rechts handelte es sich nach den staatlichen Zielvorstellungen nicht mehr um eine Interessenvertretung der Ärzte, sondern um eine Überwachungsbehörde über die ärztlichen Zwangsmitglieder zur Einhaltung von rassebiologischen Berufspflichten. „Der neue Staat steht vor uns. Der ärztliche Stand hat sich ihm einzufügen, um ihm zu helfen und zu dienen", war schon 1933 in der Bayerischen Ärztezeitung proklamiert worden.[94] 1933 hatte der alte Ärztestand seine Selbstständigkeit aufgegeben, 1935 sind seine Standesvertretungen zu einem Teil des Staatsapparats geworden.[95]

Angestellte und beamtete jüdische Ärzte waren schon Anfang 1933 berentet oder entlassen worden, durch die Reichsärzteordnung wurde nun auch der Zugang zur freiberuflichen Tätigkeit versperrt. Auf der Grundlage des Reichsbürgergesetzes vom 15. 9. 1935 schrieb die Reichsärzteordnung fest, dass „nur noch solche Ärzte zur Behandlung und Gesundheitsführung deutscher Menschen neu zuzulassen seien, die in rassischer Beziehung den nationalsozialistischen Anforderungen genügten".[96] Der § 3 Abs. 2.5 schloss indirekt die Approbation zukünftiger Ärzte sogar für den Fall aus, dass der Ehepartner jüdisch war.[97] Zusammen mit der Änderung der Prüfungsordnung für Medizinstudenten vom 5. 2. 1935, die eine Zulassung zum Staatsexamen von

93 Hahn/Schwoch, Anpassung und Ausschaltung, 2009, S. 134 f.; www.rijo.homepage.t-online.de/pdf/EN_BY_NS_addressb.pdf.

94 Umbau des ärztlichen Standes, in: Bayerische Ärztezeitung, 36 (1933) 21, S. 228.

95 Rüther, Ärztliches Standeswesen, in: Jütte, Geschichte, 1997, S. 173–179; Kempe, Die Reichsärzteordnung, 1996, S. 100 f.

96 Schwoch, Approbationsentzug, in: Deutsches Ärzteblatt, 105 (2008) 39, S. A-2044; Kröner, Emigration von Medizinern, 1989, S. 5; zum Reichsbürgergesetz siehe S. 64.

97 Reichsärzteordnung § 3 Abs. 2.5: „Die Bestallung ist zu versagen, wenn der Bewerber wegen seiner oder seines Ehegatten Abstammung nicht Beamter werden könnte". Siehe § 3, Abs. 1 Berufsbeamtengesetz (S. 42). Dazu auch S. 46, Anm. 142. Kempe, Die Reichsärzteordnung, 1996, S. 80–81, 99; Kröner, Emigration von Medizinern, 1989, S. 5.

der „arischen" Abstammung abhängig machte, war jüdischen Medizinern die staatliche Berufszulassung endgültig verwehrt.[98]

Die Reichsärzteordnung übertrug den Ärzten Kontrollfunktionen bei der staatlichen Rassenpflege, die im Widerspruch zu dem alten, die Jahrhunderte überdauerten Grundsatz standen, entgegen allen politischen Forderungen niemals zum Nachteil eines Kranken zu handeln, sei er behindert, „asozial" oder jüdisch.[99] Faktisch konnte sich die NS-Medizin in der Folgezeit jedoch im niedergelassenen Bereich kaum durchsetzen.[100] Außerdem ließ der Eifer der Ärzte bei der Erfüllung der Parteiziele merklich nach, seitdem mit der Reichsärztekammer ihre alte Forderung nach einer eigenen zentralen Standesvertretung erfüllt war, die auch die Krankenkassen kontrollierte, und die Mehrzahl der Ärzte praktizierte wie bisher in der traditionell kurativen Weise.[101]

98 Kümmel, Die „Ausschaltung", in: Bleker/Jachertz, Medizin im Dritten Reich, 1993, S. 74.

99 Aly, Roth, Die restlose Erfassung, 1984, S. 10; Rüther, Zucht und Ordnung, 1997, S. A-434–439, und Rüther, Mit windigen Paragraphen, 1997, S. A-511–515.

100 Haug, „Neue Deutsche Heilkunde", in: Bleker/Jachertz, Medizin im Dritten Reich, 1993, S. 131, 135.

101 Kudlien, Fürsorge und Rigorismus, in: Frei, Medizin und Gesundheitspolitik, 1991, S. 104, 109–111; Rüther, Ärzte im NS-Staat, 1997, S. A-1423; Süß, Berufschancen, in: Jütte, Medizin und Nationalsozialismus, 2011, S. 183 f.

Verdrängung jüdischer Ärzte aus dem Beruf nach 1933

Boykottaktion

Im April 1933 eskalierten die unorganisierten Übergriffe gegen die jüdische Minderheit zu einer reichsweiten Gewaltaktion: Der fränkische Gauleiter Julius Streicher wurde im März 1933 auf Anordnung der obersten Parteiführung mit der Leitung des „Zentralkomitees zur Abwehr der jüdischen Greuel- und Boykotthetze" beauftragt und organisierte die sogenannte Boykottaktion gegen den Einzelhandel und die freien Berufe.[102] Es war der erste Schritt zur Zerstörung ihrer wirtschaftlichen Existenz. Begleitet von einer verleumderischen Pressekampagne zogen am 1. 4. 1933 SA-Posten vor jüdischen Geschäften, Kanzleien und Arztpraxen auf, verwehrten jedem den Zutritt und demolierten Einrichtungen und Schaufenster.[103] Die Aktion ist vielfach geschildert worden und lief in Nürnberg ähnlich schonungslos ab wie in anderen Städten, Boykotte sind in Nürnberg aber 1934 und 1937 in der Vorweihnachtszeit und während der Reichsparteitage in gezielten Aktionen wiederholt worden.[104] Der Stürmer-Verlag gab vor dem Reichsparteitag 1933 zur Warnung der Teilnehmer eine Liste mit jüdischen Geschäften, Ärzten und Anwälten heraus, um vor einem Besuch bei ihnen zu warnen.[105]

Vor und nach dem 1. April waren Passantenkontrollen, Hausdurchsuchungen, Razzien und gewalttätige Übergriffe durch die Parteibasis und Unterführer mit

102 Anordnung der Parteileitung vom 29. 3. 1933, siehe Barkai, Vom Boykott zur „Entjudung", 1987, S. 26 f.; Walk, Das Sonderrecht für die Juden, 1996, S. 6.

103 Heckel/Müller, Verfolgung, 1978, S. 29; Barkai, Vom Boykott zur „Entjudung", 1987, S. 26–35; Janetzko, Die „Arisierung", 2012, S. 52–54.

104 StadtAN F2 Nr. 46, Kopie, S. 101 f.; Wollenberg, Enteignung, in: Wollenberg, Niemand war dabei, 1989, S. 170 f.; Becker, Hitlers Machtergreifung, 1983, S. 200; Aly/Gruner/Heim u. a., Die Verfolgung, Bd. 1, Dok. 17, 2008, S. 100–104; Müller, Geschichte der Juden, 1968, S. 213; Plum, Wirtschaft und Erwerbsleben, in: Benz, Die Juden in Deutschland, 1996, S. 274 f.; Janetzko, Die „Arisierung", 2012, S. 144 f., 172, 251; Janetzko, Arisierung in Nürnberg, in: Henkel/Dietzfelbinger, Entrechtet. Entwürdigt. Beraubt, 2012, S. 45.

105 Verzeichnis jüdischer Geschäfte im Bereich der Ortsgruppe Nürnberg/Innere Stadt zum Reichsparteitag 1933 vom 30. 8.–3. 9. 1933. StadtAN E 39 1301/8. Die Liste enthält außer 20 bekannten Ärzten die vier Ärztenamen Dr. Batl, Dr. Ehrmann, Dr. Eichenheimer, Dr. Fritsch und Wollersdorf. Auswirkungen der Streicher-Aktionen siehe auch S. 70.

Duldung der Polizei an der Tagesordnung.[106] Die Kaiserburg, die Polizeiwache im Rathaus und die ehemalige Arbeitersamariterwache am Kornmarkt dienten der SA als Gefängnisse, in denen es zu Misshandlungen und Morden politischer Gegner kam.[107] Der Arzt Dr. Gundelfinger wurde 26 Tage lang wegen einer grundlosen Anschuldigung inhaftiert, Dr. Brandeis entging nur knapp zwei Verhaftungsversuchen. Zusätzlich wurde die Behandlung bedürftiger Patienten durch jüdische Ärzte unterbunden: Bei einer Kundgebung auf dem Nürnberger Hauptmarkt verkündete der Ortsgruppenleiter der NSDAP und spätere Verwaltungsdirektor der Allgemeinen Ortskrankenkasse Hans Zimmermann (1906–1984), der gleichzeitig stellvertretende Gaupropagandaleiter war, dass keine Fürsorgestelle des städtischen Wohlfahrtsamts mehr Behandlungsscheine für jüdische Ärzte, Zahnärzte und Apotheken ausstellen werde.[108]

Auffallenderweise wird der Aprilboykott in den ärztlichen Biografien nur beiläufig erwähnt (bei Dr. Fritz Bloch, Dr. Eichenbronner, Dr. Grünspecht, Dr. Albert Weinstock). Eher wird beklagt, dass die jüdischen Ärzte in der Folgezeit freiwillig oder gezwungenermaßen von den Patienten gemieden wurden. Viele Patienten beugten sich offenkundig dem Druck, der auf sie ausgeübt wurde, und blieben ihren Ärzten fern.[109] Von dem konvertierten Dr. Odenwald wandten sich sowohl christliche als auch jüdische Patienten ab, als bekannt wurde, dass er christlich getauft war.

Einige Berichte zeugen allerdings auch von Hilfsbereitschaft gegenüber Juden: Dr. Brandeis bewahrte ein Polizeibeamter am 1. 4. 1933 vor einer Verhaftung, Dr. Ascher erhielt warnende Hinweise vom damalige Geschäftsführer des Ärztlichen Bezirksvereins, Dr. Hermann Baer informierte man im März 1933 frühzeitig über den Entzug der Kassenpraxis, und Dr. Mosbacher wurde im August 1933 von Gestapo-Leuten vor „judenfeindlichen Aktionen" gewarnt und konnte sich mit seiner Frau im Martha-Maria-Krankenhaus verstecken. Vereinzelt waren in Nürnberg auch einflussreiche Personen behilflich gegenüber bedrängten Juden, über die Arnd Müller berichtet.[110]

106 Frei, Der Führerstaat, 2007, S. 59; Schirmer, Das andere Nürnberg, 1974, S. 56–58.

107 Schirmer, Das andere Nürnberg, 1974, S. 85.

108 Fränkischer Kurier vom 1. 4. 1933, StAN AvPer 709, S. 11; Müller, Geschichte der Juden, 1968, S. 213; Kater, Ärzte als Hitlers Helfer, 2000, S. 302.

109 Bei Dr. Bergmann, Dr. Fritz Bloch, Dr. Bernkopf, Dr. Eichenbronner, Dr. Grünspecht, Dr. Hecht, Dr. Latte.

110 Müller, Geschichte der Juden, 1968, S. 215; siehe auch S. 33.

Berufsbeamtengesetz

Die Stoßrichtung zur Umgestaltung des Staates wurde schon kurz darauf mit dem „Gesetz zur Wiederherstellung des Berufsbeamtentums" (kurz Berufsbeamtengesetz BBG) vom 7. 4. 1933 deutlich.[111] Es war das erste Gesetz, das einen sogenannten Arierparagrafen enthielt und die seit 1871 bestehende rechtliche Gleichstellung der Juden aufhob. Paragraf 3 Abs. 1 legte fest: „Beamte, die nicht arischer Abstammung sind, sind in den Ruhestand zu versetzen".[112] Sogar Personen mit nur einem „nicht arischen" Eltern- oder Großelternteil galten nach der ersten Durchführungsverordnung als „nicht arisch".[113] Die Nürnberger Stadtverwaltung enthob „national unzuverlässige" und „nicht arische" Beamte des Dienstes und ersetzte sie durch „Alte Kämpfer", also Parteimitglieder vor der Aufnahmesperre vom 19. 4. 1933.[114] Der § 4 konnte zudem Beamte treffen, die „nach ihrer bisherigen politischen Betätigung nicht die Gewähr dafür bieten, daß sie jederzeit rückhaltlos für den nationalen Staat eintreten".[115] Die gesetzlichen Vorgaben waren beliebig anwendbar, denn nach § 1 Abs. 1 konnte die Pensionierung ausdrücklich auch ohne den Nachweis regimekritischer politischer Betätigung ausgesprochen werden.[116] Mit diesem legalisierten Unrecht hatte die gleichgeschaltete Verwaltung eine Handhabe für beliebige Entlassungen von Gegnern des NS-Regimes.

Obwohl das Gesetz mit der irreführenden Bezeichnung auf Beamte zugeschnitten war, dehnte der § 15 den Personenkreis auf Angestellte im öffentlichen Dienst aus und erfasste neben Klinikvorständen im Beamtenverhältnis auch Assistenzärzte im

111 RGBl. I 1933, S. 175–177; de.wikisource.org/wiki/Gesetz_zur_Wiederherstellung_des_Berufsbeamtentums.

112 Zit. nach Aly/Gruner/Heim u. a., Die Verfolgung, Bd. 1, Dok. 29, 2008, S. 130–134; Kümmel, Die „Ausschaltung" rassisch und politisch mißliebiger Ärzte, in: Kudlien, Ärzte, 1985, S. 56–81.

113 Zu § 3, Abs. 1 Berufsbeamtengesetz: „Es genügt, wenn ein Elternteil oder ein Großelternteil nicht arisch ist"; www.documentarchiv.de/ns/1933/berufsbeamtentum_vo01.html. Diese Definition wurde im Reichsbürgergesetz durch eine verächtliche Klassifizierung ersetzt, siehe S. 65. Zu „halb- und vierteljüdischen Mischlingen" siehe S. 66.

114 Schieber, Nürnberg, 2000, S. 152 f.; Broszat/Fröhlich/Wiesemann, Bayern in der NS-Zeit, 1977, S. 563.

115 Drexler/Kalinski/Mausbach, Ärztliches Schicksal, 1990, S. 20 f.

116 BBG § 1 Abs. 1: „Beamte können nach Maßgabe der folgenden Bestimmungen aus dem Amt entlassen werden, auch wenn die nach dem geltenden Recht hierfür erforderlichen Voraussetzungen nicht vorliegen". U. a. bei www.documentarchiv.de/ns/beamtenges.html. Siehe auch Aly/Gruner/Heim u. a., Die Verfolgung, Bd. 1, Dok. 29, 2008, S. 130–134; Kümmel, Die „Ausschaltung" rassisch und politisch mißliebiger Ärzte, in: Kudlien, Ärzte, 1985, S. 67; Kröner, Emigration von Medizinern, 1989, S. 4.

Angestelltenverhältnis und niedergelassene Ärzte mit Anstellungen im Wohlfahrtsbereich.[117] Noch vor den Juden traf es die Regimegegner. Im Bericht des Allgemeinen Städtischen Krankenhauses für das Jahr 1933 wird mitgeteilt: „Im Vollzuge des Gesetzes zur Wiederherstellung des Berufsbeamtentums wurden 3 Beamte, 8 Arbeiter und eine Hausangestellte wegen politischer Unzuverlässigkeit entlassen."[118] Hunderte Arbeiter und Angestellte wurden in dieser Zeit arbeitslos, dennoch nahm die Bevölkerung auch dies ohne Protest hin.

Die Willkür der Nürnberger Stadtverwaltung, die den Erlass des Gesetzes nicht abwartete und städtische Bedienstete voreilig entließ, bestätigte sich bei den jüdischen Ärzten beispielsweise durch die Entlassung des erwähnten Stadtschularztes Dr. Julius Mainzer und des Klinikleiters Prof. Ernst Nathan.[119] Ebenso fielen die Kündigungen der Nebentätigkeit von sieben jüdischen Kinderärzten noch in den März 1933. Es ist davon auszugehen, dass sie teilweise mit den Ärzten identisch sind, die der Fränkische Kurier vom 1. 4. 1933 als „nebenberufliche Schulärzte oder als Fürsorgeärzte in der Säuglings- oder Kleinkinderfürsorge" bezeichnete.[120]

Weniger betroffen war das Städtische Krankenhaus in der Flurstraße, heute Prof.-Ernst-Nathan-Straße: Entgegen der verächtlichen Behauptungen des Stürmer über die „Verjudung des Krankenhauses"[121] (siehe S. 292 Anm. 415) waren 1933 gerade noch vier von 54 Ärzten und Medizinalpraktikanten jüdisch: Neben einem „Vorstand" (Prof. Nathan) wird in der Notiz des Fränkischen Kuriers noch ein Assistenzarzt genannt, bei dem es sich um Dr. Kurt Spaeth handeln könnte; er stand im April 1933 bereits in gekündigtem Dienstverhältnis.[122] Die beiden Medizinalpraktikanten mit unbekannten Namen wurden mit der Begründung entlassen, „die im Krankenhaus tätige Ärzteschaft [...] von nichtarischen Elementen zu befreien".[123]

117 StadtAN C 23/I Nr. 254, Bd. 2; Vasold, Das Städtische Krankenhaus, 1998, S. 800.

118 StadtAN C 23/I Nr. 208.

119 Zur Unrechtmäßigkeit der Entlassungen siehe S. 292 Anm. 416 und 417.

120 Fränkischer Kurier vom 1. 4. 1933, S. 11. Dazu gehörten: Dr. Robert Bing, Dr. Feibelmann, Dr. Hopf, Frau Dr. Maas, Dr. Meyer, Frau Dr. Schützer (am 16. 3. 1933), Frau Dr. Steckelmacher-Wallersteiner. Windsheimer, 100 Jahre Klinikum Nürnberg, 1997, S. 167 f.

121 Der Stürmer (1923) 16; Vasold, Das Städtische Krankenhaus, 1998, S. 771.

122 Vasold, Das Städtische Krankenhaus, 1998, S. 771. Zu Dr. Kuth Späth S. 408. Ein von Sven Eppinger, Das Schicksal der jüdischen Dermatologen, 2001, S. 231, genannter Assistenzarzt, Dr. (?) Paul Ballen, verließ das Städtische Krankenhaus bereits 1932, arbeitete bis 1934 an einem Forschungsinstitut in Davos und emigrierte 1934 nach Uppsala/Schweden. Im Adressbuch ab 1930 ist er nicht vermerkt.

123 StAN C 23/I, Nr. 208, 253 f.; Fränkischer Kurier vom 1. 4. 1933, S. 11, StadtAN AvPer 709; auch bei Müller, Geschichte der Juden, 1968, S. 203, 214; Windsheimer/Molketeller, Gesund und

In den folgenden Monaten sind weiterhin Dr. Ferdinand Goldschmidt, ein Gründer des Vereins für Walderholungsstätten und Tuberkulosefürsorge[124], und der Arzt, Musikkritiker und Vorstand des Philharmonischen Orchesters Dr. Siegfried Flatau, der das Musikleben der Stadt mitgeprägt hatte[125], in den Ruhestand versetzt worden. Betroffen waren ebenfalls der unbekannte „zweite Vertrauensarzt beim Stadttheater" sowie ein Dr. Keller.[126] Von ihnen liegen keine biografischen Fakten vor.[127] Der Reichsbahnarzt Dr. Albert Weinstock erhielt am 30. 6. 1933 seine Kündigung, Dr. Leonhard Rosenfeld wurde als Leiter des „Vereins für Krüppelfürsorge", den er selbst gegründet hatte, abgesetzt.[128] Eine zehnjährige Dienstzeit, die eine Voraussetzung für das Anrecht auf Ruhegeld war, konnten viele der beamteten Kollegen nicht vorweisen und erhielten nach ihrer Entlassung somit keinerlei Bezüge vonseiten der Stadt.[129] Ob sie nach ihrem Selbstverständnis alle Juden im Sinne des jüdischen Religionsgesetzes waren, ist nicht bekannt.

Eine weitreichende Ausnahmeregelung enthielt § 3 Abs. 2: Die Versetzung in den Ruhestand „gilt nicht für Beamte, die bereits seit dem 1. August 1914 Beamte gewesen sind oder die im Weltkrieg an der Front für das Deutsche Reich oder für seine Verbün-

leistungsfähig, in: Centrum Industriekultur, Unterm Hakenkreuz, 1993, S. 134 f.; Windsheimer, 100 Jahre Klinikum, 1997, S. 167; Vasold, Das Städtische Krankenhaus, 1998, S. 771; siehe Direktorialverfügung S. 36, 53. Die Berechtigung zur Ausübung des ärztlichen Berufs, die Approbation oder Bestallung, sah seit 1924 ein Studium von zehn Semestern und eine Ausbildungsphase als Medizinalpraktikant vor.

124 Müller, Verfolgung, 1965, S. 27; Strauß, Zur Geschichte des Ärztlichen Vereins Nürnberg, in: Festschrift des Ärztlichen Vereins Nürnberg, 1927, S. 12, 15.

125 Musikzeitschrift bei www.archive.org/stream/diemusik19gergoog/diemusik19gergoog_djvu.txt. Beiträge in der Medizinischen Gesellschaft 1895, S. 1, 4, 14 f., 1896, S. 3, 7. – Diese Ärztenamen erscheinen nicht in den Nürnberger Adressbüchern ab 1933.

126 Müller, Geschichte der Juden, 1968, S. 204; im Nürnberger Adressbuch ab 1933 nicht eingetragen.

127 Zu den Ärztenamen ohne nähere biografische Hinweise siehe S. 403, 415.

128 Windsheimer/Molketeller, Gesund und leistungsfähig, in: Centrum Industriekultur, Unterm Hakenkreuz, 1993, S. 135. Siehe S. 408, 412.

129 Bayerische Gemeindeordnung vom 24. 10. 1927, GVBl. 1927, Nr. 25, Art. 89, S. 313: „Der Gemeindebeamte hat Anspruch auf Ruhegeld nach Versetzung in den Ruhestand, wenn er zehn Dienstjahre als vollbeschäftigter Beamter zurückgelegt hat." Siehe dazu Prof. Ernst Nathan, S. 292 Anm. 417. – Im § 8 Berufsbeamtengesetz wurde ebenfalls formal festgelegt, dass den nach §§ 3, 4 in den Ruhestand versetzten oder entlassenen Beamte ein Ruhegeld nur dann gewährt wird, wenn sie mindestens eine zehnjährige Dienstzeit vollendet hatten. Zu angestellten Ärzten siehe S. 42 f.; auch bei Kümmel, Die „Ausschaltung" rassisch und politisch mißliebiger Ärzte, in: Kudlien, Ärzte, 1985, S. 67 f.

deten gekämpft haben oder deren Vater oder Söhne im Weltkrieg gefallen sind".[130] Dieses sogenannte Frontkämpferprivileg schützte fast die Hälfte der jüdischen Ärzte in Öffentlichen Diensten zunächst noch vor der Entlassung, doch das Sonderrecht wurde in den nächsten Jahren immer weiter eingeschränkt und durch die Erste Verordnung zum Reichsbürgergesetz vom 14. 11. 1935 aufgehoben.[131]

Entzug der Krankenkassenzulassung

Ein folgenschwerer Einschnitt, der am 15. 4. 1933 schon in der Bayerischen Ärztezeitung angekündigt war,[132] kam wenige Tage später auf die jüdischen Kassenärzte zu: Die „Verordnung über die Zulassung von Ärzten zur Tätigkeit bei den Krankenkassen" vom 22. 4. 1933, die Inhalte des Berufsbeamtengesetzes auf niedergelassene Kassenärzte ausdehnte. Sie entzog mit Wirkung vom 1. 7. 1933 allen „nicht arischen" Ärztinnen und Ärzten die Zulassung zu den reichsgesetzlichen (RVO) Krankenkassen.[133] Wörtlich bestimmte der Artikel I, 1:

> „Die Tätigkeit von Kassenärzten nicht arischer Abstammung und von Kassenärzten, die sich im kommunistischen Sinne betätigt haben, wird beendet. Neuzulassungen solcher Ärzte zur Tätigkeit bei den Krankenkassen finden nicht mehr statt."[134]

Zunächst wurde im Mai 1933 von allen Kassenärzten der Nachweis jüdischer oder „arischer" Abstammung verlangt.[135] Die örtlichen Kassenärztlichen Vereinigungen (KV) verschickten Fragebögen zur „Rassenzugehörigkeit des Antragstellers", dessen Eltern,

130 RGBl. I 1933, S. 175–177.

131 Zum Reichsbürgergesetz siehe S. 64; Erste VO Reichsbürgergesetz, RGBl. I 1935, S. 1333 f., § 4 Abs. 2: „Jüdische Beamte treten mit Ablauf des 31. Dezember 1935 in den Ruhestand und erhalten als Ruhegehalt die vollen zuletzt bezogenen ruhegehaltsfähigen Dienstbezüge".

132 Reichskanzler Adolf Hitler, in: Bayerische Ärztezeitung, 36 (1933) 15, S. 171 f.

133 Verordnung über die Zulassung von Ärzten zur Tätigkeit bei den Krankenkassen vom 22. 4. 1933, RGBl. I 1933, S. 222 f.; Schwoch, Approbationsentzug, 2008, S. 2043 f.

134 RGBl. I 1933, S. 222, Art. I, Nr. 1 und Art. II, Ziffer 3 sowie S. 350; siehe Verordnung über die Zulassung von Ärzten, in: Bayerische Ärztezeitung, 36 (1933) 17, S. 187 f.; www.digam.net/?dok=7432.

135 Zum Reichsarztregister siehe Schwoch, Jüdische Ärzte, in: Deutsches Ärzteblatt, 103 (2006) 11, S. A-677.

Großeltern und Ehefrau und über seine Frontdiensttätigkeit.[136] Der Fragenkatalog ging in vielen Fällen weit über das hinaus, was in Artikel II Abs. 2 gesetzlich vorgeschrieben war.[137] Obwohl die Kassenärztlichen Vereinigungen durchaus Spielraum in ihren Entscheidungen hatten, wie das Vorgehen in anderen Städten zeigt,[138] erhielten zunächst die als jüdisch registrierten Ärzte Nürnbergs, die nicht eindeutig unter die Ausnahmeregelung fielen, die Nachricht über die Aufhebung ihres Vertrages mit der KV. Derartige Schreiben sind in den vorliegenden Dokumenten von Dr. Frommholz (S. 195 f.), Dr. Mosbacher (S. 81 f., 274), Dr. Musliner (S. 287 f.) und mit einem anderen Hintergrund bei Dr. Gundelfinger (S. 218) enthalten. In 77 Prozent aller Verbote der Kassenzulassung lautete die Begründung ausdrücklich jüdische Abstammung.[139] In vielen Fällen gingen die Kassenärztlichen Vereinigungen so eifrig vor, dass selbst Wagner am 24. 10. 1933 zur Zurückhaltung bei der Durchführung seiner Anordnung mahnen musste, damit die Verdrängung der jüdischen Ärzte möglichst geräuschlos ablaufen konnte.[140]

Die Begünstigung für ehemalige Frontsoldaten und Angehörige von Kriegsgefallenen aus dem Berufsbeamtengesetz[141] milderte die Verordnung bis zum Mai 1934 noch ab.[142] Sie erlaubte es, unter Berufung auf Verdienste im Ersten Weltkrieg Einspruch

136 Verordnung Art. II, 2; www.digam.net/?dok=7432; Begründung bei Dr. Musliner S. 288; Leibfried/Tennstedt, Berufsverbote, 1980, S. 83–86; dazu auch Leibfried, Stationen der Abwehr, 1982, S. 3–39; Hahn/Schwoch, Anpassung und Ausschaltung, 2009, S. 62–68, dort Abb. S. 66; Schwoch, Ärztliche Standespolitik, 2001, S. 273–275.

137 Art. II, 2; Verordnung über die Zulassung von Ärzten, in: Bayerische Ärztezeitung 36 (1933) 17, S. 187; Die Verordnung des Reichsministers 36 (1933) 19, S. 206; Aly/Gruner/Heim u. a., Die Verfolgung, Bd. 1, Dok. 47, 2008, S. 164 f.

138 Rüther, Ärztliches Standeswesen, in: Jütte, Geschichte, 1997, S. 149 f.

139 Kümmel, Die „Ausschaltung“ rassisch und politisch mißliebiger Ärzte, in Kudlien, Ärzte, 1985, S. 69. Wörtlich wird dies als Grund in den Entschädigungsanträgen der Drs. Eichenbronner, Frankenstein, Marcus, Mosbacher, Musliner und dem Ehepaar Steckelmacher angeführt.

140 Drecoll/Schleusener/Winstel, Nationalsozialistische Verfolgung der jüdischen Ärzte, 1998, S. 14 f. Zu Gerhard Wagner S. 28, 31.

141 Berufsbeamtengesetz (BBG) vom 7. 4. 1933, § 3 Abs. 2, siehe S. 44 f.

142 4. VO BBG, Art. II, Abs. 1 und 5; Die Verordnung des Reichsministers, Bayerische Ärztezeitung 36 (1933) 19, S. 204–206. Die Verordnung über die Zulassung von Ärzten zur Tätigkeit bei den Krankenkassen vom 17. 5. 1934, RGBl. I, S. 399–409, § 72.4, hebt die Ausnahme für nicht arische Frontkämpfer wieder auf. Zusätzlich werden Ärzte mit Ehepartnern nicht arischer Abstammung von der Neuzulassung ausgeschlossen, siehe Verordnung über die Zulassung von Ärzten zur Tätigkeit bei den Krankenkassen vom 17. 5. 1934, RGBl. I, S. 399–409, § 15.1, § 25.4, § 70, sowie 3. Verordnung über die Zulassung von Ärzten zur Tätigkeit bei den Krankenkassen vom 8. 9. 1937, RGBl. II 1937, S. 973–976, §§ 7.2 und 13b,2. Vorschrift in der Reichsärzteordnung S. 38, Anm. 97.

beim Reichsarbeitsminister einzulegen. Mit der Durchführung des Beschwerdeverfahrens waren allerdings dieselben Organisationen beauftragt, die den Kassenentzug ausgesprochen hatten[143]: Die 1377 Eingaben gelangten zuerst an den Hartmannbund in Leipzig zur Vorentscheidung, bevor sie an das Reichsarbeitsministerium in Berlin als Aufsichtsbehörde weitergeleitet wurden. Auch im Ministerium überwachte der NSDÄB die Einhaltung der Vorschriften.[144] Die Kommissare des NSDÄB beim Hartmannbund bearbeiteten die Anträge mit der Absicht, möglichst viele jüdische Ärzte auszuschließen, und verhielten sich unnachgiebiger als die Ministerialbeamten und das Reichsarbeitsgericht; ein Beispiel dafür ist der Antrag von Dr. Latte.[145]

Das Reichsarbeitsministerium, in dem rechtsstaatliches Denken noch länger erhalten blieb als in der Kassenärztlichen Vereinigung, hob immerhin 29 Prozent aller Zulassungsverbote aufgrund „nicht arischer" Abstammung und in 69 Prozent wegen angeblicher kommunistischer Betätigung wieder auf. In Nürnberg wurden 29 Beschwerden anerkannt und 16 Beschwerden abgelehnt.[146] Auch bei älteren Verbandskollegen war der Ausschluss der jüdischen Ärzte, bei denen es sich teilweise um hoch angesehene Persönlichkeiten handelte, nicht unumstritten, es reichte dennoch nicht zur Gegenwehr.[147] Der Ausschluss der jüdischen Kollegen ging von parteiergebenen Ärztefunktionären aus, alle hatten in jedem Stadium Handlungsalternativen, ohne größere persönlich Nachteile befürchten zu müssen.[148] Stefan Leibfried bringt es auf den Punkt: Die treibende Kraft bei der Ausschaltung jüdischer Ärzte war die gleichgeschaltete organisierte Ärzteschaft, die Ministerialbürokratie versuchte sie eher in ihrem Tatendrang zu bremsen.[149]

Da ein Einspruch keine aufschiebende Wirkung hatte, verloren die beantragenden Ärzte selbst bei einer Rücknahme des Verbots einen Teil ihrer Patienten, nachdem sie

143 Leibfried, Stationen der Abwehr, 1982, S. 12; Rüther, Ärztliches Standeswesen, in: Jütte, Geschichte, 1997, S. 148.

144 Hahn/Schwoch, Anpassung und Ausschaltung, 2009, S. 64 f., 68.

145 Rüther, Ärztliches Standeswesen, in: Jütte, Geschichte, 1997, S. 149; Eckart, Medizin in der NS-Diktatur, 2012, S. 108.

146 Leibfried/Tennstedt, Berufsverbote, 1980, S. 230; Kümmel, Die „Ausschaltung", in: Bleker/Jachertz, Medizin im Dritten Reich, 1993, S. 73; auch Leibfried, Stationen der Abwehr, 1982, S. 12; Drecoll/Schleusener/Winstel, Nationalsozialistische Verfolgung der jüdischen Ärzte, 1998, S. 14: Aufhebung in insgesamt 40 Prozent der Fälle; Kater, Ärzte als Hitlers Helfer, 2000, S. 306; Hahn/Schwoch, Anpassung und Ausschaltung, 2009, S. 69–73.

147 Süß, Ärztliche Standesorganisationen, in: Jütte, Medizin und Nationalsozialismus, 2011, S. 56 f.

148 Kümmel, Die „Ausschaltung", in: Bleker/Jachertz, Medizin im Dritten Reich, 1993, S. 75 f.

149 Leibfried, Stationen der Abwehr, 1982, S. 23; auch Eckart, Medizin in der NS-Diktatur, 2012, S. 109.

ihre Praxen vorübergehend hatten schließen müssen und sich das Einspruchsverfahren über einige Wochen hingezogen hatte.[150] Im November 1933 entzog eine weitere Verordnung den noch zugelassenen Ärztinnen und Ärzten mit jüdischen Ehepartnern ebenso ihren Abrechnungsanspruch.[151] Von den 5557 jüdischen Ärzten in Deutschland, die bei der Volkszählung im Juni 1933 erfasst worden waren,[152] erhielten über 2000 Ärzte bis zum Frühjahr 1934 die endgültige Mitteilung, dass sie mit den gesetzlichen Krankenversicherungen keine Scheine mehr abrechnen könnten und damit ihre Kassenpraxis aufgeben mussten.[153] Ebenfalls am 1. 7. 1933 endete „die Tätigkeit von Zahnärzten und Zahntechnikern auf Kosten der Krankenkassen, wenn sie nichtarischer Abstammung sind“ mit denselben Ausnahmeregelungen.[154]

In Nürnberg wurden die ausgestoßenen Ärzte in einer Stürmer-Ausgabe vom April 1933 bloßgestellt. Eine Liste mit 52 Namen erschien mit dem Kommentar: „Auf Grund der Verordnung von 22. April 1933 [...] scheiden folgende Kassenärzte aus, nachdem sie als Arier oder Nichtarier der kommunistischen bezw. marxistischen Partei nahestanden, oder als Nichtarier weder am Weltkriege, noch an der Bekämpfung spartakistischer Unruhen teilgenommen haben.“[155] Diese Mitteilung war offensichtlich als Aufforderung zu verstehen, den Praxen der Genannten auch als Privatpatienten fernzubleiben.

Für die jüdischen Ärzte mit „Frontkämpferprivileg“ erwies sich die erhaltene Kassenzulassung als weitgehend wertlos, nachdem ein Erlass von Reichskommissar

150 U. a. Dr. Latte, Dr. Levin und Dr. Schmeidler erreichten eine Rücknahme des Kassenentzugs.

151 Zulassungsverordnung vom 20. 11. 1933, Art. IV, RGBl. I, S. 983 f.

152 Siehe S. 413; Kröner, Emigration von Medizinern, 1989, S. 2; Fahrenbach, Ausgegrenzt und vertrieben 1992, S. 171; Grenville, Juden, in: Büttner, Die Deutschen, 2003, S. 237: 5830 jüdische Ärzte im Jahr 1933.

153 Kümmel, Die „Ausschaltung“ rassisch und politisch mißliebiger Ärzte, in: Kudlien, Ärzte, 1985, S. 70; Schwoch, Approbationsentzug, 2008, S. 2043 f.; Kröner, Emigration von Medizinern, 1989, S. 2; Böhle, Juden, 2003, S. 27. Als Entschädigungsanspruch wird der Kassenentzug bei 30 Nürnberger Ärzten angegeben.

154 Verordnung über die Tätigkeit von Zahnärzten und Zahntechnikern bei den Krankenkassen vom 2. 6. 1933, §§ 1 und 2, RGBl. I 1933, S. 350 f., in Kraft am 1. 7. 1933; www.digam.net/tmp/digam_7460_1.jpg.pdf.

155 Der Stürmer 11 (1933) 27 „im Juli 1933“; siehe S. 68. Siehe auch Kümmel, Die „Ausschaltung“, in: Bleker/Jachertz, Medizin im Dritten Reich, 1993, S. 71 f. Zu den nicht jüdischen, aber offenbar unerwünschten Ärzten gehörten Dr. Joseph Fuchs (Adressbuch 1933, IV, S. 40), Dr. Fritz Dannheißer (StadtAN C 21/X Nr. 2; C 27/III Nr. 815, Eintrag 611; C 27/IV Nr. 1016, Eintrag 1916; Adressbuch 1933, IV, S. 41), Dr. Karl Kall (StadtAN C 21/IX Nr. 618) und Dr. Karl Swoboda (StadtAN C 21/VII Nr. 163; C 27/IV Nr. 238, Eintrag 544; Adressbuch 1933, IV, S. 39; 1934, IV, S. 36; 1936 kein Eintrag).

Wagner[156] im August 1933 Vertretungen „fremdrassiger" Kollegen durch „deutschstämmige" Ärzte und gegenseitige Patienten-Überweisungen untersagt hatte.[157] Benachteiligt waren insbesondere jüdische Fachärzte und Klinikärzte, die von den Zuweisungen ihrer „arischen" Kollegen abhängig waren. In Nürnberg wurde der Austausch mit ihnen eingestellt, denn eine kollegiale Zusammenarbeit ergäbe sich nicht mehr. Als Vorwand vermerkte das Direktorium des Städtischen Krankenhauses am 7. 11. 1934, die Nichtarier hätten sich zu einem Ring zusammengeschlossen, der noch enger sei, als er früher schon war.[158]

Ohne Kassenzulassung war den betroffenen Kollegen die überwiegende Einkommensgrundlage entzogen, zumal der Anteil der Kassenärzte unter den jüdischen Ärzten regional unterschiedlich, aber auch in Nürnberg mit 73 Prozent überdurchschnittlich hoch war.[159] Sie waren nun auf die Abrechnung mit den Ersatzkrankenkassen,[160] mit den privaten Krankenversicherungen und auf ihre Privatpatienten angewiesen, die allerdings nur zu einem kleinen Teil zu ihren Einnahmen beitrugen.

Selbst die Behandlung von Patienten mit privater Krankenversicherung wurde den jüdischen Ärzten zunehmend verwehrt. Die große Versicherung „Deutscher Ring", die der NSDAP nahestand, hatte schon vor 1933 festgelegt, keine Juden mehr aufzunehmen, und schloss zum 1. 4. 1934 alle „nicht arischen" Ärzte von der Rechnungserstattung aus.[161] Andere private Krankenversicherungen verhielten sich uneinheitlich, waren in der Regel aber antisemitisch eingestellt und versuchten, sich teilweise in dieser Haltung zu übertreffen. Am 17. 5. 1933 einigten sich der Verband privater Krankenversicherungen mit dem Hartmann-Bund und der Kassenärztlichen Vereinigung, Rechnungen jüdischer Ärzte nur anzuerkennen, wenn der Privatpatient „nicht arisch" war.[162] Die Zahl der jüdischen Privatversicherten ging in den Folgejahren allmählich zurück, denn zehn

156 Zu Reichskommissar Wagner siehe S. 28, 31 f.

157 Verbot des kollegialen Verkehrs zwischen arischen und nicht arischen Ärzten vom 10. 8. 1933; Leibfried/Tennstedt, Berufsverbote, 1980, S. 67–76, 210–13; Drecoll/Schleusener/Winstel, Nationalsozialistische Verfolgung der jüdischen Ärzte, 1998 S. 14 f.; Schwoch, Approbationsentzug, 2008, A-2043 f.; Hahn/Schwoch, Anpassung und Ausschaltung, 2009, S. 84.

158 StadtAN C 23/I.

159 Drecoll, Fiskus, 2009, S. 284 f.; Kümmel, in: Die „Ausschaltung" rassisch und politisch mißliebiger Ärzte, in: Kudlien, Ärzte, 1985, S. 256 Anm. 48.

160 Private Ersatzkrankenkassen im Verband der Angestellten-Krankenkassen, kurz Ersatzkassen genannt. Beschränkungen siehe von Villiez, Mit aller Kraft verdrängt, 2009, S. 75, 112.

161 Ring-Blätter, 3 (1934) 1, Ausschlussliste Nr. 3, siehe Leibfried/Tennstedt, Berufsverbote, 1980, S. 264 f.

162 Böhle, „Juden können nicht Mitglieder der Kasse sein", 2003, S. 27: „Nur jüdische Versicherte durften noch Rechnungen jüdischer Ärzte einreichen." Hahn/Schwoch, Anpassung und Ausschaltung, 2009, S. 84.

der 40 größten PKV-Gesellschaften nahmen bis 1939 den sogenannten Arierparagrafen in ihre Satzungen auf und schlossen damit Juden von der Neuaufnahme aus. Treibende Kraft waren auch hier die Versicherungsgesellschaften selbst, während das Reichsaufsichtsamt für Privatversicherung und das Reichswirtschaftsministerium bis 1940 keine Vorschriften erließen und den Kassenausschluss von Juden ablehnten, um die öffentliche Fürsorge nicht zu belasten.[163]

Bisher war die Abrechnung mit den privaten Versicherern nicht an die Zulassung der jüdischen Ärzte zu den gesetzlichen Kassen gebunden gewesen. Nach einer Anweisung Wagners im Juli 1933 wurde es hingegen von zwei PKV-Verbänden, dem späteren Reichsverband der PKV, ebenfalls zur Bedingung für die Kostenerstattung von Privatpatienten gemacht.[164] Diese Maßnahme traf insbesondere diejenigen jüdischen Ärzte, die schon ihre Kassenzulassung verloren hatten und nun auch keine Privatpatienten mehr abrechnen konnten. Immerhin gab es bis 1938 Verwaltungsstellen einzelner Gesellschaften, die Rechnungen der Ausgeschlossenen noch erstatteten. Ab November 1936 wurde die Kostenübernahme für jüdische Privatversicherte schrittweise aber bei allen jüdischen Ärzten eingestellt. Die häufig verarmten Kranken mussten für ihre Arztrechnungen selber aufkommen und durften nur im Notfall zu nicht jüdischen Ärzten ausweichen, die verpflichtet waren, ihre Abrechnungsscheine und Rezepte mit „Jude" zu markieren.[165] Städtische Beamte durften ab Oktober 1936 keine jüdischen Ärzte mehr aufsuchen, selbst private Kontakte mit ihnen konnten ein Entlassungsgrund sein.[166] Am 1. 1. 1938 entfiel schließlich auch die Bevorzugung der „privilegierten nichtarischen Ärzte" bei den Ersatzkrankenkassen.[167]

Noch 42 jüdische Ärzte hielten den formalen Eintrag ihrer Praxisadressen im Nürnberger Adressbuch von 1938 aufrecht,[168] obwohl ihre berufliche Situation schon

163 Am 13. 4. 1940 Ausschluss aller Juden aus der privaten Krankenkasse, siehe Anm. 364. Böhle, „Juden können nicht Mitglieder der Kasse sein", 2003, S. 31.

164 Infoblatt Nr. 7 des Verbandes der PKV vom 20. 7. 1933, in: Drexler-Gormann, Jüdische Ärzte, 2009, S. 12; Böhle, „Juden können nicht Mitglieder der Kasse sein", 2003, S. 38.

165 Jäckle, Schicksale, 1988, S. 27; Grenville, Juden, in: Büttner, Die Deutschen, 2003, S. 238; Böhle, „Juden können nicht Mitglieder der Kasse sein", 2003, S. 38; Schwoch, Approbationsentzug, 2008, A-2043 f.; Hahn/Schwoch, Anpassung und Ausschaltung, 2009, S. 84 f.

166 Janetzko, Arisierung in Nürnberg, in: Henkel/Dietzfelbinger, Entrechtet. Entwürdigt. Beraubt, 2012, S. 45.

167 van Kann, Die Zahl der Ärzte, 1942, S. 300; Kümmel, in: Die „Ausschaltung" rassisch und politisch mißliebiger Ärzte, in: Kudlien, Ärzte, 1985, S. 69, 71, 75; Kröner, Emigration von Medizinern, 1989, S. 5.

168 Adressbuch der Stadt Nürnberg 1938, Abtlg. IV Gesundheitswesen, S. 42–45. Siehe S. 82, 414.

vor dem Approbationsentzug hoffnungslos war. Viele der Ärzte beklagten neben dem Verdienstausfall zusätzlich den Ausschluss aus der Bayerischen Ärzteversorgung und den Verlust ihrer Altersbezüge wie im Fall von Dr. Bernkopf und Dr. Fritz Bloch oder in späteren Jahren Dr. Ascher und Dr. Hermann Baer.[169]

Jüdische Ärztinnen[170] waren mehrfach benachteiligt: Der Zugang zum Medizinstudium war ihnen als Frauen und als Jüdinnen von jeher erschwert. Das Frontkämpferprivileg konnten sie nicht vorweisen, außerdem verstießen ledige Ärztinnen gegen das nationalsozialistische Frauenbild, Ehefrau und Mutter zu sein. Dennoch lag der jüdische Medizinerinnenanteil mit acht Prozent geringfügig höher als bei den nicht jüdischen mit sechs Prozent.[171] Eine weitere Zulassungsverordnung ließ die Kassenabrechnung jüdischer Ärztinnen im November 1933 zwar wieder zu, wenn ihre Ehemänner, Väter oder Söhne im Krieg gefallen waren,[172] andererseits hatten Ärztinnen häufig keine Ehemänner und Söhne, so auch sieben der dreizehn jüdischen Ärztinnen aus Nürnberg.

Mit Ausnahme von zweien[173] sind alle Nürnberger Ärztinnen ausgewandert, sieben von ihnen schon 1933 und 1934. Dies entspricht dem deutschlandweiten Anteil aller Auswanderinnen unter den jüdischen Medizinerinnen von fast 12 Prozent.[174] Als Grund gaben sie genauso wie ihre männlichen Kollegen den Verdienstausfall nach dem Entzug der Kassenzulassung an.[175] Frau Dr. Schützer fühlte sich schon lange bedroht und flüchtete unmittelbar nach dem Machtwechsel in Nürnberg. Frau Dr. Rodler konnte sich nicht mehr in Sicherheit bringen, sie wurde deportiert und ist in Theresienstadt umgekommen.

Insbesondere jüngere Ärztinnen und Ärzte ergriffen gleich nach dem Kassenentzug die Initiative, in den Jahren 1933 und 1934 ins Ausland zu gehen, nachdem

169 Zur Ausnahmeregelung in der Vierten Verordnung zum Reichsbürgergesetz siehe S. 46, Anm. 142.

170 Die dreizehn Nürnberger Ärztinnen waren Drs. Fanny Bergmann, Maja Feilchenfeld, Hedwig Frankenau, Käthe Löffler-Weiner, Hermine Maas, Else Therese Marcus, Margot Riesenfeld, Rahel Anna Rodler, Anna Schützer, Eugenie Steckelmacher-Wallersteiner, Paula Steinhardt, Bertha Stern und Ida Tannenwald.

171 Leibfried, Stationen der Abwehr, 1982, S. 10.

172 Zulassungsverordnung vom 20. 11. 1933, Art. II, RGBl. I, S. 984; www.servat.unibe.ch/dns/RGBl_1933_I_983_VO_Zulassung_Aerzte.pdf; Hahn/Schwoch, Anpassung und Ausschaltung, 2009, S. 80–83.

173 Dr. Maas und Dr. Rodler; zu Dr. Käte Löffler-Weiner keine Angaben.

174 Kröner, Emigration von Medizinern, 1989, S. 16.

175 Dr. Bergmann, Dr. Feilchenfeld, Dr. Hildegard Potzler, Dr. Riesenfeld, Dr. Eugenie Steckelmacher und Dr. Stern.

sie ihre Berufsaussichten in Deutschland schwinden sahen. Die 35 Frühauswanderer aus Nürnberg waren mit 42 Jahren im Mittel sieben Jahre jünger als der Durchschnitt der Nürnberger jüdischen Ärzte.[176] Das vorläufige Recht, weiterhin Kassenpatienten zu behandeln, kam zunächst den älteren Kollegen zugute, die noch im Ersten Weltkrieg gedient hatten und unter das Frontkämpferprivileg fielen. Doch dieser Vorteil war eine Selbsttäuschung, und viele ältere Ärzte stellten ihre Auswanderungspläne nichtsahnend so lange zurück, bis es zu spät war.[177]

Einkommensverlust

Die ausbleibende Vergütung durch die Krankenkassen hatte schwerwiegende finanzielle Einbußen, zunehmende Verarmung und sozialen Abstieg der Betroffenen zur Folge.[178] In 22 Nürnberger Biografien wird der Entzug ihrer Kassenzulassung als ein entscheidender Einschnitt in ihrem Berufsleben bezeichnet. Einen Einkommensrückgang erlebten sogar diejenigen, die bis 1935 durch ihren privilegierten Status vom Verlust der Kassenzulassung ausgenommen waren.[179] Weniger als die Hälfte der Ärzte hielt noch bis 1938/39 durch und sah sich erst zur Emigration genötigt, als die Enteignungen ihren Gipfel erreichten.[180]

In den Anfangsjahren zielte die Ausschaltung jüdischer Ärzte aus dem Berufsleben nicht in erster Linie auf den Entzug materieller Güter, sondern hatte einen ideologischen Hintergrund. Die Parteileitung suchte den selbst beschworenen jüdischen Geist zu vertreiben und war weniger darauf aus, sich die Werte der häufig einfach eingerichteten Praxen anzueignen. Weder der Gauwirtschaftsberater der NSDAP noch private Profiteure beteiligten sich in der Frühphase an der Entfernung der Ärzte, es waren vielmehr die Betroffenen selbst, die unter den Schikanen aufgaben.[181] Der Münchner

176 Siehe S. 416.

177 Leibfried, Stationen der Abwehr, 1982, S. 12; Meyer, Handlungsspielräume, in: Kundrus/Meyer, Die Deportation, S. 65; Hahn/Schwoch, Anpassung und Ausschaltung, 2009, S. 64; Kröner, Emigration von Medizinern, 1989, S. 16 f.

178 Besonders erwähnen dies Drs. Ascher, Bergmann, Robert Bing, Adolf Dessauer, Eichenbronner, Falk, Frommholz, Hugo Feuchtwanger, Goldenberg, Grünspecht, Lazarus, Schmeidler und Wachtel.

179 Ausnahmebestimmungen und ihre Änderungen siehe S. 46 f. und Anm. 142; Beispiele siehe S. 41 und Anm. 109. Drecoll, Fiskus, 2009, S. 286, 288 f.

180 Siehe Arisierung S. 75, Emigration S. 88, 416. Beispiele sind Drs. Bergmann, Adolf Dessauer, Grünspecht, Schmeidler und Seidenberger.

181 Drecoll, Fiskus, 2009, S. 27–28, 284; Janetzko, Die „Arisierung“, 2012, S. 306.

Historiker Axel Drecoll begrenzt die sogenannte „wilde Arisierung" bei den Ärzten auf die Zeit der Entlassung von Beamten und des Entzugs der Kassenzulassung von Januar bis März/April 1933,[182] wobei die Folgen der beruflichen Einkommenseinbuße weitgehend einer Enteignung von Vermögen gleichkamen. Krankenhausärzte waren vorwiegend im März und April betroffen, Niedergelassene im Juli 1933. Die Verdrängung setzte bei den jüdischen Ärzten also früher ein als bei den Geschäftsleuten und Betrieben, die in Nürnberg ihren Höhepunkt erst zwischen November 1938 und Februar 1939 erreichte.[183]

Die freigewordenen Arztstellen und Praxen waren nach der Wirtschaftskrise von 1929 bis Anfang 1933 besonders unter parteinahen Medizinern begehrt, wie das Nürnberger Beispiel der Belegärzte zeigt.[184] Aufgegebene Arztpraxen wurden von linientreuen Jungärzten und ärztlichen Mitgliedern der NSDAP übernommen.[185] Bei der Stellenbesetzung im Krankenhaus war seit der Direktorialverfügung von 1933 ausschlaggebend, ob die Bewerber „zu dem wegen [ihrer] Verdienste um die nationale Erhebung zu bevorzugenden Personenkreis gehören".[186]

Ärzte zählten auch in Nürnberg in der Mehrzahl zu einer homogenen, wohlhabenden Mittelschicht. Betrug das geschätzte Jahreseinkommen aller Ärzte 1928 noch 12 616 RM, so fiel es bis 1933 in der Wirtschaftskrise vergleichsweise gering auf etwa 75 Prozent dieses Betrages ab.[187] Dementsprechend gingen die Entschädigungsämter 1957 von einem durchschnittlichen Arbeitseinkommen von 11 500,– RM aus selbstständiger ärztlicher Tätigkeit aus (siehe Dr. Warburg). Jüdische Ärzte lagen in ihrem Verdienst indessen wesentlich höher als der Durchschnitt nicht jüdischer Ärzte im Reich. Axel Drecoll hat anhand von Entschädigungs- und Steuerakten um 1933 ein durchschnittliches Einkommen von über 20 000,– RM jährlich für

182 Drecoll, Die „Entjudung", in: Baumann/Heusler, München arisiert, 2004, S. 74–75; Drecoll, Fiskus, 2009, S. 284; zum Begriff „wilde Arisierung": Janetzko, Vergleich, 2012 S. 15, Anm. 54. Siehe auch S. 76.

183 Wollenberg, Enteignung, in: Wollenberg, Niemand war dabei, 1989, S. 158–187, 179, 263–267. Zeitlicher Ablauf der Arisierung siehe S. 76.

184 Hierzu S. 56.

185 Hahn/Schwoch, Anpassung und Ausschaltung, 2009, S. 80. Siehe Bemerkung von Dr. Gundelfinger S. 219.

186 Interner Vermerk der Nürnberger Stadtverwaltung vom 9. 11. 1937, StadtAN C 18/I Nr. 487, Bd. 9; Vasold, Das Städtische Krankenhaus, 1998, S. 772 f.; Direktorialverfügung von 1933 siehe S. 36.

187 Wolf, Mehr als nur materielle Interessen, in: Jütte, Geschichte, 1997, S. 128 f.; Drecoll, Fiskus, 2009, S. 289; Kater, Ärzte als Hitlers Helfer, 2000, S. 68 f.; Huerkamp, Bildungsbürgerinnen, 1996, S. 248.

jüdische Ärzte in München errechnet, mehr als doppelt so hoch wie ein Schätzwert von etwas über 9000,– RM für den Reichsdurchschnitt nach der Wirtschaftskrise.[188] In Nürnberg waren die Verhältnisse weitgehend ähnlich gelagert. In 18 der erfassten Entschädigungsakten sind die Jahresvergütungen vor dem Juli 1933 angegeben, es betrug im Durchschnitt 18 800,– RM.[189] Der beamtete Medizinalrat Dr. Julius Mainzer bezog 1934 aus seiner Tätigkeit als Stadtschularzt dagegen nur 7806,– RM pro Jahr.[190]

Aus den Nürnberger Biografien geht ferner hervor, dass jüdische Ärzte über wertvoll ausgestattete Wohnungen und Praxen, Immobilien, Aktiendepots und Wertsachen verfügten. Bei den elf Doktoren Ascher, Robert Bing, Fritz Bloch, Gundelfinger, Marcus, Piorkowsky, Schmeidler, Schützer, Ehepaar Steckelmacher und Weil werden die Wohnungs- und Praxiseinrichtung genauer geschildert, um spätere Entschädigungsansprüche zu begründen. Grundlage ihres Wohlstands war der hohe Anteil von jüdischen Fachärzten und die große Patientenzahl aufgrund ihres guten Rufes als Arzt in der Bevölkerung.[191] Wegen ihrer hohen Einkünfte, die vielfach den Neid ihrer „arischen" Kollegen erweckten, unterstellte man den niedergelassenen jüdischen Ärzten egoistisches Gewinnstreben. Ihre Praxen lagen oft in den besten Lagen der Innenstadt, die häufigen Umzüge lassen andererseits vermuten, dass sie sich zunehmend einschränken mussten.[192]

Es ist bemerkenswert, dass sich die Nürnberger Finanzämter bei Steuerprüfungen von Juden im Allgemeinen streng nach ihren Verwaltungsvorschriften richteten und 1936 beispielsweise einer Aufforderung Streichers, sich „der Juden auf administrativem Wege zu entledigen", keine direkte Folge leisteten. Jedenfalls ließen sich bei der Durchsicht der Gewerbe-, Einkommens- oder Vermögenssteuererklärungen durch Axel Drecoll keine Hinweise auf ausdrücklich antisemitische Diskriminierung entdecken. Die Verwaltungsbürokratie und der Parteiapparat blieben über lange Zeit voneinander unabhängige Systeme, und die Finanzbehörden in Nürnberg konnten die Bevormun-

188 Drecoll, Fiskus, 2009, S. 283 Anm. 165; siehe auch Kater, Ärzte als Hitlers Helfer, 2000, S. 68, 319 f.; Kater, Die soziale Lage der Ärzte, 2001, S. 56, 61.

189 Berechnung ohne Dr. Gundelfinger, der 1932 mit seinem klinikähnlichen Praxisbetrieb für Notfälle ein Bruttoeinkommen von 48 000,– RM erreichte: LEA 2168, BEG 24457; siehe auch das erwartete Endeinkommen von 25 000,– RM von Dr. Musliner.

190 StadtAN C 18/II Nr. 9823.

191 Grenville, Juden, in: Büttner, Die Deutschen, 2003, S. 228; Kümmel, Die „Ausschaltung", in: Bleker/Jachertz, Medizin im Dritten Reich, 1993, S. 70.

192 Siehe Dr. Bergmann, Dr. Wilhelm Müller, Dr. Piorkowsky, Dr. Steinhardt, Dr. Wolf.

dung durch die Parteifunktionäre in der Behandlung der Juden innerhalb ihrer engen Vorschriften abwehren.[193]

Doch diese Einstellung und Praxis änderten sich im April 1938 durch die Verschärfung der Rechtslage und mit der Ernennung des überzeugten Nationalsozialisten Erich Zehran (1885–1952) zum Oberfinanzpräsidenten in Nürnberg, Krelingstraße 50 (heute Bayerisches Landesamt für Steuern).[194] Dazu äußert sich der Zeitzeuge Robert Bing 1940: „Herr Streicher hat dafür gesorgt, dass an die Spitze seines Finanzbezirks ein besonders fanatischer Antisemit gerufen wurde. An seine Beamten richtete er die unverblümte Aufforderung zu Terror und Parteilichkeit".[195] Zehran gehörte zwar nicht zum Netzwerk des Gauleiters, kam seinen Anforderungen in vielen Fällen aber entgegen.[196] Er ordnete die Sperrung von Vermögenswerten sämtlicher Juden an, und die Devisenstelle legte ihre Vorschriften in den folgenden Jahren eher diskriminierend und kleinlich aus[197] wie etwa bei Dr. Max Strauß. Als Reichsbehörde unterstand das Landesfinanzamt, das im März 1937 durch Führererlass den Status eines Oberfinanzpräsidenten in Nürnberg und in Mainfranken erhielt, dem Reichsfinanzministerium in Berlin und setzte dessen Weisungen mit Nachdruck um.[198]

193 Drecoll, Fiskus, 2009, S. 181, 208. Auf die weltanschaulich orientierte Auslegung der gesetzlichen Vorschriften und die hohe Effizienz der Finanzverwaltung weist Christiane Kuller hin: Kuller, Die Bürokratie des Raubes, in: Henkel/Dietzfelbinger, Entrechtet. Entwürdigt. Beraubt, 2012, S. 107–109. Siehe auch S. 90.

194 Verschärfte Rechtslage ab 1938 siehe S. 76 f., 87 f., 96; Drecoll, Fiskus, 2009 S. 209; StadtAN F5/QNG 494/1; Bild bei Tobias, Die Aktion 3, in: Henkel/Dietzfelbinger, Entrechtet. Entwürdigt. Beraubt, 2012, S. 157–165; verwaltungshandbuch.bayerische-landesbibliothek-online.de/zerahn-erich; Adresse bei www.rijo.homepage.t-online.de/pdf/EN_BY_NS_addressb.pdf.

195 Bing, Mein Leben, 1940, S. 38.

196 Drecoll, Fiskus, 2009 S. 233 f., 236.

197 Ebenda, S. 208 f., 210, 220, 233–236.

198 Volkert, Handbuch, 1983, S. 149; Boberach/Thommes/Weiß, Ämter, 1997, S. 182; Heiber, Akten der Partei-Kanzlei, 1983, S. 299.

Repressionen

Vorstoß „arischer“ Kollegen

Während Standesorganisationen, wie beschrieben, jüdische Ärzte von Anfang an systematisch behinderten und verdrängten,[199] erlebten sie von den eigenen Kollegen in Nürnberg, anders als in manchen anderen Städten, offenbar nur in Ausnahmefällen direkte Angriffe. In seiner Untersuchung zur sogenannten „‚Entjudung‘ der Münchener Ärzteschaft“ stellt Axel Drecoll fest, dass in München keine offenen Denunziationen oder aggressive Aktionen gegen jüdische Ärzte vonseiten ihrer nicht jüdischen Kollegen vorgekommen seien und dass das Verhältnis untereinander in Nürnberg ähnlich gelagert gewesen sei wie in München.[200] „Die wenigen Fälle, in denen überhaupt irgendeine Beteiligung der Ärzte konstatiert werde kann, lassen eine weitgehend passive Einstellung vermuten“.[201] Der im Folgenden beschriebene Nürnberger Fall einer aktiven Intervention durch Kollegen stellt demnach auch in Nürnberg eine Ausnahme dar:[202]

1934 erpressten einige Nürnberger Ärzte die Leitungen von drei Privatkliniken und verlangten die Entlassung der jüdischen Belegärzte, andernfalls würden sie selbst kündigen. In Absprache mit anderen „arischen“ Kollegen hatten sie vorher bereits Druck auf die Klinken ausgeübt.[203] Am 19. 4. 1934 forderten sie dann die Krankenhausleitungen des katholischen Theresienkrankenhauses, des methodistischen Martha-Maria-Hauses und der zum Diakonischen Werk Neuendettelsau gehörende Klinik Hallerwiese schriftlich auf, die Tätigkeit jüdischer Kollegen nicht mehr zuzulassen; gemeint waren Dr. Goldenberg, Dr. Gundelfinger und Dr. Mosbacher. Der Wortlaut des Briefes an das Theresienkrankenhaus ist in einer Abschrift erhalten:[204]

199 Siehe S. 32 f., 34.

200 Drecoll, Die „Entjudung“, in: Baumann/Heusler, München arisiert, 2004, S. 72, 80.

201 Drecoll, Fiskus, 2009, S. 290–291.

202 Diesen Fall hat Bernd Windsheimer beschrieben in: Windsheimer, 100 Jahre Klinikum, 1997, S. 169.

203 Windsheimer, 100 Jahre Klinikum, 1997, S. 169, Drecoll, Die „Entjudung“, in: Baumann/Heusler, München arisiert, 2004, S. 16.

204 BArch R 1501, Nr. 126402.

Nürnberg, den 19. 4. 1934.
An die Leitung des Theresienkrankenhauses, Nürnberg:
Im Namen sämtlicher in Ihrem Krankenhaus operativ tätigen arischen Ärzte fordern die Unterzeichneten die Anstaltsleitung auf, den noch in Ihrem Hause tätigen nichtarischen Kollegen zu eröffnen, dass sie ihre Tätigkeit in Ihrer Klinik bis spätestens 1. Mai 1934 einstellen möchten, da [es] sonst für die in Ihrem Hause tätigen arischen Ärzte Veranlassung wäre, ihrerseits dort ihre Tätigkeit aufzugeben.
Mit deutschem Gruß
Heil Hitler
gez. Dr. Kappelmeier, Dr. Raefler, Dr. Förg, Dr. Hopf, Dr. Steichele, Dr. W. Schmidt, Dr. Engelbrecht, Dr. Winterbauer, Dr. Fritz Bauer, Dr. Mich. Schmidt, Dr. Silzer, Dr. Troeger, Dr. Hürzeler, Dr. Wich, Dr. Stern

Einige der betroffenen Ärzte versuchten, sich dagegen zu wehren, und ließen durch ihren Anwalt Dr. Berliner beim Reichsinnenministerium in Berlin Einspruch einlegen. Die Antwort ergab, dass der Vorstoß nicht von der Kassenärztlichen Vereinigung Deutschlands ausgegangen war und dass er außerdem gegen reichsgesetzliche Vorschriften verstieß.[205] Dieses aggressive Vorgehen war im Jahr 1934 selbst für das Innenministerium in Berlin ungewöhnlich und wurde dort nicht ohne weiteres akzeptiert. Man wandte sich an das Staatsministerium des Inneren in München, das wiederum bei der Gauleitung Franken um eine Klärung nachsuchte. Das Antwortschreiben aus München an das Innenministerium in Berlin vom 1. 6. 1934 belegt die unnachgiebige Haltung der Nürnberger Gauleitung:

„An Herrn Ministerialdirektor Dr. Gütt, Berlin:
Betreff: Ausübung der Praxis.
In nebenbezeichneter Angelegenheit habe ich eingehende Nachforschungen angestellt. Das Ergebnis erhellt [sich] zuletzt aus dem Bericht der Gauleitung Franken der NSDAP, welcher lautet:
‚Infolge der in Nürnberg und im Gau Franken besonders gelagerten Verhältnisse (die Bevölkerung ist nahezu 100 %ig radikal antisemitisch eingestellt) läßt sich in diesem Fall durch die Gauleitung keine Änderung herbeiführen. Die Gauleitung ist absolut der Ansicht, daß Juden bei nicht jüdischen Kranken nicht zuständig sind und daß ihnen deshalb auch mit Recht klar gemacht wird, daß sie in arischen

205 Windsheimer, 100 Jahre Klinikum, 1997, S. 169. Zur KVD S. 33.

Krankenhäusern nichts zu suchen haben. Die Ärzteschaft ist von uns darauf aufmerksam gemacht worden, daß irgendwelche Terror- oder Gewaltmaßnahmen gegen jüdische Ärzte unterbleiben müssen.'
Bei der außerordentlich hohen Zahl von Juden in den fränkischen Landen ist man dort, wie ich aus Erfahrung selbst weiß, von jeher sogar in gut katholischen Gegenden – und das will gewiss viel heißen – eindeutig antisemitisch eingestellt. Irgendeine behördliche Maßnahme, die auch nur den Anschein erweckt, als ob sie zugunsten irgendeines formellen Rechtsstandpunkts der Juden getroffen worden sei, wird zweifellos den erbittertsten und auf die Dauer auch nicht zu brechenden Widerstand der deutschen Bevölkerung Frankens finden."

Das Münchener Innenministerium vermied eine Einmischung und verwies auf die außergewöhnlich judenfeindliche Stimmung in Nürnberg. Es warnte die Ärzteschaft sogar vor Gewaltanwendung, die man offenbar in Nürnberg nicht ausschloss. Die Auswirkungen auf die jüdischen Chirurgen werden in einem internen Vermerk des Ministeriums so dargestellt:[206]

„In Nürnberg gibt es außer dem städtischen Krankenhaus drei Privatkliniken: Martha-Maria-Haus, Theresienkrankenhaus, Diakonissenanstalt an der Hallerwiese. [...] Die anruhenden Erklärungen zeigen, daß den jüdischen Ärzten die Benützung der drei Nürnberger Privatkliniken unmöglich gemacht wird. Die Folge ist, daß in Nürnberg kein jüdischer Arzt mehr operieren kann; die Tätigkeit der Chirurgen wird damit praktisch unmöglich gemacht. Das gleiche gilt in erheblichsten Masse für die Frauenärzte und Geburtshelfer und weiter für die Hals-Nasen-Ohren- und Augenärzte und allen anderen Ärzte, soweit sie einen Operationssaal benötigen.
Für sämtliche jüdische Ärzte, insbesondere auch für die praktischen Ärzte und Internisten, ist es unmöglich, klinisch zu beobachten und zu behandeln. Patienten, auch nicht jüdische Patienten, haben in Nürnberg kaum die Möglichkeit mehr, sich von einem jüdischen Arzt operieren oder klinisch beobachten und behandeln zu lassen. Damit ist die Tätigkeit von einer Reihe von jüdischen Ärzten praktisch vollkommen unterbunden, von anderen wesentlich beschränkt. Die Krankenkassenzulassung ist in weitem Umfang illusorisch."

206 BArch R 1501, Nr. 126402.

Diese Beschreibung stimmt mit den Schilderungen von Dr. Goldenberg und Dr. Mosbacher überein, die als operierende Ärzte auf chirurgische Einrichtungen angewiesen waren. Nach ihrer Kündigung verloren sie eine wichtige Grundlage ihrer ärztlichen Tätigkeit und zogen daraus die Konsequenz, Deutschland zu verlassen.

Einschüchterung von Patienten

Die Beobachtung eines Zeitzeugen aus Berlin wird man wohl verallgemeinern können: „Die grosse Masse der Bevölkerung verhielt sich stumpf und stumm, zeigte sich furchtsam und ängstlich, sofern sie nicht gar, von der Nazipropaganda bereits beeinflusst, ihre Freude über das brutale Vorgehen gegen die Juden offen zeigte."[207] Die Überzeugung, dass Juden aus der Wirtschaft und aus Berufen, in denen sie überproportional vertreten waren, gedrängt werden müssten, teilte die Mehrzahl der Bevölkerung mit den neuen Machthabern.[208] Dennoch waren viele Patienten mit ihren jüdischen Hausärzten sehr zufrieden und hielten ihnen die Treue.[209] Um dies zu verhindern, versuchten die Parteistellen, Patienten jüdischer Ärzte öffentlich anzuprangern und mit gezielten Anschreiben einzuschüchtern, wie ein Nürnberger Beispiel zeigt: Karl Sudl, der Vater eines erkrankten Kindes, erhielt einen Drohbrief mit folgendem Inhalt:[210]

> „Wie ich erfahren habe, sind Sie bei einem Juden in ärztlicher Behandlung. Deutsche gehen aber nur zu deutschen Ärzten. Der Jude ist kein Deutscher. Im Übrigen diene noch zu Ihrer Aufklärung, dass Sie Ihre Wohlfahrtsunterstützung vom deutschen Volk erhalten und nicht vom jüdischen Volk, das in Deutschland Gastfreundschaft genießt. Ich hoffe, dass diese Belehrung genügt, um sie in Zukunft als Deutscher handeln zu lassen. Ich werde über den Erfolg bzw. Mißerfolg meiner Mahnung gewissenhaft wachen lassen, im Nichtbefolgungsfalle werden wir in dieser Angelegenheit in anderer Weise zu tun haben
> Heil Hitler!"

207 Zit. nach Ostrowski, Schicksal jüdischer Ärzte, 1963, S. 316; dazu auch Drecoll, Fiskus, 2009, S. 15 f.

208 Benz, Geschichte des Dritten Reiches, 2011, S. 107.

209 Kudlien, Fürsorge und Rigorismus, in Frei, Medizin und Gesundheitspolitik, 1991, S. 103 f., 320; siehe auch S. 23, 88.

210 Der Brief kam vom Sonderbeauftragten der Obersten SA-Führung für Nürnberg Stadt u. die Bez. Ämter Nürnberg Land, Lauf, Hersbruck; BArch R 18/126402.

Karl Sudl ließ sich davon nicht beeindrucken und schrieb einen Beschwerdebrief an den Reichsminister des Inneren in Berlin, der auch die damalige Einstellung der Bevölkerung gegenüber Juden verrät.[211] Der Briefschreiber verwahrt sich darin gegen einen Staat, der in sein Privatleben eindringt. In seiner Werteskala steht das Familienwohl an erster Stelle, es folgt eine selbstverständliche Gesetzestreue, doch nicht -hörigkeit, verbunden mit einer Klage über die wirtschaftliche Not. Die Befolgung rassischer Vorschriften steht an letzter Stelle, dennoch ist die Höherwertigkeit des Deutschen gegenüber dem Jüdischen verinnerlicht:

> „Nürnberg, den 2. April 1934.
> An das Deutsche Reichsministerium des Inneren! Berlin.
>
> Mir wurde am 25. des Monats das beiliegende Schreiben übersandt. Ich möchte um Auskunft bitten, ob ich mir diesen Eingriff in das persönliche Eigenleben gefallen lassen muss und ob in dieser Sache ein Reichsgesetz besteht. Hat dieser Sonderbeauftragte das Recht, mir mit Drohbriefen entgegen zu kommen in einer Sache, wo ihm die Kenntnisse und der wahre Sachverhalt fehlt. [...]
> Mein 3 jähriges Kind klagte Mitte Februar über Ohrenschmerzen und ich ließ sie in der städtischen Mutterberatung von der amtierenden Ärztin untersuchen. Diese stellte eine leichte Entzündung fest, die keine weitere Bedeutung hat. Mein Kind war abends rasend vor Schmerzen und die Hausbewohner sagten, ich soll sofort einen Arzt zu Rate ziehen. Man konnte das in Schmerzen wimmernde Kind nicht mehr ansehen und ich holte den nächsten Arzt. Dieser sagte, das Kind sei bedenklich krank, denn die beiden Ohren sind total vereitert. Für mich war nun das Vertrauen in diese deutsche Ärztin verloren und ich überließ die weitere Behandlung meines Kindes dem herbeigeholten Arzt. Der Arzt ist zwar nicht arisch, aber einer der besten Kinderärzte von Nürnberg. Dieser führt ein ehrenhaftes Leben und hat den ganzen Weltkrieg mitgemacht und [ist] bei allen Kassen zugelassen. [...] Das Wohl meiner Familie stelle ich höher als die verschiedenen Meinungen, die über arisch und nichtarisch im Volk herrschen. Es wäre für mich charakterlos und undeutsch, einen Menschen zu bekämpfen, der mein liebes Kind aus den Schlingen des Todes befreit hat. [...]
> Einem Deutschen muss deutsches Blut und das deutsche Wirtsch[afts]leben heiliger sein als jenen, der deutsches Blut nicht hat und kennt. Ich urteile den Menschen

211 Ebenda.

nicht nach Rasse, Herkunft oder Konfession, sondern nach Charakter, Lebensführung und wie er sich in der Volksgemeinschaft benimmt. Jeder muss den deutschen Staat durch Steuern erhalten und jeder Mensch hat Pflichten dem Staat gegenüber, ob Arier oder Nichtarier. [...]
Ich bin Deutscher nach Abstammung und lasse dieselbe mir von niemandem absprechen.
Mit deutschem Gruße
Hochachtungsvoll
Karl Sudl
Nürnberg N, Äußere Sulzbacherstr. 9/4"

Karl Sudl blieb ohne Antwort, sein Protest hatte für ihn keine negativen Auswirkungen.[212]

Entfernung „jüdisch Versippter"

Die Entlassung des langjährigen Klinikchefs Prof. Dr. med. Konrad Bingold und die Neubesetzung mit einem Verfechter der NS-Medizin sind ein Beispiel für die eilfertige Erfüllung der Forderungen Streichers durch den Nürnberger Stadtrat.[213] Infolge des Berufsbeamtengesetzes waren seit April 1933 keine jüdischen Ärzte mehr am Allgemeinen Städtischen Krankenhaus tätig, nach Verabschiedung des sogenannten Blutschutzgesetzes im September 1935 stieg der Druck sogar auf nicht jüdische Ehepartner von „Mischehen", dem manche durch eine Scheidung zu entkommen suchten. Nach einer Anordnung des Reichsinnenministeriums vom Oktober 1936 waren „jüdisch versippte Beamte" in den Ruhestand zu versetzen.[214]

„Der Fall Bingold" wird von Bernd Windsheimer und Manfred Vasold ausführlich dargestellt:[215] Nach anfänglicher Duldung wurde Prof. Dr. med. Konrad Bingold (1886–1955), seit 1929 Klinikvorstand der 1. Medizinischen Klinik am Allgemeinen Städtischen Krankenhaus und „ein überaus gutaussehender und bezaubernder

212 Windsheimer, 100 Jahre Klinikum, 1997, S. 169 f.; Drecoll/Schleusener/Winstel, Nationalsozialistische Verfolgung, 1998, S. 16.

213 Vasold, Das Städtische Krankenhaus, 1998, S. 780 f.

214 Zit. nach Windsheimer, 100 Jahre Klinikum, 1997, S. 183; siehe auch Vasold, Das Städtische Krankenhaus, 1998, S. 770, 774, 780–785.

215 Ebenda; Windsheimer, 100 Jahre Klinikum, 1997, S. 183 f.

Mann",[216] am 3. 12. 1936 zwangspensioniert. Die einzige Begründung war die jüdische Abstammung seiner Ehefrau Else, geb. Hirschmann, verwitwete Bippart, die evangelisch getauft war. In einem Sitzungsprotokoll der Stadt von 1934 wird zitiert, „es sei in Nürnberg unmöglich, daß der Vorstand einer Kh-Abteilung mit einer Jüdin verheiratet ist".[217] Die Eheleute hatten am 31. 3. 1917 geheiratet, von einer Trennung ist in keiner der zahlreichen systemkonformen Stellungnahmen von Prof. Bingold die Rede. Schon die Eltern seiner Frau waren zum evangelischen Glauben konvertiert, wurden aber nach dem Reichsbürgergesetz dennoch als „Volljuden" eingestuft.

Prof. Konrad Bingold eröffnete nach seiner Entlassung eine Kassenpraxis in der Flurstr. 17 und wurde bei Kriegsbeginn als Arzt für den zivilen Luftschutz in einem Hilfskrankenhaus in Fürth verpflichtet. Nach Kriegsende hatte er die Genugtuung, von der amerikanischen Militärregierung am 16. 7. 1945 zum Vorstand der Medizinischen Kliniken und zum Direktor des Allgemeinen Städtischen Krankenhauses eingesetzt zu werden, desselben Krankenhauses, aus dem er achteinhalb Jahre zuvor entlassen worden war. Im Juli 1948 wurde er nach München berufen und zum ordentlichen Professor für Innere Medizin und Direktor der Medizinischen Klinik Innenstadt, später zum Dekan der Medizinischen Fakultät der Ludwig-Maximilians-Universität München ernannt.[218] Er starb am 5. 4. 1955. Die Familie seiner Frau wurde „ausgerottet".[219]

Im Austausch mit Prof. Konrad Bingold besetzte der Stadtrat die Chefarztstelle mit dem NS-Mediziner, Parteigenossen und SA-Mitglied Prof. Dr. med. Karl Kötschau (1892–1982) aus Jena.[220] Er fand in Julius Streicher, der in Nürnberg seine Ideologie auf einer Vielzahl von Veranstaltungen und Ausstellungen mit den bezeichnenden Titeln „Die Macht des Blutes", „Heilsäfte der Natur" und „Natur und Volk" in den Jahren 1935 bis 1938 verbreitet hatte, einen gleichgesinnten Förderer.[221] Als Kötschau 1937 wegen seiner einseitig naturheilkundlichen Lehre bei naturwissenschaftlich orientierten Ärzten und sogar bei Parteiführern in Misskredit geraten war und sein Lehrstuhl für

216 Zit. nach Vasold, Das Städtische Krankenhaus, 1998, S. 780. Beiträge in der Medizinischen Gesellschaft 1929, 14, 16 f., 1930, S. 3, 15.

217 StadtAN C 18/I Nr. 487, Bd. 9.

218 Locher, 175 Jahre Medizinische Klinik Innenstadt, 1988, S. 69, Abb. S. 164.

219 Ebenda; StadtAN C 18/II, Nr. 786, 8981; C 23/I Nr. 254, Bd. 2; Windsheimer/Molketeller, Gesund und leistungsfähig, in: Centrum Industriekultur, Unterm Hakenkreuz, 1993, S. 137; Windsheimer, 100 Jahre Klinikum, 1997, S. 182–184.

220 Siehe S. 22; Vasold, Das Städtische Krankenhaus, 1998, S. 785–788; Windsheimer, 100 Jahre Klinikum, 1997, S. 190–194.

221 Benzendörfer, Die Paracelsus-Dramen, in: Dilg, Resultate, 1993, S. 167; Windsheimer, 100 Jahre Klinikum, 1997, S. 175–180.

Naturheilkunde an der SS-Universität Jena ersatzlos abgeschafft wurde,[222] sorgte Streicher dafür, dass Kötschau an das Städtische Krankenhaus in Nürnberg berufen wurde, obwohl die Nürnberger Kollegen einen Schulmediziner bevorzugt hätten.[223] Er übernahm am 10. 4. 1937 die Leitung der 1. Medizinischen Klinik von seinem Vorgänger Prof. Bingold, der seinen Platz vermutlich auch deshalb hatte räumen müssen, weil man eine Chefarztstelle für Prof. Kötschau suchte.[224] In der zur „2. Inneren und Naturheilkunde" umbenannten Klinik sowie am „Paracelsus-Institut" des katholischen Theresienkrankenhauses[225] praktizierte er die Neue Deutsche Heilkunde und propagierte seinen kruden Antisemitismus auf Tagungen und in zahlreichen Schriften.[226]

Mit Beginn der Kriegsvorbereitungen der Reichsregierung konnten sich Kötschaus Theorien einer naturheilkundlich orientierten Medizin immer weniger halten. Streicher und Kötschau gerieten in eine Außenseiterposition, allgemein setzte sich die Schulmedizin durch.[227] Auch nach dem Krieg spielte Kötschau noch eine bedeutende Rolle als Vertreter der Naturheilkunde, ohne seine verächtliche Einstellung gegenüber Schwächeren abgelegt zu haben.[228]

222 Kudlien, Fürsorge und Rigorismus, in: Frei, Medizin und Gesundheitspolitik, 1991, S. 104; Haug, Die Reichsarbeitsgemeinschaft, 1985, S. 91–94.

223 Nach Haug, Die Reichsarbeitsgemeinschaft, 1985, S. 94, und Windsheimer/Molketeller, Gesund und leistungsfähig, 1993, S. 137.

224 Dies vermutet Manfred Vasold: Vasold, Das Städtische Krankenhaus, 1998, S. 783; siehe auch Windsheimer/Molketeller, Gesund und leistungsfähig 1993, S. 137–139.

225 Windsheimer/Molketeller, Gesund und leistungsfähig, in: Centrum Industriekultur, Unterm Hakenkreuz, 1993, S. 139; Windsheimer, 100 Jahre Klinikum, 1997, S. 184; am „Paracelsus-Institut" bis 1941.

226 Haug, Die Reichsarbeitsgemeinschaft, 1985, S. 97; siehe auch Windsheimer, 100 Jahre Klinikum, 1997, S. 184, 190–196.

227 Haug, „Neue Deutsche Heilkunde", in: Bleker/Jachertz, Medizin im Dritten Reich, 1993, S. 131, 135; Vasold, Das Städtische Krankenhaus, 1998, S. 815; Eckart, Medizin in der NS-Diktatur, 2012, S. 168 f.; siehe auch S. 39.

228 Haug, Die Reichsarbeitsgemeinschaft, 1985, S. 97–99; Windsheimer/Molketeller, Gesund und leistungsfähig, 1993, S. 146; Pross, Die Sicht deutscher Emigrantenärzte, 2010, S. A-2495.

Judenverfolgung in Nürnberg

Nürnberger Gesetze

Die „Nürnberger Rassengesetze" sind nur deshalb mit dem Namen Nürnberg verbunden, weil sie auf einem Reichsparteitag ausgearbeitet und verkündet wurden. Abgesehen von dem „Reichsflaggengesetz" sind das „Reichsbürgergesetz"[229] und das „Gesetz zum Schutze des deutschen Blutes und der deutschen Ehre"[230] erst während des 7. „Parteitags der Freiheit" vom 10.–16. 9. 1935 auf Hitlers Befehl überstürzt zustande gekommen.[231]

Die am 14. 9. 1935 aus Berlin nach Nürnberg beorderten Ministerialbeamten hatten noch am selben Tag vier Fassungen des Blutschutzgesetzes entworfen, von denen Hitler – entgegen dem Drängen des Reichsärzteführers Wagner – eine abgeschwächte Fassung auswählte.[232] Kurz nach Mitternacht zum 15. 9. 1935 forderte Hitler unerwartet ein weiteres Gesetz an, das Reichsbürgergesetz, und unterschrieb die mildeste von vier Versionen um halb drei Uhr morgens in seinem Hotel Deutscher Hof. Es war innerhalb einer Stunde ausformuliert worden und bestand nur aus drei Paragrafen.[233] Um den Anschein der Legalität zu wahren, wurden die drei Gesetze dann auf einer Sitzung des eilig aus Berlin einbestellten Reichstags im großen Saal des „Gesellschaftshauses des Industrie- und Kulturvereins" am 15. 9. 1935 einstimmig beschlossen.[234]

Das Reichsbürgergesetz legte fest, dass nur „Staatsangehörige deutschen oder artverwandten Blutes Reichsbürger" im Besitz der vollen staatsbürgerlichen Rechte sein

229 Reichsbürgergesetz vom 15. 11. 1935, RGBl. I, S. 1146.

230 Gesetz zum Schutze des deutschen Blutes und der deutschen Ehre vom 15. 11. 1935, RGBl. I, S. 1146 f.

231 Longerich, Politik der Vernichtung, 1998, S. 1102–1106; Aly/Gruner/Heim u. a., Die Verfolgung, Bd. 1, Dok. 198, 199, 2008, S. 492–499; Essner, Die Nürnberger Gesetze, 2002, S. 113, 135; www.rassengesetze.de.

232 Essner, Die Nürnberger Gesetze, 2002, S. 150.

233 Friedländer, Das Dritte Reich und die Juden, 1998, Bd. 1, S. 194 f.; Longerich, Politik der Vernichtung, 1998, S. 104; Essner, Die Nürnberger Gesetze, 2002, S. 155–173. Hotel Deutscher Hof, Frauentorgraben 29: www.thirdreichruins.com/nuernberg.htm.

234 Bericht von Dr. Bernhard Lösener, damaliger Referent im Reichsinnenministerium, von 1950, in: Stadtarchiv, Schicksal jüdischer Mitbürger, Dokument Nr. 5b, 1965, S. 50–56; www.rassengesetze.nuernberg.de/gesetze/index.html. Eine Informationstafel am Frauentorgraben 49, die 2005 auf Initiative der IPPNW Nürnberg eingerichtet wurde, erinnert an die Verabschiedung der Nürnberger Gesetze und den früheren Standort des Kulturvereins: www.ippnw-nuernberg.de/aktivitaet12.html.

konnten, und unterschied davon Staatsangehörige mit eingeschränkten Rechten.[235] Der neu eingeführte Begriff „Reichsbürger" grenzte nach der nationalsozialistischen Rassenkunde höherwertige von minderwertigen Teilen der Bevölkerung ab. Bedeutsam waren die folgenden 13 Verordnungen bis 1943, die die Rechte für jüdische Bürger schrittweise abschafften. Insbesondere die Erste Verordnung vom 14. 11. 1935 führte für Personen von teilweiser jüdischer Abstammung mehrere Abstufungen des „Jüdischseins" ein und bestimmte kategorisch: „Ein Jude kann nicht Reichsbürger sein."[236] Dies waren eine Umkehrung des rechtsstaatlichen Gleichheitsprinzips und die scheinlegale Grundlage für die systematische Judenverfolgung der nächsten Jahre.[237]

Reichsärzteführer Wagner forderte, dass „die Rassengesetze des Dritten Reichs, die den Namen der Stadt der Reichsparteitage tragen", „nürnbergerisch" durchgesetzt werden sollten, „d. h. kompromisslos ohne Rücksichtnahme auf irgendwelche augenblicklichen staatspolitischen, wirtschaftlichen oder sonstigen Notwendigkeiten".[238] In diesem Geist war auch das dritte Nürnberger Gesetz, das „Gesetz zum Schutze des deutschen Blutes und der deutschen Ehre" (kurz Blutschutzgesetz), verfasst. Es verbot Eheschließungen von Juden und „Deutschblütigen" und stellte außerehelichen Verkehr zwischen ihnen unter Strafe. Ein Verstoß gegen das Blutschutzgesetz galt als „Rassenschande".[239] Gemessen an den 2211 Verurteilungen zwischen 1935 und 1942, die nicht selten mit KZ-Haft und in Nürnberg 1942 sogar mit einem Todesurteil[240] endeten, waren die Auswirkungen dieses Gesetzes für jüdische Ärzte vergleichsweise begrenzt: Die Beschäftigung „deutschblütiger" weiblicher Sprechstundenhilfen unter 45 Jahren in jüdischen Arztpraxen musste ab dem 1. 1. 1936 beendet werden, und „arische" Bedienstete im Haushalt, die häufig auch in den Praxen mitgearbeitet hatten, waren zu entlassen.[241]

235 Reichsbürgergesetz, RGBl. I, S. 1146, § 2 Abs. 1.

236 1. VO zum Reichsbürgergesetz vom 14. 11. 1935, RGBl. I 1935, S. 1333, § 4 Abs. 1; Barkai, Etappen der Ausgrenzung, in: Barkai, Aufbruch und Zerstörung, 1997, S. 207; Aly/Gruner/Heim u. a., Die Verfolgung, Bd. 1, Dok. 210, 2008, S. 521–523; www.verfassungen.de/de/de33–45/reichsbuerger-5–v1.htm.

237 Essner, Die Nürnberger Gesetze, 2002, S. 172, 445.

238 Holz, Des Stürmer's Kampf, 1937, S. 49.

239 Blutschutzgesetz § 5; Ruault, Neuschöpfer des deutschen Volkes, 2006, S. 348–351, 376–383.

240 In Nürnberg Todesurteil gegen Leo Katzenberger, Vorstand der israelitischen Kultusgemeindein Nürnberg, aufgrund des Blutschutzgesetzes in Verbindung mit der Volksschädlingsverordnung vom 5. 9. 1939; www.ns-archiv.de/system/justiz/katzenberger.php.

241 Blutschutzgesetz § 3; Schwoch, Approbationsentzug, 2008, S. A-2043 f.; Essner, Die Nürnberger Gesetze, 2002, S. 235; Ostrowski, Schicksal jüdischer Ärzte, 1963, S. 326; Lehnert, Juden in Nürnberg, in: Lehnert/Hamburger/Wiesel/Zettl, Juden in Nürnberg, 1993, S. 45.

Bei der Volkszählung vom 16. 6. 1933 wurden jüdische Ärzte noch als „Deutsche jüdischen Glaubens“ bezeichnet, ab 1935 als „Juden“ nach der Definition der Ersten Verordnung zum Reichsbürgergesetz.[242] Mit der Aberkennung der Reichsbürgerschaft verloren die letzten jüdischen Medizinalbeamten, Hochschullehrer und leitenden Ärzte ihre Anstellung und mussten bis spätestens 31. 12. 1935 in den Ruhestand treten.[243] Einige niedergelassene Ärzte erhielten gleichzeitig die Kündigung ihrer Praxis und Wohnung wie etwa Dr. Ascher. Das Adressbuch der Stadt Nürnberg kennzeichnete jüdische Ärzte 1936 mit einem Stern, 1937 und 1938 mit einem Kreis, und der Reichsärztekalender von 1937 mit einem Doppelpunkt vor dem Namen.[244] Andererseits konnten bestimmte „halb- und vierteljüdische Mischlinge“ und „jüdisch Versippte“, die 1933 von der Kassenzulassung ausgeschlossen waren und seitdem von ihrer Privatpraxis gelebt hatten, nun wieder zu den gesetzlichen Kassen zugelassen werden,[245] und Rechnungen von bisher ausgeschlossenen Patienten, die als „Mischlinge“ galten, wurden wieder erstattet.[246] Dennoch schlossen bis 1937 in Nürnberg mehr als die Hälfte der jüdischen Arztpraxen.[247]

Die Festlegung der Rasse-Zugehörigkeit als Merkmal des Jüdischen im Reichsbürgergesetz ersetzte das persönliche Bekenntnis zum jüdischen Glauben und zur Gemeinde und diente künftig als Richtlinie zur Kennzeichnung der Opfer bis hin zu den Deportationen.[248] So ging der bürgerliche und juristische Tod der Juden ihrer Vernichtung voraus.[249]

242 1. VO zum Reichsbürgergesetz vom 14. 11. 1935; Fahrenbach, Ausgegrenzt und vertrieben 1992, S. 171; zur Volkszählung 1933 siehe S. 412.

243 Kröner, Emigration von Medizinern, 1989, S. 5; Kater, Ärzte als Hitlers Helfer, 2000, S. 315.

244 Adressbuch 1936–1938, Abteilung IV; Lautsch/Dornedden, Reichs-Medizinal-Kalender, Teil II, 1937, S. 102; siehe dazu Rohrbach, Jüdische Augenärzte, in: Klinisches Monatsblatt Augenheilkunde (2011) 228, S. 73.

245 1. VO zum Reichsbürgergesetz vom 14. 11. 1935; von Villiez, Mit aller Kraft verdrängt, 2009, S. 94, 101–103; Grenville, Juden, in: Büttner, Die Deutschen, 2003, S. 238; Kater, Ärzte als Hitlers Helfer, 2000, S. 322, Anm. 42; zum Krankenkassenentzug S. 45.

246 Böhle, „Juden können nicht Mitglieder der Kasse sein“, 2003, S. 38.

247 Drecoll, Fiskus, 2009, S. 284 f.; Kümmel, Die „Ausschaltung“ rassisch und politisch mißliebiger Ärzte, in: Kudlien, Ärzte, 1985, S. 256, Anm. 48. Siehe S. 414.

248 Drexler/Kalinski/Mausbach, Ärztliches Schicksal, 1990, S. 27.

249 Stengel, Vor der Vernichtung, 2007, S. 9.

Einfluss Julius Streichers

NSDAP-Gauleiter Julius Streicher war die Personifizierung des gewalttätigen Antisemitismus. Seine hasserfüllten Reden und das von ihm privat herausgegebene Hetzblatt „Der Stürmer“ erniedrigten die jüdische Bevölkerung seit der ersten Ausgabe im April 1923 und bereiteten ideologisch ihre Verdrängung, Vertreibung und letztlich Vernichtung vor.[250] Die Gesinnung des Stürmers entsprach der dominierenden Generallinie der Partei, wenngleich der primitive Stil manchem Parteimitglied zuwider war.[251] Durch seine reichsweite Verbreitung hatte der Stürmer einen maßgeblichen Einfluss auf den Antisemitismus in der Bevölkerung, der in zahlreichen Leserbriefen an die Zeitschrift zum Ausdruck kam.[252]

Warnungen vor der „Degeneration der nordisch-germanischen Rasse“ durch sogenannte Rassenschande wiederholte Der Stürmer immer wieder mit dem Aufruf: „Meidet jüdische Anwälte und Ärzte“.[253] Entgegen den täglichen Erfahrungen der Patienten sprach ein Schmähartikel aus dem Jahr 1938 jüdischen Ärzten generell ein Mitgefühl mit Kranken ab: „Erbarmen und Mitgefühl kennt der Jude nicht.“ Stattdessen handele er nur aus Macht- und Geldgier: „In seinem Bestreben, Macht über die Nichtjuden zu bekommen und zugleich ein einträgliches Geschäft zu besitzen, hat sich der Jude mit Vorliebe diesem Beruf zugewandt.“[254] In seinen grotesken Schuldzuweisungen bezichtigte der Stürmer jüdische Ärzte der Giftanwendung und der Ritualmorde.[255] „Öffentlich

250 Heckel/Müller, Verfolgung, 1978, S. 30 f.; Friedländer, Das Dritte Reich und die Juden, 1998, Bd. 1, S. 140–143; Burkhard, Tanz mal Jude!, 1970, S. 83 f.; Graml, Reichskristallnacht, 1989, 160–162; Barkai, Etappen der Ausgrenzung, in: Barkai/Mendes-Flohr, Aufbruch und Zerstörung, 1997, S. 220 f. Nach 1938 stand auf jeder Titelseite des Wochenblatts das Zitat von Heinrich von Treitschke aus dem Jahr 1879: „Juden sind unser Unglück“.

251 Graml, Reichskristallnacht, 1989, S. 160 f.; auch Ruault, Neuschöpfer des deutschen Volkes, 2006, S. 9; Hahn, Lieber Stürmer, 1978, S. 114–180; Hambrecht, Der Aufstieg der NSDAP, 1976, S. 112–115, 249–254.

252 Die Leserbriefe befinden sich im Bestand E 39 Stürmer-Archiv des StadtAN. Eine Auswahl dieser Denunziationsbriefe ist von Herbert Kolb, dem Sohn des Sekretärs der Israelitischen Kultusgemeinde Nürnberg Bernhard Kolb, gesichert und an das Leo-Baeck-Institut in New York übergeben worden. Zu Bernhard Kolb siehe S. 73 f. Siehe auch Hahn, Lieber Stürmer, 1978, S. 8.

253 Ruault, Neuschöpfer des deutschen Volkes, 2006, S. 181, 239; Der Stürmer Nr. 15 vom April 1933; zu „Rassenschande“ siehe S. 65.

254 Der Stürmer 16 (1938) Sondernummer Nr. 9 „im Juli 1938“.

255 Holz, Des Stürmer’s Kampf, 1937, S. 26 f.; Heckel/Müller, Verfolgung, 1978, S. 28, 30 f.; Bytwerk, Julius Streicher, 2001, S. 108; von Villiez, Mit aller Kraft verdrängt, 2009, S. 97 f.; Hahn/Schwoch, Anpassung und Ausschaltung, 2009, S. 80–104.

kann der Jude die Nichtjuden nicht töten. So kam er auf die hinterlistige Art, die Nichtjuden zur Ausrottung zu bringen, auf die Abtreibung. [...]."[256]

Streichers Stellvertreter Karl Holz warb 1937 mit einer Broschüre für die Verbreitung des Stürmers, in der er die Beleidigungen wiederholte. Er schrieb:

> „Immer wieder wies der Stürmer auf Verbrechen hin, die jüdische Ärzte bei Ausübung ihres Berufes begingen. Er wies ihnen nach, daß sie berufsmäßige Abtreiber sind, dass sie Nichtjuden absichtlich falsch behandelten, dass sie ein Interesse an der Erkrankung und Verseuchung des deutschen Volkes haben und daß sie ihre weiblichen nicht jüdischen Patientinnen in der Sprechstunde in unglaublicher Weise schänden und mißbrauchen."[257]

1933 veröffentlichte der Stürmer sogenannte Ärztetafeln des Ärztlichen Bezirksvereins und verleumdete darin einerseits 52 Ärzte als jüdisch, in einer anderen Anzeige wies er ausdrücklich darauf hin, dass eine Reihe von Ärzten keine Juden seien.[258] Die Agitation im Stürmer war in erster Linie eine Warnung an die Bevölkerung, wie in dem Artikel von 1934 deutlich wird:[259]

> „Deutsches Volk schütze dein Leben! Warum man jüdische Ärzte meiden soll.
> Wie es dem jüdischen Kaufmann nur darum zu tun ist, ein Geschäft zu machen, egal ob seine Ware Schund ist oder nicht, so hat auch der jüdische Arzt nur das eine Ziel, am Kranken Geld zu verdienen. Ob er gesund wird oder nicht, ist für ihn von untergeordneter Bedeutung, zumal wenn es sich um einen goischen (nicht jüdischen) Patienten handelt. Schon dieserhalb war das Leben eines christlichen Patienten in der Hand eines jüdischen Arztes von jeher bedroht, um wie viel mehr erst heute, wo das Judentum in seinem Hass und Vernichtungswillen gegen Deutschland vor keinem Verbrechen zurückschreckt.
> Wer heute noch einen jüdischen Arzt konsultiert, ist nicht nur ein Volksschädling, sondern er bringt sein eigenes Leben in Gefahr!
> Friedrich Broek"

256 Der Stürmer 16 (1938) Sondernummer Nr. 9 „im Juli 1938".

257 Holz, Des Stürmer's Kampf, 1937, S. 16. Zu Karl Holz siehe S. 77, 79.

258 Ärztetafeln, in: Der Stürmer 11 (1933) 15 „im April 1933" und 11 (1933) 27 „im Juli 1933"; zur Ärzteliste siehe S. 48 und Anm. 155.

259 Der Stürmer 12 (1934) 44 „im Mai 1934". Zu Artikeln von Stürmer-Autor Friedrich Broek siehe www.stadtarchiv.nuernberg.de/download/GSI_134_A_Z.pdf, S. 103.

Aus Furcht vor Denunziation wagten viele Patienten nicht mehr, ihren jüdischen Arzt aufzusuchen wie bei Dr. Latte, auch wenn er nach 1933 seine Zulassung behalten hatte wie beispielsweise Dr. Levin, Dr. Schmeidler und Dr. Bernkopf. Andernfalls mussten sie befürchten, öffentlich mit Namen und Arbeitsstelle als „Judenfreunde“ gebrandmarkt oder in persönlichen Anschreiben bedroht zu werden wie im Fall von Karl Sudl.

In den Verfolgungsgeschichten wird immer wieder beklagt, dass die jüdischen Bürger besonders in Nürnberg und Umgebung unter den Anfeindungen und den brutalen Übergriffen Streichers zu leiden hatten.[260] Von Dr. Ascher erpressten SA-Leute Geld mit der Androhung, einen Artikel mit dem Titel „Dr. Ascher und seine Laborantin“ im Stürmer zu veröffentlichen. Für den Nürnberger Arzt Dr. Neuburger gipfelten die Ausfälle in einem verunglimpfenden Artikel des Stürmer gegen ihn persönlich; der Artikel war schließlich der Anlass, dass sich Dr. Neuburger zusammen mit seiner Frau das Leben nahm.

Die judenfeindlichen Karikaturen des Zeichners Philipp Rupprecht (1900–1975), der seit 1925 der Stürmer-Redaktion angehörte und mit dem Pseudonym „Fips“ unterzeichnete, standen den Texten an Böswilligkeit in nichts nach. Jüdische Ärzte erschienen als Vergewaltiger und Rasseschänder.[261] Eine Karikatur zeigt beispielsweise einen jüdischen Arzt mit einem abstoßenden Äußeren vor einer Frau auf einer Untersuchungsliege, seine Worte in der Bildunterschrift lauten: „Wozu haben mer die Berufe, daß die Gojims [Nicht-Juden] sind in unsere Hand gegeben“.[262] Im ganzen Reich war das antisemitische Kinderbuch „Der Giftpilz“ von Ernst Hiemer aus dem Stürmer-Verlag verbreitet.[263] Die Lehre aus dem Besuch bei einem jüdischen Arzt lautet darin:[264]

„Ein Deutscher darf nicht zu einem jüdischen Arzt. Schon gar nicht ein deutsches Mädchen! Denn die Juden wollen uns Deutsche vernichten. Viele deutsche

260 In den Ärztebiografien wird dies besonders hervorgehoben bei den Drs. Robert Bing, Fritz Bloch, Brandeis, Eichenbronner, Eisemann, Falk, Hugo Feuchtwanger, Frankenstein, Frommholz, Goldenberg, Gundelfinger, Hecht, Nathan, Neuburger, Rodler, Schild, Schützer, Ehepaar Steckelmacher und Weinstock.

261 Leibfried/Tennstedt, Berufsverbote, 1980, S. 217 f.

262 Der Stürmer 13 (1935) 17 „im April 1935“; Holz, Des Stürmer's Kampf, 1937, S. 17.

263 Heckel/Müller, Verfolgung, 1978, S. 33; Leibfried/Tennstedt, Berufsverbote, 1980, S. 210–213; Zelnhefer, Der innere Feind, in: Centrum Industriekultur, Unterm Hakenkreuz, 1993, S. 52 f.; Hahn, Lieber Stürmer, 1978, S. 157.

264 Hiemer, Der Giftpilz, 1938.

Mädchen gingen zu jüdischen Ärzten für Heilung und bekamen dafür Krankheit und Schande!"

In einer weiteren Veröffentlichung aus dem Stürmer-Verlag wird höhnisch verkündet, dass Nürnberg die Juden schon 1499 aus seinen Mauern verbannen konnte.[265]

In Nürnberg wurde der Bevölkerung die Programmatik des NS-Regimes insbesondere durch Streicher und den Stürmer noch deutlicher vor Augen geführt als in anderen Städten, und ihre Radikalität war auch für die Opfer eher erkennbar.[266] Streicher setzte seine Eigeninteressen nicht durch Ämterhäufung wie in anderen Gauen, sondern durch Gewalt durch. Somit hat paradoxerweise die Rücksichtslosigkeit Streichers zahlreichen Nürnberger Juden das Leben gerettet, da sie die wahren Absichten des NS-Regimes früher als andere voraussehen konnten. Ein Verfolgter, dem die Flucht gelungen war, äußerte sich später: „Wäre Streicher nicht gewesen, wären wir vielleicht geblieben."[267]

Julius Streicher wurde vom alliierten Hauptkriegsverbrecher-Tribunal wegen Verbrechens gegen die Menschlichkeit zum Tode verurteilt und am 16. 10. 1946 hingerichtet. Die Urteilsbegründung beginnt mit den Worten:[268]

> „Auf Grund der 25 Jahre des Redens, Schreibens und Predigens des Judenhasses war Streicher als ‚Judenhetzer Nummer Eins' weithin bekannt. In seinen Woche um Woche, Monat um Monat erscheinenden Reden und Artikeln verseuchte er die Gedankengänge der Deutschen mit dem Giftstoff des Antisemitismus, und hetzte das deutsche Volk zur aktiven Verfolgung auf. [...] Streichers Aufreizung zum Mord und zur Ausrottung, die zu einen Zeitpunkt erging, als die Juden im Osten unter den fürchterlichsten Bedingungen umgebracht wurden, stellt eine klare Verfolgung aus politischen und rassischen Gründen in Verbindung mit solchen Kriegsverbrechen dar, wie sie im Statut festgelegt sind, und ein Verbrechen gegen die Menschlichkeit."

265 Stock, Die Judenfrage, 1939, S. 9; siehe auch Wollenberg, Enteignung, in: Wollenberg, Niemand war dabei, 1989, S. 164; Verbannung der Juden aus Nürnberg von 1499 bis 1850: www.rijo.homepage.t-online.de/pdf/DE_BY_JU_by.pdf. Siehe S. 101, auch S. 74.

266 Hahn, Lieber Stürmer, 1978, S. 18 f., 24 f., 39, 228–245; zur Tagespresse siehe Buchholz, Die Ausgrenzung, 2007.

267 Aussage eines Emigranten in Israel, berichtet von dem Nürnberger Oberbürgermeister der Jahre 1957 bis 1987, Andreas Urschlechter, nach einer Israelreise, zit. nach Müller, Geschichte der Juden, 1968, S. 256; siehe auch Schirmer, Das andere Nürnberg, 1974, S. 183, 187.

268 www.zeno.org/nid/2000275682X.

Pogromnacht

Folgt man der Einteilung der NS-Herrschaft von Norbert Frei in drei große Abschnitte, so war 1934 die erste Phase, die „Epoche der Formierung“, abgeschlossen. In der darauf folgenden „Epoche der Konsolidierung“ von 1935–1938, in die der „Reichsparteitag des Friedens“ und die Olympischen Spiele, aber auch die Nürnberger Rassengesetze fielen, schien sich trotz des alltäglichen Antisemitismus eine gewisse Beruhigung anzukündigen. 1938 setzte vielmehr die „Phase der Radikalisierung“ nach innen und außen[269] mit dem vollständigen Ausschluss der Juden aus der staatlichen Gemeinschaft ein.[270]

Der Novemberpogrom am 9.–10. 11. 1938 kennzeichnet den Übergang von der Unterdrückung zur offenen Gewaltanwendung gegen die deutschen Juden.[271] Es war der Auftakt für die kommende Katastrophe. Diesmal war Julius Streicher nicht mit der Durchführung beauftragt und nahm in Nürnberg auch nicht daran teil,[272] er konnte sich aber auf die Gewaltbereitschaft der SA verlassen. Hermann Graml bemerkt dazu: „Wo die SA hauste, herrschte hemmungslose Brutalität.“[273] Unter dem Befehl des örtlichen Sonderkommissars der SA Hanns Günther von Obernitz (1899–1944) zogen uniformierte Schlägertrupps durch die Stadt, steckten die Synagoge der neu-orthodoxen Gemeinde Adas Israel („Adass Jisroel“) in der Essenweinstraße in Brand, stürmten in jüdische Wohnungen und Geschäfte, prügelten auf die jüdischen Mitbürger ein und verwüsteten Hausrat und Geschäftseinrichtungen.[274] Aus Nürnberg hält ein zeitgenössischer Bericht fest:

269 Einteilung von Norbert Frei, Der Führerstaat, 2007, S. 8, einzelne Phasen S. 43, 69, 184.

270 Barkai, Etappen der Ausgrenzung, in: Barkai/Mendes-Flohr, Aufbruch und Zerstörung, 1997, S. 193–224; Benz, Geschichte des Dritten Reiches, 2011, S. 112–118; Janetzko, Die „Arisierung“, 2012, S. 15 f.

271 Longerich, Politik der Vernichtung, 1998, S. 198–207; Benz, Geschichte des Dritten Reiches, 2011, S. 112; Graml, Reichskristallnacht, S. 9–37; Barkai, Etappen der Ausgrenzung, in: Barkai/Mendes-Flohr, Aufbruch und Zerstörung, 1997, S. 211–214.

272 Müller, Geschichte der Juden, 1968, S. 241; Bytwerk, Julius Streicher, 2001, S. 38.

273 Graml, Reichskristallnacht, S. 30; siehe auch Barkai, Vom Boykott zur „Entjudung“, 1987, S. 146–152.

274 StadtAN F2 Nr. 47, Kopie, S. 424; Bing, Mein Leben, 1940, S. 40–43; Kolb, Die Juden in Nürnberg, 1946, in: www.rijo.homepage.t-online.de/pdf/DE_NU_JU_kolb_text.pdf, Abschnitt 4.5, S. 57 f.; Müller, Geschichte der Juden, 1968, S. 240–243; Nadler, Eine Stadt im Schatten Streichers, 1969, S. 10–13; Schirmer, Das andere Nürnberg, 1974, S. 187–189; Lehnert, Juden in Nürnberg, in: Lehnert/Hamburger/Wiesel/Zettl, Juden in Nürnberg, 1993, S. 44–48; Zelnhefer, Der innere Feind, in: Centrum Industriekultur, Unterm Hakenkreuz, 1993, S. 58 f.; www.rijo.homepage.t-online.de/pdf/DE_NU_JU_kristald.pdf, S. 2–6. Zur Gemeinde siehe www.alemannia-judaica.de/nuernberg_adas_israel.htm. Zu Obernitz siehe Ruault, Neuschöpfer des deutschen Volkes, 2006, 353 f.

„Banden drangen in Privatwohnungen ein und zerstörten mehr oder weniger das gesamte Mobiliar. [...] Fast alle Häuser [von Juden] wurden zerstört. Einige Männer wurden bei ihrer Festnahme schwer verletzt. In Nürnberg sind 14 Todesfälle bekannt geworden."[275]

Wohlhabende Juden, zu denen auch jüdische Ärzte gehörten, waren bevorzugte Opfer.[276] Von Drs. Robert Bing, Adolf Dessauer, David Erlanger, Julius Hechinger, Hermann Gessner, Sigmund Hecht, Baruch Latte, Martin Oettinger, Moritz Reichsthaler, Anna Rodler, Harry Warburg und Albert Weinstock sind Schilderungen in den Entschädigungsanträgen erhalten, die das Entsetzen über die Zertrümmerung ihrer Wohnungen und Praxen bei den Opfern erahnen lassen. Die Gewalttaten und Plünderungen zerstörten nicht nur materielle Werte, sondern auch das Vertrauen der Verfolgten in ihre Mitmenschen und in das Land, dem sie sich zugehörig fühlten.[277]

Grausamkeiten dieser Art lassen sich aus jeder deutschen Stadt berichten, jedoch in Nürnberg wurde der Pogrom vom 9./10. November besonders brutal geführt.[278] Dies geht nach Aussage von Bernhard Kolb allein schon aus der Zahl der Ermordeten hervor: „Bei 91 Getöteten im ganzen Reich fielen auf Nürnberg allein 9 Opfer."[279]

275 Zitat aus dem „Memorandum des Joint vom 30. November 1938 über die Folgen des Pogroms in verschiedenen Städten sowie in jüdischen Umschulungslagern und in KZs", zit. nach: Aly/Herbert/Heim, Die Verfolgung, Bd. 2, 2009, Doc. 185, S. 516–526, hier S. 518 und S. 520. Weder die Zahlen vierzehn noch neun (siehe Anm. 279) sind amtlich, da der Zeitraum nach der Pogromnacht nicht definiert ist und einige Menschen erst nach Tagen an den Folgen ihrer Misshandlungen oder durch Selbstmord gestorben sind. Siehe auch Hamburger, Die Pogromnacht, in: Wollenberg, Niemand war dabei, 1989, S. 24.

276 Schirmer, Das andere Nürnberg, 1974, S. 191.

277 Diner, Zivilisationsbruch, 1988, S. 7 f.; Kwiet, Gehen oder bleiben?, in: Pehle, Der Judenpogrom, 1988, S. 133.

278 Benz, Der Rückfall in die Barbarei, in: Pehle, Der Judenpogrom 1938, 1988, S. 17–47; Benz, Der Novemberpogrom 1938, in: Benz, Die Juden in Deutschland, 1996, S. 499–544; Obst, „Reichskristallnacht", 1991, S. 162–242; Döscher, „Reichskristallnacht", 1988, S. 102; siehe auch Anmerkung 275: „Memorandum", in: Aly/Herbert/Heim, Die Verfolgung, Bd. 2, 2009, S. 516–526, dort zu Nürnberg S. 520.

279 Zit. nach Müller, Geschichte der Juden, 1968, S. 244; siehe dazu Anm. 275; Namen der Opfer bei Kolb, Die Juden in Nürnberg, 1946, StadtAN F5 QNG 404a, Kap. 4.2 „Die Entwicklung des Antisemitismus in Nürnberg bis 1945", S. 30; bzw. unter www.rijo.homepage.t-online.de/pdf/DE_NU_JU_kolb_text.pdf, S. 24 f. Zu Bernhard Kolb siehe unten S. 73 f. und Anm. 284. Auch bei Hamburger, Die Pogromnacht, in: Wollenberg, „Niemand war dabei", 1989, S. 25; Tobias,

Weitere zehn jüdische Personen nahmen sich das Leben,[280] Dr. Frankenburger noch in der Pogromnacht. Die Ungeheuerlichkeiten, die die Familie von Dr. Albert Weinstock erlebte, hat Dr. Weinstock nicht verkraftet und nahm sich vier Monate später das Leben. Kaum sechs Wochen vor dem Pogrom hatten die jüdischen Ärzte ihre berufliche Grundlage eingebüßt, in dieser Nacht mussten sie erfahren, dass ihre physische Existenz bedroht war.[281] Für eine große Zahl der ärztlichen Kollegen waren die traumatischen Vorkommnisse der letzte Anstoß für ihre lebensrettende Flucht.

Spontane Hilfe für die bedrängten Juden sind auch aus Nürnberg nicht dokumentiert, es gab allerdings Fälle von dienstlicher Korrektheit wie z. B. gegenüber Dr. Latte. Ein nicht jüdischer Nürnberger Arzt, der zu einem verletzten jüdischen Ehepaar gerufen wurde, wollte angeblich ein „Überfallkommando" der Polizei zur Unterbindung der Ausschreitungen rufen und musste erst von dem Ehepaar davon abgebracht werden.[282] Immerhin beobachtete der Nürnberger Jurist Robert Bing am nächsten Morgen:[283]

> „Unverkennbar bemächtigte sich ein tiefes Gefühl der Depression und die Beschämung des Publikums. Zum ersten Male wagten sich Kreise der übrigen Bevölkerung heraus, um uns ihr Mitgefühl zu zeigen. Ich schäme mich, ein Deutscher zu sein, bekam man zu hören."

Authentische Berichte über die nationalsozialistische Vernichtung der jüdischen Bevölkerung verdankt Nürnberg vor allem dem Sekretär der „Israelitischen Kultusgemeinde Nürnberg" Bernhard Kolb (1882–1971),[284] einem Überlebenden des „Alters-

Orte der Erinnerung, 1998, S. 47. Andere Zahlen der reichsweiten Opfer bei Arnd/Boberach, Die Juden in Deutschland, in: Benz, Dimensionen des Völkermords, 1991, S. 44; Broszat/Fröhlich/Wiesemann, Bayern in der NS-Zeit, 1977, S. 473.

280 Kolb, Die Juden in Nürnberg, 1946, StadtAN F5 QNG 404a, S. 31; Müller, Geschichte der Juden, 1968, S. 243; Hamburger, Die Pogromnacht, in: Wollenberg, Niemand war dabei, 1989, S. 24.

281 Benz, Der Novemberpogrom 1938, in: Benz, Die Juden in Deutschland, 1996, S. 516 f.; Nadler, Eine Stadt im Schatten Streichers, 1969, S. 10–20. Zum Ausschluss aus dem Berufsleben siehe S. 81.

282 Obst, „Reichskristallnacht", 1991, S. 331. „Überfallkommando" war die Bezeichnung für eine mobile Einsatzgruppe der Polizei.

283 Bing, Mein Leben, 1940, S. 40–42.

284 Kolb, Die Juden in Nürnberg, 1946, S. 25. Bernhard Kolb wurde am 10. 6. 1942 durch die Reichsvereinigung der Juden Deutschlands zum Vorsitzenden der Israelitischen Kultusgemeinde

ghettos" Theresienstadt, der im Frühjahr 1946 seine Erinnerungen der Jahre 1933–1945 schriftlich festgehalten hat, bevor er in die USA auswanderte.[285] Seine Niederschrift ist im Internet verfügbar: Die Kapitel „Die ‚Kristallnacht' und Dachau"[286] und „Die Reichskristallnacht im Norden Nürnbergs"[287] geben einen Eindruck von den unfassbaren Ereignissen in der Pogromnacht und im KZ Dachau.[288]

Nach den Verwüstungen hatten die Betroffenen die Schäden überall auf eigene Kosten zu beseitigen, Ansprüche jüdischer Eigentümer aus Sachversicherungen wurden abgewiesen. Personenversicherungen blieben von staatlichen Vorschriften zwar ausgenommen, viele private Krankenversicherungen trennten sich trotzdem in der folgenden Zeit eigenmächtig von ihren jüdischen Mitgliedern.[289] Nach einer Besprechung bei Göring im Reichsluftfahrtministerium am 12. 11. 1938 wurde der jüdischen Bevölkerung eine „Sühneleistung" in Höhe von 1,25 Mrd. RM auferlegt, die in fünf Raten zu zahlende sogenannte Judenvermögensabgabe[290] – ähnlich wie bei dem Judenpogrom 1349 in Nürnberg, als hohe Schutzzahlungen der Juden an die Stadt die Zerstörung ihres Wohngebietes am Hauptmarkt und die Ermordung eines Drittels der jüdischen Gemeinschaft nicht verhindern konnten.[291]

ernannt. Am 10. 6. 1943 wurde er inhaftiert und am 18. 6. 1943 mit seiner Familie nach Theresienstadt deportiert, siehe Müller, Geschichte der Juden, 1968, S. 270, 292; Ablauf der Deportationen S. 100; Rieger/Jochem, Tag der Schande, 2008: www.rijo.homepage.t-online.de/pdf/DE_NU_JU_kolb.pdf, S. 19; www.rijo.homepage.t-online.de/pdf/DE_NU_JU_kolb.pdf.; www.jewishgen.org/yizkor/nuremberg2/nur011.html; Diefenbacher/Endres, Stadtlexikon, 2000, S. 483, 555 f.

285 Kolb, Die Juden in Nürnberg, 1946, StadtAN F5 QNG 404a; digital.cjh.org.

286 Ebenda, Kap. 4.5 „Die ‚Kristallnacht' und Dachau", S. 29–31und S. 63–70, bzw. bei Jochem 2007, S. 23–25 und S. 57–62.

287 Rieger/Jochem, Tag der Schande, 2008.

288 Kolb, Die Juden in Nürnberg, 1946, StadtAN F5 QNG 404a; Müller, Geschichte der Juden in Nürnberg, 1968, S. 241–243; auch bei Thalmann/Feinermann, Die Kristallnacht, 1987, S. 97 f.; Benz, Der Rückfall in die Barbarei, in: Pehle, Der Judenpogrom 1938, S. 13–51. In Dachau wurden tödliche Unterdruck- und Unterkühlungsversuche durchgeführt, über die 1942 auf einer wissenschaftlichen Tagung in Nürnberg berichtet wurde.

289 Moser, Die Entrechtung der Juden, in: Pehle, Der Judenpogrom, 1988, S. 122; Böhle, „Juden können nicht Mitglieder der Kasse sein", 2003, S. 38 f. Zu privaten Krankenversicherungen siehe S. 49 f.

290 Bytwerk, Julius Streicher, 2001, S. 38; Benz, Der Novemberpogrom 1938, in: Benz, Die Juden in Deutschland, 1996, S. 541–544; Drecoll, Fiskus, 2009, S. 209 f.

291 Müller, Geschichte der Juden, 1968, S. 30–35.

„Arisierung“

Der Begriff „Arisierung“ bezeichnete im weiteren Sinn die Verdrängung der Juden aus der Wirtschaft und im engeren Sinn die Enteignung, Beschlagnahmung und den Zwangsverkauf jüdischen Besitzes weit unter Wert an staatliche Stellen und nicht jüdische Privatpersonen. In die Gesetzgebung hatte der verharmlosende Ausdruck keinen Eingang gefunden, die Parteistellen griffen in ihren Verlautbarungen zu dem aggressiveren Ausdruck „Entjudung“[292] und versuchten, dem rücksichtslosen Enteignungsprogramm durch eine Vielzahl von Rechtsvorschriften eine Scheinlegitimität zu geben.[293] Erklärte Absicht der Nationalsozialisten war es, die jüdische Bevölkerung durch den vollständigen Ausschluss aus dem Berufs- und Gesellschaftsleben zur Auswanderung zu zwingen und ihr Eigentum dem Staat zu übertragen. Zahlreiche Privatleute nutzten die Gelegenheit, sich an diesem Bereicherungswettlauf zu beteiligen.[294]

Die Nürnberger Verhältnisse unterschieden sich von einigen anderen Städten[295] nicht durch den Umfang, sondern durch das eigenmächtige und brutale Vorgehen bei der frühen „wilden Arisierung“ unter der Befehlsgewalt des Gauleiters Streicher und der örtlichen NSDAP, die den Forderungen des Wirtschaftsministeriums nach wirtschaftlicher Stabilität zuwiderlief.[296] In diesem „Kampf gegen das Judentum“ war Habgier der wesentliche Antrieb. Die regionalen Willküraktionen der Anfangsjahre

292 Bajohr, Arisierung, in: Wojak/Hayes, „Arisierung“ im Nationalsozialismus, 2000, S. 15 f.; Stengel, Vor der Vernichtung, 2007, S. 28 f.; Barkai, Vom Boykott zur „Entjudung“, 1987, S. 80–88, 137–146; Wollenberg, Enteignung, in: Wollenberg, Niemand war dabei, 1989, S. 158 f.; Drecoll, Fiskus, 2009 S. 25–29; Janetzko, Die „Arisierung“, 2012, S. 17 f.

293 Longerich, Politik der Vernichtung, 1998, S. 126–129; Walk, Das Sonderrecht für die Juden, 1996; Plum, Wirtschaft und Erwerbsleben, in: Benz, Die Juden in Deutschland, 1996, S. 313; Kuller, „Erster Grundsatz“, in: Kundrus/Meyer, Die Deportation der Juden, 2005, S. 160–179; Stengel, Vor der Vernichtung, 2007, S. 9–11; Stephan, Arisierung, 2005, S. 115.

294 Drecoll, Fiskus, 2009, S. 129–134; Auburger, Die Staatspolizeistelle, in: Henkel/Dietzfelbinger, Entrechtet. Entwürdigt. Beraubt, 2012, S. 116; Janetzko, Die „Arisierung“, 2012, S. 8, 315 f., 320 f.

295 Die Vorgänge in Nürnberg und anderen bayerischen Vergleichsstädten sind von Axel Drecoll, Fiskus, 2009, und Maren Janetzko, Die „Arisierung“, 2012, im Detail dargestellt worden. Hier Janetzko, Die „Arisierung“, 2012, S. 147, 178, Anm. 814, S. 179, Anm. 819, 307, sowie weitere Städte S. 6, Anm. 21; Janetzko, Arisierung in Nürnberg, in: Henkel/Dietzfelbinger, Entrechtet. Entwürdigt. Beraubt, 2012, S. 47 f.

296 Genschel, Die Verdrängung, 1966, S. 78, 105–108, 215 f.; Drecoll, Fiskus, 2009, S. 43–51, 60–84; Janetzko, Die „Arisierung“, 2012, S. 251–299.

wurden Ende 1937 durch die staatlich geregelte Enteignung der Juden abgelöst, die reichsweit einheitlich und mit gesetzlicher Rückendeckung umso wirksamer war.[297] Das belegt allein die Häufung der Geschäftsauflösungen und -übernahmen zwischen 1933 und 1939: In der Stichprobe von Maren Janetzko für Nürnberg gingen in den Folgejahren nach 1933 jährlich 4–6 Prozent der jüdischen Betriebe in „arische" Hände über, 1938 aber 61 Prozent.[298]

Die Verdrängung der jüdischen Ärzte aus ihrem Beruf durch den Entzug der Kassenzulassung ist mit der Arisierung der Unternehmen und Firmen auf eine Stufe zu stellen.[299] Sie setzte bei den Ärzten jüdischen Glaubens hingegen wesentlich früher ein als in der Geschäftswelt: Diese ersten Phase der beruflichen Ausschaltung umfasste die Zeit vor 1936, in die 50 der Praxisschließungen wegen Kassenentzugs[300] oder Auswanderung[301] fielen. In der zweiten Phase der Arisierung ab Oktober 1938 verloren jüdische Ärzte nicht nur ihr berufliches Einkommen, sondern schrittweise auch ihr gesamtes Vermögen,[302] wie bei Dr. Robert Bing, Dr. Goldenberg, Dr. Frankenau, Dr. Seidenberger und Dr. Emil Weinstock. In dem judenfeindlichen Klima hatten die Parteigenossen keine Hemmungen, die Aufgabe einer Praxis zu erzwingen wie etwa bei Dr. Hermann Baer.

Um dem Fiskus zuvorzukommen, steigerte die Nürnberger Gauleitung ab April 1938 die Eintreibung jüdischer Güter bis zur systematischen Ausplünderung.[303] Den Novemberpogrom verstand die Nürnberger Parteiführung geradezu als Signal von höchster Stelle, sich der jüdischen Besitzungen vollständig zu bemächtigen.[304] Nach dem Pogrom war von der Propaganda – in Umkehrung der Tatsachen – an alle Juden die Forderung nach Buße ergangen, die in Nürnberg sofort durchgesetzt wurde: Man zwang sämtliche Betriebs- und Grundstückseigner, ihre Unternehmen, Immobilien,

297 Longerich, Politik der Vernichtung, 1998, S. 121, 134 f., 153, 155; Janetzko, Die „Arisierung", 2012, S. 16, 179, 183.

298 Janetzko, Die „Arisierung", 2012, Tabelle S. 324 und Grafik S. 347.

299 Siehe auch S. 53.

300 Siehe S. 45, 413, 423.

301 Siehe S. 86, 416, 423.

302 Zum Einkommensverlust siehe S. 52. Einteilung in zwei Phasen siehe S. 422 f.

303 Verordnung über die Anmeldung des Vermögens der Juden vom 26. 4. 1938, RGBl. I, S. 414 f.; Janetzko, Vergleich, 2012, S. 59, 64, 325, Tabelle S. 324 und Grafik S. 347; Janetzko, Arisierung in Nürnberg, in: Henkel/Dietzfelbinger, Entrechtet. Entwürdigt. Beraubt, 2012, S. 42, 45.

304 Genschel, Die Verdrängung, 1966, S. 240–248; Drecoll, Fiskus, 2009, S. 37, 50, 77; Janetzko, Arisierung in Nürnberg, in: Henkel/Dietzfelbinger, Entrechtet. Entwürdigt. Beraubt, 2012, S. 48.

Grundstücke und bewegliche Habe zu einem Bruchteil ihres Marktwertes zu verkaufen und gleichzeitig Spenden an die Gauleitung abzuführen.[305]

Besonders Gauleiter Streicher und sein Stellvertreter Karl Holz (1895–1945) waren in Nürnberg dafür berüchtigt, sich an jüdischem Vermögen persönlich zu bereichern. Diese rechtswidrigen Aktionen zwischen November 1938 und Februar 1939 bekamen in der Bevölkerung den Namen „Holzaktion" oder „Aktion Holz".[306] Im Auftrag der Parteileitung bestimmte der Gauwirtschaftsberater die Auswahl der Käufer und die Herabsetzung des Kaufpreises unter Umgehung des zuständigen Regierungspräsidenten von Ober- und Mittelfranken.[307] Ausführendes Organ war die Deutsche Arbeitsfront DAF, die eine „Arisierungsstelle" im Haus der DAF, Essenweinstraße 1, eingerichtet hatte. Widersetzten sich die einbestellten „Verkäufer" gegen die Zwangsmaßnahme, wurden sie durch Schikanen wie stundenlanges Stehen, Exerzierübungen, Ausziehen, Bedrohungen und physische Gewalt gefügig gemacht.[308] So wurde Dr. Frommholz von SA-Leute zusammengeschlagen, als er sich weigerte, sein Haus unter Zwang zu verkaufen.

In Anwesenheit eines Notars überschrieben Funktionäre der DAF Grundstücke und Häuser gegen den Willen der Betroffenen auf den Namen von Karl Holz, der als persönlicher Strohmann für Streicher handelte,[309] und ließen die Einträge im Grundbuch ändern. Für ihre Häuser erhielten die erpressten Eigentümer durchschnittlich 30 Prozent, für unbebaute Grundstücke weniger als zehn Prozent des Verkehrswerts.[310]

305 Kolb, Die Juden in Nürnberg, 1946, StadtAN F5 QNG 404a, S. 31; Wollenberg, Enteignung, in: Wollenberg, Niemand war dabei, 1989, S 177; Drecoll, Fiskus, 2009, S. 78; Obst, „Reichskristallnacht", 1991, S. 296. Zur Sühneleistung siehe S. 74.

306 Genschel, Die Verdrängung, 1966, S. 243–246; Drecoll, Fiskus, 2009, S. 47 f., 50 f., 75–84, 232–236, 297, 300; Kuller, „Erster Grundsatz", in: Kundrus/Meyer, Die Deportation der Juden, 2005, S. 175; Füllberg-Stollberg, in: Stengel, Vor der Vernichtung, 2007, S. 32–34; Janetzko, Die „Arisierung", 2012, S. 269, Anm. 1269 und 1270, 269–274, 280 f., 285–291. Zu Karl Holz siehe: verwaltungshandbuch.bayerische-landesbibliothek-online.de/holz-karl.

307 Janetzko, Arisierung in Nürnberg, in: Henkel/Dietzfelbinger, Entrechtet. Entwürdigt. Beraubt, 2012, S. 47; Janetzko, Die „Arisierung", 2012, S. 269.

308 Kolb, Die Juden in Nürnberg, 1946, StadtAN F5 QNG 404a, S. 31.

309 Genschel, Die Verdrängung, 1966, S. 242; Broszat/Fröhlich/Wiesemann, Bayern in der NS-Zeit, 1977, S. 481; Wollenberg, Enteignung, in: Wollenberg, Niemand war dabei, 1989, S 174–177; Janetzko, Die „Arisierung", 2012, S. 270, 306, 314.

310 Hahn, Lieber Stürmer, 1978, S. 94 f.; Zelnhefer, Der innere Feind, in: Centrum Industriekultur, Unterm Hakenkreuz, 1993, S. 61 f.; Kwiet, Nach dem Pogrom, in: Benz, Die Juden in Deutschland, 1996, S. 571; Tobias, Zugunsten des Reiches, 2008, S. 29–47; Janetzko, Die „Arisierung", 2012, S. 270.

Der geringe Erlös wurde in Nürnberg auf Sperrkonten der DAF-eigenen „Bank der Deutschen Arbeit“ festgesetzt und war den Inhabern zur Bestreitung des Lebensunterhalts nur mit Genehmigung zugänglich.[311] Mit diesem Verfahren gelang es den Spitzenfunktionären der Partei, etwa 570 Grundstücke mit einem Wiederveräußerungswert von 35 Millionen Reichsmark an sich zu reißen.[312] Dieser Raubzug war bereits im Februar 1939 weitgehend abgeschlossen.[313]

Durch ihren auf persönliche Bereicherung abzielenden Alleingang gerieten die Repräsentanten der örtlichen NSDAP in Konflikt mit der Bayerischen Regierung und der Reichsregierung. Nach Streichers Auffassung standen die Erlöse aus jüdischem Vermögen dem Gau Franken und nicht der Reichskasse zu. Gerade dies widersprach den Vorschriften des Reichswirtschaftsministers, denn seit 1935 waren Grundstückserwerbe dem Reichsschatzmeister vorzulegen. Und am 2. 8. 1938 hatte der Reichswirtschaftsminister angeordnet, dass die letztgültige Entscheidung über die Arisierung bei den staatlichen Stellen liege.[314] Beanstandet wurde also nicht die Ausraubung der Juden durch die Nürnberger Parteileitung, sondern die Tatsache, dass sie das konfiszierte Vermögen selbst beanspruchte und nicht der Reichsfinanzverwaltung zur Verfügung stellte.

Eine am 10. 2. 1939 eingesetzte Prüfungskommission deckte das Ausmaß der „Ausschlachtung“ und der Korruption im Gau Franken auf, woraufhin zahlreiche Parteigenossen verhaftet wurden. Das Geld wurde von der Gestapo eingezogen.[315] Ein „Gauleiter-Ehrengericht“ entzog Julius Streicher im Februar 1940 aufgrund verschiedenster Verfehlungen, im Wesentlichen aber wegen dieser hemmungslosen Bereicherungen die Amtsgeschäfte und übertrug sie seinem Stellvertreter Hans

311 Verordnung über den Einsatz des jüdischen Vermögens vom 3. 12. 1938, RGBl. I, S. 1709–1712; Janetzko, Arisierung in Nürnberg, in: Henkel/Dietzfelbinger, Entrechtet. Entwürdigt. Beraubt, 2012, S. 50.

312 Drecoll, Fiskus, 2009, S. 82, 78, 236; siehe auch Genschel, Die Verdrängung, 1966, S. 244; Thalmann/Feinermann, Die Kristallnacht, 1987, S. 128; Janetzko, Die „Arisierung“, 2012, Arisierung, S. 292: Arisierungsgewinn von 14 Millionen aus dem Verkauf von 33 Betrieben.

313 Diefenbacher/Endres, Stadtlexikon, 2000, S. 84; dazu auch Genschel, Die Verdrängung, 1966, S. 243; 248; Janetzko, Arisierung in Nürnberg, in: Henkel/Dietzfelbinger, Entrechtet. Entwürdigt. Beraubt, 2012, S. 50.

314 Drecoll, Fiskus, 2009, S. 81 f., dort auch S. 77, 299 f.; Füllberg-Stollberg, in: Stengel, Vor der Vernichtung, 2007, S. 37; Broszat/Fröhlich/Wiesemann, Bayern in der NS-Zeit, 1977, S. 481.

315 Genschel, Die Verdrängung, 1966, S. 246; Wistrich, Wer war wer im Dritten Reich, 1983, S. 265–267; Auburger, Die Staatspolizeistelle Nürnberg-Fürth, in: Henkel/Dietzfelbinger, Entrechtet. Entwürdigt. Beraubt, 2012, S. 116–118; Janetzko, Die „Arisierung“, 2012, S. 11, 16 f., 293–299.

Zimmermann.[316] Karl Holz versuchte später vor der Untersuchungskommission, sein Vorgehen bei der Arisierung mit dem Verweis auf die Einnahmen für den NS-Staat zu rechtfertigen:[317]

> „In der Nacht vom 9. auf 10. November 1938 trugen sich in ganz Deutschland Ereignisse zu, die ich als das Signal für eine völlig andere Behandlung der Judenfrage in Deutschland ansah. [...] Ich machte den Vorschlag, daß ihnen die Häuser und Grundstücke entzogen werden müssten und erklärte mich bereit, daß ich eine derartige Aktion durchführen würde. Ich erklärte, durch diese Arisierung jüdischer Grundstücke und Häuser könnte man aus deren Erlös dem Gau einen großen Betrag zuführen. Ich nannte einige Millionen Mark. [...]“

An der Amtsenthebung Streichers wirkte maßgeblich der Nürnberg-Fürther Polizeipräsident Dr. jur. Benno Martin (1893–1975) mit, ein NSDAP-Mitglied seit Mai 1933, Regierungsrat, Mitglied der Allgemeinen SS, ab 1942 Höherer SS- und Polizeiführer sowie 1944 SS-Obergruppenführer und General der Polizei.[318] Nach Streichers Absetzung richtete er im Auftrag Görings die „Arisierungsstelle für Grundbesitz“ in der Blumenstr. 9 ein, die zusammen mit dem Oberfinanzpräsidenten alle Zwangsverkäufe wieder rückgängig machte, das jüdische Eigentum an „arische“ Interessenten zum Verkehrswert weiterverkaufte und sich damit ihrerseits die Gewinne sicherte. So erfüllten sie ihre Aufgabe, die ungeordnete Arisierung in eine geordnete zugunsten des Staats zu überführen.[319]

An mehreren Hundert Gestapo-Konten bei der Stadtsparkasse Nürnberg lässt sich der Umfang der Transaktionen ablesen.[320] Der erzielte Erlös wurde den ursprünglichen

316 Wollenberg, Enteignung, in: Wollenberg, Niemand war dabei, 1989, S. 181; Drecoll, Fiskus, 2009, S. 82–84. Julius Streicher behielt den Titel Gauleiter und war weiterhin Herausgeber des Stürmer. Hans Zimmermann war von Februar 1940 bis April 1942 kommissarischer Gauleiter des Gaus Franken; verwaltungshandbuch.bayerische-landesbibliothek-online.de/zimmermann-hans.

317 Thalmann/Feinermann, Die Kristallnacht, 1987, S. 126 f.

318 Boberach/Thommes, Weiß, Ämter, 1997, S. 93; Auburger, Die Staatspolizeistelle Nürnberg-Fürth, in: Henkel/Dietzfelbinger, Entrechtet. Entwürdigt. Beraubt, 2012, S. 114 f.; Janetzko, Die „Arisierung“, 2012, S. 297. Zu Benno Martin siehe: verwaltungshandbuch.bayerische-landesbibliothek-online.de/martin-benno; Adressbuch 1936, IV, S. 59.

319 Janetzko, Die „Arisierung“, 2012, S. 296–299; Auburger, Die Staatspolizeistelle, in: Henkel/Dietzfelbinger, Entrechtet. Entwürdigt. Beraubt, 2012, S. 117 f.

320 StAN OFD-Nürnberg (Bund) Rep. 274/I, Akten 15474, 15475 und „Jüdisches Vermögen“ Akten 15468–15472. Erwähnung in Biografien bei Dr. Goldenberg, Dr. Rosenthal und Dr. Emil Weinstock. Kuller, „Erster Grundsatz“, in: Kundrus/Meyer, Die Deportation der Juden, 2005, S. 175–177;

mehr in den eigenen Sprechstunden- und Praxisräumen, sondern nur poliklinisch, entweder im jüdischen Krankenhaus in Fürth oder in einer hierfür noch zu bestimmenden Anstalt vorgenommen werden darf. Es darf also kein Jude, auch wenn er die Genehmigung zur Behandlung seiner Rassegenossen erhalten hat, in seiner Wohnung oder in seinen früheren Praxisräumen diese Tätigkeit ausüben; er darf fernerhin, abgesehen von seiner Frau und seinen ehelichen Kindern, nur Juden behandeln. Mit dem Verlust der Bestallung ist der bisherige jüdische Arzt nicht mehr Arzt, auch der nicht, der die Genehmigung zur Ausübung der Behandlungstätigkeit erhalten haben wird.
Kassenärztliche Vereinigung Deutschlands, Bezirksstelle Nürnberg und Umgebung, gez. Dr. Hummel"

Die Anzahl der betroffenen Ärzte in Nürnberg lässt sich annähernd aus dem Adressbuch von 1938 entnehmen, da 42 als jüdisch gekennzeichneten Ärzte noch eigene Praxisadressen aufwiesen, auch wenn nicht mehr alle Praxen geöffnet waren.[330] Aus zwölf Biografien geht ferner hervor, dass der Approbationsentzug erst nach der Praxisaufgabe verhängt wurde. Diese 54 Ärzte sind in einer Liste enthalten, die das Ärzteblatt für Bayern am 1. 10. 1938 mit der harmlosen Überschrift „Änderungsmeldungen im Verzeichnis der jüdischen Ärzte" veröffentlichte.[331] Unter der Mitteilung „Mit dem 30. September erlischt die Bestallung folgender jüdischer Ärzte:" erschien eine Aufstellung von 126 Ärzten aus Nordbayern, die ausgeschieden waren, ohne weiteren Kommentar. Die 54 Ärzte aus Nürnberg waren:[332]

Drs. Bernkopf, Robert Bing, Adolf und Joseph Dessauer, Erlanger, Federlein, Leo Feuchtwanger, Hermann Frank, Frankenburger, Frommholz, Gerst, Gessner, Grünspecht, Gugenheim, Guldmann, Hechinger, Hecht, Heller, Hirschmann, Latte, Levin, Lindenstein, Loew, Löwenheim, Löwenthal, Mainzer, Meyer, Mosbacher, Wilhelm Müller, Nathan, Obermeyer, Oettinger, Piorkowsky, Hildegard Potzler, Regensburger, Reichsthaler, Reis, Rodler, Schild, Schlesinger, Schwab, Seidenberger, Sommer, Spaeth, Stein, Steinheimer, Treumann, Warburg, Weil, Albert und Emil Weinstock, Wilhermsdörfer, Wolf und Wurzinger.

330 Adressbuch der Stadt Nürnberg 1938, IV Gesundheitswesen, S. 42–45. Siehe S. 50, 414.

331 Titel bis 1933: Bayerische Ärztezeitung, von 1934–1941: Ärzteblatt für Bayern – Amtsblatt der Ärztekammer und KVD; heute Bayerisches Ärzteblatt.

332 Ärzteblatt für Bayern, Nr. 24 vom 1. 10. 1938, S. 373–375; zusätzlich ist Dr. Benno Jakob einzuschließen.

Zum Stichtag 30. 9. 1938 verloren 3670 als Juden klassifizierte Ärzte in ganz Deutschland ihre Berufserlaubnis, von ihnen besaßen noch 1893 eine Zulassung zu einer RVO-Kasse, die Übrigen hatten offenbar Privatpraxen gehabt.[333] Damit waren innerhalb von fünf Jahren mehr als neun Zehntel der jüdischen Ärzte „ausgeschaltet" worden.[334] Entgegen den offiziellen Beteuerungen entstand eine erhebliche medizinische Versorgungslücke, als über Nacht zehn Prozent der erfahrenen Ärzte fehlten, in Großstädten war der Anteil sogar noch deutlich höher.[335] Auf Vorschlag der Reichsärztekammer erhielten nur wenige Ärzte die eingeschränkte und widerrufliche Erlaubnis zur Ausübung des Arztberufs unter der herabwürdigenden Bezeichnung „Jüdischer Krankenbehandler", die jüdische Patienten mit den Kassen abrechnen konnten.[336]

Ab Juli 1938 war die zwangsweise Kündigung von Mietverhältnissen ohne Begründung möglich wie bei Dr. Eichenbronner. Die Vierte Verordnung zum Reichsbürgergesetz ermöglichte gemäß § 7 auch die Kündigung der Praxisräume, und die Reichsärztekammer konnte über die Neubesetzung durch einen „arischen" Arzt bestimmen. Jüdische Ärzte wurden damit nicht nur aus ihren Praxen vertrieben, sondern gleichzeitig auch aus ihren Wohnungen, wenn sie die Praxis an den Wohnbereich angegliedert hatten.[337] Mit Wirkung vom 31. 1. 1939 folgte durch die Achte Verordnung das Berufsverbot für Zahnärzte, Dentisten, Tierärzte und Apotheker.[338] Laut einer weiteren

333 Grote, Bestallungsentziehung, 1938, S. 546 f.; van Kann, Die Zahl der Ärzte, 1942, S. 300.

334 Kümmel, in: Die „Ausschaltung" rassisch und politisch mißliebiger Ärzte, in: Kudlien, Ärzte, 1985, S. 76.

335 Windsheimer/Molketeller, Gesund und leistungsfähig, in: Centrum Industriekultur, Unterm Hakenkreuz, 1993, S. 135; Drecoll/Schleusener/Winstel, Nationalsozialistische Verfolgung der jüdischen Ärzte, 1998, S. 38, 41, 43 f.; www.ippnw.de/soziale-verantwortung/medizin-gewissen/artikel/7253815d19/fegt-alle-hinweg-approbationsen.html.

336 StAN Rep. 213/16, Gesundheitsamt Schwabach, Nr. 131; Kümmel, in: Die „Ausschaltung" rassisch und politisch mißliebiger Ärzte, in: Kudlien, Ärzte, 1985, S. 75; Kwiet, Nach dem Pogrom, in: Benz, Die Juden in Deutschland, 1996, S. 548; Drecoll, Fiskus, 2009, S. 302; Rueß, Stuttgarter jüdische Ärzte, 2009, S. 36 f. Zum Eintrag von Dr. Wilhelm Müller, Sanitätsrat, im Adressbuch von 1942 siehe S. 248.

337 Vierte Verordnung zum Reichsbürgergesetz, RGBl. I 1938, S. 969 f., § 7 Abs. 2, 3. Leibfried/Tennstedt, Berufsverbote, 1980, S. 969; von Villiez, Mit aller Kraft verdrängt, 2009, S. 112 f.

338 Achte Verordnung zum Reichsbürgergesetz vom 17. 1. 1939, RGBl. I, S. 47; Zahnärzte, in: Deutsches Ärzteblatt, (1939), S. 86; Drecoll/Schleusener/Winstel, Nationalsozialistische Verfolgung der jüdischen Ärzte, 1998, S. 35. Zum Begriff „Berufsverbot" Jütte, Das Ausmaß der Vertreibung, in: Jütte, Medizin und Nationalsozialismus, 2011, S. 83. Im Nürnberger Adressbuch waren 1936 noch keine Zahnärzte als jüdisch ausgewiesen. 1937 sind elf und 1938 zehn Zahnärzte durch ein Kreis vor dem Namen als jüdisch gekennzeichnet; Adressbuch der Stadt Nürnberg 1937, IV, S. 42 f.; 1938, IV, S. 45 f.

Verordnung waren jüdische Hebammen, Schwestern und Pfleger nur noch zur Pflege von Juden berechtigt und konnten nur in jüdischen Krankenhäusern arbeiten.[339]

Juden durften zunehmend auch nicht mehr als Patienten behandelt werden: Wurde Ende 1934 in einem Bericht der Krankenhausleitung noch festgestellt, dass ein Aufnahmeverbot jüdischer Patienten in das Städtische Krankenhaus Nürnberg nicht bestehe,[340] so war ab 1937 die Behandlung jüdischer Patienten in Nürnberg nur noch bei drohender Lebensgefahr zugelassen. Nach den „Richtlinien über die Aufnahme und Behandlung von Juden im Krankenhaus" von 1937 wurden jüdische Patienten an das Jüdische Krankenhaus in Fürth verwiesen,[341] wo auch behandlungsbedürftige jüdische Ärzte unterkamen wie Dr. Frankenburger, Dr. Hecht und Dr. Frommholz. Ebenso gingen die gesetzlichen Krankenkassen und die Ersatzkassen dazu über, keine Behandlungskosten mehr für die ambulante wie für die stationäre Versorgung von jüdische Patienten zu übernehmen, und die Privatversicherungen schlossen 1940 ihre jüdischen Mitglieder, die bei „arischen" Ärzten in Behandlung waren, endgültig aus.[342]

Nachdem jüdischen Krankenbehandlern eine Tätigkeit in den eigenen Praxisräumen verboten war, gab das Nürnberg-Fürther Israelitische Gemeindeblatt im November 1938 die Einrichtung einer ambulanten Anlaufstelle bekannt:

> „Ab dem 1. November wird die Behandlungsstelle für jüdische Kranke, Heideloffplatz 5/1, eröffnet. Folgende Herren halten dort Sprechstunde ab:
> Allgemein-Praxis:
> Dr. Federlein
> Dr. Gustav Wolf
> Fachbehandlung:
> Dr. Bernkopf, Haut- und Geschlechtskrankheiten
> Dr. Hechinger, Hals-, Nasen- und Ohrenkrankheiten

339 Erste und zweite Verordnung über die berufsmäßige Ausübung der Krankenpflege und die Errichtung von Krankenpflegeschulen vom 28. 9. 1938, RGBl. I, S. 1310–1313 und 1314–1316; Drecoll/Schleusener/Winstel, Nationalsozialistische Verfolgung der jüdischen Ärzte, 1998, S. 34.

340 StAN C 23/I Nr. 254, Bd. 2.

341 Zit. nach Windsheimer, 100 Jahre Klinikum, 1997, S. 168; siehe auch Vasold, Das Städtische Krankenhaus, 1998, S. 775, 812; Ohm, Fürth, 2007, S. 301; www.juedische-fuerther.de.

342 Böhle, „Juden können nicht Mitglieder der Kasse sein", 2003, S. 41 f: Am 30. 4. 1940 wies das Reichsaufsichtsamt für Privatversicherung die PKV-Gesellschaften an, jüdische Versicherungsverträge zu kündigen. Siehe auch S. 50.

Dr. [Willy] Heller, Augenkrankheiten
Dr. Hirschmann, Frauenkrankheiten
Dr. Seidenberger, Innere Krankheiten."[343]

Neben diesen sieben Ärzten waren nachweislich nur noch Dr. Harry Warburg und Dr. Max Weil als Krankenbehandler in Nürnberg zugelassen. Weitere kränkende Auflagen enthielt die Vorschrift, einen Davidstern auf dem Praxisschild anzubringen und auf allen formellen Schreiben auf die eingeschränkte Zulassung hinzuweisen. Untersagt war ihnen im Einzelnen auch die Aufzucht von Krankheitserregern, die Herstellung von Impfstoffen oder Seren und syphilisdiagnostische Untersuchungen.[344] 1940 mussten Einnahmen der Krankenbehandler, die über einen geringen Betrag für die Lebenshaltung hinausgingen, auf ein Sonderkonto eingezahlt werden. Dr. Gustav Wolf, der als Krankenbehandler tätig war, wurde 1942 mit seiner Ehefrau deportiert.

1939 stellte das Deutsche Ärzteblatt fest: „Mit der Achten Verordnung zum Reichsbürgergesetz ist die Reinigung der gesamten Gesundheitspflege von Juden durchgeführt."[345] Der Ausschluss der Ärzte aus ihren Berufen hatte nicht die Dimension der Verbrechen, die im Nürnberger Ärzteprozess abgeurteilt wurden, doch bestand die moralische Schuld der organisierten Ärzteschaft darin, sich dem Rassenwahn der Nationalsozialisten angeschlossen und bedenkenlos Tausende ihrer Kolleginnen und Kollegen diskriminiert und aus dem Beruf vertrieben zu haben.[346]

Mit dem Berufsverbot waren jüdische Ärzte ihrer materiellen Lebensgrundlage beraubt und aus der Gesellschaft ausgeschlossen. Es war das Ende ihrer beruflichen und damit auch bürgerlichen Existenz. Besonders die älteren Jahrgänge traf der Ausschluss wie ein Schock. Der jüdische Chirurg Siegfried Ostrowski aus Berlin, gab seiner Fassungslosigkeit über die Ausgrenzung Ausdruck: „Wer ein Menschenalter hindurch den Arztberuf ausgeübt hatte, [...] konnte schwerlich verstehen, dass ihm von nun ab im Deutschen Reich ‚verboten' war, Menschen zu helfen."[347]

343 Nürnberg-Fürther Israelitisches Gemeindeblatt, (1938), S. 136.

344 StAN Rep. 213/16, Gesundheitsamt Schwabach, Nr. 131. Auf Rezepten war der Vermerk vorgeschrieben: „Zur ärztlichen Behandlung ausschließlich von Juden berechtigt".

345 Deutsches Ärzteblatt, Zahnärzte, 1939, S. 86; Jäckle, Schicksale, 1988, S. 1988; Drecoll/Schleusener/Winstel, Nationalsozialistische Verfolgung, 1998, S. 35; Eckart, Medizin in der NS-Diktatur, 2012, S. 110.

346 Kümmel, Die „Ausschaltung", in: Bleker/Jachertz, Medizin im Dritten Reich, 1993, S. 75 f.

347 Ostrowski, Schicksal jüdischer Ärzte, 1963, S. 335. Siegfried Ostrowski (1887–1977) war ein jüdischer Chirurg, der ab 1938 die chirurgische Abteilung des Krankenhauses der Jüdischen Gemeinde in Berlin als Krankenbehandler leitete und 1939 emigrierte. S. 23 und S. 24.

Ohne Einkünfte mussten jüdische Ärzte von ihrem Vermögen leben, wenn es ihnen nicht bereits entzogen war oder nach einem Auswanderungsantrag auf Sperrkonten lag, über die sie nur eingeschränkt verfügten. Nach § 5 der Verordnung konnte Frontkämpfern ein Unterhaltszuschuss gewährt werden,[348] und Rentenzahlungen aus der Bayerischen Versicherungskammer blieben beispielsweise bei Dr. Ascher, Dr. Hermann Baer, Dr. Wertheimer und Dr. Wilhermsdörfer bis 1939 erhalten. Diese Vorzüge besaßen andere Berufsgruppen häufig nicht und verelendeten in einem noch größeren Maß als jüdische Ärzte mit ihren schrumpfenden, aber noch vorhandenen finanziellen Reserven. Erst nach der Ausplünderung ab Ende 1938 unterschied sich die Notlage der Ärzte nicht mehr von der anderer Juden.[349]

Zwangsemigration

Die Flucht aus Deutschland blieb als einziger, verzweifelter Ausweg, um der Verarmung und dem Verderben zu entgehen, und veranlasste viele zur Ausreise unter Zurücklassung fast ihres gesamten Vermögens. Für jüdische Ärzte gaben die Gewalterfahrungen der Pogromnacht, der Verlust der Praxis und ihres Verdienstes nach dem Approbationsentzug, die mangelnde Solidarität der „arischen" Kollegen und die Einbuße ihrer gesellschaftlichen Stellung den Ausschlag, alle Brücken zum Herkunftsland abzubrechen,[350] und, wie es Juliane Wetzel formuliert: „Es war nie Auswanderung, immer nur Flucht."[351] Die Reichsregierung förderte einerseits die Vertreibung der Juden durch Emigration, um sich das jüdische Vermögen möglichst vollständig anzueignen, andererseits behinderte sie die Ausreise durch hohe Zwangsabgaben.[352] Auf Reichsebene war schon im Juli 1936 das Devisenfahndungsamt gegründet worden, um den größtmöglichen Gewinn für den NS-Staat zu erzielen.[353]

348 Vierte Verordnung zum Reichsbürgergesetz § 5. 1: „Ärzten, deren Bestallung (Approbation) nach den Bestimmungen dieser Verordnung erloschen ist, kann bei Bedürftigkeit und Würdigkeit von der Reichsärztekammer ein jederzeit widerruflicher Unterhaltszuschuß gewährt werden, wenn sie Frontkämpfer gewesen sind."

349 Fahrenbach, Ausgegrenzt und vertrieben 1992, S. 177; Drecoll, Fiskus, 2009, S. 291 f.; Janetzko, Die „Arisierung", 2012, S. 16.

350 Kröner, Emigration von Medizinern, 1989, S. 19.

351 Wetzel, Auswanderung, in: Benz, Die Juden in Deutschland, 1996, S. 413; Damskis, Biografien, 2009, S. 85.

352 Longerich, Politik der Vernichtung, 1998, S. 170; Kater, Ärzte als Hitlers Helfer, 2000, S. 335–379.

353 Longerich, Politik der Vernichtung, 1998, S. 124; Kuller, „Erster Grundsatz", in: Kundrus/Meyer, Die Deportation der Juden, 2005, S. 161; Drecoll, Fiskus, 2009, S. 189–192.

Etwa 6000 der 1933 gezählten 8000 jüdischen Ärzte im gesamten Reich gelang es, dem Holocaust zu entkommen.[354] Die Auswanderungswellen folgten den drei Phasen der politischen Entwicklung in den Jahren 1933, 1935 und 1938:[355]

- Der erste Höhepunkt der Auswanderungen fiel im Reich wie auch in Nürnberg in die Zeit der gewaltsamen Übergriffe, Boykottaktionen und der beruflichen Verdrängung in den Jahren 1933 und 1934. Auf die berufliche Diskriminierung durch den Entzug der Kassenzulassung 1933 reagierten 35 Prozent der jüdischen Ärzte mit der Emigration, die in den ersten Jahren noch problemloser möglich war und gerade jüngeren Medizinern eine Chance für einen Neuanfang im Ausland bot.
- Die politische Entrechtung durch das Reichsbürgergesetz vom September 1935 löste dann einen kleineren Auswanderungsschub aus, der in Nürnberg allerdings entfiel. Manche Juden wichen in andere Großstädte aus oder fühlten sich durch das neue Gesetz so in ihrer Position gestärkt, dass sie nichtsahnend nach Deutschland zurückkehrten – und mussten nach dem Grenzübertritt erfahren, dass sie in ein KZ eingeliefert wurden.
- Nach dem militärisch vollzogenen Anschluss von Österreich und der Besetzung der Tschechoslowakei, nach der Pogromnacht, dem Berufsverbot und der Ausbeutung auf dem Verwaltungsweg setzte Ende 1938 schließlich eine panikartige Flucht auch in entfernte Länder ein, obwohl fast der gesamte Besitz aufgegeben werden musste. 40 Prozent der Ärzteemigranten verließen Deutschland in dieser letzten Phase.

Der Rückgang der jüdischen Bevölkerung von 1933 bis 1939 war in Nürnberg mit 75 Prozent gegenüber 55 Prozent im Reich besonders ausgeprägt.[356] Angesichts der

354 Kater, Ärzte als Hitlers Helfer, 2000, S. 335; Leibfried, Stationen der Abwehr, 1982, S. 12, 14; Kümmel, Die „Ausschaltung", in: Bleker/Jachertz, Medizin im Dritten Reich, 1993, S. 70–77; Rohrbach, Augenheilkunde, 2007, S. 98; Eckart, Medizin in der NS-Diktatur, 2012, S. 115 f.

355 Politische Phasen siehe S. 71. Kümmel, in: Die „Ausschaltung" rassisch und politisch mißliebiger Ärzte, in: Kudlien, Ärzte, 1985, S. 77–79; Wetzel, Auswanderung, in: Benz, Die Juden in Deutschland, 1996, S. 417–420; Kröner, Emigration von Medizinern, 1989, S. 17; Leibfried, Stationen der Abwehr, 1982, S. 14; Barkai, Etappen der Ausgrenzung, in: Barkai, Mendes-Flohr, Aufbruch und Zerstörung, 1997, S. 200–205; Kröner, Emigration von Medizinern, 1989, S. 17; Damskis, Biografien, 2009 S. 88–90; Kwiet, Gehen oder bleiben?, in: Pehle, Der Judenpogrom, 1988, S. 138 f.; Kwiet, Nach dem Pogrom, in: Benz, Die Juden in Deutschland, 1996, S. 497 f.

356 Müller, Geschichte der Juden, 1968, S. 229, 252; Schirmer, Das andere Nürnberg, 1974, S. 193; Broszat/Fröhlich/Wiesemann, Bayern in der NS-Zeit, 1977, S. 481; Arnd/Boberach, Die Juden in Deutschland, in: Benz, Dimensionen des Völkermords, 1991, S. 33; Lehnert, Juden in Nürnberg, in: Lehnert/Hamburger/Wiesel/Zettl, Juden in Nürnberg, 1993, S. 42; Diefenbacher/Endres, Stadtlexikon, 2000, S. 84; Gruner, Einleitung, in: Aly/Gruner/Heim et. al., 2008, S. 43.

außergewöhnlich gewalttätigen Übergriffe, eigenmächtigen Festnahmen, Denunziationen und Boykottaktionen setzte die Emigration in Nürnberg außerdem schon früher ein als beispielsweise in München.[357] Bei den Nürnberger Ärzten hatten die beiden Auswanderungswellen von 1933/1934 und von 1938/1939 annähernd den gleichen Umfang.[358] Das Datum der polizeilichen Abmeldung entspricht allerdings nicht genau dem Ausreisedatum, da der Vermerk häufig nachträglich vorgenommen wurde.

„Von 1935 ab wanderten viele Juden von Nürnberg nach München, Stuttgart und anderen Orten ab, weil unter der Herrschaft Streichers Nürnberg und Franken als die Hölle auf Erden betrachtet wurde", schreibt Bernhard Kolb in seinen Erinnerungen.[359] Zurück blieben vorwiegend Ältere und Frauen, denen eine Auswanderung schwerfiel und die viel aufzugeben hatten.[360] Ihr Entschluss hing entscheidend von der Haltung ihrer Umgebung ab: Je antisemitischer sie war, desto eher flüchteten die Juden aus Deutschland, zeigte sie Hilfsbereitschaft, schoben die eingesessenen Juden ihre Auswanderung eher auf und minderten so ihre Überlebenschance dramatisch.[361]

Neben den Diskriminierungen war der Einkommensverlust ein schwerwiegender Grund für die Auswanderung.[362] Nur die Wohlhabenden unter den Juden, zu denen jüdische Ärzte in der Mehrzahl zählten, konnten noch die nötigen Beträge zur Auswanderung aufbringen. Außerdem war die Devisenbeschaffung nach 1938 mit so erheblichen Abschlägen verbunden, dass das Vermögen häufig nicht einmal mehr für die fälligen Gebühren ausreichte und weniger begüterten Juden der Fluchtweg somit versperrt war.[363] Die Beschlagnahmung von Emigrantenvermögen verhinderte schließlich, den verbliebenen Besitz ins Ausland zu retten und mit dessen Hilfe dort ein neues Leben zu beginnen.[364]

357 Drecoll, Fiskus, 2009, S. 321; Drecoll, Die „Entjudung", in: Baumann/Heusler, München arisiert, 2004 S. 79; Rohrbach, Augenheilkunde, 2007, S. 99; Damskis, Biografien, 2009 S. 40, 88.

358 Siehe S. 417.

359 Kolb, Die Juden in Nürnberg, 1946, S. 26; Beispiele sind Dr. Feibelmann, Drs. Frankenau, Dr. Jakob, Dr. May, Dr. Mohr, Drs. Münz.

360 Füllberg-Stollberg, in: Stengel, Vor der Vernichtung, 2007, S. 34 f.

361 Kwiet, Gehen oder bleiben?, in: Pehle, Der Judenpogrom, 1988, S. 132–145; Gruner, Einleitung, in: Aly/Gruner/Heim u. a., 2008, S. 43.

362 Belegt ist dies für die Ärzte Drs. Bergmann, Adolf Dessauer, Falk, Hugo Feuchtwanger, Goldenberg, Grünspecht, Schmeidler, Seidenberger, Ehepaar Steckelmacher und Max Strauß.

363 Wollenberg, Enteignung, in: Wollenberg, Niemand war dabei, 1989, S. 161; Tobias, Orte der Erinnerung, 1998, S. 49; Drecoll, Die „Entjudung", in: Baumann/Heusler, München arisiert, 2004, S. 81, 83; Drecoll, Fiskus, 2009, S. 196; Janetzko, Die „Arisierung", 2012, S. 155, 294.

364 Drecoll, Die „Entjudung", in: Baumann/Heusler, München arisiert, 2004, S. 81.

Für einen Reisepass war unter anderem eine Unbedenklichkeitsbescheinigung des Finanzamts vorzulegen, mit der die Begleichung der regulären Steuern und Gebühren, der sogenannten Reichsfluchtsteuer, der Devisentausch, die Judenvermögensabgabe und die Auswandererabgabe nachzuweisen waren (Beispiel bei Dr. Regensburger):

- Die „Reichsfluchtsteuer" musste zwar seit 1931 von jedem Auswanderer entrichtet werden, entwickelte sich ab 1934 darüber hinaus faktisch zu einer antijüdischen Zwangssteuer. Sie umfasste 25 Prozent des steuerpflichtigen Vermögens und wurde von den Devisenstellen der Landesfinanzämter zusammen mit der Zollfahndung eingetrieben.[365]
- Die sogenannte Dego-Abgabe, die bei einem Devisenumtausch an die Deutsche Golddiskontbank (Dego) fällig war, kam zuletzt einer Konfiszierung gleich, nachdem sie zwischen 1934 und 1939 schrittweise von 20 Prozent auf 96 Prozent der beantragten Tauschsumme angestiegen war.[366]
- Die bereits erwähnte Judenvermögensabgabe trat erst nach dem Novemberpogrom 1938 in Kraft.[367]
- Darüber hinaus wurde ab Juni 1939 die Auswandererabgabe eingefordert, ein Zwangsbeitrag an die „Reichsvereinigung der Juden in Deutschland" zur Förderung der Emigration und der Betreuung verarmter Juden.[368]
- Die Vermögenssteuer und die Judenvermögensabgabe, deren Höhe sich nicht nach dem restlichen Vermögen, sondern nach der Veranlagung vom April 1938 richtete, konnten ab Ende 1938 von vielen Ausreisewilligen nicht mehr aufgebracht werden.[369]

365 Longerich, Politik der Vernichtung, 1998, S. 125; Drecoll, Fiskus, 2009, S. 126, 128, 134; Füllberg-Stollberg, in: Stengel, Vor der Vernichtung, 2007, S. 34; Barkai, Vom Boykott zur „Entjudung", 1987, S. 111–120; Stephan, Arisierung, 2005, S. 114.

366 Longerich, Politik der Vernichtung, 1998, S. 125 f.; Gesetz über die Devisenbewirtschaftung vom 4. 2. 1935, RGBl. I, S. 106; Bajohr, Arisierung, S. 21. Anhand dieser Abgaben ließen sich weitere Rückschlüsse auf das Vermögen der Betroffenen ziehen.

367 Siehe S. 74.

368 Meyer, Handlungsspielräume, in: Kundrus/Meyer, Die Deportation, S. 63–85; Meyer, Tödliche Gratwanderung, 2011, S. 111. Am 4. 6. 1939 mussten alle Juden aufgrund der 10. Verordnung zum Reichsbürgergesetz der „Reichsvereinigung der Juden in Deutschland" beitreten.

369 Verordnung über die Anmeldung des Vermögens von Juden vom 26. 4. 1938, RGBl. I, S. 414 f.; Janetzko, Die „Arisierung", 2012, S. 184, 293; Janetzko, Arisierung in Nürnberg, in: Henkel/Dietzfelbinger, Entrechtet. Entwürdigt. Beraubt, 2012, S. 53. Zum Erlös aus den Zwangsverkäufen siehe S. 77 f., 79 f.

In Nürnberg hatten die Stellen, die an der Enteignung beteiligt waren, angesichts der früh einsetzenden Emigration bereits im September 1933 ein umfassendes Kooperationsabkommen mit der Bayerischen Politischen Polizei getroffen und arbeiteten besonders effektiv zusammen.[370] Meldungen über Devisenvergehen[371] gingen von der großen Devisenstelle des Nürnberger Landesfinanzamts – seit 1937 Oberfinanzpräsident – an das Polizeipräsidium Nürnberg-Fürth mit angegliederter Landeskriminalpolizei.[372] Zwischen den zuständigen Polizeistellen, Ämtern, Notaren, Maklern und Geldinstituten lief bei dem ersten Hinweis auf Auswanderungspläne eine Benachrichtigungsroutine an. Schon das Formular der Gestapo über die „Vorbereitenden Maßnahmen zur Verlegung des Wohnsitzes ins Ausland" sah – wie in den Beispielen von Dr. Warburg und Dr. Hecht – einen Verteiler an folgende Dienststellen vor:[373]

a) Geh. Staatspolizei, Staatspolizeistelle Nürnberg-Fürth,
b) Zollfahndungsstelle in Nürnberg, Blumenstr. 1,
c) Oberbürgermeister der Stadt der Reichsparteitage, städt. Steueramt Nürnberg,
d) Reichsbankhauptstelle in Nürnberg, Blumenstr. 1,
e) Devisenstelle beim Landesfinanzamt in Nürnberg, Bogenstr. 31,
f) Präsident des Landesfinanzamt Berlin (Zentrale Nachrichtenstelle), Berlin W15, Kurfürstendamm 193/194.

Das Finanzamt Nürnberg Ost führte generell vor jeder Emigration von Angehörigen der freien Berufe Buchprüfungen durch.[374] Dabei muss hervorgehoben werden, dass die Nürnberger Steuerbehörde nach Aussage von Axel Drecoll bis 1938 nicht nur bei der Steuererhebung, sondern auch bei Auswanderungsanträgen eine unvoreingenommene, nicht diskriminierende Haltung gegenüber Juden einnahm.[375] Ihre Entscheidungen richteten sich bis April 1938 nach konkreten Tatbeständen und nicht nach rassistischen Vorurteilen, sodass die Devisenstelle Nürnberg jüdischen Emigranten die Ausfuhr ihres übriggebliebenen Vermögens innerhalb der rechtlichen Vorschriften genehmigte und bei einem Verstoß in Einzelfällen von einer Bestrafung absah. Hier überwog das Ziel, die jüdische Auswanderung nicht durch überhöhte Abzüge zu gefährden.[376]

370 Drecoll, Fiskus, 2009, S. 152.

371 Gesetz zur Änderung des Gesetzes über die Devisenbewirtschaftung vom 1. 12. 1936, RGBl I, S. 1000, § 37a; siehe auch Gruner, Einleitung, in: Aly/Gruner/Heim u. a., 2008, S. 50.

372 Volkert, Handbuch, 1983, S. 152; Boberach/Thommes/Weiß, Ämter, 1997, S. 95.

373 StAN III FA Ost 6356, 8239.

374 Stephan, Arisierung, 2005, S. 114.

375 Drecoll, Fiskus, 2009, S. 208. Zur Steuererhebung siehe S. 54.

376 Ebenda S. 144, 178 f., 208, 233; Janetzko, Die „Arisierung", 2012, S. 148.

Vor der Pogromnacht war es daher noch möglich, einen Teil der eigenen Wohnungs- und Praxiseinrichtung auszuführen, wie die Beispiele von Dr. Hermann Baer, Dr. Joseph Dessauer, Dr. Falk, Dr. Goldenberg und Dr. Mosbacher zeigen. Nach dem 12. 12. 1938 jedoch musste das Umzugsgut, genannt „Lift", aufgelistet und genehmigt werden, und nur die notwendigsten persönlichen Gegenstände durften bei der Ausreise mitgeführt werden.[377] Als die Freigrenze für den Umtausch ausländischer Währung, die 1934 von 200 auf zehn Reichsmark herabgesetzt worden war, am 1. 6. 1936 vollständig entfiel, waren die Vertriebenen im Ausland ohne jegliche Barmittel.[378]

In den Monaten vor dem Krieg steigerte sich die Diskriminierung der jüdischen Bevölkerung zum Terror. Der geringste Verstoß gegen die Auswanderungsvorschriften oder eine ungenehmigten Ausreise konnten schwerste Strafen und den Einzug des Vermögens nach sich ziehen.[379] Nachdem sie das Ausland erreicht hatten, drohte nach einem Gesetz aus dem Jahr 1933 eine Aberkennung der Staatsbürgerschaft. Juden unterstellte man pauschal volks- und staatsfeindliche Bestrebungen, mit denen sie „gegen die Pflicht zur Treue gegen Reich und Volk" verstießen.[380] Jüdische Ärzte mussten darüber hinaus befürchten, mit der Ausbürgerung automatisch auch ihren Doktortitel zu verlieren, wie das Beispiel von Dr. Feibelmann zeigt.[381] War ihnen bereits jede Einkommensquelle und ihr Vermögen genommen worden, so wurden sie nun zusätzlich kriminalisiert und ihrer Würde beraubt.[382] Wie Hunderttausende andere mittellose und gedemütigte Juden suchten sie verzweifelt, dem aufziehenden Unheil zu entkommen und mit ein paar Reichsmark über die Grenze zu fliehen. Hunderte wurden in den Selbstmord getrieben.[383]

377 Gesetz über die Devisenbewirtschaftung, RGBl. I 1938, S. 1734, zusammen mit der Richtlinie über die Devisenbewirtschaftung am 12. 12. 1938; Bernhard Kolb, Die Juden in Nürnberg, 1946, S. 71, Drecoll, Fiskus, 2009, S. 196; Stengel, Vor der Vernichtung, 2007, S. 11. Diese Restriktion wird bei Prof. E. Nathan nicht bestätigt, siehe S. 294.

378 Banken, Das nationalsozialistische Devisenrecht, in: Bähr, Banken, Wirtschaftssteuerung, 2006, S. 169, 179

379 Drecoll, Fiskus, 2009, S. 126.

380 Gesetz über den Widerruf von Einbürgerungen und die Aberkennung der deutschen Staatsangehörigkeit vom 14. 7. 1933, RGBl. I, S. 480, 538, § 2,1.

381 Der Entzug des Doktortitels von Dr. Feibelmann wurde von Renate Wittern und Andreas Frewer ausführlich dargestellt in: Wittern/Frewer, Aberkennungen der Doktorwürde, 2008, S. 93–98; hier Änderung der Promotionsordnung S. 25 f.

382 Ebenda, S. 29 f.

383 Heim, in: Aly/Herbert/Heim, Die Verfolgung, Bd. 2, 2009, S. 13; Ohnhäuser, Suizid und jüdische Ärzte, 2013.

„Es gibt wohl keine Familie, in der nicht die Frage der Auswanderung heute heftig diskutiert wird. Bei den wenigsten geht es noch um das Ob, die meisten überlegen nur noch das Wie und das Wann." Mit diesen Worten gibt Margarete Edelheim 1937 die Stimmung unter den Nürnberg-Fürther Juden wieder.[384] Artikel über die Aufnahmebedingungen in den Auswanderungsländern häuften sich und mit zunehmender Dringlichkeit auch die Aufforderung zum Spracherwerb, um in der fremden Umgebung erfolgreich zu sein.[385] Die „Reichsvertretung der Deutschen Juden" bot in Berlin Examensvorbereitungen für auswandernde Ärzte an.[386]

Schon im Februar 1934 hatte die „Reichsstelle für Auswanderungswesen" auf die Schwierigkeiten einer Berufsausübung für Ärzte im Ausland hingewiesen. Einige Länder verlangten nur eine medizinische Prüfung (Großbritannien, Niederlande, Spanien) oder ein Nachstudium von mehreren Semestern, andere ein volles Studium oder sogar das einheimische Abitur (Frankreich, Schweiz), manche Staaten setzten die betreffende Staatsangehörigkeit voraus (Frankreich, Schweiz, Spanien).[387] „Daß jedoch der ‚Deutsche Ärztevereinsbund' den internationalen Gremien nahelegte, den Wünschen derjenigen Ärzte oder Medizinstudenten, die aus Deutschland auswandern wollten und baten, ihnen entsprechende Stellen nachzuweisen, nicht zu entsprechen, bleibt ein Skandal."[388]

Die erste große Auswanderungsbewegung 1933 war noch auf Europa zentriert, nach 1935 verteilten sich die Emigranten zunehmend über die ganze Welt mit den Schwerpunkten Palästina und USA.[389] Von den Medizinern aus ganz Deutschland floh die Hälfte in die USA, ein Viertel in das britische Mandatsgebiet Palästina und etwa ein Achtel nach Großbritannien.[390] In England herrschte bis 1941 Arbeitsverbot für Immigranten, nicht aber in Schottland (siehe Dr. Willi Straus), und in der Schweiz

384 Margarete Edelheim, in: Nürnberg-Fürther Israelitische Gemeindeblatt (1937), S. 77 f.

385 Nürnberg-Fürther Israelitisches Gemeindeblatt (1936), S. 70 f., 87–90.

386 Ebenda 1938, S. 2. Zur „Reichsvertretung" siehe Meyer, Tödliche Gratwanderung, 2011. 1939 Namensänderung in „Reichsvereinigung der Juden in Deutschland".

387 Leibfried, Stationen der Abwehr, 1982, S. 21; Baader, Politisch motivierte Emigration, 1984, S. 75.

388 Grzonka/Lenz/Schadewaldt, 75 Jahre Hartmannbund, 1975, S. 143. Zum Ärztevereinsbund siehe S. 28.

389 Gruner, Einleitung, in: Aly/Gruner/Heim u. a., 2008, S. 43; Leibfried, Stationen der Abwehr, 1982, S. 11, 18, 20; Kater, Ärzte als Hitlers Helfer, 2000, S. 335–360; www.stadtarchiv.nuernberg.de/forschung/formerly.html; aerzte.erez-israel.de; aerzte.erez-israel.de/deutschland-1933.

390 Fahrenbach, Ausgegrenzt und vertrieben, 1992, S. 172; Eppinger, Das Schicksal der jüdischen Dermatologen, 2001, S. 32–46.

unterstanden sie einem generellen Arbeitsverbot. Für die geschilderten 90 Nürnberger Auswanderer war das bevorzugte Ziel die USA, nämlich in 42 Fällen, danach Palästina in 19, England in 14 und die Schweiz in 6 Fällen.[391] Der Rest verteilte sich auf neun andere Länder.

Mit den ansteigenden Zahlen von niederlassungswilligen Ärzten schotteten sich die ausländischen Arbeitsmärkte zunehmend ab.[392] In vielen Ländern waren die Ärzte-Emigranten bei ihren Kollegen als Konkurrenten und häufig auch als Juden unwillkommen.[393] Palästina erlebte nach 1933 eine Ärzteschwemme aus Deutschland. Die Aufnahmeländer wehrten sich auch deshalb gegen die mittellosen Flüchtlinge, weil sie fürchteten, dass diese der öffentlichen Fürsorge zur Last fallen könnten.[394] So verzögerte beispielsweise das Hauptauswanderungsland USA seit 1936 die Bearbeitung der Anträge, indem es vor der Ausstellung des Visums einen Vermögensnachweis, die Bürgschaftserklärung eines US-Staatsbürgers (affidavit of support), ein Leumundszeugnis und ein ärztliches Attest verlangte. Zudem wurde die Einreise nur bewilligt, wenn die Durchreisegenehmigungen aller Transitländer vorlagen. Die begrenzte Aufnahme in den Zielländern erforderte häufig Zwischenaufenthalte in anderen Staaten, für Dr. Robert Bing und Dr. Hecht beispielsweise ergaben sich wie für viele Betroffene längere Wartezeiten in England, weil die Quoten für die Erteilung der US-Visa begrenzt waren.[395]

Dr. Feibelmann suchte 1933 zunächst Schutz im Saargebiet, das bis 1935 französisches Mandatsgebiet war, musste dann aber nach Frankreich, und als dies 1940 besetzt wurde, in die USA ausweichen. Auch nach Kriegsbeginn gelang einigen der Nürnberger Ärzte noch die Ausreise, etwa Dr. Regensburger, Dr. Warburg und Dr. Wertheimer. Mit dem deutschen Überfall auf die Nachbarländer schloss sich indes ein Fluchtweg nach dem anderen, bis schließlich am 23. 10. 1941 das endgültige Auswanderungsverbot verhängt wurde.[396] Manche waren zwar vor Kriegsbeginn

391 Zu den Entschädigungsanträgen siehe S. 105, 417.

392 Damskis, Biografien, 2009, S. 90–92.

393 Leibfried, Stationen der Abwehr, 1982, S. 3–39; Kwiet, Gehen oder bleiben?, in: Pehle, Der Judenpogrom, 1988, S. 134. Siehe dazu das Beispiel von Dr. Mosbacher in den USA.

394 Heim, Einleitung, in: Aly/Herbert/Heim, Die Verfolgung, Bd. 2, 2009, S. 43; Fahrenbach, Ausgegrenzt und vertrieben, 1992, S. 172–175; Kröner, Emigration von Medizinern, 1989, S. 17; Eppinger, Das Schicksal der jüdischen Dermatologen, 2001, S. 282.

395 Kröner, Emigration von Medizinern, 1989, S. 18; Wetzel, Auswanderung, in: Benz, Die Juden in Deutschland, 1996, S. 420.

396 Kolb, Die Juden in Nürnberg, 1946, S. 65.

ins Ausland entkommen, wurden dennoch vom Einmarsch deutscher Truppen eingeholt wie Dr. Latte, Dr. Ernst Müller und Dr. Riesenfeld. Zumeist für die älteren Ärzte waren Auswanderungsversuche in andere Länder aussichtslos geworden. Sie gehörten zu den Menschen, die der Vernichtungsmaschinerie des NS-Regimes nicht mehr entkommen konnten.[397]

Trotz der mannigfachen Schwierigkeiten und Hindernisse gelang es einer größeren Zahl, mit bewundernswerter Energie in fremden Ländern wieder Fuß zu fassen, die Sprache zu lernen, die Voraussetzungen des Studienabschlusses zu erfüllen oder gar ein vollständiges Medizinstudium nachzuholen. Nach jahrelangen Anstrengungen erwarben sie die Arbeitslizenzen, die es ihnen erlaubte, in untergeordneten Stellungen in Krankenhäusern die Qualifikation zur Niederlassung zu erwerben und das Risiko einer eigenen Praxiseröffnung einzugehen. Dieses Ziel erreichten 23 Nürnberger Ärztinnen und Ärzte.[398] Zwei Kollegen brachten es sogar fertig, in zwei Ländern eine medizinische Karriere zu beginnen: Frau Dr. Stern in Italien und den USA und Dr. Ernst Müller in Griechenland und den USA. Auch im Ausland genossen die jüdischen Ärzte aus Deutschland teilweise wieder ein hohes berufliches und menschliches Ansehen, wie die Beispiele von Prof. Richard Bing, Dr. Jakob Leo Feuchtwanger, Dr. Hermann Gessner und Dr. Mosbacher zeigen.

Manche orientierten sich auch beruflich neu und schufen sich ein materielles Auskommen außerhalb ihres erlernten Berufs, wie die Drs. Robert Bing, Eisemann, Schmeidler und Warburg. Aber in den meisten Ländern war die Armut der Neuankömmlinge groß und blieb es bis zu ihrem Lebensende, wie die Schicksale von 24 Ärztinnen und Ärzten zeigen.[399] Nach den Gewalterfahrungen, Demütigungen und der existenziellen Bedrohung fehlte vielen Menschen die psychische Kraft für einen Neuanfang in einem fremden Land.[400]

Wenn trotz der genannten zahlreichen Widerstände viele jüdische Ärzte Ende der 40er-Jahre schließlich doch erfolgreich und integriert waren, dann „stimmt dies

397 Leibfried, Stationen der Abwehr, 1982, S. 22.

398 Drs. Bergmann, Bernkopf, Fritz Bloch, Brandeis, Brasch, Collin, Joseph Dessauer, Eichenbronner, Eisemann, Engel, Falk, Feilchenfeld, Hugo Feuchtwanger, Frankenstein, Goldenberg, Grießmann, Grünspecht, Gundelfinger, Mosbacher, Nathan, Neuland, Odenwald und Stein.

399 Drs. Ascher, Fanny Bergmann, Bernkopf, Robert Bing, Fritz Bloch, Brandeis, Adolf Dessauer, Joseph Dessauer, Eisemann, Engel, Falk, Hugo Feuchtwanger, Frankenstein, Goldenberg, Grünspecht, Hecht, Lazarus, Odenwald, Schmeidler, Anna Schützer, Sommer, Wachtel, Warburg und Wilhermsdörfer.

400 Drecoll, Fiskus, 2009, S. 286, 288, 302 f.

nur, weil sie zuvor gewaltige materielle Opfer gebracht und unermeßliches persönliches Leid durchgestanden hatten".[401] Keiner der jüdischen Ärzte aus Nürnberg kehrte nach dem Krieg zurück, um wieder in seiner Heimatstadt zu leben und zu arbeiten. Der Grund für den Aufenthalt von Dr. Ascher in Nürnberg waren allein seine schweren Erkrankungen, die er im Klinikum Nürnberg kostenlos behandeln lassen konnte (S. 119).

Ausgrenzung

Nachdem die erwähnten hohen finanziellen Abgaben die gewünschte Emigration vieler Juden verhindert hatten, nahm die Reichsregierung den Novemberpogrom 1938 zum Ausgangspunkt, den Druck massiv auf diejenigen zu erhöhen, die noch nicht emigriert waren.[402] Staatliche Strategie war es, die zurückgebliebenen Juden von der übrigen Gesellschaft zu isolieren und sie aus dem wirtschaftlichen und kulturellen Leben vollkommen auszuschließen, wenn eine Auswanderung nicht erzwungen werden konnte. In den Monaten nach dem Pogrom erlebte die jüdische Gemeinschaft demzufolge eine zunehmende Verbannung aus der Gesellschaft.[403] Verhöre, Verhaftungen, KZ-Einweisungen und Vertreibungen im Eilverfahren gehörten zu den traumatischen Erfahrungen fast aller jüdischen Familien.[404] Hoffnungslosigkeit und Depression breiteten sich unter denjenigen aus, die keine Aussicht auf Emigration hatten.

In Nürnberg diente die Zusammenlegung von Familien in 52 sogenannten Judenhäusern[405] der effektiven Überwachung und bereitete die im Oktober 1941 einsetzenden Deportationen vor.[406] Die Verpflichtung zum „geschlossenen Arbeitseinsatz" in gesonderten Kolonnen getrennt von anderen Arbeitern war nicht nur Pflicht bei Erwerbslosigkeit, sondern zugleich Demütigung und Ausnutzung jüdischer Arbeitskraft für die Kriegswirtschaft, die eine Deportation verzögern konnte.[407] Der als Halbjude

401 Kater, Ärzte als Hitlers Helfer, 2000, S. 345; Eckart, Medizin in der NS-Diktatur, 2012, S. 111.

402 Anordnung von Göring am 24. 1. 1939, die Judenfrage durch Auswanderung und Evakuierung zu lösen. Zu den Zwangsabgaben siehe S. 88 f., 91.

403 Longerich, Politik der Vernichtung, 1998, S. 156; Moser, Die Entrechtung der Juden, in: Pehle, Der Judenpogrom, 1988, S. 118.

404 Heim, in: Aly/Herbert/Heim, Die Verfolgung, Bd. 2, 2009, S. 58.

405 Gesetz über Mietverhältnisse mit Juden vom 30. 4. 1939, RGBl. I, S. 864.

406 Jochem/Kettner, Gedenkbuch, 1998, S. 463; Tobias, Orte der Erinnerung, 1998, S. 58.

407 Gruner, Geschlossener Arbeitseinsatz, 1997.

eingestufte Sohn von Dr. Albert Weinstock erhielt noch 1944 den Einsatzbefehl bei der „Organisation Todt".[408]

Neben den wahllosen Übergriffen „perfektionierte" eine Flut von Gesetzen, Verordnungen, Erlassen, Verfügungen, Rundschreiben und Richtlinien ein System des abgestuften Terrors. Insgesamt schränkten mehr als 1900 staatliche Vorschriften alle Lebensbereiche ein.[409] Allein im Jahr 1938 waren zusätzlich zu den bestehenden Gesetzen 250 Bestimmungen ausschließlich gegen die Juden gerichtet,[410] die vor ihrer Deportation vollständig in ihrer Bewegungsfreiheit eingeschränkt und aus der Öffentlichkeit entfernt wurden.[411]

Die Versorgung und die Auswanderungshilfen für 240 000 enteignete, verarmte, überalterte und unterernährte Juden im Altreich überforderte inzwischen die „Reichsvereinigung der Juden" ebenso wie den „Hilfsverein der Juden in Deutschland". Mehrere Versuche von Massenausweisungen durch das Reichssicherheitshauptamt, etwa im Oktober 1938 nach Polen, blieben erfolglos. Da die Abschiebung ins Ausland vor Kriegsbeginn nicht möglich war, richtete sich die Planung seit April 1939 auf Deportationen in die zu besetzenden Gebiete im Osten, ohne dass zu diesem Zeitpunkt schon konkrete Entscheidungen für den ab Ende 1941 einsetzenden Massenmord gefällt waren.[412]

408 Siehe S. 386. Die „Organisation Todt" war seit 1938 eine Rüstungs- und Bauorganisation unter Fritz Todt (seit 1940 Reichsminister für Bewaffnung und Munition), sie unterstand nach 1942 seinem Nachfolger Albert Speer. Ab 1943 wurden vorwiegend Zwangsarbeiter und Kriegsgefangene eingesetzt.

409 Barkai, Vom Boykott zur „Entjudung", 1987, S. 128–137; Arnd/Boberach, Die Juden in Deutschland, in: Benz, Dimensionen des Völkermords, 1991, S. 29; Walk, Das Sonderrecht für die Juden, 1996, Nr. 24, S. 8; Ruck, Bibliographie, 2000; Seidler, Jüdische Kinderärzte, 2007, S. 28; www.documentarchiv.de/da/fs-antijuedische-verordnungen.html; www.servat.unibe.ch/dns/dns_jahre.html.

410 Eckert/Rusam, Geschichte der Juden, 1995, S. 7; Walk, Das Sonderrecht für die Juden, 1996; Longerich, Politik der Vernichtung, 1998, S. 159–161, 186 f., 212–214; Moser, Die Entrechtung der Juden, in: Pehle, Der Judenpogrom, 1988, S. 126, 130 f.; Müller, Geschichte der Juden, 1968, S. 275; Kröner, Emigration von Medizinern, 1989, S. 5; www.digam.net/?exp=240.

411 Kwiet, Gehen oder bleiben?, in: Pehle, Der Judenpogrom, 1988, S. 139 f.; Gruner, Öffentliche Wohlfahrt und Judenverfolgung, 2002, S. 157–170.

412 Longerich, Politik der Vernichtung, 1998, S. 221, 580; Fahrenbach, Ausgegrenzt und vertrieben 1992, S. 178; Gruner, Von der Kollektivausweisung zur Deportation, in: Kundrus/Meyer, Die Deportation, S. 21–31.

Deportationen

Nach dem Überfall auf Polen wurde die Drohung Hitlers, die europäischen Juden zu vernichten, Realität.[413] Waren sie im Reichsgebiet bisher als ein isolierter Bevölkerungsteil angesehen worden, so behandelte man sie von nun an wie einen inneren Feind.[414] Die Reichsregierung ging seit Juli 1941 von der „Lösung" der Judenfrage durch Auswanderung und Aussiedlung zur „Endlösung" durch Ghettoisierung, Zwangsarbeit und physische Vernichtung über.[415] Am 15. 10. 1941, noch vor der Wannseekonferenz, begannen die systematischen Deportationen aus dem Altreich. Im Unterschied zum Vorgehen in vielen anderen Städten wurden die Nürnberger Opfer von der Gestapo schriftlich aufgefordert, sich zu einem bestimmten Termin bereitzuhalten, um mit ihrem vorgeschriebenen Gepäck tagsüber und in aller Öffentlichkeit zum Lager der Politischen Leiter im Reichsparteitagsgelände transportiert zu werden.[416] Die wenigsten Menschen haben die Deportationen, die sie mit einem Rest an Hoffnung und ohne Widerstand über sich ergehen ließen, überlebt.[417]

Die Endgültigkeit der Ausweisung wird in der 11. Verordnung zum Reichbürgergesetz deutlich: Allen Juden, die das Reichsgebiet verließen, wurde die deutsche Staatsangehörigkeit entzogen.[418] Die Aberkennung bewirkte automatisch die Enteignung der Opfer, ihr Besitz galt als „feindliches Vermögen".[419] Die Abfolge „Überschreiten der

413 Aus der Rede Hitlers am 30. 1. 1939, die in der Wochenschau in voller Länge gezeigt wurde: „Wenn es dem internationalen Finanzjudentum inner- und außerhalb Europas gelingen sollte, die Völker der Welt noch einmal in einen Weltkrieg zu stürzen, dann wird das Ergebnis nicht die Bolschewisierung der Erde und damit der Sieg des Judentums sein, sondern die Vernichtung der jüdischen Rasse in Europa." Longerich, Politik der Vernichtung, 1998, S. 221, dort auch die politische Einordnung.

414 Longerich, Politik der Vernichtung, 1998, S. 156, 229; Moser, Die Entrechtung der Juden, in: Pehle, Der Judenpogrom, 1988, S. 126; für Nürnberg: Müller, Geschichte der Juden, 1968, S. 275, Kap. 11.1 „Verschärfte Maßnahmen seit Kriegsbeginn".

415 Am 31. 7. 1941 Auftrag Görings an Heydrich zur Erstellung eines organisatorischen Gesamtentwurfs für die Endlösung der Judenfrage; Longerich, Politik der Vernichtung, 1998, S. 218 f., 582 f.

416 Jochem/Kettner, Gedenkbuch, 1998, S. 457; Benz, Deportation und Ermordung, in: Treml/Kirmeier, Geschichte, 1988, S. 495–496; Benz, Herrschaft und Gesellschaft, 1990, S. 172–173; www.rijo.homepage.t-online.de/pdf/DE_NU_JU_gedenkb2.pdf, S. 2, 5–9, 11–13.

417 Siehe 409, 417.

418 11. Verordnung zum Reichsbürgergesetz vom 25. 11. 1941, RGBl. I, S. 722.

419 Ebenda § 3.1: „Das Vermögen des Juden, der die deutsche Staatsangehörigkeit auf Grund dieser Verordnung verliert, verfällt mit dem Verlust der Staatsangehörigkeit dem Reich."

Grenze – Verlust der Staatsangehörigkeit – Einzug des Vermögens“ ist beispielsweise bei Dr. David Erlanger und Dr. Oettinger nachzuweisen. Schon zum Zeitpunkt des Erlasses der Verordnung im November 1941 war der Wortlaut in § 2, „Verlegung des gewöhnlichen Aufenthalts im Ausland“,[420] für die Zurückgebliebenen eine zynische Umschreibung für Deportation, da die Auswanderung bereits seit dem 23. 10. 1941 gesetzlich verboten war.[421]

1943 erlosch der letzte Rest an Rechtsansprüchen: Die 13. Verordnung zum Reichsbürgergesetz stellte die Juden ausschließlich unter die Verfügung durch die Polizei und lieferte sie der jederzeit drohenden Deportation in die Vernichtungslager aus.[422] Ihre Ermordung war gleichzeitig der letzte Schritt zur Aneignung ihres Besitzes, denn § 2.1 der Verordnung legte fest: „Nach dem Tode eines Juden verfällt sein Vermögen dem Reich.“ Unter dem reichsweiten Decknamen „Aktion 3“ sicherten sich der Oberfinanzpräsident und die Gestapo in Nürnberg den Besitz der deportierten Juden aus den verlassenen Wohnungen.[423] Um deren Spuren restlos zu beseitigen, wurden die privaten Einrichtungen verkauft oder versteigert, für Immobilien neue Eigentümer gefunden und ihre Guthaben der Reichsfinanzverwaltung übertragen.[424]

Das „Gedenkbuch für die Nürnberger Opfer der Schoa“[425] erinnert an die sieben Deportationszüge zwischen dem 29. 11. 1941 und dem 17. 1. 1944 von Nürnberg in die Durchgangslager und Vernichtungslager. Zusätzlich wurden 18 Juden aus Nürnberg am 5. 10. 1942 nach Fürth in das Altersheim Julienstr. 2 umgesiedelt und am 17. 6. 1943 mit allen Fürther Juden nach Theresienstadt und Auschwitz deportiert.[426] Nur 72 der

420 Ebenda § 2b.

421 Arnd/Boberach, Die Juden in Deutschland, in: Benz, Dimensionen des Völkermords, S. 31; Benz, Deportation und Ermordung, in: Treml/Kirmeier, Geschichte, 1988, S. 294; Benz, Herrschaft und Gesellschaft, 1990, S. 168.

422 13. Verordnung zum Reichsbürgergesetz vom 1. 7. 1943, § 2.1, RGBl. I 1943, S. 372.

423 Kuller, „Erster Grundsatz“, in: Kundrus/Meyer, Die Deportation der Juden, 2005, S. 161; Benz, Deportation und Ermordung, in: Treml/Kirmeier, Geschichte, 1988, S. 491; Tobias, Die „Aktion 3“, 2012, S. 157; StAN OFD – Bund, Rep. 274/I Bd. 3, Nr. 15457. Oberfinanzpräsident siehe S. 55, Gestapo Nürnberg S. 79.

424 Kuller, „Erster Grundsatz“, in: Kundrus/Meyer, Die Deportation der Juden, 2005, S. 160; Tobias, Zugunsten des Reiches, 2008, S. 31 f.; Tobias/Zinke, Entrechtung und Enteignung, 2008, S. 29–47.

425 Jochem/Kettner, Gedenkbuch, 1998 und 2002; Broszat/Fröhlich/Wiesemann, Bayern in der NS-Zeit, 1977, S. 484–486.

426 Jochem/Kettner, Gedenkbuch, 1998, S. LII, 448; Ohm, Fürth, 2007, S. 310; www.juedische-fuerther.de; Schirmer, Das andere Nürnberg, 1974, S. 193; Kolb, Die Juden in Nürnberg, 1946, S. 91.

direkt aus Nürnberg Deportierten sind dem Tod entgangen. Die Transporte aus Franken mit Personen aus Nürnberg ereigneten sich am:[427]

29. 11. 1941 mit 1008 Juden aus ganz Franken von Nürnberg nach Jungfernhof bei Riga, davon 516 aus Nürnberg und 89 aus Fürth. In diesem ersten Massentransport befanden sich die Ärzte und Ehefrauen Hermann Frank, Jakob und Johanna Karoline Gugenheim, Gabriel Meier, Edith und Karl Piorkowsky, Grete und Moritz Reichsthaler. Von den 516 Nürnberger Bürgern haben nur 18 überlebt.

24. 3. 1942 mit 1000 Personen nach Izbica, Distrikt Lublin, davon 426 aus Nürnberg und 424 aus Fürth. Unter ihnen waren Henriette Johanna Steinhardt, Flora und Max Weil mit zwei ihrer Kinder, Lilly und Emil Weinstock mit Tochter Hilde, Bella und Gustav Wolf. Von den 1000 Deportierten hat keiner überlebt.

25. 4. 1942 mit 955 Personen von Würzburg nach Krasnystaw bei Lublin. Bei diesem Transport befanden sich auch 19 Personen aus Nürnberg und vier aus Fürth. Es gab keine Überlebenden.

10. 9. 1942 mit 1000 Personen von Nürnberg nach Theresienstadt, darunter 533 Personen aus Nürnberg. Unter ihnen waren Lina und David Erlanger, Regina Mansbach, Lilli und Martin Oettinger, Clara Rosenthal. Nur 51 Opfer aus dem gesamten Transport überlebten, davon 26 aus Nürnberg.

16. 6. 1943 mit 36 Personen nach Theresienstadt, davon 14 aus Nürnberg. Vier Personen haben überlebt.

17./18. 6. 1943 mit 73 Personen nach Auschwitz, darunter 16 Personen aus Nürnberg. Keiner von ihnen hat überlebt.

17. 1. 1944 mit 15 Personen nach Theresienstadt, unter ihnen war Rahel Anna Rodler. Es gab fünf Überlebende.

427 Dokument „Die Deportierung der Nürnberger Juden“, in: Stadtarchiv, Schicksal jüdischer Mitbürger, 1965, S. 76–79; Broszat/Fröhlich/Wiesemann, Bayern in der NS-Zeit, 1977, S. 431, 484–486; Müller, Geschichte der Juden, 1968, S. 138, 277–293, 295; Benz, Herrschaft und Gesellschaft, 1990, S. 172–174, 177–179; Lehnert, Juden in Nürnberg, in: Lehnert/Hamburger/Wiesel/Zettl, Juden in Nürnberg, 1993, S. 52; Jochem/Kettner, Gedenkbuch, 1998, S. LII, 463 f.; Tobias, Orte der Erinnerung, 1998, S. 61–63; zu den Deportationszielen: Jochem/Kettner, Gedenkbuch, 2002, S. 165–173; Gottwald/Schulle, Die Judendeportationen, 2005, S. 122,185 f., 197–201, 323–326, 360, 421, 462; Ohm, Fürth, 2007, S. 310; Schott, Filmaufnahmen, 2011, S. 316; www.bundesarchiv.de/gedenkbuch/directory.html; www.jewishgen.org/yizkor/nuremberg/nur003.html; www.rijo.homepage.t-online.de/pdf/DE_NU_JU_nuechron.pdf.; www.rijo.homepage.t-online.de/pdf/DE_NU_JU_gedenkb2.pdf. Zum 17. 1. 1944 siehe Kolb, Die Juden in Nürnberg, 1946, S. 100, bzw. bei www.rijo.homepage.t-online.de/pdf/DE_NU_JU_kolb_text.pdf, S. 88.

Zu den Schoah-Opfern aus Nürnberg gehörten die folgenden 18 jüdischen Ärzte mit ihren Ehefrauen und Kindern, insgesamt 41 Personen:[428]

Dr. David Erlanger mit seiner Frau Lina
Dr. Hermann Frank
Dr. Jakob Gugenheim mit Frau Johanna Karoline
Dr. Benno Jakob mit seiner Frau Ida
Dr. Theodor Delwin Katz und seine Ehefrau Anna
Dr. Hermann Kronheimer, seine Ehefrau Josefine und die Kinder Lina und Paul
Dr. Baruch Latte und seine Ehefrau Johanna überlebten Theresienstadt
Dr. Gabriel Meier (Dr. Gustav Rothmann)
Dr. Alfred Münz mit seinem Vater Dr. Pinkus Münz (bis 1932 in Nürnberg)
Dr. Martin Oettinger mit seiner Frau Lilli
Dr. Karl Piorkowsky mit seiner Frau Edith
Dr. Moritz Reichsthaler mit seiner Frau Grete
Dr. Margot Riesenfeld
Dr. Anna Rodler
Dr. Max Weil mit seiner Frau Flora und den beiden Kindern Herbert und Suse
Dr. Emil Weinstock mit seiner Frau Lilly und Tochter Hilde
Dr. Gustav Wolf mit seiner Frau Bella und
die Arztwitwen Regina Mansbach, Bertha Rosenfeld (zurückgekehrt), Clara Rosenthal, Meta Schlesinger, ihr Sohn Dr. med. Hans Schlesinger und Henriette Johanna Steinhardt.

Bernhard Kolb[429] hat den Ablauf der Deportationen in Nürnberg eindrucksvoll geschildert. Er hebt besonders die „strenge, aber nicht entwürdigende" Behandlung durch Beamte der Gestapo hervor, die im Gegensatz zu dem Verhalten der SS-Leute und den Leibesvisitationen der weiblichen Deportierten durch „Reinmachefrauen des Polizeipräsidiums" stand.[430] „Das Verhalten der Bevölkerung war", so schreibt er weiter, „ebenfalls sehr verschieden. Während manche Leute in einem unbewachten Augenblick unter Tränen rührenden Abschied nahmen, ergingen sich Passanten auf der Straße in wüsten Beschimpfungen und Beleidigungen."[431] In einem ideologisch gefärbten Lagebericht der Kriminalpolizei Nürnberg vom 10. 12. 1941 wird vermerkt:

428 Siehe S. 409. Zu den drei Überlebenden siehe S. 100 f. und 417, Anm. 68.

429 Siehe S. 73 f.

430 Kolb, Die Juden in Nürnberg, 1946, S. 66–81.

431 Ebenda, S. 75.

„Die Bevölkerung, der dies nicht verborgen blieb, nahm die Tatsache zustimmend zur Kenntnis."[432] Die Misshandlungen, die bereits im Sammellager des Reichsparteitagsgeländes begannen, wurden erst nach dem Krieg in den einschlägigen Prozessen bekannt.[433]

Einige Verfolgte sind noch deportiert worden, nachdem sie aus Nürnberg weggezogen waren, wie Dr. Jakob mit seiner Ehefrau Ida und Dr. Pinkus Münz und Dr. Alfred Münz.[434] Dr. Kronheimer, Dr. Latte und Dr. Riesenfeld fielen noch nach ihrer Flucht in das scheinbar sichere Holland der Deportation zum Opfer. Eine große Zahl von nicht genannten Familienangehörigen ereilte das gleiche Schicksal. Aus den Nürnberger Arztfamilien überlebten nur Dr. Baruch Latte und seine Ehefrau Johanna sowie Bertha Rosenfeld, die Witwe von Dr. Heinrich Rosenfeld, das Ghetto Theresienstadt.

Die Propaganda und die gesamte Presse einschließlich des Stürmer verschwiegen das Schicksal der Deportieren, die Abtransporte wurden als Aussiedlungen, Evakuierungen, Abschiebung, Transport nach dem Osten oder Umsiedlung gen Osten bezeichnet.[435] Nach der Verschleppung fast aller jüdischen Einwohner erschienen Kommentare in der Presse, die triumphierend vermerkten, „daß Nürnberg nun nach 94 Jahren wieder judenrein sei".[436]

Kaum mehr als 50 jüdische Menschen erlebten das Kriegsende in der Stadt.[437] Es handelte sich um die jüdischen Partner in sogenannten Mischehen, deren Ehepartner noch lebten.[438] Bei den Ärzten waren es Dr. Wilhelm Müller und Dr. Hildegard Potzler, die der vorgesehenen Deportation aufgrund des Verlustes der Juden-Kartei bei der Bombardierung des Gestapo-Hauptquartiers am 2. 1. 1945 und durch die

432 Broszat/Fröhlich/Wiesemann, Bayern in der NS-Zeit, 1977, S. 484.

433 Meyer, Handlungsspielräume, in: Kundrus/Meyer, Die Deportation, S. 76 f.; verwaltungshandbuch.bayerische-landesbibliothek-online.de/martin-benno.

434 Von den Nürnberger Ärzten: Dr. Jakob nach Stuttgart, Dr. Pinkus und Dr. Alfred Münz nach Berlin und die Ehefrau sowie der Sohn von Dr. Schlesinger nach Wiesbaden.

435 Buchholz, Die Ausgrenzung, 2007, S. 9; Jochem, Tötungsorte, 1998; Benz, Deportation und Ermordung, in: Treml/Kirmeier, Geschichte 1988, S. 495; Kwiet, Gehen oder bleiben?, in: Pehle, Der Judenpogrom, 1988, S. 132; Benz, Herrschaft und Gesellschaft, 1990, S. 167–179.

436 Zit. nach Kolb, Die Juden in Nürnberg, 1946, S. 91; Schirmer, Das andere Nürnberg, 1974, S. 193. Siehe S. 70.

437 Jochem/Kettner, Gedenkbuch, 1998, S. 503; Meyer, Handlungsspielräume, in: Kundrus/Meyer, Die Deportation, S. 78; www.jewishgen.org/yizkor/Nuremberg/nur003.html.

438 Dr. Anna Rodler fehlte diese Sicherung durch ihren verstorbenen nicht jüdischen Ehemann. Müller, Geschichte der Juden, 1968, S. 292.

Auflösungserscheinungen bei Kriegsende entgingen.[439] Bernhard Kolb schreibt: Nur 68 Männer, Frauen und Kinder haben „die Zerschmetterung des Naziterrors und die Befreiung durch die Amerikaner erleben dürfen".[440] Am 20. 4. 1945 war in Nürnberg der Krieg zu Ende.

439 Jochem/Kettner 1998, S. LII; Hamburger, Die Pogromnacht, in: Wollenberg, Niemand war dabei, 1998, S. 56.

440 Kolb, Die Juden in Nürnberg, 1946, S. 100, bei www.rijo.homepage.t-online.de/pdf/DE_NU_JU_kolb_text.pdf S. 88; Opferzahlen bei Jochem, Vertreibung, in: Henkel/Dietzfelbinger, Entrechtet. Entwürdigt. Beraubt, 2012, S. 175. Siehe dazu S. 417.

Entschädigung und Rückerstattung

Die Wiedergutmachung von etwas, was nicht wieder gutzumachen ist, beherrschte jahrelang die Diskussion über den Holocaust in Deutschland und ist bis heute nicht abgeschlossen.[441] Ihre Geschichte ist von Constantin Goschler und für Bayern von Tobias Winstel umfassend bearbeitet worden.[442] Mit Entschädigung ist hier der Ersatz materieller Verluste gemeint, nicht die immaterielle Anerkennung von Schuld und von Buße.[443] Selbst die materielle Entschädigung vieler Opfer und ihrer Angehörigen in den Nachkriegsjahren, die teilweise auch nur widerwillig geleistet wurde, war nicht als Versuch einer moralischen Entlastung für begangenes Unrecht zu verstehen, sie konnte gleichwohl ein Schuldbekenntnis enthalten[444] und für die Geschädigten als Symbol eine bedeutende Rolle spielen.[445]

Mit der Entschädigung erhielt er „statt der Ächtung die Achtung zurück", zitiert Tobias Winstel einen Antragsteller, und damit sei er wieder ein vollwertiger Mensch geworden.[446] Die Betroffenen waren nicht mehr auf ein passives Opfer-Sein reduziert, die auf Gnade angewiesen waren, sondern aktive Subjekte, die einen Rechtsanspruch hatten und von Gesellschaft und Staat angenommen werden mussten.[447] Aus Entrechteten wurden wieder Berechtigte.

Im Gesetz zur Befreiung von Nationalsozialismus und Militarismus, dem sogenannten Entnazifizierungsgesetz vom 5. 3. 1946, war die Pflicht zur Wiedergutmachung verankert.[448] Die bayerische Verfassung vom 2. 12. 1946 nahm den Wiedergutmachungsgedanken im Artikel 183 mit dem folgenden Satz auf: „Alle durch die nationalsozialistische Gewaltherrschaft wegen ihrer religiösen oder politischen Haltung oder wegen ihrer Rasse Geschädigten haben im Rahmen der Gesetz-

441 Eckart, Traumatisierung, in: Jütte, Medizin im Nationalsozialismus, 2011, S. 295–310.

442 Goschler, Schuld und Schulden, 2005; Winstel, Verhandelte Gerechtigkeit, 2006.

443 Winstel, Verordnete Ehrenpflicht, in: Baumann/Heusler, 2004, S. 231 f.; Winstel, Verhandelte Gerechtigkeit, 2006, S. 17, 24.

444 Goschler, Schuld und Schulden, 2005, S. 9.

445 Winstel, Verhandelte Gerechtigkeit, 2006, S. 282.

446 BayHstA E 15717, nach Winstel, Verhandelte Gerechtigkeit, 2006, S. 282.

447 Winstel, Verhandelte Gerechtigkeit, 2006, S. 283, 285.

448 Gesetz Nr. 104 zur Befreiung von Nationalsozialismus und Militarismus vom 5. 3. 1946, I. Abschnitt, Art. 1.1.

gebung Anspruch auf Wiedergutmachung."[449] Das Entschädigungsgesetz der US-Zone (US-EG) vom 1. 4. 1949 in Bayern ist den Behörden von der amerikanischen Besatzung zwar verordnet worden,[450] diente aber in den folgenden Jahren zum Vorbild für bundeseinheitliche Regelungen.[451] Zentrale Bedeutung hatte das Bundesentschädigungsgesetz (BEG),[452] und es war die Rechtsgrundlage fast aller Entschädigungsanträge in den Nürnberger Biografien.

Die Zuständigkeit der Behörden richtete sich nach der Art der jeweiligen Schädigung:

- Rückerstattung (Restitution) bedeutet Rückgabe des wiederauffindbaren Vermögens oder finanzieller Ersatz für geraubtes Eigentum. Rückerstattungsverfahren gegen den letzten Besitzer hatten in den meisten Fällen die Form einer juristischen Auseinandersetzung vor Wiedergutmachungskammern.[453]
- Entschädigungen bezogen sich auf materielle Leistungen für erlittenen körperlichen und seelischen Schaden. Hier standen Ansprüche wegen „Schadens an beruflichem Fortkommen, Schaden an Freiheit, Schaden an Körper und Gesundheit und Schaden im wirtschaftlichen Fortkommen" im Vordergrund.[454] Zuständig waren die bayerischen Landesentschädigungsämter mit ihren regionalen Stellen.

449 Verfassung des Freistaates Bayern vom 2. 12. 1946, Artikel 183; www.verfassungen.de/de/by/bayern46-index.htm; Winstel, Verhandelte Gerechtigkeit, 2006, S. 27; Stephan, Arisierung, 2005, S. 120.

450 Winstel, Verordnete Ehrenpflicht, in: Baumann/Heusler, München arisiert, 2004, S. 219; Winstel, Verhandelte Gerechtigkeit, 2006, S. 20.

451 Goschler, Schuld und Schulden, 2005, S. 92; Winstel, Verhandelte Gerechtigkeit, 2006, S. 43.

452 Entschädigungsgesetze: US-REG – US-Rückerstattungsgesetz (Militärregierungsgesetz Nr. 59) vom 10. 11. 1947; US-EG – Entschädigungsgesetz der US-Zone vom 1. 4. 1949; BErgG – Bundesergänzungsgesetz zur Entschädigung für Opfer der nationalsozialistischen Verfolgung vom 18. 9. 1953 (erstes bundeseinheitliches Entschädigungsgesetz); BEG – Bundesgesetz zur Entschädigung für Opfer der nationalsozialistischen Verfolgung (Bundesentschädigungsgesetz) vom 29. 6. 1956, rückwirkend zum 1. 10. 1952 in Kraft getreten; BRüG – Bundesrückerstattungsgesetz vom 19. 7. 1957; BESchlG – Bundesentschädigungs-Schlussgesetz vom 14. 9. 1965, Gültigkeit bis 31. 12. 1969. Siehe Winstel, Verordnete Ehrenpflicht, in: Baumann/Heusler, München arisiert, 2004, S. 228–229; Winstel, Verhandelte Gerechtigkeit, 2006, S. 46.

453 Stephan, Arisierung, 2005, S. 122, 125–127.

454 Entschädigung für Sonderabgaben nach den Kategorien: A Auswandererabgaben, D Dego-Abgabe, J Judenvermögensabgabe, R Reichsfluchtsteuer, T (Kapital-)Transferschaden, V Vermögensverfall. Siehe Winstel, Verordnete Ehrenpflicht, in: Baumann/Heusler, München arisiert, 2004, S. 222; Damskis, Biografien, 2009, S. 174.

Formal konnten Entschädigungsansprüche anhand eines Vordrucks bei der zentralen Meldestelle in Bad Nauheim und den bayerischen Wiedergutmachungsbehörden geltend gemacht werden.[455] 1950 wurde die Durchführung der Rückerstattung dezentralisiert und auf die Oberfinanzdirektionen und Wiedergutmachungsbehörden verteilt, für Nürnberg beispielsweise an die Außenstelle in Fürth, Königswarterstr. 64.[456] Häufig waren mehrere Anträge für die unterschiedlichen Schädigungsarten notwendig, sodass sich die Verfahren über viele Jahre hinzogen. Die Rückerstattungen kamen zu 90 Prozent jüdischen Flüchtlingen zugute. Erstaunlicherweise haben bis 1947 wieder 180 der früher rassisch, religiös und politisch verfolgten Ärzte ihre Tätigkeit in Bayern aufgenommen, jedoch keiner in Nürnberg.[457]

Nach § 46 Abs. 2 BEG hatten neben den Verfolgten selbst nur ihre Eltern, Ehegatten, Kinder und Enkel einen Anspruch auf Entschädigung.[458] Außerdem stellte nur ein Teil der Opfer und ihrer Angehörigen, die den NS-Terror überlebt hatten, einen Rückerstattungs- oder Entschädigungsantrag bei den zuständigen Behörden in den Besatzungszonen. Aus den Familien der 133 genannten jüdischen Nürnberger Ärzte liegen die Akten nur von 71 Antragstellern aus dem Landesentschädigungsamt München beziehungsweise aus der Zweigstelle Nürnberg-Fürth vor.[459] Die Berechnungsgrundlage für die Entschädigungszahlungen war nicht der aktuelle Kaufkraftverlust zwischen RM und DM in den jeweiligen Jahren, sondern es wurde von dem anerkannten Vermögensschaden in RM pauschal ein Zehntel in DM ausgezahlt,[460] analog zum Umstellungs-

455 Bayerische Wiedergutmachungsbehörden: Seit 22. 7. 1946 das Bayerisches Landesamt für Vermögensverwaltung und Wiedergutmachung BLVW, seit 3. 11. 1948 das Bayerische Landesamt für Wiedergutmachung BLW und seit 22. 11. 1949 das Bayerische Landesentschädigungsamt BayLEA. Siehe Winstel, Verhandelte Gerechtigkeit, 2006, S. 21, 43, 45; Stephan, Arisierung, 2005, S. 120–124.

456 Winstel, Verhandelte Gerechtigkeit, 2006, S. 156; Stephan, Arisierung, 2005, S. 122.

457 Winstel, Verordnete Ehrenpflicht, in: Baumann/Heusler, München arisiert, 2004, S. 229; Winstel, Verhandelte Gerechtigkeit, 2006, S. 30; auch Jütte, Das Ausmaß der Vertreibung, in: Jütte, Medizin und Nationalsozialismus, 2011, S. 90 f.; siehe S. 95, 119.

458 Siehe Dr. Margot Riesenfeld.

459 Siehe S. 416; Aktenbestand der Entschädigungsakten im Depot des Bayerischen Hauptstaatsarchivs in Unterschleißheim und des Nürnberger Staatsarchivs in der Außenstelle Lichtenau.

460 Nach Auskunft der Deutschen Bundesbank vom Dezember 2012 ist es nicht möglich, einen einheitlichen Umrechnungsfaktor zwischen RM und Euro für alle Lebensbereiche anzugeben. Auf der Basis des Verbraucherpreisindex kann als Durchschnittswert von einem Faktor von 4,2 (mit einer großen Streuung bis über 10) ausgegangen werden. Danach hätte 1 RM aus dem Jahr 1933 eine mittlere Kaufkraft von 4,20 Euro im Jahr 2012.

verhältnis der Sparguthaben von RM zu DM bei der Währungsreform im Juni 1948. Abgesehen von Ausnahmefällen wurde gewöhnlich ein Zehntel des ursprünglichen Zeitwertes erstattet.[461]

Der Nachweis des eingezogenen Vermögens und der beschlagnahmten Wertgegenstände stellte die Antragsteller in den meisten Fällen vor unlösbare Aufgaben. Belege über widerrechtlich angeeignete Werte wurden häufig nicht ausgestellt oder waren verloren gegangen, sodass die Antragsteller keine Unterlagen hatten, die sie als Beweis für ihre Verluste vorlegen konnten. Zeugen waren zumeist nicht auffindbar oder konnten nur vom Hörensagen berichten. Sehr oft wird die langwierige Bearbeitung des Verfahrens von den Antragstellern beklagt, war doch die Mehrzahl der Familien völlig verarmt in den Auswanderungsländern angekommen und auf die Hilfszahlungen angewiesen.

In den ersten Nachkriegsjahren gab es immerhin Soforthilfen für Rückkehrer und sogenannte Displaced Persons.[462] Die Freizügigkeit der Unterstützungen endete in Bayern 1952 mit der „Ära Auerbach",[463] benannt nach dem ersten Präsidenten des Bayerischen Landesentschädigungsamts Philip Auerbach (1906–1952), der sich in besonderem Maß für die ehemals vertriebenen jüdischen Bürger einsetzte.[464] In den folgenden Jahren hatte Bayern hingegen den Ruf, die Bearbeitung von Anträgen zu verschleppen und zugesagte Zahlungen zu verzögern; gerade bei der Wiedergutmachungsbehörde III für Ober- und Mittelfranken wurde immer wieder die ungenügende Zahl der erledigten Fälle beanstandet.[465] Erinnerungen, Mahnungen, Klagen und Vorwürfe dieser Art finden sich in den Akten von Drs. Bergmann, Bernkopf, Robert Bing, Brandeis, Hugo Feuchtwanger, Gundelfinger, Schild, Steinheimer, Wachtel, Albert Weinstock, Emil Weinstock und Wolf. Trotz der Bearbeitungszeit von insgesamt sieben Jahren fand Dr. Brandeis demgegenüber noch Worte des Lobs

461 Ausnahmen gemäß § 6 Abs. 2 BEG bei Drs. Musliner, Wilhermsdörfer, Nathan, Rodler, Schild, Wachtel und Wolf, deren Verluste im Verhältnis 10:2 von RM zu DM abgewertet wurden.

462 Winstel, Verordnete Ehrenpflicht, in: Baumann/Heusler, München arisiert, 2004, S. 226–228.

463 Ebenda S. 229 f.; Winstel, Verhandelte Gerechtigkeit, 2006, S. 98; Volkert, Handbuch, 1983, S. 309. Philip Auerbach war von 1946 bis 1951 Staatskommissar für rassisch, religiös und politisch Verfolgte in München.

464 Winstel, Verordnete Ehrenpflicht, in: Baumann/Heusler, München arisiert, 2004, S. 227–228; Winstel, Verhandelte Gerechtigkeit, 2006, S. 20, 98–103; Fröhlich, Philip Auerbach, in: Treml/Weigand, Lebensläufe, 1988, Nr. 18, S. 315–320.

465 Winstel, Verhandelte Gerechtigkeit, 2006, S. 288, 297–305; Tobias, Zugunsten des Reiches, 2008, S. 44.

für den „guten Willen des Amtes“ (S. 151). Im Schriftwechsel fällt auch immer wieder ein unterwürfiger, obrigkeitshöriger Tonfall der Antragsteller wie etwa von Dr. Martin Bernkopf (S. 131 f.) auf, zu dem sie in der Vorkriegszeit genötigt waren. Die Schwierigkeit, in ärztlichen Gutachten den Nachweis einer verfolgungsbedingten Gesundheitsschädigung zu erbringen, wird bei Dr. Ascher und bei Dr. Frommholz deutlich.[466]

Häufig beklagten sich Antragsteller, wie gering die Entschädigungszahlungen ausfielen, obwohl Bayern in der Regel nicht nur auf, sondern vielfach sogar über dem Leistungsniveau der anderen Entschädigungsbehörden lag.[467] Für einen Tag Lageraufenthalt ihrer Eltern im KZ Izbica, in dem sie umkamen, wurden der Tochter von Dr. Emil Weinstock als Erbin beispielsweise 5,– DM angeboten (S. 393 f.). Die Anrechnung des „Goodwill“, den über den Sachwert der Praxis hinausgehenden immateriellen Wert, verweigerte das Landesentschädigungsamt ab 1957, da eine Arztpraxis „nicht mehr an Einkünften erzielt als das regelmäßig zu erwartende Arbeitseinkommen“ (Dr. Warburg; Dr. Musliner).[468] Auch die Auseinandersetzungen um die Rückerstattung von Besitz fiel oft für die Antragsteller enttäuschend aus wie in dem Beispiel des Arztehepaares Dr. Hedwig und Arnold Frankenau, das vor 1938 über die Schweiz in die USA geflohen war und 1949 die Rückgabe ihres zwangsverkauften Hauses beantragte. Die Wiedergutmachungsbehörde III führte einen Vergleich mit dem Käufer herbei, obwohl der Kaufpreis nur die Hälfte des Einheitswertes betragen hatte.[469] Ebenso blieben die Forderungen von Dr. Riesenfeld und Dr. Stein ergebnislos, andere Anträge hatten nur einen Teilerfolg.[470] Dr. Schmeidler nutzte eine Reise von Uruguay nach München, um seine Ansprüche erfolgreich einzufordern. Heute sind Anrechte von Hinterbliebenen durch die Vereinbarung der Bundesrepublik mit der Jewish Claims Conference vom September 1952 und den Folgeverträgen geregelt.

466 Eckart, Traumatisierung, in: Jütte: Medizin im Nationalsozialismus, 2011, S. 300–302.

467 Beispiele sind Drs. Bergmann, Bernkopf, Robert Bing, Brandeis und Albert Weinstock; siehe auch Winstel, Verordnete Ehrenpflicht, in: Baumann/Heusler, München arisiert, 2004, S. 230; Winstel, Verhandelte Gerechtigkeit, 2006, S. 318.

468 Damskis, Biografien, 2009, S. 176 f.; zum Einkommen S. 53 f.; siehe auch Dr. Musliner und Dr. Warburg.

469 StAN IIIa 2241.

470 Siehe Anträge von Dr. Engel, dem Ehepaar Drs. Frankenau, Dr. Grießmann, Dr. Gundelfinger, Dr. Loew, Dr. Musliner, Dr. Schützer und Dr. Wilhermsdörfer.

Bekenntnisse der Berufsverbände

Der Hauptkriegsverbrecherprozess von 1945–1946 in Nürnberg endete nicht nur mit der Verurteilung einiger hoher NS-Führer, sondern bedeutete auch einen Meilenstein in der Entwicklung des Völkerstrafrechts. Seine Rechtsnormen gingen als Nürnberger Prinzipien in die Rechtsgeschichte ein und sind Bestandteil der Statuten des Internationalen Strafgerichtshofs in Den Haag. Auch der erste der zwölf Nachfolgeprozesse, der „Nürnberger Ärzteprozess" von 1946–1947, setzte neue Maßstäbe für die Medizinethik und formulierte im „Nuremberg Code" Leitlinien für die medizinische Forschung am Menschen.[471]

Die ärztlichen Organisationen sind nach dem Krieg strukturell erhalten geblieben und wurden auf rechtsstaatlicher Basis und in demokratisch legitimierten Formen wieder eingerichtet. 1950 fasste der Deutsche Ärztetag, das höchste Gremium der deutschen Ärzte, eine Entschließung, durch die er sein Bedauern über das Unrecht ausdrückte, „das den deutschen Ärzten jüdischer Herkunft von den nationalsozialistischen Machthabern zugefügt worden ist".[472] Erst in den 80er-Jahren begann die Aufarbeitung der Schuld der Ärzteschaft selbst und des Versagens der Berufsverbände im Nationalsozialismus.[473] Immerhin hatte die Bundesärztekammer schon früher bei mehreren Gelegenheiten öffentlich bekannt, dass die organisierte Ärzteschaft nicht nur an den nationalsozialistischen Verbrechen beteiligt war, sondern sie aktiv unterstützt hat.[474] Außerdem haben die Bundesärztekammer, das Bundesministerium für Gesundheit und die Kassenärztliche Bundesvereinigung gemeinsam Preise für Forschungen über die Geschichte der NS-Medizin ausgeschrieben und am 23. 3. 2011 in Berlin den Forschungsbericht „Medizin und Nationalsozialismus" vorgestellt.[475]

471 Mitscherlich, Mielke, Medizin ohne Menschlichkeit, 2012; Peter, Der Nürnberger Ärzteprozeß, 1998; Ebbinghaus/Dörner, Vernichten und Heilen, 2001.

472 Jachertz, Phasen, in: Jütte, Geschichte, 1997, S. 279.

473 Ebenda S. 279, 280–286.

474 www.bundesaerztekammer.de/page.asp?his=3.71.8899.9061.9090&all=true.

475 Jütte, Medizin und Nationalsozialismus, 2011; www.bundesaerztekammer.de/page.asp?his=3.71.8899.9061.9090.

Erst im Jahr 2012 verabschiedete der 115. Deutsche Ärztetag in Nürnberg unter dem Vorsitz von Prof. Dr. Frank Ulrich Montgomery einstimmig eine offizielle Erklärung im Namen der deutschen Ärzte, in der es heißt:[476]

> „Wir bekunden unser tiefstes Bedauern darüber, dass Ärzte sich entgegen ihrem Heilauftrag durch vielfache Menschenrechtsverletzungen schuldig gemacht haben, gedenken der noch lebenden und der bereits verstorbenen Opfer sowie ihrer Nachkommen und bitten sie um Verzeihung."

Erinnert wird darin an die Zwangssterilisation der als „erbkrank" klassifizierten Menschen, an die Tötung von psychisch kranken und behinderten Menschen und an die erzwungene, in zahlreichen Fällen tödliche medizinische Forschung an Versuchspersonen. Die Erklärung benennt ebenso die Entlassung und Vertreibung jüdischer und „politisch unzuverlässiger" Ärztinnen und Ärzte. Außerdem wird hervorgehoben, dass alle diese Initiativen nicht von politischen Instanzen, sondern von den Ärzten selbst ausgingen.[477] Dass diese Erklärung 2012 auf dem Ärztetag verabschiedet wurde, hatte einen besonderen Symbolcharakter: Nürnberg steht damit nicht nur für den Beginn der Gleichschaltung der Ärzteorganisationen, sondern auch für die Anerkennung der eigenen Schuld und für die Mahnung zur besonderen Verantwortung der deutschen Ärzte.

476 www.ippnw-nuernberg.de/nuernberger_erklaerung.html; www.bundesaerztekammer.de/downloads/ 115DAeT2012_NuernbergerErklaerung.pdf.

477 Ebenda; Gerst, Bitte um Verzeihung, 2012, S. A-1134 f.

Die Stadt der Menschenrechte

Nürnberg stellt sich heute seiner unheilvollen Vergangenheit und setzt sich mit seiner Rolle als Zentrum des Antisemitismus intensiv auseinander. Das Reichsparteitagsgelände mit seinem Dokumentationszentrum[478] und die Ausstellung „Memorium Nürnberger Prozesse"[479] im Justizgebäude der Nürnberger Prozesse sind Teile der Erinnerungskultur und politischen Bildung. Künstlerischen Ausdruck finden die rechtsstaatlichen Grundsätze, die für Nürnberg verbindlich sind, in der „Straße der Menschenrechte". Hier sind die 30 Artikel der UN-Menschenrechtscharta von 1948 vielsprachig auf Rundpfeilern – den Säulen der Menschenrechte – eingemeißelt.[480] Die Kurzform von Artikel 1 ist in Deutsch und Jiddisch verfasst.[481]

1997 wurde in Nürnberg das erste kommunale Menschenrechtsbüro Deutschlands eingerichtet.[482] Im Runden Tisch sind seitdem die Aktivitäten der Stadtverwaltung, Kirchen und zahlreicher Nürnberger Friedensgruppen zusammengefasst. Die im Jahr 2000 gegründete Stiftung „Nürnberg – Stadt des Friedens und der Menschenrechte"[483] fördert Projekte für eine menschenwürdige Behandlung in aller Welt und vergibt zweijährlich den „Internationalen Nürnberger Menschenrechtspreis", der 1995, 60 Jahre nach der Verabschiedung der nationalsozialistischen Rassengesetze und 50 Jahre nach dem Ende des Zweiten Weltkriegs, zum ersten Mal verliehen wurde.[484] Am 10. 12. 2000 wurde die Stadt Nürnberg mit dem UNESCO-Preis für Menschenrechtserziehung ausgezeichnet.[485]

In drei Beschlüssen verpflichtete sich der Nürnberger Stadtrat zur Achtung der unveräußerlichen Bürgerrechte und legte sich auf folgende normativen Grundlagen fest:[486]

478 www.museen.nuernberg.de/dokuzentrum.

479 www.memorium-nuernberg.de.

480 Diese Außenskulptur mit 28 Säulen und zwei Bodenplatten wurde 1993 von dem israelische Künstler Dani Karavan gestaltet; www.nuernberg.de/internet/menschenrechte/strasse_der_menschrechte.html.

481 Artikel 1: „Alle Menschen sind frei und gleich an Würde und Rechten geboren".

482 Stadt Nürnberg/Menschenrechtsbüro, Auftrag Menschenrechte, 2010, S. 5.

483 Ebenda S. 6; www.nuernberg.de/internet/menschenrechte/stiftung.html.

484 www.nuernberg.de/internet/menschenrechte/menschenrechtspreis.html.

485 www.unesco.de/7118.html.

486 www.nuernberg.de/imperia/md/integration/dokumente/integration/menschenrechte.pdf.

- 2001 das Leitbild der Stadt, in dem es heißt: „Wir verpflichten uns auf Grund der besonderen geschichtlichen Verantwortung Nürnbergs zur aktiven Verwirklichung der Menschenrechte."[487]
- 2004 die Verabschiedung der „Europäischen Charta für den Schutz der Menschenrechte in der Stadt".[488]
- 2004 die „Leitlinien zur Integrationspolitik der Stadt Nürnberg" vor dem Hintergrund seiner Geschichte in der Zeit des Nationalsozialismus.[489]

Nürnberg ist europäischer Vereinssitz der „Europäischen Städte-Koalition gegen Rassismus e. V.".[490] Durch die Unterzeichnung ihres „Zehn-Punkte-Aktionsplans gegen Rassismus" im Jahr 2004 durch Oberbürgermeister Dr. Ulrich Maly, der gleichzeitig Mitglied des weltweiten Verbandes „Bürgermeister für den Frieden" ist,[491] bekennt sich die Stadt zu den Prinzipien der Gleichberechtigung und Nichtdiskriminierung.[492] Orientierungspunkte sind u. a. der Schutz der Minderheiten vor Ausgrenzung und die Wachsamkeit gegenüber Rassismus.[493] Das „Kuratorium Integration und Menschenrechte" bindet die wichtigsten gesellschaftlichen Kräfte in die kommunale Integrationspolitik ein.[494] Ebenso leistet die „Internationale Akademie Nürnberger Prinzipien" (IANP) durch Forschung und Aufklärung einen unentbehrlichen Beitrag zur Sicherung des Friedens mit den Mitteln des Rechts.[495] Die 2009 gegründete „Allianz gegen Rechtsextremismus in der Metropolregion" richtet sich gegen verfassungsfeindliche Agitationen rechtsgerichteter Gruppen in der Region.[496] Sie fasst den Widerstand der Bevölkerung gegen rechtsextremistische Aktivitäten zusammen und mobilisiert bei aktuellen Anlässen eine breite demokratische Gegenbewegung.

Die Israelitische Kultusgemeinde in Nürnberg, von der am Kriegsende noch schätzungsweise 15–30 Mitglieder übrig geblieben waren, zählte 1990 wieder 300 Personen und ist bis 2013 durch die Zuwanderung aus dem Osten auf annähernd 2000 Mitglieder

487 www.nuernberg.de/internet/portal/buerger/leitbild.html.

488 Bei www.nuernberg.de/internet/portal/buerger/ratsinfosystem.html unter „Europäische Charta".

489 Ebenda, unter „Auflagen des Bürgermeisteramtes".

490 www.unesco.de/2739.html; www.museen.nuernberg.de/akademie.

491 www.mayorsforpeace.de.

492 Stadt Nürnberg/Menschenrechtsbüro, Europäische Städte-Koalition, 2008; Stadt Nürnberg/Menschenrechtsbüro, Auftrag Menschenrechte, 2010, S. 5, 10.

493 Ebenda, 2008, S. 7–11.

494 Ebenda, 2010, S. 5, 10.

495 www.museen.nuernberg.de/akademie/index.html.

496 www.nuernberg.de/internet/menschenrechte/allianz_gegen_rechts.html.

angewachsen.[497] Sie ist heute ein integraler Bestandteil der Stadt Nürnberg.[498] Selbst für eine jüdische Gemeinschaft in New York ist die gemeinsame Herkunft aus Nürnberg-Fürth immer noch ein starkes Bindeglied ihres Zusammenlebens.[499]

Besuchergruppen von ehemaligen Nürnbergern und ihren Nachkommen aus dem Ausland, die von der Stadt jährlich eingeladen werden, können sich von den Bemühungen Nürnbergs überzeugen, die Erinnerung an seine Geschichte wachzuhalten. Eine frühere Mitbürgerin äußerte bei einem Besuch: „Ich kann vielleicht vergeben, vergessen kann ich nicht."[500] Die Zeit heilt nicht alle Wunden.

497 Arno Hamburger, Vorsitzender der Israelitischen Kultusgemeinde, persönliche Mitteilung. Mitgliederentwicklung siehe Hamburger, Die israelitische Kultusgemeinde, in: Lehnert/Hamburger/Wiesel/Zettl, Juden in Nürnberg, 1993, S. 61 f., 64, 90; Tobias, Orte der Erinnerung, 1998, S. 69–71.

498 www.ikg-nuernberg.de/index.php?pageid=gem_hist.

499 www.jewishgen.org/yizkor/nuremberg2/nur020.html.

500 Amt für internationale Beziehungen, Nürnberg, www.nuernberg.de/internet/international, Archiv, 2. 7. 1988.

Biografien jüdischer Ärzte aus Nürnberg –
eine Dokumentation

Vorbemerkung

Der Aussagewert der Biografien ist entsprechend der Quellenlage sehr unterschiedlich. Ich habe mich bemüht, erschöpfend alle verfügbaren Daten zu berücksichtigen; in einigen Fällen konnten keine Dokumente aufgefunden werden.[1] Am Anfang jedes Kapitels werden durchgehend die Familiendaten erwähnt, die Berichte konzentrieren sich dann auf die Verfolgungsgeschichte nach 1933 in Nürnberg. Die am Ende der Biografien genannten Entschädigungsleistungen sind wegen der lückenhaften Überlieferung nicht vollständig, sondern stehen nur beispielhaft für einzelne Zahlungen oder Rentengewährungen, um eine Vorstellung von der Größenordnung zu vermitteln.[2] Weitere Familien, über die nur wenige Informationen vorliegen, sind im Verzeichnis „Lebensdaten jüdischer Ärzte" (s. Anhang S. 402) aufgelistet.

Die Schreibweise in den Akten wurde bis auf offensichtliche Schreibfehler beibehalten, nur die Umlaute ae, oe und ue wurden korrigiert. Zitate aus dem Schriftwechsel, Zeugenaussagen und juristische Schriftsätze werden im Original wiedergegeben, um keine Aussage zu verfälschen und den Ton der Zeit zu wahren. Nicht die Nacherzählung, sondern die dokumentarische Wiedergabe steht im Vordergrund.

1 Die biografischen Stammdaten sind der Publikation Rieger/Jochem, Jüdische Ärzte 1933–1945 in Nürnberg, in: Jochem, Menschen und Leben, 2009, S. 183–202, entnommen. Angabe der Quellen dort S. 201: StadtAN C 21/VII, C 21/IX, C 21/X, C 41/II, C 61, F 5, GSI 139, GSI 144 und Datenbank zum Gedenkbuch für die Nürnberger Opfer der Schoa.

2 Die Bedeutung der Entschädigungssummen werden im Vorwort auf S. 15 erläutert. Zur Berechnung der Entschädigungszahlungen in DM sowie zur Umrechnung zwischen RM und Euro siehe S. 105, Anm. 460.

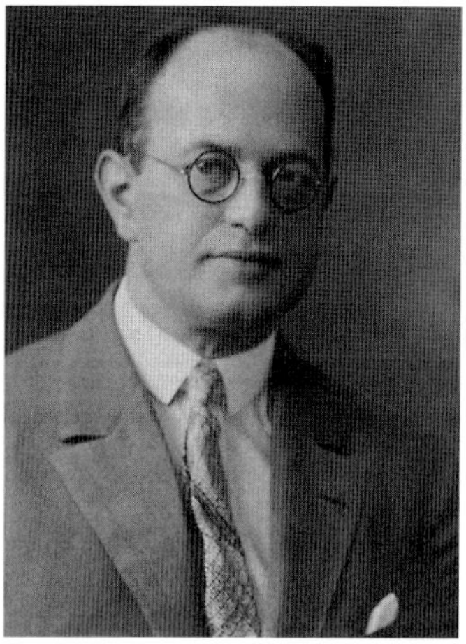

Dr. Ludwig Ascher

Nach seiner Auswanderung konnte er in Palästina keine wirtschaftliche Existenz mehr aufbauen.

Dr. med. Ludwig Ascher wurde am 20. 1. 1887 in Nördlingen geboren.[3] Angaben über seine klinische Ausbildung fehlen. Als Ergebnis seiner wissenschaftlichen Tätigkeit am Pharmakologischen Institut der Universität Jena konnte er beim Reichspatentamt Berlin ein Patent mit dem Titel: „Verfahren zur Untersuchung von Stoffen aller Art mittels Röntgenstrahlen" anmelden. Eine Kopie der Patentschrift Nr. 392703 vom 3. 5. 1922 ist in den Entschädigungsakten enthalten.[4] Seine Facharztpraxis für Lungenkrankheiten eröffnete er am 1. 8. 1913 in der Königstr. 74a, gleichzeitig betrieb er dort ein Institut für Geschwulstbehandlung. Hier setzte er seine Forschungen fort und veröffentlichte 1927 eine spektrografische Methode zur Untersuchung von Blutseren in einer Festschrift des Ärztlichen Vereins, dessen Mitglied er seit 1915 war (S. 34 f., 363).[5]

Mit seiner Ehefrau Luise Ascher, geborene Bodenheimer, geb. am 2. 7. 1895 in Basel, und ihren beiden Kindern wohnte er am damaligen Feldmarschall-Hindenburg-Platz (seit 1946 wieder Rathenauplatz). Nach 1933 fanden sie mit mehreren jüdischen Familien in der Oberen Turnstr. 1a eine neue Unterkunft.[6] Er war Mitglied der SPD bis 1933 sowie der B'nai B'rith-Loge, einer jüdischen „Loge zur Förderung von Toleranz, Humanität und Wohlfahrt", die 1938 verboten wurde.

3 Rieger/Jochem, Jüdische Ärzte, 2009, S. 184.

4 LfF München EG 54662.

5 Ascher, Spektrographische Untersuchungen von Blutserum im Ultraviolett, in: Festschrift des Ärztlichen Vereins Nürnberg, 1927, S. 21–36. Festschrift des Ärztlichen Vereins Nürnberg, Mitglieder-Verzeichnis, 1927, S. 17. Beitrag in der Medizinischen Gesellschaft, 1928, S. 19.

6 StadtAN C 21/X Nr. 1; StAN Polizeiamt Fürth, Nr. 67.

In einer Eidesstattlichen Erklärung zu seinem Entschädigungsantrag vom 3. 3. 1950 beim Bayerischen Landesamt für Entschädigung schreibt er u. a.:

„3. Nach dem Machtantritt des 3. Reiches erhielt ich wiederholt Karten mit der Anrede ‚Herr Jud', weiterhin Drohbriefe, in denen mitgeteilt wurde, dass ich Deutschland verlassen solle, falls mir mein Leben lieb wäre.
4. Im Sommer 1933 oder 1934 wurde ich zusammen mit anderen Mitgliedern der Bnei Brith Loge, der ich angehörte, eines Morgens gegen 5 1/2 Uhr verhaftet und auf ein Feld geführt. Dort wurden Drohungen in dem Sinne ausgestoßen, dass diese Mitglieder der Loge nicht am Leben bleiben würden, wenn sie nicht nach Palästina gehen würden. Einige der Anwesenden mussten mit ihren Zähnen Gras rupfen.
5. Etwa im Sommer 1935 erschien in meinen Praxisräumen 3 SA-Leute und erklärten, dass sie im Auftrage des ‚Stürmer's' kämen und zeigten mir die Überschrift eines Artikels ‚Dr. Ascher und seine Laborantin'. Gleichzeitig verlangten sie RM 500,– von mir für die nationalsozialistische Winterhilfe. Als ich darauf hinwies, dass ich als Jude keinen Beitrag für diese Winterhilfe zahlen dürfte, erklärten sie, dass bei Nichtzahlung der Artikel erscheinen würde. Daraufhin muss ich die RM 500,– entrichten."

Der offenbar nicht jüdische Geschäftsführer des Ärztliche Bezirksvereins, „der mir wohlgesinnt war", erklärte ihm, „er dürfe mir nicht erzählen, was ‚die' (gemeint waren die Nazis) noch alles vorhätten", und fährt fort:[7]

„7. Bereits im Frühjahr 1933 erhielt ich eine Zuschrift, wonach mir wegen kommunistischer Betätigung die Zulassung zu den Krankenkassen entzogen wurde. In der Folgezeit erschien in den Nürnberger Tageszeitungen eine Annonce des Ärztlichen Bezirksvereins, in der unter Namensnennung – auch mein Name war darin genannt – die jüdischen Ärzte wegen kommunistischer Betätigung von der Zulassung zu den Krankenkassen ausgeschlossen wurden. [...] Die Auflösung des Verhältnisses mit dem Ärztlichen Bezirksverein ist unter dem Druck der damaligen politischen Verhältnisse erfolgt."

7 Der Zeitpunkt dieser Mitteilung ist nicht angegeben. Der jüdische Geschäftsführer Dr. Steinheimer war schon im Februar 1933 in den Urlaub geschickt worden (S. 34, 357). Zum Kassenentzug siehe auch S. 48, 68.

Der Hausmeister der Oberen Turnstr. 1 bestätigte im Entschädigungsverfahren die Richtigkeit der Angaben.[8] Allein wegen einer Mitgliedschaft in der SPD wurde pauschal eine „kommunistische Betätigung" unterstellt. Nach dem Entzug der Kassenzulassung war Dr. Ascher schon seit April 1933 auf die Honorare von Privatpatienten und Privatversicherten angewiesen, obwohl der Zulassungsentzug zu den Krankenkassen für jüdische Ärzte erst am 1. 7. 1933 wirksam wurde.[9]

Das monatlichen Einkommen aus seiner großen Facharztpraxis mit fünf Räumen und drei Angestellten fiel von 1932 bis 1935 von 28 000,– RM auf 10 000,– RM. Nach seiner Entlassung aus der Bayerischen Versicherungskammer am 1. 10. 1935 verlor er zudem seine Ansprüche aus der Pensionskasse. Im Jahre 1935 wurden die Praxisräume „plötzlich wegen Gleichschaltung gekündigt als auch meine anderswo gelegene Privatwohnung aus den gleichen Gründen gekündigt".[10]

Die protokollarische Aussage von Frau C. H. beim Städtischen Polizeipräsidium im März 1954 beschreibt die damalige Lage der Familie:

> „Im Jahre 1935 sah sie Frau Ascher des öfteren in den Mittagsstunden im Hofraum des Anwesens Obere Turnstr. 1 sitzen. Frau Ascher weinte oft und machte einen gebrochenen Eindruck. Nachdem die Zeugin Frau H. dies einige Male beobachtet hatte, erkundigte sie sich bei Frau Ascher nach dem Grund ihres Traurigseins: Frau Ascher erklärte daraufhin, daß man ihrem Manne wegen seiner Religions- und Rassenzugehörigkeit die Praxis nehmen werde und daß bereits eine Kündigung vorliege, die sich auch auf die Wohnung beziehe. Kurze Zeit nach dieser Aussprache mußte die Familie Ascher Deutschland verlassen. Weitere Angaben konnte die Zeugin nicht machen."

Im September 1935 wandert die Familie nach Palästina aus und wurde am 26. 10. 1935 polizeilich abgemeldet. Im Rahmen des Wiedergutmachungsverfahrens schrieb ihr Anwalt Dr. L. Stern in Fürth 1957: „Durch die Verfolgung der Nationalsozialisten ging das Einkommen sprunghaft zurück, sodaß schließlich Herr Dr. Ascher gezwungen war auszuwandern." Etwa 3/4 der einbezahlten Beträge der Pensionskasse Bayerische Versicherungskammer wurden ihm bei der Auswanderung ausbezahlt, konnten aber nur zu einem geringen Teil nach Palästina transferiert werden.

8 StAN Polizeiamt Fürth, Nr. 67.

9 Siehe S. 45, 49.

10 LfF München EG 54662.

In Jerusalem, wo er in der King George St. 23 wohnte, lebte er in großer Not, da er keine berufliche Tätigkeit mehr aufnehmen konnte. In einem Entschädigungsantrag gab er 1953 an: „Es ist mir hier leider nicht gelungen, mir eine wirtschaftliche Existenz aufzubauen. [...] Außerdem bin ich seit 1948 fast ohne Unterbrechung krank." Er litt unter anderem an Amöbiasis, Colitis, Magenblutungen und Ulcus duodeni und war auf Entschädigungsleistungen angewiesen.

1953 stellt das Landesentschädigungsamt fest: „Offenbar infolge des allgemeinen Boykotts der Juden, welcher in Franken besonders groß war, wanderte er nach Palästina aus." In dem seit 1950 laufenden Verfahren wurden Entschädigungsansprüche nach standardisierten Kategorien anerkannt: Berufsschaden, berufliches Fortkommen, Einkommensschaden, Vermögensschaden, Ärzteversorgung, sogenannter Goodwill der Arztpraxis, Transferkosten, Gesundheitsschaden u. a. Die ausgezahlte Kapitalentschädigung für die Zeit von 1936–1949 belief sich auf etwa 25 000,– DM, außerdem erhielt er eine monatliche Rente von 500,– DM ab 1. 5. 1950 und eine Rentennachzahlung von 16 000,– DM, ab 1960 erhöhte sich die Rente auf 630,– DM monatlich.

1958 stellte sich Dr. Ascher zur Beurteilung seines Gesundheitsschadens in der 1. Medizinischen Universitätsklinik München vor. Die Untersuchung am 5. 8. 1958 ergab eine Minderung der Erwerbsfähigkeit (MdE) von 40 Prozent, die aber als „nicht verfolgungsbedingt" eingeschätzt wurde. Erst durch eine Nachuntersuchung erreichte er eine Anerkennung als arbeits- und verdienstunfähiger Schwerbehinderter mit einer MdE von 100 Prozent.

Schließlich ist Dr. Ascher mit seiner Frau am 3. 1. 1957 nach Nürnberg zurückgekehrt mit der Absicht, sich im Städtischen Krankenhaus (seit 1978 Klinikum Nürnberg) einer nicht näher bezeichneten Operation zu unterziehen. Das Ehepaar wurde wieder eingebürgert, wohnte am Prinzregentenufer 11 und erhielt eine Soforthilfe für Rückwanderer. Am 29. 11. 1974 ist Dr. Ascher in Nürnberg verstorben. Seiner Witwe stand eine Rente von monatlich 963,– DM zu bis zu ihrem Tod am 4. 5. 1985.[11]

11 LfF München EG 54662. Bildnachweis: StadtAN C21_VII_4_Ascher_Ludwig_Dr_Foto_1.

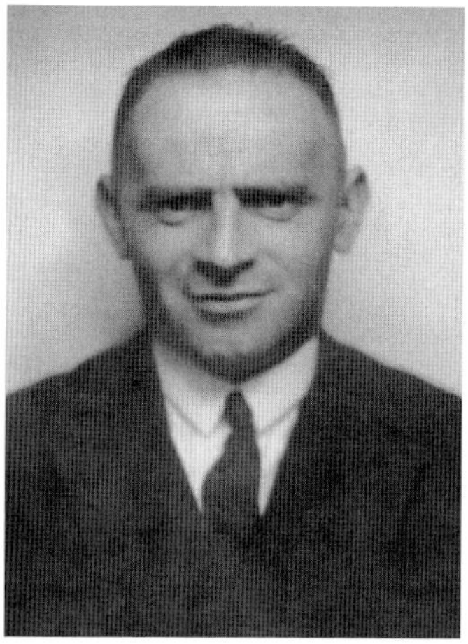

Dr. Hermann Baer

Dr. Hermann Baer gelang schon frühzeitig die Flucht nach Palästina.

Er wurde am 15. 6. 1893 in Windsbach geboren und wohnte mit seiner Frau Ida, geborene Ernsthal, und den beiden Kindern Ruth Sophie, geb. am 9. 3. 1923, und Martin Stephan, geb. am 6. 8. 1924, am Aufsessplatz 2. Als Allgemeinarzt führte er seit 1919 eine gut gehende Praxis am Kopernikusplatz 17 mit einem Jahresreingewinn von 15 000,– RM.[12]

Die Sprechstundenhilfe K. K. gab am 7. 1. 1959 zu Protokoll:

> „Ich habe 5 Jahre als Sprechstundenhilfe bei Herrn Dr. Herrmann [sic] Baer, Nürnberg, Kopernikusstr. 17, gearbeitet und bestätige hiermit, dass Dr. Herrmann Baer eine der größten Krankenkassenpraxis in Nürnberg hatte. Er erfreute sich bei seinen Patienten, – die aus Angestellten- und Arbeiterkreisen bestand –, ungeheurer Beliebtheit. Dr. Herrmann Baer war Mitglied der Sozialdemokratischen Partei, hielt dort Kurse für Erste Hilfe ab und widmete sich in Form von medizinischen Vorträgen der Partei. Ich weiss, dass Ende März 1933 Dr. Herrmann Baer gewarnt wurde, dass ihm als Jude mit dieser Praxis Gefahr drohe, daher verliess er mit seiner Familien fluchtartig Deutschland.
> Während die Praxis weiterging durch eine Vertretung, stellten sich öfters Besuche von der GeStaPo ein. Diese beschlagnahmten Photographien von Dr. Herrmann Baer, durchsuchten die Kartothekkästen mit der Bemerkung, da werden sie dafür sorgen, dass sich diese nicht mehr füllen werden.“[13]

12 StadtAN C 21/X Nr. 1; Rieger/Jochem, Jüdische Ärzte, 2009, S. 184; StAN Polizeiamt Fürth, Nr. 103; StAN FA Ost 5317.

13 BayHStA LEA 214, BEG 27891.

Den Entschluss zur Auswanderung schildert Frau Ida Baer im November 1955:

„Im März 1933 reiste ich mit meinem [am 21. 7. 1955] verstorbenen Ehemann und unseren beiden unmündigen Kindern auf unseren jährlichen Jahresurlaub nach Italien. Dort erreichte meinen Mann die Nachricht, dass ihm die Kassenpraxis entzogen worden sei.
[...] Wir entschlossen uns daraufhin, nicht mehr nach Nürnberg zurückzukehren und wanderten nach einem längeren Aufenthalt in Abbazzia [Abbazia, Piemont] im November 1933 in Palästina ein. [...] Im November reisten wir von Abbazzia nach Triest per Eisenbahn II. Kl. und schifften uns auf dem Dampfer MARTHA WASHINGTON nach Haifa ein. Während unserer Abwesenheit versandte mein Schwager, Dr. Julius Baehr, der später deportiert wurde, [...] 2 Lifts à je 6 m nach Haifa." [zwei Umzugstransporte à 6 Kubikmeter?]

Der erste Transport enthielt ärztliche Einrichtung inklusive Röntgenapparat, der zweite Hausrat und Möbel, deren Wert zusammen etwa 6000,– RM ausmachten. Im Mai 1934 wurde der Personenwagen nachgesandt.[14]

Sie bestätigte die Aussagen noch einmal am 25. 9. 1962 in einer Eidesstattlichen Versicherung vor der United Restitution Organisation in Haifa:[15]

„Ich wiederhole die in den Akten bereits gemachten Angaben, dass mein Ehemann und ich mit unseren Kindern bereits am 22. 3. 1933 Nürnberg verlassen haben. Mein Mann war damals bereits als jüdischer Arzt, der eine der größten Kassenpraxen Nürnbergs führte, vor Verfolgungsmaßnahmen der Nazis gewarnt worden. Aufgrund der danach sich verschlimmernden Lage in Nürnberg, insbesondere des Boykotttages vom 1. 4. 33, hielten wir für ratsamer, gar nicht nochmals nach Deutschland zurückzukehren, sondern von Abbiza [Abbazia] aus die Weiterwanderung nach Palästina zu betreiben. Die Praxis meines Ehemanns, Dr. Hermann Baer, blieb daher in Nürnberg zurück. Mein damals in München lebender Schwager, Dr. Julius Baer, wurde mit der Wahrnehmung unserer Interessen beauftragt. Selbstverständlich hat er die Praxis an keinen anderen Arzt mehr verkaufen oder übertragen können. Es hat sich keiner für eine jüdische Arztpraxis interessiert. Lediglich einen Teil unseres Hausrates und einen

14 Ebenda; Drecoll, Fiskus, 2009, S. 285.

15 BayHStA LEA 214, BEG 27891.

Teil der ärztlichen Einrichtungsgegenstände konnte er uns nach Palästina nachschicken. Mein Ehemann hat daher für die Praxis niemals ein Entgelt bekommen."

Zeuge E. B. gab am 29. 11. 1967 zu Protokoll: „Nachdem Herr Dr. weg war, besetzten andere jüdische Bürger die Wohnräume und die Räume der Praxis des Dr. Baer." Die Vertretung durch einen Dr. Vogel war nur kurzfristig, da er kurz darauf verstarb.

Dr. Baers Bruder Julius Baer, Rechtsanwalt in München seit 1923 und seit 1938 „Konsulent", besaß zwar die Vollmacht zur Verwaltung seines Besitzes, z. B. des Hauses Kopernikusstr. 17, konnte aber die Aufsicht über die Wohnungs- und Praxiseinrichtung nicht übernehmen, ohne sich selbst in Gefahr zu bringen. Diese Zwangslage wurde später in einem BGH-Urteil vom 24. 10. 1962 anerkannt:

> „Der jüdische Bürger war rechtlos und konnte die ihm nach der bürgerlichen Rechtsordnung zustehenden Rechte nicht mehr ausüben. Er konnte insbes. [weder] sein Eigentum wirksam schützen, noch die ihm als Betreuer fremden Eigentums zustehenden Rechte wahrnehmen."[16]

Zur Begründung von Entschädigungsansprüchen zitiert die United Restitution Organisation dieses Urteil am 18. 3. 1963 und argumentiert:

> „Es wird auf dieses Urteil besonders verwiesen, weil der Bruder des Erblassers, der in der Verfolgung umgekommene Dr. Julius Baer, es übernommen hatte, sich um die Einrichtung des Erblassers nach dessen Flucht aus Nürnberg zu kümmern. Trotz dieser Überwachung durch Dr. Julius Baer sind aber nach der oben angeführten Entscheidung die Verluste als Verluste durch Imstichlassen anzusehen, denn Dr. Julius Baer konnte beim Verpacken der Lifts, wobei zahlreiche Sachen gestohlen wurden, nicht dabei sein, ohne seine Freiheit und vielleicht sein Leben zu riskieren."[17]

Am 4. 4. 1942 wurde Dr. jur. Julius Baer mit seiner Frau Fanny aus München „in den Osten" deportiert.[18]

Dr. med. Hermann Baer hatte nach Aufgabe der ärztlichen Praxis im März 1933 vertragsgemäß drei Viertel seiner Beiträge von der Bayerischen Ärzteversorgung

16 BGH AZ IV ZR 103/62.

17 BayHStA LEA 214, BEG 27891.

18 Weber, Jüdische Rechtsanwälte, 2006, S. 141.

zurückerhalten und bezog eine Rente, doch die Rentenzahlung wurden ab Mai 1938 eingestellt. Ein Antrag auf Verlängerung seines Reisepasses von Palästina aus wurde am 3. 7. 1939 mit seiner Ausbürgerung beantwortet, daraufhin zog die Gestapo die ausgelagerte Wohnungseinrichtung ein und konfiszierte am 23. 6. 1939 sein Guthaben und ein Depot bei der Bayerischen Gemeindebank.[19]

Familie Baer zog nach ihrer „am 27. 11. 1933 erfolgten Flucht nach Israel“ in den nordpalästinensischen Ort Zikhron Ya'akov zu seinem Schulfreund Jakob Kahn, der mit Hermann Baer eng befreundet und ebenfalls 1933 ausgewandert war. Dazu eine Zeugenaussage: „1934 wanderte auch Dr. Baer mit seiner Familie hier im Lande ein und wählte ebenfalls Sichron-Jaakow als Wohnort.“ In Petach Tikva ist Dr. Baer am 21. 7. 1955 verstorben.

Dr. Hermann und Ida Baer stellten am 18. 6. 1954 beim Landesentschädigungsamt Fürth einen umfassenden Antrag auf Entschädigung. In der Begründung heißt es: „Die Existenz als Arzt wurde durch Verfolgung und Boykott vernichtet“. Neben Entschädigungszahlungen erhielt Ida Baer seit dem 20. 9. 1961 eine monatliche Witwenrente von 252,80 DM auf Lebenszeit. Das Endergebnis des Verfahrens, das von ihren Kindern Ruth Zuckermann und Martin Baer weiter verfolgt wurde, ist nicht dokumentiert.[20]

19 BayHStA LEA 214, BEG 27891; StAN FA Ost 5317, 5318.

20 BayHStA LEA 214, BEG 27891 und StAN Polizeiamt Fürth, Nr. 103. Bildnachweis: StadtAN C21_VII_11_Baer_Hermann_Dr_Foto_1b.

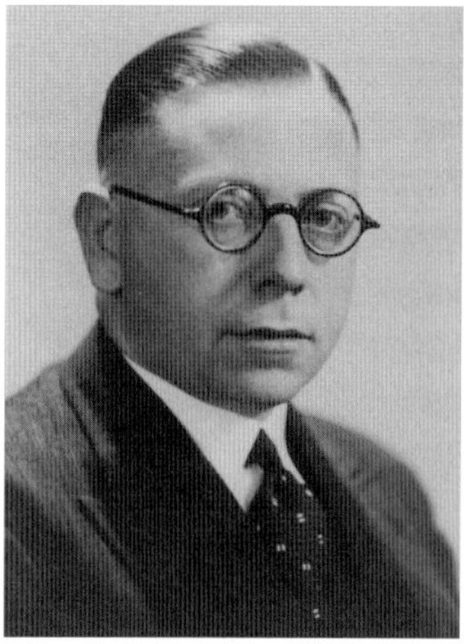

Dr. Simon Baer

Wie sein Bruder Hermann brachte sich Dr. med. Simon Baer rechtzeitig in Sicherheit.

Nach den Meldekarten jüdischer Einwohner bis 1945 wurde er am 24. 3. 1899 in Windsbach (Bezirksamt Ansbach) geboren und wohnte mit seiner Ehefrau Else Baer, geb. 24. 12. 1900, und ihrem Kind Im Raupenschlag 13.[21] Am 15. 1. 1924 war er aus Würzburg zugezogen, seine allgemeinärztliche Praxis in der Landgrabenstr. 38/IV hatte er am 18. 9. 1925 angemeldet, außerdem war er Leichenschauer für den Bezirk 19.[22]

Nach der Machtübernahme wurde ihm am 1. 6. 1933 „wegen Aktivitäten in der Demokratischen Partei" die Kassenarztzulassung entzogen.[23] Am 16. 6. 1933 meldete er sich mit dem Ziel Berlin-Grunewald ab.[24] Vermerkt ist eine „fluchtartige Auswanderung über Paris nach USA, wo er am 31. 11. 1933 ankam".[25] 1956 stellte seine Ehefrau Else Baer einen Entschädigungsantrag wegen Schadens im beruflichen Fortkommen, über den keine weiteren Unterlagen vorliegen.[26]

21 StadtAN C 21/X Nr. 1.

22 Rieger/Jochem, Jüdische Ärzte, 2009, S. 184.

23 StAN Polizeiamt Fürth, Nr. 106.

24 StadtAN C 21/X Nr. 1.

25 StAN Polizeiamt Fürth, Nr. 106.

26 Bildnachweis: StadtAN C21_VII_12_Baer_Simon_Dr_Foto_2.

Dr. Solon Behrmann

Dr. med. Behrmann hatte seine Praxis zu Beginn der Nazi-Herrschaft bereits aufgegeben.

Geboren in Šiauliai (deutsch Schaulen) in Litauen am 24. 3. 1860, legte er 1884 sein Staatsexamen ab und promovierte im Jahr 1895. Am 15. 1. 1900 zog er aus Mainz nach Nürnberg und lebte mit seiner Ehefrau in der Praterststr. 9c. Er war Haut- und Kinderarzt mit einer Praxis in der Inneren Laufer Gasse 35.[27] Im Reichsmedizinalkalender von 1937 wird er noch als jüdischer Arzt „ohne Praxis" mit seiner Adresse Praterstr. 9c aufgeführt.[28]

Die letzten Lebensjahre verbrachte er offenbar in einem Altersheim in der Johannisstr. 17 und verstarb am 11. 4. 1938.[29] Aus seinem Nachlass musste seine Witwe am 29. 3. 1939 Schmuck und Wertsachen im Wert von 369,– RM an die Pfandleihanstalt Nürnberg abliefern und erhielt dafür 37,80 RM, ausgezahlt „an ihren Vertreter G. F., Niebelungenstr. 6".[30] Ihr Verbleib ist unbekannt.

27 Seidler, Jüdische Kinderärzte, 2007, S. 350.

28 Lautsch/Dornedden, Verzeichnis der deutschen Ärzte, 1937, S. 467; Redaktionsschluss des Reichsmedizinalkalenders im März 1937.

29 StadtAN C 21/X Nr. 1; Rieger/Jochem, Jüdische Ärzte, 2009, S. 185; Eppinger, Jüdische Dermatologen, 2001, S. 231.

30 StAN OFD – Bund, Rep. 274/I Bd. 3, Nr. 7657.

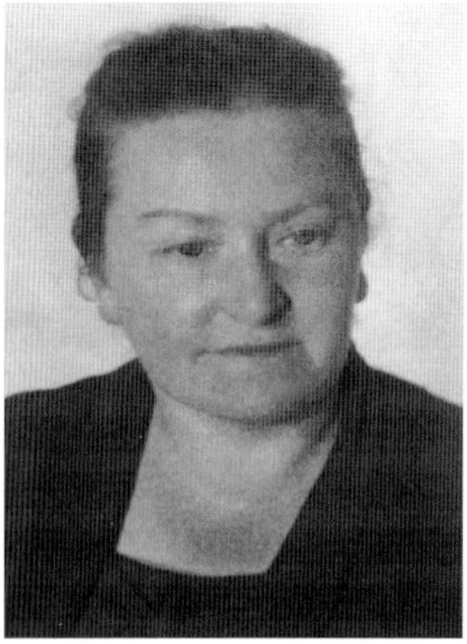

Dr. Fanny Bergmann

Dr. Fanny Bergmann gab 1937 auf und musste in New York unter Mühen einen Neuanfang wagen.

Aus den Entschädigungsakten ist weniger über ihre persönliche Situation in Nürnberg zu erfahren als über ihre finanziellen Lage und ihren schwierigen Neubeginn im Exil. Frau Dr. med. Fanny Bergmann wurde am 15. 11. 1898 in Feuchtwangen geboren und ließ sich, am 16. 1. 1926, aus Würzburg kommend, als Allgemeinärztin in der Ludwigstr. 1 nieder. Sie war ledig, ihre Wohnungs- und Praxisadressen waren Hochstr. 2 und zuletzt Essenweinstr. 5. In einer Anzeige im Nürnberg-Fürther Israelitischen Gemeindeblatt gibt sie am 1. 10. 1936 ihre Rückkehr aus dem Urlaub zusammen mit ihrer Praxisadresse Essenweinstr. 5 bekannt.[31]

In der Anlage zum späteren Entschädigungsantrag werden „Verunstaltung und Plünderung", aber auch Gründe für einen bedrohlichen Einkommensverlust angegeben: „Durch den Ausschluss aus dem Bezirksverein und aus der Krankenkasse sowie insbesondere durch den Boykott vom 1. April 1933 ging die Praxis der Antragstellerin schlagartig zurück und zwar so, dass sie ihre Praxisräume, Ludwigstr. 1, nicht mehr aufrecht halten konnte, sondern mit ihrer Praxis in ihre Privatwohnung, Hochstr. 2, umziehen musste. Der Rückgang der Praxis war umso größer, als sie in der Hauptsache christliche Patienten hatte." Ihr Einkommen von 1930 bis 1932 betrug 30 000,– RM jährlich, lag in den Folgejahren jedoch deutlich darunter: „Ich verdiente 1937 bis zu meiner Auswanderung noch weniger, ich schätze ungefähr RM 250,– im Monat. Ich konnte mich ab 1937 von der Praxis überhaupt nicht mehr ernähren und wanderte daher im September 1937 nach USA aus."

31 StadtAN C 21/X Nr. 1; Rieger/Jochem, Jüdische Ärzte, 2009, S. 185; BayHStA LEA 362; Nürnberg-Fürther Israelitischen Gemeindeblatt, (1936) 16, S. 133.

Die Praxis gab sie am 1. 8. 1937 auf, am 21. 8. 1937 galt sie als „abgemeldet in die USA (New York)".[32] Durch die enormen Auswanderungs-Abgaben besitzlos geworden, besaß sie „nicht mehr die notwendigsten Mittel, um ihre Wohnungseinrichtung und ihre ärztl. Praxiseinrichtung mitzunehmen. Sie war daher gezwungen, diese Sachen zu veräußern, was angesichts der bekannten Verhältnisse einer Verschleuderung gleichkam".[33]

„Am 30. September 1937 traf die Antragstellerin in New York ein. Hier musste sie sich erst für das notwendige ärztliche Zulassungsexamen vorbereiten und zwar sowohl für das Sprach- als auch das Staatsexamen. Selbstverständlich verdiente sie auch dann noch nichts. Erst nach mehrmonatiger unentgeltlicher Beschäftigung im Mount Sinai Hospital verdiente die Antragstellerin zum ersten Mal vom 1. März 1939 in diesem Hospital $ 100,00 per Monat und zwar bis 1. März 1940. [...] Sie konnte ihren Verdienst bis 1942 auf 160,– $ pro Monat und 1942–1945 auf 250,– $ monatlich steigern."
„1945 ließ ich mich als Ärztin in NY nieder. [...] Für das Jahr 1946 betrug mein Berufseinkommen 5472,89 $, für das Jahr 1947 4962,61 $. Solange ich in den USA nichts verdiente, unterstützte mich mein Bruder, der – bis zu seiner Deportation, in der er umkam – in Holland lebte, mit größeren Geldbeträgen. Diese Beträge habe ich nicht in bar an ihn zurückgezahlt, habe dafür aber seine Tochter bei mir aufgenommen und lange Zeit, bis sie heiratete, unterhalten und verpflegt [...] (12. 5. 1958)."

Ihre Adresse war 41–58 74th St., Elmurst 73, L. I., NY.
Ihren Entschädigungsantrag vom 8. 1. 1954 begründete sie mit Schaden an Eigentum, Verunstaltung, Plünderung, Flucht oder Auswanderung und sonstigen schweren Schäden: Die Schadenssumme betrug 14 850,– RM für verkaufte Wohnungs- und Praxiseinrichtung unter Wert. Die genaueren Umstände der genannten Verunstaltung und Plünderung werden in dem Antrag nicht ausgeführt.

Am 25. 11. 1957 musste das Landesentschädigungsamt an den Antrag erinnert werden, der am 11. 1. 1954 eingegangen war. Es wurde ihr mitgeteilt, dass „der Antrag noch nicht in Bearbeitung genommen werden könne". Am 19. 5. 1958 erneute Erinnerung durch ihren Rechtsanwalt in New York, Dr. Landenberger. Am 12. 5. 58 folgte

32 StadtAN C 21/X Nr. 1; Lautsch/Dornedden, Verzeichnis der deutschen Ärzte, 1937, S. 467.
33 BayHStA LEA 362.

ein weiterer Antrag wegen Vermögensschadens und Beschränkung der Ausübung der Erwerbstätigkeit vom 1. 4. 1933–31. 8. 1937 und durch Verdrängung aus der Erwerbstätigkeit vom 1. 9. 1937–31. 12. 1947.

Zugebilligt wurden schließlich 12 058,– DM für Schaden im beruflichen Fortkommen und 114,50 DM als Entschädigung für Auswanderungskosten, außerdem Ruhegeld und eine Rente bis zum Lebensende. Am 29. 6. 1976 ist Frau Bergmann in New York verstorben. Im Testament vom 27. 6. 1974 wurden u. a. ihre Schwester Betty Wolf, die Neffen Fred Bergmann und Arthur Salomon, ihre Schwägerin Sara Bergmann und ihr Freund Donald C. Sanborn bedacht.[34]

34 BayHStA LEA 362. Bildnachweis: StadtAN C21_VII_12_Bergmann_Fanny_Dr_Foto_2.

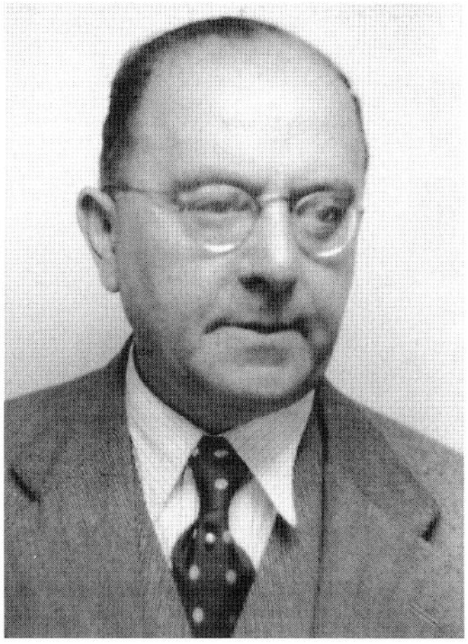

Dr. Martin Bernkopf

Dr. Bernkopf ist noch 1939 nach Palästina ausgewandert.

Dr. med. Martin Bernkopf, geboren am 23. 10. 1877 in der alten jüdischen Gemeinde Forth bei Erlangen,[35] bestand im Jahr 1900 sein Staatsexamen in Würzburg mit summa cum laude und durchlief seine Berufsausbildung an der Gynäkologischen Klinik in Berlin bei Dr. Boll sowie an der Universitätsklinik in Freiburg. Er zog am 27. 1. 1905 von Berlin nach Nürnberg, um sich als Facharzt für Haut- und Geschlechtskrankheiten in Nürnberg, Karolinenstraße 17, niederzulassen.[36] Am 19. 9. 1909 heirateten Martin Bernkopf und Paula Schloss, geb. am 7. 2. 1887, in Fürth. Das Ehepaar wohnte bis März 1939 in Nürnberg, Burgschmietstr. 9, und hatte zwei Kinder, eine Tochter hieß Ellen.[37]

Die Verunsicherung begann gleich 1933, als er mit dem Ausschluss aus der Bayerischen Ärzteversorgung seinen Anspruch auf die Alterssicherung verlor. Seine Kassenzulassung scheint er behalten zu haben, doch heißt es in den Entschädigungsakten: „Der Verfolgte war als Praktischer Arzt in Nürnberg tätig. Seine Kundschaft bestand vorwiegend aus Ariern, welche nach 1933 nicht mehr wagten, ihn zu konsultieren." Erst der Entzug seiner Zulassung als Arzt Ende November 1938 veranlasste ihn zur Flucht nach Palästina, die Zeit bis zur Ausreise konnte er noch als Krankenbehandler in der Anlaufstelle am Heideloffplatz 5 überbrücken (S. 84). Die Pogromnacht wird nicht erwähnt.

35 www.alemannia-judaica.de/forth_synagoge.htm.

36 StadtAN C 21/X Nr. 1; Rieger/Jochem, Jüdische Ärzte, 2009, S. 185; Lautsch/Dornedden, Verzeichnis der deutschen Ärzte, 1937, S. 467; BayHStA LEA 1836; Eppinger, Jüdische Dermatologen, 2001, S. 232; Krischel u. a., Urologen, Bd. 2, 2011, S. 23.

37 BayHStA LEA 1836; Rieger/Jochem, Jüdische Ärzte, 2009, S. 185.

Der beträchtliche Besitz der Familie Bernkopf, der einem Vermögensverzeichnis und einer Steuererklärung für 1938 zu entnehmen ist,[38] erleichterte möglicherweise das Auswanderungsverfahren, obwohl das Finanzamt noch am 6. 3. 1939, zwei Wochen vor seiner Ausreise, sein Bankguthaben von 65 000,– RM und seine Aktiendepots gesperrt und zur Sicherung der Reichsfluchtsteuer gepfändet hatte.[39] Polizeilich wurden er und seine Frau am 21. 3. 1939 abgemeldet mit dem Vermerk „nach Palästina ausgewandert".[40]

Die Fahrt ging mit der Bahn von Nürnberg nach Triest, mit der Orient Shipping Agency per Schiff von Triest nach Haifa und von Haifa nach Jerusalem. „Der Verfolgte musste nach seiner Auswanderung nach Palästina Jahre warten, bis ihm die Lizenz zur Ausübung seines Berufes erteilt wurde." Erst „am 20. 3. 1943 erhielt er in Jerusalem die Genehmigung zur Ausübung einer ärztlichen Praxis." Sein Wohnsitz in Jerusalem war Tal Arsa, House Saliwarski. Am 1. 2. 1947 gab er wegen seines Alters und „weil sich dieses bei den geringen Einnahmen nicht lohnte" seine Berufstätigkeit auf.[41] Gleichzeitig lag sein Vermögen, das von dem bevollmächtigten Konsulenten Max Israel Stern verwaltet wurde, in Deutschland auf Sperrkonten fest, und auf die Aktiendepots hatte er weiterhin keinen Zugriff. Ihr Haus Am Obstmarkt 1 in Fürth wurde „anlässlich einer Arisierungsmaßnahme" verkauft, am 13. 9. 1941 ebenfalls die „jüdische Flur Nr. 287 der Gemarkung Kleinreuth h. d. V.". Erwerber war die „Stadt der Reichsparteitage, städtisches Grundstücksamt". Am 12. 3. 1942 wird dem Finanzamt Berlin-Moabit West mitgeteilt, dass das Restvermögen beschlagnahmt worden sei.[42]

Der Entschädigungsantrag vom 29. 9. 1950 lässt das Ausmaß des materiellen Verlustes erkennen, der geltend gemacht wurde: Grundstücksanteile von vier Grundstücken in Kleinreuth, Schoppershof und Mögeldorf sowie am Obstmarkt 1 in Fürth im Besitz der Ehefrau, Wertpapierdepots, Bankguthaben und die eingezogenen Silber- und Schmucksachen. Eine Abschrift der „abzuliefernden Schmuck- und Silbergegenstände" und die Vermögensangaben vom 3. 3. 1939 sind erhalten.[43]

Weiterhin beantragte er eine Entschädigung wegen verhindertem wirtschaftlichem Fortkommen und Wertzuwachs, wegen entgangener Ärzteversicherung, der Reichsfluchtsteuer, Judenvermögensabgabe, Zwangsabgabe und Transportkosten. In einem Vergleich vom März 1954 und Januar 1955 wurden zunächst u. a. 6000,– DM und eine

38 StAN FA Ost 5467, 5468.

39 StAN FA Ost 5465.

40 StadtAN C 21/X Nr. 1.

41 BayHStA LEA 1836.

42 StAN FA Ost 5464, 5465.

43 BayHStA LEA 1836, S. 18 f.

125

Dr. Martin Bernkopf

Jerusalem (Israel), den 16. Dezember 1959
Tel Arsa, Haus Schiwansky

über Abt. III an SG. 8a

An den Herrn Präsidenten
des Bayerischen Landesentschädigungsamtes

München 2

Meiserstraße 11 (Postfach)

Betr.: Az.: EG 120 138
Entschädigung wegen Schadens im wirtschaftlichen Fortkommen - Versicherungsschaden in der Bayer. Ärzteversorgung.

Hochgeehrter Herr Präsident !

Ich nehme mir die Freiheit, mich in obiger Angelegenheit an Sie persönlich zu wenden.

Ich bin Mitglied der Bayer. Ärzteversorgung gewesen.

Ich stehe im 83. Lebensjahre (geboren 23. Oktober 1877) und glaube, ein Anrecht darauf zu haben, daß ich nach langem Zuwarten endlich in den Genuß der Leistungen gelange, die mir aus meinem Vertragsverhältnis bei der Bayer. Ärzteversorgung zukommen.

Mein Anwalt, Herr Rechtsanwalt Max L. Stern, Fürth, Rud. Breitscheid-Straße 23, teilte mir mit, daß seine Bemühungen um rasche Erledigung meines Entschädigungsanspruches bisher erfolglos gewesen seien.

Ich bitte den Herrn Präsidenten, veranlassen zu wollen, daß die Bearbeitung meines Versicherungsanspruches nunmehr ohne weitere Verzögerung in Angriff genommen wird.

Mit vorzüglicher Hochachtung

ergebenst

Dr. med. Bernkopf

Erinnerungsschreiben von Dr. Martin Bernkopf an den Präsidenten des Landesentschädigungsamts nach neunjährigem Entschädigungsverfahren.

BayHStA LEA 6212, S. 125

monatliche Rente von 600,– DM gewährt. Das weitere Verfahren zog sich aber bis 1962 hin. Deshalb schrieb Dr. Bernkopf am 16. 12. 1959 „an den Herrn Präsidenten des Bayerischen Landesentschädigungsamtes, München 2 (siehe Dok. S. 131):

> „Hochgeehrter Herr Präsident!
> Ich nehme mir die Freiheit, mich in obiger Angelegenheit an Sie persönlich zu wenden.
> Ich bin Mitglied der Bayer. Ärzteversorgung gewesen.
> Ich stehe im 83. Lebensjahre (geboren 23. Oktober 1877) und glaube, ein Anrecht darauf zu haben, dass ich nach langem Zuwarten endlich in den Genuss der Leistungen erlange, die mir aus meinem Vertragsverhältnis bei der Bayer. Ärzteversorgung zukommen.
> Mein Anwalt, Herr Rechtsanwalt Max L. Stern, Fürth, Rud. Breitscheid-Straße 23, teilte mir mit, daß seine Bemühungen um rasche Erledigung meines Entschädigungsanspruchs bisher erfolglos gewesen seien.
> Ich bitte den Herrn Präsidenten, veranlassen zu wollen, daß die Bearbeitung meines Versicherungsanspruchs nunmehr ohne weitere Verzögerung in Angriff genommen wird.
> Mit vorzüglicher Hochachtung
> Ergebenst
> Dr. med. Bernkopf“

Das Schreiben trägt den handschriftliche Vermerk: „Zur vorrangigen Erledigung“. Die Begründung für die Verzögerung war, dass „der Antrag nicht hinreichend substantiiert“ gewesen sei. Am 22. 1. 1961 erhält er für entgangene Versicherungsansprüche bei der Schweizerischen Lebensversicherung und Rentenanstalt und der Adriatischen Versicherungsgesellschaft 10 000,– DM. Wegen der restlichen Ansprüche wurde ein Verfahren bei der Wiedergutmachungskammer beim Landgericht Nürnberg-Fürth, Fürtherstr. 110, angestrengt und am 17. 12. 1962 die Ansprüche nach den Bestimmungen des Bundesrückerstattungsgesetzes anerkannt. Für Schaden an Eigentum erhielt er 2604,10 DM, für Sozialversicherungsschaden 1700,– DM.[44]

Nach einer Mitteilung seiner Ehefrau ist Dr. Bernkopf am 16. Juni 1964 gestorben. Sie bezog zuletzt eine Witwenrente von 714,– DM monatlich und lebte bis zum 24. 9. 1971 in Jerusalem.[45]

44 BayLEA 1349.

45 BayHStA LEA 1836. Bildnachweis: StadtAN C21_VII_13_Bernkopf_Martin_Dr_Foto_1.

Prof. Dr. Dr. h. c. mult. Richard J. Bing

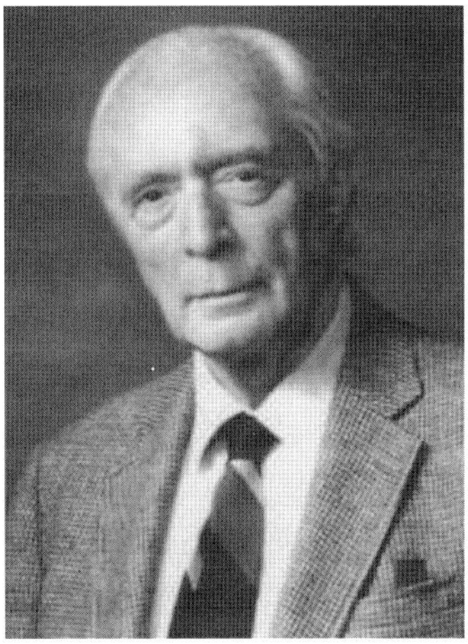

Der berühmte Kardiologe Richard Bing, der Deutschland schon nach seinem Medizinstudium verließ, ist ein Beispiel für den Verlust an medizinischen Wissenschaftlern nach 1933.

Prof. Bing war nicht nur einer der bekanntesten medizinischen Forscher seiner Zeit, sondern auch ein begnadeter Musiker und Komponist. Er entstammte einer alteingesessenen, großbürgerlichen jüdischen Familie. In Nürnberg hatte die Großfamilie Bing Ratsherren, Geschäftsleute und Industrielle hervorgebracht.[46]

Richard Bing war der Sohn des Hopfenhändlers Bernhard Bing, geb. am 18. 1. 1875 in Nürnberg, und dessen Frau Lilly Bing, geborene Aischberg, geb. am 13. 4. 1885 in Nürnberg, sein Elternhaus war in der Sulzbacher Str. 17/I.[47] Der Geruch von Hopfen habe ihn zeitlebens an seine Kindheit erinnert, erwähnt er später.[48] Er war ein Großneffe von Adolph Bing, dem Mitbegründer der Bing-Werke in Nürnberg.[49] Seine Mutter kam aus der Münchener Löwenbräu-Dynastie der Familie Schülein, ein berühmter Abkömmling aus dieser Familie war der Maler Franz Marc.[50]

Am 12. 10. 1909 wurde Richard Bing in Nürnberg geboren. Das Abitur machte er auf einem Nürnberger Realgymnasium. In einem Interview zu seinem Lebenslauf (im Alter von 88 Jahren) berichtete er 1998, dass nicht bekannt war, wer von den Mitschülern einen jüdischen oder nicht jüdischen Hintergrund hatte, es war vor der Nazizeit nicht von Interesse und in der Klasse bedeutungslos.[51] Seine Familie war vollkommen assimiliert, sie hatte keine Bindungen an die jüdische Kultur.

46 Gottwik, 100. Geburtstag, 2009, S. 34.

47 StadtAN C 21/X Nr. 1.

48 oralhistories.library.caltech.edu/174.

49 franken-wiki.de/index.php/Richard_J._Bing.

50 Winstel, Verordnete Ehrenpflicht, in: Baumann/Heusler, München arisiert, 2004, S. 225.

51 oralhistories.library.caltech.edu/174.

Richard Bings musikalische Begabung kam aus dem Familienzweig Aischberg, also von seiner Mutter und deren Vater: Sie war ausgebildete Sängerin und sang gleichermaßen in der Kirche wie in der Synagoge. Sie erkannte das Talent ihres Sohnes und förderte ihn mit Klavierunterricht seit dem 4.–5. Lebensjahr, mit 8 Jahren machte er erste Kompositionsversuche. „Bereits 1927 wurde in der Katharinenkirche ein frühes Streichquartett von ihm aufgeführt. Er selbst gab dort zum Ende seines Musikstudiums am Nürnberger Konservatorium ein Klavierkonzert als Absolvent der Meisterklasse Klavier 1927/1928."[52]

Sein Medizinstudium begann er in Frankfurt, setzte es in Wien, wo er die ersten Naziaufmärsche miterlebte, und in Berlin fort[53] und schloss es 1934 in München mit dem Staatsexamen ab. Als Jude eine Assistentenstelle zu bekommen, war damals schon aussichtslos. Im Interview äußerte er: „Als Hitler '33 an die Macht kam, wurde es laut. [...] Die Aufmärsche und so weiter! Es war mir klar, was da los war. Deswegen ging ich früher als viele andere." Der Auslöser war der Röhm-Putsch in München vom 30. 6. bis 2. 7. 1934. Zwei Tage später ging er in die Schweiz.[54] Laut Meldekarte jüdischer Einwohner war er seit seiner Geburt bis zum 4. 6. 1935 durchgehend in Nürnberg gemeldet.[55]

Nach dem damaligen Schweizer Hochschulgesetz konnten auch Ausländer das Schweizer Examen ablegen, und Bing wiederholte das Staatsexamen 1935 in Bern neben seiner Anstellung an einer urologischen Klinik. Nebenbei engagierte er sich im Labor von Fritz de Quervain für den Mechanismus der Thrombenbildung in Blutgefäßen und schrieb seine Doktorarbeit über eine Färbemethode für Thrombocyten. Finanziell war er gesichert, da sein Vater umgerechnet 120 000,– Dollar in einer Züricher Bank deponiert hatte und nicht nur die Aufenthaltskosten des Studenten bis zu seinem Abschluss sicherstellte, sondern auch die Aufwendungen für seine später flüchtenden Eltern.

Die Familie Bing hatte entfernte Verwandte in Dänemark, wo Richard gelegentlich seine Ferien verbracht hatte und etwas Dänisch lernte. So lag es nahe, sich dort um eine Stelle zu bewerben, zumal er sein Interesse an der Forschung entdeckt hatte. Er bekam ein Forschungsstipendium bei dem kleinen „Carlsberg Institut für Zellbiologie" und siedelte 1935 nach Kopenhagen um. Anlässlich eines zellbiologischen Kongresses wurde er von dem französischen Nobelpreisträger von 1912 Alexis Carrel und dem

52 Ebenda; Gottwik, 100. Geburtstag, 2009, S. 34.

53 StadtAN C 21/X Nr. 1.

54 Richard Bing gibt den 2. Juni als Datum des Rhöm-Putsches an; oralhistories.library.caltech.edu/174; uscnews.usc.edu/obituaries/in_memoriam_dr_richard_j_bing_101.html.

55 StadtAN C21/X Nr. 1.

amerikanischen Ozeanflieger und Physiologen Charles Lindbergh als gelehrige Hilfskraft mit Englisch-, Französisch- und Dänisch-Kenntnissen entdeckt und durch ihre Empfehlung vom Rockefeller Institute zu einem Ausbildungsaufenthalt nach New York eingeladen.[56] „Dies brachte Bing 1936 über den Atlantik und rückblickend wohl endgültig in Sicherheit."[57] Von Nürnberg wurde er am 5. 12. 1936 „abgemeldet nach New York".[58] Auch hier wartete ein Onkel auf ihn, der im Hopfenhandel tätig war und zu seinem Unterhalt beisteuerte. Fünf Jahre später wanderte er aus formalen Gründen über Mexiko wieder in die USA ein, um die Staatsbürgerschaft beantragen zu können.

Neben der Zusammenarbeit mit berühmten Forschern und Nobelpreisträgern am Rockefeller Institute war er ganz besonders von der Herzlichkeit der Menschen beeindruckt, die ihn auch privat unterstützten. So war es für ihn eine Überwindung, nach etwa 10 Monaten vertragsgemäß wieder nach Dänemark zurückzukehren, um dort die erlernten Methoden anzuwenden. Die Nähe zu Deutschland empfand er als bedrohlich, und die Vorstellung, die Nazis könnten in Dänemark einmarschieren, lösten bei ihm Todesängste aus. Ein Freund von ihm war bereits umgebracht worden.

Nach nur fünf Monaten Aufenthalt in Kopenhagen suchte er das Weite und kehrte 1936 endgültig in die USA zurück, wo er sich um eine chirurgische Assistentenstelle am Presbyterian Hospital der Columbia-Universität in New York beworben hatte.[59] Er interessierte sich aber weniger für die Chirurgie als vielmehr für Lindbergs Apparat zur Untersuchung von Tierorganen außerhalb des Körpers. Allerdings brach die freundschaftliche Beziehung zu Charles Lindbergh wegen dessen faschistischer Einstellung vollkommen ab, bis sie sich 1970 einmal wieder trafen, als Lindbergh diese politische Verirrung längst abgelegt hatte. Und er heiratete 1938 die Tochter seines Chefs Allan O. Whipple, nach dem die Whipple-Operation zu Behandlung von Bauchspeicheldrüsen-Krebs benannt ist. Seine Frau Mary war Mitglied der Episkopalkirche, während Richard Bing areligiös war. Sie lebten 53 Jahre zusammen und hatten zusammen zwei Söhne und zwei Töchter und von ihnen sechs Enkel.[60]

Über die Zustände in Deutschland machte er sich keine Illusionen: „Es war ein Crescendo, ein Desaster. Wir sahen, was auf uns zukam, und es gab schon Tote. 1934

56 Cheng, 100th birthday, 2009, S. 87.

57 Gottwik, 100. Geburtstag, 2009, S. 34.

58 StadtAN C 21/X Nr. 1.

59 Tägtmeyer, Point and Counterpoint, 1990, S. 746; onlinelibrary.wiley.com/doi/10.1002/clc.4960131016/pdf.

60 www.bing.com/community/site_blogs/b/search/archive/2010/11/16/richard-j-bing-md-a-life-remembered.aspx.

war es noch nicht so schlecht, aber '35, '36, '37, '38 – jedes Jahr wurde es schlimmer. Hitler machte das sehr gut – er legte nicht plötzlich los, eher allmählich. Außerhalb Deutschlands verstand man den Ernst der Lage nicht."[61]

Er bemühte sich daher, seine Schwester mit ihren beiden Töchtern und seine Eltern nach Amerika zu holen. Sie waren in Nürnberg so verwurzelt, dass sie sich lange nicht zur Auswanderung entschließen konnten, bis es 1938 unerträglich wurde. Ihr Sohn hatte die sie dazu gedrängt und die nötigen Papiere in den USA besorgt, sodass zuerst seine Schwester und am 29. 3. 1939 seine Eltern Deutschland den Rücken kehrten.[62] Die Familie kam nach einem Zwischenaufenthalt in London erst einmal bei der Familie Whipple in Connecticut unter und ließ sich endgültig in Lima, Ohio, nieder.

Der Krieg unterbrach seine weitere Karriere an der New York University bei dem berühmten Nephrologen Homer Smith und an der John Hopkins Universität in Baltimore.[63] Als Captain des Army Medical Corps kam er 1943 zu den „Chemical Warfare Services" in Edgewood, Maryland, wo chemische Waffen für den Kampfeinsatz vorbereiteten wurden und lagerten, die aber in Europa im Zweiten Weltkrieg nicht zum Einsatz kamen. Seine genaueren Aufgaben an dieser Stelle sind nicht bekannt. Von Präsident Harry Truman erhielt er eines der üblichen Anerkennungsschreiben für seine Dienste.

1946 wurde er als Lieutenant Colonel für sechs Wochen nach Deutschland abkommandiert. Er hatte Krankenhäuser zu inspizieren und Berichte über den Zustand der deutschen Nachkriegsmedizin für den Surgeon General zu verfassen. Bei der Gelegenheit konnte er einmal Nürnberg besuchen, fand sein halb zerstörtes Elternhaus, in dem ein Buchladen eingerichtet war, und traf die alte Köchin seines Großvaters wieder. Weitere Äußerungen zu dem zerbombten Nürnberg hat er vermieden. An der Universitätsklinik Frankfurt führte er die erste Rechtsherz-Katheteruntersuchung in Deutschland seit 1929 vor – bei einem Mann, dem eine Gewehrkugel im Herzmuskel steckte. Das Katheterverfahren war zwar schon 1929 von dem späteren Nobelpreisträger Werner Forssmann in Eberswalde bei Berlin zum ersten Mal im Selbstversuch durchgeführt worden, Alfred Blalock und Richard Bing hatten es aber in Baltimore für wissenschaftliche Zwecke weiter entwickelt.[64]

Nach seiner Rückkehr aus Deutschland zu Alfred Blalock in Baltimore im Jahr 1946 begann eine glänzende Laufbahn als Wissenschaftler auf dem Gebiet der Herz-

61 oralhistories.library.caltech.edu/174.

62 StadtAN C 21/X Nr. 1.

63 Katz, Richard J. Bing, 2009, S. 1–4.

64 Cheng, 100th birthday, 2009, S. 88.

und Kreislauferkrankungen. In 545 wissenschaftliche Publikationen trug er wesentlich zur Entwicklung der Kardiologie seiner Zeit bei und verband die Grundlagenforschung direkt mit der klinischen Anwendung. Er war Institutsleiter an berühmten Medical Schools, erhielt wissenschaftliche Auszeichnungen, Ehrendoktorwürden und Ehrenmitgliedschaften und war Begründer medizinischer Gesellschaften und Zeitschriften.[65] Jeder Medizinstudent lernt die „Taussig-Bing-Anomalie", ein angeborener Herzfehler, der nach einer Publikation aus dem Jahr 1949 mit Helen Taussig aus Norwegen und seinem Namen verbunden ist.[66] In späteren Jahren förderte er auch die deutsche Herz- und Kreislaufforschung und ermöglichte jungen Wissenschaftlern aus Österreich und Deutschland eine Ausbildung in führenden kardiologischen Labors der USA. Die Deutsche Gesellschaft für Kardiologie ernannte ihn zu ihrem Ehrenmitglied und verlieh ihm zu seinem 100. Geburtstag die goldene Ehrennadel; von der Stadt Nürnberg erhielt er 1998 anlässlich eines Bing-Symposiums die Nürnberg Medaille, was er im Interview so kommentierte: „Sie glaubten wohl, alle Schuld sei vergeben". ("because they thought all guilt was forgiven")[67]

Die Musik bildete den Kontrapunkt zu seinem rastlosem Forscherleben, bei der er nach eigenen Worten zu seiner Nachdenklichkeit und zu neuer Kreativität fand. In New York und Chicago hatte er neben seiner Arbeit Kompositionsunterricht genommen und war mit emigrierten deutschen Komponisten wie z. B. Carl Orff zusammengekommen. „Medizinische Forschung und Musik verbindet der Wunsch, etwas Neues zu schaffen", waren seine Worte.[68] An die 200 Kompositionen für Orchester, Kammermusik, Chor und Gesang im spätromantischen Stil stammen von ihm. Als Höhepunkte seines musikalischen Schaffens bezeichnet Richard Bing die Aufführung eines Requiems, das er nach dem Tod seiner Tochter Barbara 1990 geschrieben hatte, im Wiener Stephansdom 1993.[69]

Befreundete Nürnberger Ärzte erreichten es, dass am 25. 10. 2009 eine Messe und andere Werke von ihm an einem symbolträchtigen Ort, der Frauenkirche zu Nürnberg, aufgeführt wurden. Die Bitte um ein Grußwort zu diesem Ereignis beantwortete Richard Bing am 27. 8. 2009 mit folgenden Sätzen:[70]

65 Gottwik/Ertl/Böhm, Happy birthday, 2009, S. 751; tobaccodocuments.org/ctr/50023888-3918.html; tobaccodocuments.org/ctr/50023888-3918.pdf; franken-wiki.de/index.php/Richard_J._Bing.

66 Taussig/Bing, 1949; www.youtube.com/watch?v=2kqi_0II4uc.

67 oralhistories.library.caltech.edu/174.

68 uscnews.usc.edu/obituaries/in_memoriam_dr_richard_j_bing_101.html.

69 Gottwik, Richard Bing, 2009, S. 34.

70 Ebenda.

„The ‚Magnificat' was composed in 1999. It is a prayer of hope and fulfilment. It was first performed by the chorus of St. Augustin in the church of the St. Florian Monastery, Anton Bruckner's home church, in Austria. It is a deep satisfaction to me that my home town is performing it in a church, where as a boy, I heard the first performance of Bach's Music."

In seinen letzten Jahren in La Cañada, Flintridge nahe Los Angeles schrieb er neben weiteren Kompositionen noch Bücher wie „Cardiology: The Evolution of the Science and the Art"[71] und Kurzgeschichten[72] und verfasste bis in das 100. Lebensjahr medizinhistorische Artikel.[73] „Richard Bing lebte einen für ihn spezifischen Humanismus: verwurzelt in der europäischen Kultur und nicht bereit, den Glauben an die Menschheit zu verlieren."[74] Er starb am 8. 11. 2010 als „Heiler des Herzens durch Wissenschaft und Musik".[75]

71 Erscheinungsjahr 1999; heartacademy.org/phpwcms/index.php?10_1_page15.

72 „Fifteen Lives and a Cat's Story" (2004) sowie „The Winds of Time and other Stories" (2005).

73 Katz, Richard J. Bing, 2009, S. 4.

74 Gottwik, Richard Bing, 2009, S. 34; Frickert, Richard J. Bing, 2009, S. A-2199; www.youtube.com/watch?v=2kqi_0II4uc.

75 Cheng, 100th birthday, 2009, S. 12; www.latimes.com/news/obituaries/la-me-richard-bing-20101113,0,61006.story; www.nytimes.com/2010/11/14/health/research/14bing.html: Bildnachweis: Huntington Medical Research Institute, Pasadena, USA.

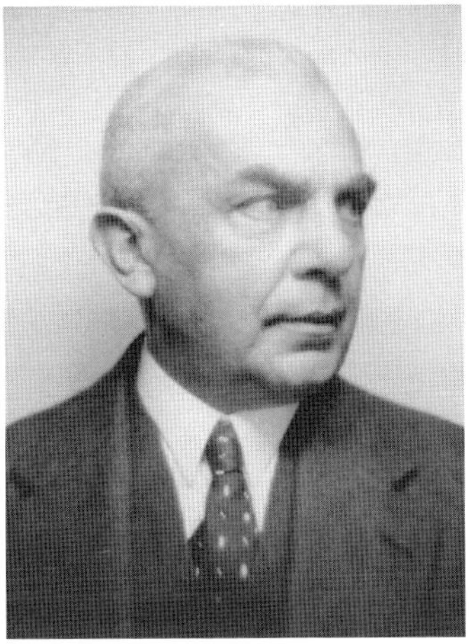

Dr. Robert Bing

Dr. Bing wurde nach der Pogromnacht aus Deutschland vertrieben.

Dr. med. Robert Bing war ein Nürnberger Kinderarzt, hier wurde er am 10. 11. 1880 geboren. 1904 legte er sein Staatsexamen ab und erwarb in München den Doktortitel.[76] Er hatte seine Praxis seit 1911 in der Wetzendorfer Straße 1 und ab Juli 1933 in der Tafelfeldstr. 27.[77] „Er war ein beliebter und respektierter Kinderarzt in Nürnberg", schreibt seine Nichte, „ich habe ihn in Erinnerung mit einem runden, sehr freundlichen Gesicht, nie gehetzt, mit langsamen Bewegungen und einer bedächtigen, stark nürnbergerisch gefärbten Sprache."[78] Mit seiner Ehefrau Netty, geborene Kramer, geb. am 10. 12. 1888 in Greiz/thüringisches Vogtland, wohnte er ebenfalls in der Tafelfeldstr. 27 und nach der Pogromnacht in der Guntherstr. 21.[79] Ihre Praxiswohnung Tafelfeldstr. 27 war am 1. 12. 1938 gekündigt worden.[80]

Bis zum 9. 5. 1933 war er Mitglied der Deutschen Gesellschaft für Kinderheilkunde, trat dann aber wegen der „momentanen Lage" aus.[81] Er schreibt 1950: „Zufolge der nazistischen Rassengesetze und -Hetze, die besonders in Nürnberg durch Streicher sehr propagiert wurde, wurden mir die Ausübung meines ärztlichen Berufes und der Aufenthalt in Deutschland unmöglich und wir waren zur Auswanderung gezwungen."[82]

76 Seidler, Jüdische Kinderärzte, 2007, S. 350.

77 StAN FA Ost 5515.

78 Seidler, Jüdische Kinderärzte, 2007, S. 350.

79 StadtAN C 21/X Nr. 1; Rieger/Jochem, Jüdische Ärzte, 2009, S. 185; Lautsch/Dornedden, Verzeichnis der deutschen Ärzte, S. 467.

80 StAN FA Ost 5515.

81 Seidler, Jüdische Kinderärzte, 2007, S. 350.

82 LfF München BEG 1300.

Den letzten Anstoß zum Exil gaben die Erlebnisse in der Pogromnacht, die Dr. Bing in der Anlage zum Entschädigungsantrag (s. u.) schilderte:

„In der Pogromnacht 9.–10. November 1938 wurde ein grosser Teil unserer sehr wertvollen Sieben Zimmer-Einrichtung von nazistischen Banditen, welche in unsere Wohnung Tafelfeldstrasse 27 eindrangen, zusammengeschlagen, insbesondere echte Perser Teppiche und eine Reihe französischer Originalgemälde zerschnitten, Glas Porzellan und Möbel zusammengeschlagen und zertrümmert.
Von dem gesamten Mobiliar im ungefähren Wert von DM 16 000,– konnten wir infolgedessen bei der Auswanderung nur noch einen kleinen Teil mitnehmen, sodass der Schaden mindestens etwa DM 8000 beträgt. Der Anspruch auf D-Mark für diesen Schaden ist begründet gemäss Art. 30.31 REG. [Rückerstattungsgesetz], und da es sich um wertbeständige Gegenstände handelt. Diese Vorgänge, die sich ganz speziell in Nürnberg abspielten, dürften notorisch sein. Als Zeugin wird genannt die damals in unserem Haushalt tätige Fräulein R. St., Nürnberg."[83]

Die Zeugin Frau R. St. gab am 26. 2. 1954 eine Versicherung an Eides statt zu Protokoll:

„Die Familie des früher in Nürnberg, Tafelfeldstr. 27, wohnhaften Kinderarztes Dr. Robert Bing ist mir seit dem Jahre 1920 gut bekannt. Ich war schon bei den Eltern von Herrn Robert Bing als Angestellte im Haushalt tätig und bin dann später als Hausschneiderin sehr oft – mindestens 3mal im Monat – in das Haus des Herrn Dr. Robert Bing gekommen. Mit der Familie Robert Bing stand ich bis zu ihrer im März 1939 erfolgten Auswanderung in ständiger Verbindung.
Als ich am 10. November 1938 Herrn Dr. Bing in seiner Wohnung Tafelfeldstr. 27 besuchte, um ihm zu seinem Geburtstag zu gratulieren, war ich entsetzt, wie es in der reich ausgestatteten und immer sehr gepflegten 6-Zimmerwohnung aussah. Es bot sich mir ein Bild einer vollkommenen Verwüstung. Schränke, die echtes Rosenthaler Porzellan und Kristall enthielten, waren umgeworfen und zertrümmert. Kostbare Aquarelle und Gemälde lagen zerschnitten und in Stücke zerrissen am Boden. Das Sofa und die Betten waren aufgeschlitzt. Die Marmorplatte des Büffets, als auch das Buffet selbst und andere Möbel waren mit einer Axt zerschlagen.

83 Ebenda.

Mit der anwesenden Aufwartefrau schaffte ich damals 2 große Kisten voll Glas- und Porzellanscherben in den Hof. Auch die Kleiderschränke waren umgeworfen und zertrümmert. Die in der Wohnung befindlichen echten Teppiche – ich erinnere mich genau, dass Herr Dr. Bing einen großen echten Smyrna und einen Perserteppich und verschiedene echte Brücken hatte – waren auch stark beschädigt.“[84]

Später präzisierte Dr. Bing seine Angaben:

„In Erwiderung Ihres Schreibens vom 21. 1. 1957 erkläre ich, dass der erstmals von mir angegebene Schaden von 8000,– M viel zu niedrig berechnet war. Meine gesamte Einrichtung von 7 Zimmern und Küche wurde in der Nacht vom 9. und 10. November 1938 zerstört. Wir ließen ein paar Möbelstücke notdürftig reparieren, die Rep. hielt nur für kurze Zeit an.
Unter den zerstörten Sachen war ein kostbares französisches Bild von Signac, was in ganz kleine Stücke geschnitten wurde [und] mit Löchern wertlos gemacht wurde, Bilder von Seewald, Schmidt-Rottluff, Schrimpf, Teutsch, Pechstein und Willy Jaeckel. [Kunsthistorische] Bücher von Wölflin, Lübke, Semrau, Worringer etc., viele Grammophonplatten war ein Haufen von Scherben, die sich mit denen von Limogeservice und Kristall mischten. [...] Die Gemälde und Bücher, wenn sie unbeschädigt wären, würden heute sicherlich einen Wert von 40 000,– M repräsentieren.“[85]

Das Einkommen aus der Praxis war zwischen 1933 und 1935 bereits um ein Drittel zurückgegangen, 1938 verdiente er nur noch 1181,– RM im Monat.[86] Nach seinem Auswanderungsantrag am 14. 9. 1938 liefen die „vorbereitenden Maßnahmen zur Verlegung des Wohnsitzes ins Ausland“ bei der Gestapo an, zu denen die Vorlage einer steuerlichen Unbedenklichkeitsbescheinigung für die Auswanderung, den Reisepass und die Mitnahme des Umzugsguts gehörte (S. 89, 91). Das Finanzamt Nürnberg Ost führte am 10. 11. 1938 eine Betriebsprüfung durch, die ein Gesamtvermögen von 150 976,72 RM ergab, und teilte dem „Herrn Oberfinanzpräsidenten“ am

84 LfF München BEG 1300, S. 53.

85 Brief an das Bayerische Landesentschädigungsamt, München, Arcisstr. 11, vom 18. 2. 1957; LfF München BEG 1300; Drecoll/Schleusener/Winstel, Nationalsozialistische Verfolgung der jüdischen Ärzte, 1998, S. 55 f.

86 LfF München BEG 1300.

17. 12. 1938 die vollständige Überweisung der fälligen Beträge mit; die Ausstellung der Bescheinigung sei zu genehmigen.[87] Die Abgaben beliefen sich auf:

„Reichsfluchtsteuer	RM	37 077,75
Judenvermögensabgabe	RM	17 400,–
Dego-Abgabe	RM	27 000,–“

Sein Bankguthaben und eine Anleihe von zusammen 25 107,– RM wurden beschlagnahmt.[88] Für verpfändete Wertsachen, die auf zwei Seiten aufgelistet waren, erhielten sie nur 5027,– RM.[89]

Die Auswanderung gelang auch mithilfe von Familienangehörigen: Bereits 1914 war sein Bruder Franz Bing nach „Nordamerika“ und 1937 und 1938 jeweils ein Bruder seiner Frau in die USA bzw. nach Frankreich ausgewandert. Nachdem sie am 28. 1. 1939 schließlich polizeilich abgemeldet waren,[90] reisten sie „überstürzt“ aus Nürnberg ab. Die Zeit von Januar bis Dezember 1939 mussten sie noch in London verbringen, bevor sie eine Passage in die USA erhielten. Noch aus London erhob Dr. Bing am 18. 7. 1939 Einspruch gegen eine Vermögenssteuer-Nachzahlung von 160,– RM, da er nach der Auswanderung nicht mehr steuerpflichtig sei („§15 des Verm. St. Ges.“) und auch nicht eingeschränkt steuerpflichtig, „da mein 1/6 Anteil an den Anwesen Schlageterplatz [heute Willy-Brandt-Platz] 6 und 8 u. Badstr. 12 auf den st. Gauleiter Holz im Dez. 38 übergegangen ist“ (siehe Dok. S. 143). Eine Antwort liegt nicht vor. Die Sicherstellung des gesamten Restvermögens durch die Gestapo erfolgte am 19. 8. 1940, am 19. 9. 1940 wurden sie ausgebürgert und eine Einkommenssteuerforderung am 16. 5. 1941 niedergeschlagen.[91]

Aus den USA berichtete er: „Meine Frau und ich sind infolgedessen im Januar 1939 nach England und von dort aus nach einem Jahr hierher nach USA ausgewandert.“ In New York hatten sie eine Wohnung in der 115–25 Metropolitan Ave., Kew Gardens 18. Sie wurden am 7. 5. 1945 amerikanische Staatsbürger, waren aber nach Mitteilung seiner Nichte „wirtschaftlich in einer großen Notlage. Um in New York praktizieren zu dürfen, musste man zu allererst ein englisches Sprachexamen machen, das Dr. Bing mindestens einmal nicht bestand; stattdessen übernahm er eine Vertretung für Schachteln aller

87 StAN FA Ost 5513, 5515.

88 LfF München BEG 1300; StAN FA Ost 5512–5515.

89 StAN FA Ost 5515.

90 Rieger/Jochem, Jüdische Ärzte, 2009, S. 185.

91 StAN FA Ost 5515.

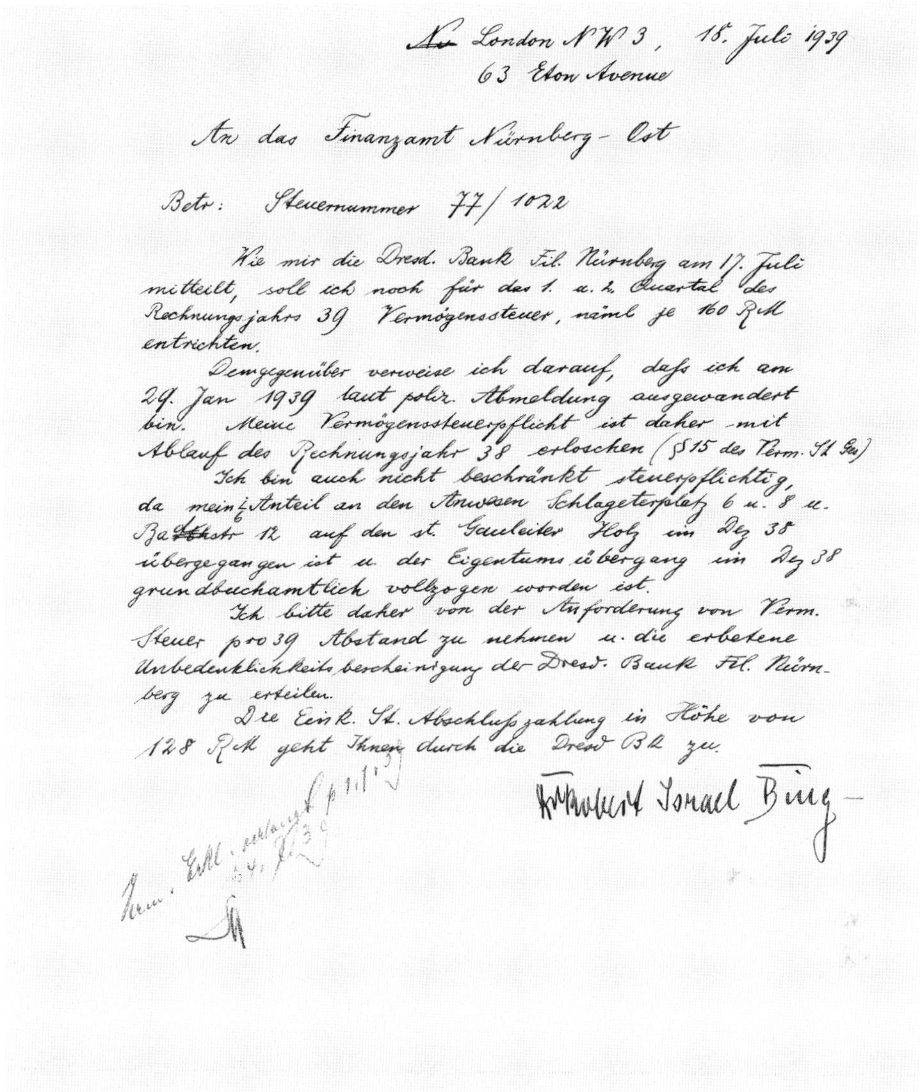

~~N~~ London NW 3, 18. Juli 1939
63 Eton Avenue

An das Finanzamt Nürnberg-Ost

Betr.: Steuernummer 77/1022

Wie mir die Dresd. Bank Fil. Nürnberg am 17. Juli mitteilt, soll ich noch für das 1. u. 2. Quartal des Rechnungsjahrs 39 Vermögenssteuer, näml je 160 RM entrichten.

Demgegenüber verweise ich darauf, daß ich am 29. Jan 1939 laut poliz. Abmeldung ausgewandert bin. Meine Vermögenssteuerpflicht ist daher mit Ablauf des Rechnungsjahr 38 erloschen (§15 des Verm. St. Ges)

Ich bin auch nicht beschränkt steuerpflichtig, da mein ½ Anteil an den Anwesen Schlageterplatz 6 u. 8 u. Ba[illegible]str 12 auf den st. Gauleiter Holz im Dez 38 übergegangen ist u. der Eigentumsübergang im Dez 38 grundbuchamtlich vollzogen worden ist.

Ich bitte daher von der Anforderung von Verm. Steuer pro 39 Abstand zu nehmen u. die erbetene Unbedenklichkeitsbescheinigung der Dresd. Bank Fil. Nürnberg zu erteilen.

Die Eink. St. Abschlußzahlung in Höhe von 128 RM geht Ihnen durch die Dresd Bk zu.

Robert Israel Bing

Brief von Dr. Robert Bing an das Finanzamt Nürnberg-Ost mit der Bitte um Erlass der Vermögenssteuer-Nachzahlung des Jahres 1939.

StAN FA Ost 5515

Größen und Aufmachungen".[92] Von 1942–1946 mussten sie sich mit dem Verkauf von Verpackungen auf Provision über Wasser halten und erhielten Unterstützung von seinem Bruder Franz Bing, erst dann brachte der Verkauf ein regelmäßiges Einkommen.

Dr. Bing beantragte 1950 Entschädigung wegen Schadens an wirtschaftlichem Fortkommen, an Eigentum, wegen der Judenvermögensabgabe und der Reichsfluchtsteuer. Außerdem verlangte er die „Rückerstattung der Grundstücke Marienplatz 6&8" und Badstr. 12 in Nürnberg. Jahrelang bleibt der Antrag unbearbeitet, bis Robert Bing 1955 daran erinnern muss, dass er bereits 74 Jahre alt und fast blind sei und daher auf Entschädigungszahlungen angewiesen sei. 1957 ergänzt er: „Ein kleiner Ersatz dieser Werte ist bei meinem Alter und der dadurch bedingten geringen Arbeitsfähigkeit dringend erwünscht."[93]

Die Bearbeitung verzögerte sich jedoch weiterhin, sodass sich sein Anwalt, RA Eisenmann, und ein Bekannter des Ehepaares, Herr H. R. aus Wiesbaden, mehrfach einschalteten und die Erledigung anmahnten. Der Anwalt schrieb am 15. 1. 1957: „[…] ersuche ich höflich darum, nunmehr den Zerstörungsschaden (Nazi) meines Mandanten abschließen zu wollen", und ihr Bekannter empört sich in einem Brief vom 15. 2. 1957, „dass nach 7 Jahren plötzlich Widersprüche entdeckt werden".

Fünf Jahre nach der Beantragung wurden erste Ansprüche anerkannt und 1955 neben einer Rentennachzahlung von 11 500,– DM eine monatliche Rente von 500,– DM ausgezahlt. 1956 folgten eine Vorschusszahlung von 10 000,– DM wegen des Zerstörungsschadens und 1958 weitere 17 200,– DM für die Reisekosten, Lift und 9 1/2 Monate Aufenthalt in London. Der Schaden an Vermögen war 1958 mit 5000,– DM und die Judenabgabe mit 600,– DM abgegolten.

Verstorben ist Dr. Robert Bing 1962 in New York. Seine Ehefrau Netty Bing erhielt ab dem 1. 7. 1962 eine Witwenrente von zunächst 113,17 DM, die sich in mehreren Stufen auf 652,– DM steigerte.[94] Der Lebensstationen von Frau Netty Bing wird in ihrer Eidesstattlichen Versicherung vom 2. 4. 1964 aus New York deutlich:

> „1) Ich bin in Greiz/Thür. geboren und habe in den Jahren von 1894–1907 in Greiz und später in Berlin die Höhere Mädchenschule, die Peltesohn-Schule [evangelische und jüdische ‚Fortbildungsschule für Mädchen' von Anna Peltesohn] und das Lehrerinnenseminar besucht. Ich studierte auch Kunstgeschichte.

92 Seidler, Jüdische Kinderärzte, 2007, S. 350.

93 Brief an das Bayerische Landesentschädigungsamt, München, Arcisstr. 11, vom 18. 2. 1957, LfF München BEG 1300.

94 LfF München BEG 1300.

2) Im Jahre 1910 heiratete ich den Arzt Dr. Robert Bing und übersiedelte im Jahre 1911 zu ihm nach Nürnberg, wo wir bis zu unserer Auswanderung im Jahre 1939, zuletzt in der Tafelfeldstr. 27, wohnten.
3) Mein Ehemann hatte eine Praxis als Kinderarzt. Sofort im Jahre 1911 war ich in dieser Praxis als Sprechstundenhilfe tätig. […]"

Sie übernahm Verwaltungsaufgaben in der Praxis und assistierte bei kleineren Operationen,

„legte Verbände an und betreute die kleinen Patienten. […] Ich erinnere mich, dass ich so etwas wie eine ein Gehalt bezog, anfänglich war es Rm. 60,– monatlich und später erhielt ich Rm. 200,–, das sollte ein Taschengeld für meine Tätigkeit sein.
4) Als meinem Mann die Praxis untersagt wurde, hörte meine Tätigkeit auf. Wir wanderten im Jahre 1939 nach Amerika ein.
Hier musste ich sofort wieder versuchen, Geld zu verdienen, mein Ehemann konnte seine berufliche Tätigkeit nicht mehr ausüben, also auch ich meine nicht.
Von einer jüdischen Organisation wurden mir Arbeiten im Haushalt zugewiesen, wofür nur wenig bezahlt wurde. Schliesslich war ich über 50 Jahre alt. Später arbeitete ich als Handschuh-Entwerferin, dieses trug etwas mehr ein."[95]

95 Ebenda. Bildnachweis: StadtAN C21_VII_14_Bing_Robert_Dr_Foto_1.

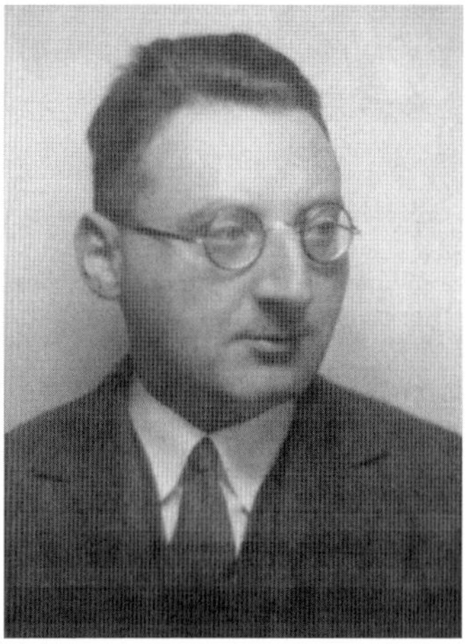

Dr. Fritz Bloch

Dr. med. Fritz Bloch fand nach einer geglückten Flucht nur schwer einen beruflichen Neuanfang in New York.

Geboren am 23. 2. 1897 in Nürnberg, wuchs er hier auf und kehrte nach seinem Studium am 29. 3. 1921 aus München wieder nach Nürnberg zurück. Er gab an, dass er „Frontkriegsteilnehmer" gewesen war. Mit seiner Frau Käthe Bloch, geborene Braun, geb. am 6. 7. 1908 in Rawitsch/Provinz Posen, und einer Tochter lebte er in der Fürther Str. 4b.[96]

Er war ein bekannter Augenarzt in Nürnberg mit einer gut ausgestatteten Praxis.[97] Ein früherer Patient, der Geschäftsinhaber und Kraftfahrzeugmeister H. I., bezeugte 1963: „Bei dem Augenarzt Dr. Fritz Bloch, [er] wohnte Nbg., Fürther Str. Nr. 4b, war ich vor dem Kriege Patient und kam aus diesem Grunde in seine Praxisräume. Sie waren sehr neuzeitlich und modern eingerichtet. [...] Dr. Bloch dürfte auch eine wertvolle Wohnungseinrichtung besessen haben." Ein Mieter im Haus, der Zahnarzt Dr. W. H., berichtete: „Dr. Bloch war ein feiner und ruhiger Mieter und wir hatten ihn gern. Es stimmt, dass er im 3. Reich gezwungen war, nach Amerika auszuwandern." Das Anwesen war im Krieg völlig ausgebrannt und wurde 1948 wieder aufgebaut.[98]

In dem Entschädigungsantrag vom April 1954 gab er an, er sei aus Gründen der Rasse gezwungen gewesen, im Juli 1934 nach Amerika auszuwandern, und berichtete über seinen Verfolgungsvorgang:

96 StadtAN C 21/X Nr. 1; Rieger/Jochem, Jüdische Ärzte, 2009, S. 185.

97 StadtAN Adressbuch, I, S. 57; Rohrbach, Jüdische Augenärzte, 2011, S. 77. Medizinischen Gesellschaft, Sitzungsberichte, 1926, S. 3 f.

98 StAN Polizeiamt Fürth, Nr. 249.

„Ich und meine Familie sind Juden. Ich habe den ersten Weltkrieg mitgemacht. Nach dem Studium habe ich mich in meiner Geburtsstadt Nürnberg als Augenarzt niedergelassen. Meine Praxis entwickelte sich sehr rasch und ich erzielte hohe Berufseinkommen.
Unter der Verfolgung durch die Nazis habe ich in Nürnberg, wo der Antisemitismus sehr stark war, sehr gelitten. Am 1. April 1933 wurde ein SA-Mann vor meine Tür gestellt, der Patienten verhinderte, mich zu konsultieren. Verschiedene von meinen Kassenpatienten teilten mir mit, dass sie den Arzt wechseln müssten, da Druck auf sie ausgeübt würde.
Um den Verfolgungsmassnahmen der Nazis, die meine wirtschaftliche und physische Vernichtung erstrebten zu entgehen, habe ich am 15. Juni 1934 meine Praxis geschlossen und bin am 1. July 1934 nach Amerika ausgewandert."[99]

Aus der Bayerischen Ärzteversorgung schied er am 10. 7. 1934 aus und war am selben Tag polizeilich abgemeldet. Er hatte Nürnberg schon vorher, am 1. 7. 1934, mit Frau und Tochter verlassen und nahm eine Schiffspassage von Le Havre nach New York. Teile seiner Wohnungs- und Praxiseinrichtung konnte er mitnehmen, andere Teile mussten zu Schleuderpreisen verkauft werden. Der entstandene Schaden summierte sich auf 6000,– RM.

Über New York schrieb er:

„Hier musste ich neu aufbauen. Ich musste Englisch lernen, das Sprachexamen ablegen und medizinische Kurse nehmen. Am 1. December 1934 liess ich mich in Brooklyn N. Y. nieder. Da meine Praxis fehlte sich dort zu entwickeln nahm ich nach 2 Jahren einen anderen Wohnsitz, auch in Brooklyn. Auch dort war ich nicht im Stande meine Familie zu ernähren, und zog nach weiteren 2 Jahren nach Vernon, N. Y., wo ich seitdem wohne."

Sein Wohnort war 134 North Fulton Ave., Mount Vernon, New York. Bis 1961 soll er beruflich tätig gewesen sein, genauere Angaben fehlen.[100] Ein Entschädigungsantrag von 1954 bezog sich auf mangelndes berufliches Fortkommen, Goodwill-Verlust der Praxis, Vermögensschaden, Pfändung eines Sperrkontos, Schleuderverkauf der Wohnung und die Auswanderungskosten mit Lift. So wurde geltend gemacht, dass er

99 LfF München BEG 6759.
100 Ebenda.

16 000,– RM Reichsfluchtsteuer gezahlt habe und ungefähr 20 000,– RM durch den „Verkauf des Sperrkontos“ verloren habe. Neben anderen Zahlungen erhielt er 1964 für den Vermögensverlust in einem Vergleich 1000,– DM, für den Goodwill-Verlust der Praxis 2280,– DM und für das verschleuderte Wohn- und Sprechzimmer 7000,– DM; 1965 betrug seine Anfangsrente 159,84,– DM monatlich.

1984 erlitt er einen Schlaganfall und starb am 1. 2. 1985.[101]

101 LfF München BEG 6759. Bildnachweis: StadtAN C21_VII_16_Bloch_Fritz_Foto_1.

Dr. Martin Brandeis

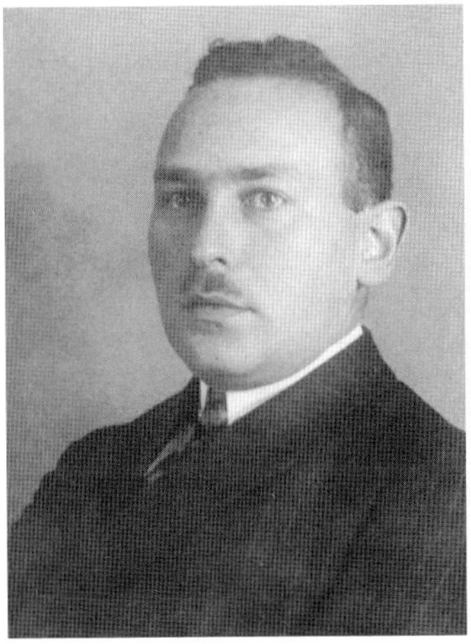

Von Dr. med. Martin Brandeis sind mehr Dokumente über die Entschädigungsansprüche als über die Umstände der Auswanderung erhalten.

Geboren am 16. 12. 1894 in Nürnberg zog er nach seinem auswärtigen Studium am 22. 12. 1920 wieder in seine Geburtsstadt, wo er bis 1934 seine allgemeinärztliche Praxis in der Gostenhofer Hauptstraße 53 hatte. Mit seiner Frau und einem Sohn wohnte er in der Rothenburgerstraße. Es erwies sich als ein Glücksfall, dass sie noch vor der Boykottaktion am 1. 4. 1933 in die Gostenhofer Hauptstraße 24 umgezogen waren. Seine Praxis hat er am 12. 3. 1934 aufgegeben.[102]

Die Erklärung zu seinem Entschädigungsantrag vom 27. 1. 1954 ähnelt formal sehr der von Dr. Fritz Bloch (s. o.), beide wohnten damals in Mount Vernon/New York und hatten offenbar denselben Anwalt, Dr. Brandeis zusätzlich Dr. Fritz Obermeier in New York. Im Einzelnen schreibt er zum Verfolgungsvorgang:

> „Ich, meine Frau und mein Sohn sind Juden. Ich habe den ersten Weltkrieg mitgemacht. Nach dem Krieg habe ich mich in meiner Geburtsstadt Nürnberg als Arzt niedergelassen. Meine Praxis entwickelte sich ausserordentlich rasch; die Patienten strömten mir aus allen Schichten zu. Ich war besonders stark beschäftigt und erzielte ein hohes Berufseinkommen.
> Unter der Verfolgung durch die Nazis habe ich in Nürnberg, der Stadt Streichers in der der Antisemitismus besonders wütete, sehr gelitten. Am 1. April 1933 versuchten Nazis grundlos mich zu verhaften; ich entkam dadurch, dass sie mich in meiner früheren Wohnung, Rothenburgerstrasse suchten. Einige Zeit danach entging ich einem weiteren grundlosen Verhaftungsversuch der Nazis nur, weil mich ein beim

102 StadtAN C 21/X Nr. 1; Rieger/Jochem, Jüdische Ärzte, 2009, S. 185.

Polizeipräsidium Nürnberg tätiger hoher Beamter, dessen Arzt ich früher war, durch seinen Sohn verständigt und mir nahegelegt hatte, an dem betreffenden Tag nicht heimzukommen. Mein Sohn wurde in der Schule wiederholt belästigt und bedroht, weil er Jude war; wiederholt suchte der Lehrer ihn zu schützen."

Bestätigt werden diese Angaben am 6. 9. 1958 von Dr. Ernst Gundelfinger aus New York, der Dr. Brandeis noch aus Nürnberg kannte, da er zur selben Zeit hier praktizierte.

„Um den Verfolgungsmassnahmen der Nazis, die meine wirtschaftliche und physische Vernichtung erstrebten, zu entgehen, habe ich am 1. März 1934 meine Praxis geschlossen und am 15. März 1934 Deutschland verlassen." Am 14. 3. 1934 wurde Dr. Brandeis polizeilich abgemeldet mit dem Auswanderungsziel Palästina.[103] Aus den späteren Erläuterungen der Schadenssummen geht der Reiseweg hervor, da Aufwendungen für den Möbeltransport nach Holland, Lagerung und Weitertransport in die USA einzeln aufgeführt wurden, ebenso die Reise der Familie „nach Palästina und von dort nach New York". Dies wird später, am 4. 6. 1958, genauer erklärt: „Der Lift ging von Holland aus, wo er zunächst lagerte, direkt nach USA. Dr. Brandeis ließ, als er auswanderte, den Lift in Holland lagern, weil er bei der Auswanderung ja nicht wusste, an welchem Ort er sich niederlassen würde."

> „Ich ging mit Frau und Kind nach Palästina und von dort, da ich das dortige Klima nicht vertrug, nach USA. Hier musste ich neu aufbauen. Ich musste Englisch lernen, das Sprachexamen ablegen, medizinische Kurse nehmen, um mit den Fortschritten der Wissenschaft, die seit Schliessung meiner Praxis gemacht wurden, vertraut zu werden. Am 1. Oktober 1935 liess ich mich in Mt. Vernon als Arzt nieder."[104]

Der Entschädigungsantrag vom 27. 1. 1954 umfasst einen Schaden im Wert von 85 150,– RM, außerdem den Verlust der Pension und den Einkommensverlust seit Schließung der Praxis. Von 1929–1933 hatte er jährlich 34 000,– RM verdient, „1934 war ich wegen der Verfolgung nur noch 2 Monate beruflich tätig. Mein Berufseinkommen nach der Auswanderung betrug 1935 Null, 1936 2000 $ [und] 1945 6500 $. Ohne die Verfolgung wäre ich nicht ausgewandert."

Er betont am 2. 12. 1954, dass er zu genaueren Angaben nicht in der Lage sei. „Nachdem seit meiner Auswanderung beinahe 21 Jahre vergangen sind, ich inzwischen sehr

103 Ebenda. Bildnachweis: StadtAN C21_VII_18_Brandeis_Martin_Dr_Foto_2.

104 BayLEA BEG 3490 Nr. 3601.

viel erlebt habe & urkundliche Unterlagen nicht mehr vorhanden sind, ist mir auch nach meiner Überzeugung eine weitere Spezifikation gar nicht zumutbar.“ 1959 wird von den Anwälten Elle und Salomon, New York, die Bearbeitung angemahnt: „Ich darf darauf hinweisen, dass Antragsteller in diesem Jahr 65 Jahre alt wird und dass seine Ansprüche schon seit 1954 anhängig sind.“

Am 5. 4. 1956 wurde der Antrag vom Bayerischen Landesentschädigungsamt mit 10 000 DM „sofort befriedigt“, die weiteren Forderungen werden bis 1962 schrittweise erfüllt. Nach Beantragung einer Verlängerung des Anspruchs bis Ende 1945 vom 23. 11. 1957 erhöhte es die Kapitalentschädigung auf 13 122,– DM. Dr. Brandeis und sein Anwalt verzichten daraufhin auf eine Klage und betonen sogar ihre Anerkennung des „guten Willens des Amtes, begangenes Unrecht so viel wie möglich gutzumachen“.[105]

Die Finanzmittelstelle München erkannte im Schreiben vom 3. 11. 1958 weitere Ansprüche an und zahlte bis 1962 die ausstehenden Summen an ihn aus. Insgesamt soll er 61 600,– DM an Entschädigungsgeldern bezogen haben.[106] Ein Todesdatum und -ort von Dr. Brandeis sind nicht vermerkt.[107]

105 Ebenda.

106 Ebenda.

107 Bildnachweis: StadtAN C21_VII_18_Brandeis_Martin_Dr_Foto_2.

Dr. Moritz Brasch

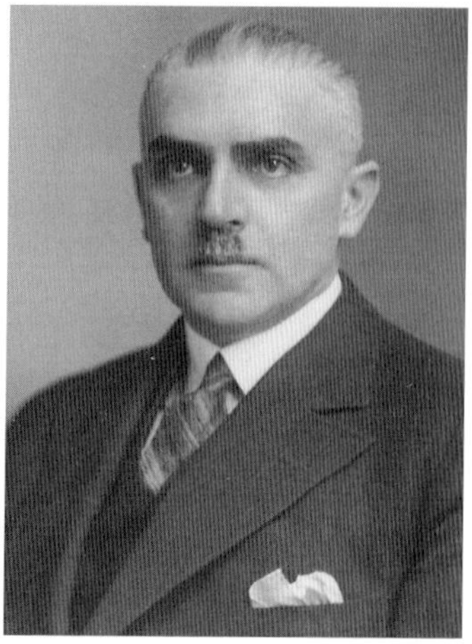

Der Nürnberger Internist floh 1936 und konnte in Johannisburg schließlich wieder seinen Beruf ausüben.

Dr. med. Moritz Brasch war seit dem 20. 6. 1919 ein niedergelassener Internist in der Königstr. 14 mit 6 Räumen und einer Röntgeneinrichtung.[108] Er schreibt dazu: „Ich war 18 Jahre in Nürnberg als Facharzt für Innere Krankheiten, mit Roentgen-Institut, niedergelassen und hatte mir eine gutgehende Praxis erworben.“ Er wohnte mit seiner Frau und einem Sohn am Hefnersplatz 4, vor seiner Auswanderung am Vestnertorgraben 15.[109]

Seinen Lebenslauf listet Dr. Brasch als Anlage zum Entschädigungsantrag beim Bayerischen Landesentschädigungsamt München auf:

„Johannisburg, den 13. Dezember 1954
Geboren am 25. 4. 1887 in Nürnberg.
Absolviert altes Humanistisches Gymnasium in Nürnberg.
Ärztliches Studium in München, Erlangen und Freiburg i. B.
Staatsexamen in Erlangen 1910.

1911	Assistenzarzt Städtisches Hospital Nürnberg.
1912	dto. Maria Anna Hospital Dresden.
1913	dto. Städtisches Hospital Nürnberg.
	6 Monate einjährig-freiwilliger Militär-Dienst beim dritten Train Bataillon, Fürth.
1914	6 Monate einj. Arzt beim 1st. Chevauleger-Regiment, Nürnberg.

108 StadtAN C 21/X Nr. 1.

109 Ebenda; Rieger/Jochem, Jüdische Ärzte, 2009, S. 185.

2. 8. 1914 – November 1918	Kriegsteilnehmer als Assistenz- bezw. Stabsarzt bei verschiedenen deutschen Regimentern.
Januar 1919 bis November 1936	niedergelassen als Facharzt für Innere Krankheiten, mit Roentgen-Institut, in Nürnberg.
November 1936	als Jude, gezwungen durch Gesetzgebung ärztliche Tätigkeit einzustellen.
Ende November 1936	Auswanderung nach Südafrika. [23. 11. 1936][110]
März 1937	da nach südafrikanischen Landesgesetzen zur Ausübung einer ärztlichen Praxis nicht zugelassen, Ausübung von physio-therapeutischen Behandlungen.
Februar 1942	Eintritt in die südafrikanische Armee als Militärarzt bis März 1947.
1947	Zulassung als praktischer Arzt.
1948	Zulassung als Facharzt.“[111]

Zusammen mit dem Entschädigungsantrag schreibt er am 13. 12. 1954: „Die Möglichkeit einer Entschädigung ist leider erst vor kurzem zu meiner Kenntnis gekommen, sodass ich bisher keinerlei Anträge eingereicht hatte. Ich hoffe jedoch, dass mein Antrag mit Rücksicht auf mein Alter (67 Jahre) bevorzugt behandelt werden kann.“

Einzelheiten der Auswanderung werden darin nicht genannt, die Erstattung für erlittenen Schaden gibt aber einen Eindruck seines Verlustes: Transportkosten 1624,– DM, Schaden an wirtschaftlichem Fortkommen 2840,– DM, Vermögen 10 000,– DM, monatliche Rente ab 1959 anfangs 219,– DM ansteigend auf 700,– DM.

Er lebte mit seiner Familie in Johannisburg, Mountainview Heigts, Sharp and Arthur St., Bellevue. Als Internist war er in einem Medizinischen Zentrum tätig. Dr. Brasch ist am 13. 2. 1962 in Johannisburg gestorben und hinterließ seine Frau und seinen Sohn als Erben.[112]

110 StadtAN C 21/X Nr. 1.

111 LfF München BEG 6513.

112 Bildnachweis: StadtAN C21_VII_18_Brasch_Moritz_Dr_Foto_1.

Dr. Eugen Collin

Nach 20 Jahren Praxistätigkeit musste Dr. Collin in den USA einen neuen Berufsanfang suchen.

Dr. med. Eugen Collin wurde am 19. 7. 1890 in Backnang geboren und zog am 6. 10. 1919 nach Nürnberg. Privat wohnte er mit seiner Frau Alice und einer Tochter Marianne in der Gibitzenhofstraße 106 und später 115.[113] Sein Anwalt Dr. S. A. van Wien, Amsterdam, erläutert den Berufsweg am 27. 11. 1956:

> „Was die Schul- und Berufsausbildung des Herrn Dr. Eugen Collin betrifft, wird mitgeteilt, dass derselbe zunächst die sogenannte Vorschule in Cannstadt besuchte und danach das dortige humanistische Gymnasium, wo er im Jahre 1908 das Abitur ablegte. In der Zwischenzeit hatte er wegen eines Wohnungswechsels seiner Eltern nach das Alte Gymnasium in Nürnberg besucht [heute Melanchthon-Gymnasium].
> Herr Dr. Collin studierte 5 Semester Medizin an der Universität in München, das 6. Semester in Erlangen, das 7. in Berlin, das 8. in München und das 9. und 10. in Würzburg, wo er auch das Staatsexamen ablegte. Er erhielt seine Approbation durch das Bayerische Innenministerium am 20. August 1914."[114]

Seine Ausbildung zum Spezialarzt für Haut- und Geschlechtskrankheiten absolvierte er bis 1919 an der Universitätshautklinik München und von 1919–1920 an der Dermatologischen Abteilung des Krankenhauses Nürnberg.[115] Hier ließ er sich als Arzt für Haut- und Geschlechtskrankheiten in der Gibitzenhofstraße 115 nieder.

Am 15. 10. 1934 wurde er „abgemeldet in die USA (New York)" und musste mit seiner Frau über Rotterdam auswandern. Seine Tochter folgte 1936. In der Begründung zum Entschädigungsantrag vom 14. 6. 1956 äußert sich sein Anwalt zur Auswanderung:

113 StadtAN C 21/X Nr. 2; Rieger/Jochem, Jüdische Ärzte, 2009, S. 186.

114 LfF München BEG 38187.

115 Eppinger, Jüdische Dermatologen, 2001, S. 232.

„Herr Dr. Collin war früher als Arzt in Nürnberg niedergelassen und ist mit seiner Ehefrau Alice, geb. Reis, wegen der nationalsozialistischen Judenverfolgung im Jahre 1934 nach Amerika ausgewandert. Die Auswanderung erfolgte mit einem Schiffe der Hamburg-Amerika-Linie, deren Erklärung vom 29. März 1956 abschriftlich vorgelegt wird. Herr Dr. Collin, der zuletzt an der Adresse Gibitzenhofstr. 115 in Nürnberg gewohnt hat, musste in Amerika eine neue Existenz aufbauen und nach erfolgreichem neuerlichem Studium in U. S. A. erst noch ein Examen als Arzt ablegen. [...]
Das Kind der Eheleute Collin, die am 16. Juni 1928 geborene Tochter Marianne, wurde 1936 nach Amerika geschickt und reiste nach dort mit der Holland-Amerika-Linie [...]." Er wohnte mit seiner Familie 34 West Main St. in Falconer, New York."

Im Entschädigungsantrag werden die Kosten für die Bahnfahrten und Seereise, für den Möbeltransport und die Einlagerung der Möbel in den Akten aufgeführt, weiterhin für den Berufsschaden bei einem jährlichen Einkommen von 16 000 bis 18 000,– RM in Nürnberg. Für die Einkommensminderung, Schaden im beruflichen Fortkommen, Vermögensschaden, Goodwill der Praxis, die Bayerische Ärzteversorgung und Passagekosten wurden Entschädigungszahlungen geleistet, die Aufwendungen für ein zweites Medizinstudium aber abgelehnt. Seit 1961 fiel eine Rente von 162,– DM für ihn ab, nach seinem Tode am 13. 1. 1978 in North Miami Beach bezog seine Frau ein Witwengeld von 98,– DM. Sie starb am 12. 9. 1994 in Manchester/St. Louis.[116]

116 LfF München BEG 38187.

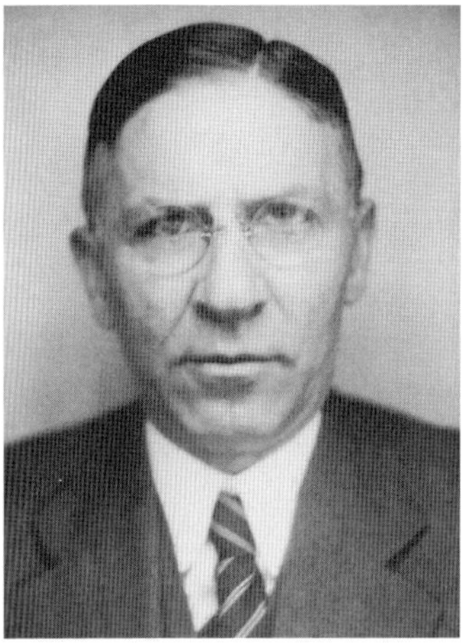

Dr. Adolf Dessauer

Nach der Pogromnacht gab Dr. Dessauer auf und emigrierte.

Dr. med. Adolf Dessauer, der ältere Bruder von Dr. Joseph Dessauer (s. u.), wurde am 11. 11. 1885 in Bonnland (Bezirksamt Karlstadt am Main) geboren und lebte von 1912 bis 1938 in der Pfälzerstr. 65/II in Nürnberg. Mit seiner Ehefrau Lilly Dessauer hatte er zwei Söhne. Er war Allgemeinarzt mit einer Kassenpraxis in der eigenen Wohnung am Feldmarschall-Hindenburg-Platz 26 (seit 1946 wieder Rathenauplatz).[117]

Ihre Haushaltshilfe Frau K. K. kannte die Wohnverhältnisse aus ihrer Tätigkeit als Hausangestellte und sagte am 15. 4. 1955 zur Feststellung des Vermögensschadens aus:

> „Seit 1917 war ich zunächst bei Herrn Dr. Dessauer und dann nach dessen Heirat bei den Eheleuten Dessauer als Haushaltshilfe tätig. Ich kam von 1933 bis 1938 sogar täglich in die Wohnung in der Pfälzerstr. 65 in Nürnberg.
> Bis 1933 bewohnten die Eheleute Dessauer 5 Zimmer, Küche und Nebenräume weitere 2 Zimmer waren für die Praxis eingerichtet. Schon im Jahre 1933 durfte Herr Dr. Dessauer nur noch jüdische Patienten behandeln, er musste daher seine Räume einschränken und benutzte von da ab nur noch insgesamt 3 Zimmer mit Nebenräumen, während 4 Zimmer für eine eigene Wohnung abgetrennt wurden, die vermietet wurden. Es war kaum möglich, damals die große Einrichtung in den wenigen Räumen unterzubringen."

117 Lautsch/Dornedden, Verzeichnis der deutschen Ärzte, 1937, S. 467; StadtAN C 21/X Nr. 2; Rieger/Jochem, Jüdische Ärzte, 2009, S. 186.

Das Einkommen war in den Jahren nach dem Entzug der Kassenzulassung am 22. 4. 1933 bis 1938 infolge Boykott „erschreckend zurückgegangen".

Zur Einschätzung späterer Entschädigungsansprüche schildert sie weiterhin die Einrichtung von Wohn- und Herrenzimmer, Speisezimmer, Küche, Schlafzimmer und von einem weiteren Zimmer für die beiden Söhne:

> „Die gesamte Einrichtung war sehr gediegen und wertvoll. Außer den guten und schweren Möbeln waren auch schöne Teppiche vorhanden, so im Speisezimmer und im Wohnzimmer echte Perser. Das Porzellangeschirr war reichlich und wertvoll, schöne Porzellanfiguren standen vor allem im Speisezimmer. Auch Weingläser und dergleichen sowie Silberbestecke waren entsprechend der gesamten Einrichtung des Haushalts in großer Zahl da."

Wie andere Nürnberger Juden wurde auch Familie Dessauer in der Pogromnacht heimgesucht. Frau K. K. berichtet:

> „Nach der Pogromnacht im November 1938 ging ich gleich am Morgen in die Wohnung. Die Eheleute Dessauer waren ganz verzweifelt, es bot sich ein Bild schrecklicher Verwüstung. In sämtlichen Räumen war ebenso wie in der Küche alles zerstört, die Spiegel und die Scheiben an den Möbeln waren zertrümmert, die Schreibtische vollkommen zerschlagen, ebenso das Porzellan. An vielen Stühlen fehlten 2 oder 3 Beine. Im Schlafzimmer war der große Spiegel zerschlagen, der Inhalt des Kleiderschranks herausgerissen und zertrampelt. Ich hatte tagelang zu arbeiten, um wenigstens die Scherben aus dem Haus zu bringen. Die meisten Sachen waren vollkommen unbrauchbar geworden, es gelang mit Mühe einige Gegenstände für den täglichen Gebrauch wieder herzurichten. Lediglich ein Teil der Wäsche, die Betten und Kleider konnten gerettet werden.
> Die Eheleute Dessauer wurden gleich im Anschluß an das Pogrom gezwungen ihre Wohnung zu verlassen, es wurde ihnen ein Zimmer in einem Haus in der Sulzbacherstraße 48 angewiesen."[118]

Nach dieser Erfahrung blieb die Auswanderung als einziger Ausweg. Dr. Dessauer kam dem drohenden Entzug seiner Approbation zuvor und gab kurz vor ihrem Inkraft-

118 LfF München EG 92996.

treten am 30. 9. 1938 seine Kassenpraxis Anfang September auf.[119] Mit dem gleichzeitigen Verlust seiner Ansprüche aus der Bayerischen Ärzteversorgung war zusätzlich die wirtschaftliche Existenzgrundlage zerstört und ein Weiterleben in Deutschland nicht mehr möglich.[120] Bereits am 13. 12. 1938 waren sie „abgemeldet in die USA (New York)".[121] Über die Ausreise, Abgaben und Gebühren gibt es keine weiteren Unterlagen außer dem Antrag auf Erstattung der Kosten für die Versendung des Umzugsgutes und für die Schiffskarten der Familie.

Die amerikanische Adresse war Dr. Adolphe Dessauer, 140 – 03 58th Road, Flushing, Long Island, New York. Er bringt vor, er habe von 1939–1942 „überhaupt kein Einkommen mehr erzielt, da er sich damals für das englische Sprachexamen und für das Staatsexamen vorbereiten musste". Am 15. 5. 1942 erhält er die Lizenz für „medicine and surgery" und eröffnet in New York eine Privatpraxis.

In dem Entschädigungsantrag, den er am 12. 8. 1950 stellt, gibt er die Pogromschäden mit 8000,– RM an und erwähnt unter den zerstörten Gegenständen u. a. ein Bild von Johann Wilhelm Vogt. Die Akten mit dem Nachweis einer Lebensversicherung waren 1958 nicht mehr auffindbar. Beantragt wurde auch eine Entschädigung für das „Anwesen meines Bruders" Joseph Dessauer, der 1946 in New York gestorben war (s. u.), ohne dass Details über den Besitz ersichtlich sind. Entschädigungszahlungen folgten am 8. 11. 1957, darin ist eine Rente von 630,– DM enthalten, die dann auf 1030,– DM erhöht wird.

Nach dem Todesschein des County of Suffolk, New York, ist Dr. Dessauer am 24. 11. 1966 verstorben. Seine Frau erhielt 60 Prozent seiner Rentenbezüge als Witwenrente.[122]

119 Ärzteblatt für Bayern, 5 (1938) 22, 1. 9. 1938, S. 354.

120 LfF München EG 92996.

121 StadtAN C 21/X Nr. 2.

122 LfF München EG 92996. Bildnachweis: StadtAN C21_VII_25_Dessauer_Adolf_Dr_Foto_1.

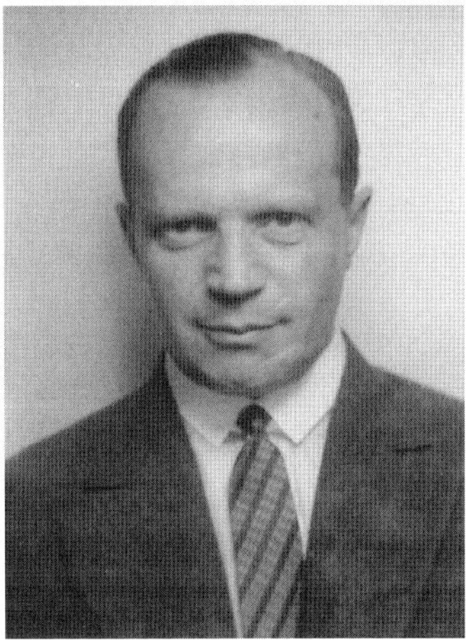

Dr. Joseph Dessauer

Vor dem Approbationsentzug konnte Dr. Dessauer noch entkommen.

Dr. med. Joseph Dessauer, geboren am 15. 8. 1887 in Thüringen (Bezirksamt Karlstadt am Main), war der jüngere Bruder von Dr. Adolf Dessauer (s. o.) und neben seiner Allgemeinarzttätigkeit Spezialarzt für Innere Krankheiten/Magen-, Darm- und Stoffwechselkrankheiten mit einer Kassenpraxis, die er von seinem Schwiegervater Dr. Reizenstein übernommen hatte. Mit seiner Ehefrau Trude, geb. Reizenstein, hatte er zwei Kinder und wohnte in der Eichendorffstr. 25.[123] Zu der Praxistätigkeit berichtet seine Frau:

> „Ich bin Witwe des verstorbenen Dr. Joseph Dessauer aus Nürnberg. Dr. Dessauer hat als praktischer Arzt und Spezialarzt für Herz, Magen- und Darmkrankheiten in Nürnberg von 1920 bis 1938 praktiziert. Die Praxis war erst in der Fürtherstr., später in der Sulzbacherstrasse und von 1930 bis 1938 Hindenburgplatz 26 in Nürnberg. 1926 hat mein Mann die Praxis des verstorbenen Sanitätsrats Dr. Albert Reizenstein übernommen.
>
> Mein Mann hatte eine grosse Privatpraxis sowohl wie Kassenpraxis. Sein Einkommen war erheblich. Ohne dass ich mich auf genaue Zahlen für die einzelnen Jahre festlegen kann, so kann ich doch nach bestem Wissen und Gewissen versichern, dass das Durchschnittseinkommen meines verstorbenen Mannes in den Jahren vor Hitler von 1928 bis 1933 zwischen RM 30–40 000,– gelegen hat.
>
> Nachdem die Nationalsozialisten in Deutschland zur Regierung gekommen waren, ging naturgemäß das Einkommen meines Mannes, als jüdischer Arzt, langsam

123 StadtAN C 21/X Nr. 2; Rieger/Jochem, Jüdische Ärzte, 2009, S. 186.

zurück, wenn auch nicht in demselben Umfang wie bei vielen anderen jüdischen Ärzten, da mein Mann als ehemaliger Frontkämpfer seine Kassenpraxis behalten konnte. Die Lage wurde für uns als Juden jedoch so hoffnungslos, dass wir uns schliesslich zur Auswanderung entschlossen. Die Auswanderung fand im Oktober 1938 von Nürnberg nach den Vereinigten Staaten statt."[124]

Die Abgaben und Kosten der Auswanderung lassen Rückschlüsse auf den Vermögensverlust und den Auswanderungsweg zu: Für die Reichsfluchtsteuer mussten 18 000,– RM und für die Judenabgabe ein ähnlich hoher Betrag gezahlt werden. „Da wir mit Genehmigung der Behörden unsere komplette Einrichtung mitgenommen haben, muss auch Dego gezahlt worden sein. [...] Wir sind alle 4 (Eltern und 2 Kinder) im September 1938 von Nürnberg nach Amsterdam gefahren, von dort aus nach Rotterdam, von wo wir mit der holländischen Linie nach New York gefahren sind." Die Eisenbahnfahrt Nürnberg–Amsterdam, der Hotelaufenthalt Amsterdam vom 1.–8. 10. 1938, die Gepäckbeförderung Nürnberg–Amsterdam und die Schiffsbillette Rotterdam–New York belaufen sich zusammen auf 1345,50 RM; weiterhin „Fracht und Versicherung für 3½ grosse Lifts, komplette Haushalts- und Praxiseinrichtung, Spediteur Schenker Nürnberg, für 8000,– RM." In der Einwohnermeldekartei ist vermerkt: „Am 28. 9. 1938 abgemeldet in die USA".[125]

„In den Vereinigten Staaten haben wir zuerst in New York City gewohnt, wo mein Mann sich auf das medizinische Staatsexamen etc. vorbereiten musste. Nachdem er die Approbation erhalten hatte, liess er sich als Arzt in Newark N. J. nieder, wo er bis zu seinem Tode praktiziert hat. In den ersten Jahren unseres Aufenthalts in den Vereinigten Staaten hatte mein Mann kein Einkommen. Während der folgenden Jahre betrug sein Netto Arbeitseinkommen, auf Grund der hiesigen Unterlagen und der Mitteilung seines Steuerberaters: 1940 $ 1541.00 [...] 1946 $ 2819.52. Am 22. November 1946 ist er in New York City verstorben."[126]

Seine Witwe stellte im September 1955 den Antrag auf Entschädigung für die erlittenen Verluste. Das Ergebnis ist nicht vermerkt.[127]

124 LfF München BEG 28286.
125 StadtAN C 21/X Nr. 2.
126 LfF München BEG 28286.
127 Ebenda. Bildnachweis: StadtAN C21_VII_25_Dessauer_Josef_Dr_Foto_2.

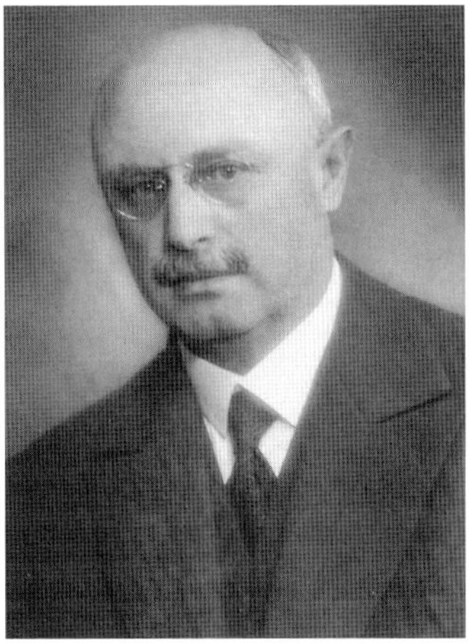

Dr. David Eichenbronner

Dr. Eichenbronner erkannte die Bedrohung und wich in die USA aus, wo er als Arzt neu anfangen konnte.

Dr. med. David Eichenbronner stammte aus der jüdischen Gemeinde in Brünnau (Stadt Prichsenstadt, Kreis Kitzingen), das damals zum Landkreis Gerolzhofen bei Schweinfurt gehörte, wo er am 5. 8. 1878 geboren wurde. Dort ging er nach seinen eigenen Angaben von 1884–1888 zur Volksschule und besuchte dann von 1888–1897 das Gymnasium in Schweinfurt, das er 1897 mit dem Abitur abschloss. Studiert hat er in Würzburg, Berlin und Freiburg i. Br. und war nach dem Staatsexamen im Jahr 1902 Assistenzarzt in Straßburg, Frankfurt a. d. Oder und Berlin bis 1906. Er schreibt: „Ich habe mich nach Abschluss meiner allgemein- und fachärztlichen Ausbildung im Jahre 1906 in Nürnberg als Spezialarzt für Hals-, Nasen- und Ohrenkrankheiten niedergelassen und es im Lauf der Jahre zu einem ansehnlichen Einkommen aus dieser Tätigkeit gebracht." Seine Praxisräume waren seit „mindestens 1914" bis 1934 in der Königsstr. 40, danach in seiner eigenen Wohnung."[128] Außerdem war er neben seiner Praxis in der Poliklinik der Nürnberger Hals-, Nasen- u. Ohrenabteilung des Städtischen Krankenhauses tätig.

Mit seiner Frau Sidone und ihrem Sohn wohnte er von 1906 bis zum 10. 1. 1934 in einer 7-Zimmer-Wohnung am Heideloffplatz 3/p und vom 10. 1. 1934 bis 1. 7. 1938 in der Tafelfeldstr. 18/III. Zum Umzug in die Tafelfeldstraße wurde er „auf Betreiben der Parteistellen" gezwungen.

„Da ich im ersten Weltkrieg als Frontsoldat (Stabsarzt) tätig war, wurde mir zu Beginn der Nazizeit die Ausübung der ärztlichen Praxis nicht entzogen, wohl aber

128 Lautsch/Dornedden, Verzeichnis der deutschen Ärzte, 1937, S 467; StadtAN C 21/X Nr. 2; Rieger/Jochem, Jüdische Ärzte, 2009, S. 186.

die Behandlung als Kassenarzt. [...] Durch die aus Rassegründen erzwungene Aufgabe meiner Tätigkeit als Spezialarzt in Nürnberg – meine Praxisräume waren in der Königstrasse, also der besten Geschäftslage der Stadt – habe ich mein Berufseinkommen verloren. Das Erträgnis meiner ärztlichen Tätigkeit betrug in normalen Zeiten – vor der Hitlerzeit – RM 18–20 000 u. sank in den Hitlerjahren von 1933–1937 auf RM 8–10 000 ab."

Auf die Frage nach Verfolgungsmaßnahmen antwortet er:

„Durch Propaganda und Drohungen wurden nicht-jüdische Patienten abgehalten u. im Anfang wurden zu diesem Zweck S. A. Posten vor meiner Praxis aufgestellt, besonders schlimm in Nürnberg wegen Streicher. [...] Unter dem Druck, der in Nürnberg gegen alle Juden ausgeübt wurde, u. der drohenden Gefährdung von Leben und Existenz entschloss ich mich im Sommer 1938 nach USA auszuwandern; dieser Entschluss beruhte ausschließlich auf den Verfolgungsmassnahmen der Partei gegen Juden."[129]

Am 1. 7. 1938 wanderte Dr. Eichenbronner mit seiner Familie in die USA aus. Amtlich vermerkt ist sein „Ruhestand seit 01. 06. 1938; am 14. 06. 1938 abgemeldet in die USA (New York)".[130] Über Paris fuhren sie nach Le Havre und nahmen das Schiff nach New York. Sie wohnten 17 Mohawk Place, Amsterdam, New York.

Der Entschädigungsantrag mit dem Eingangsstempel vom 31. 5. 1955 wurde wegen Schadens an Eigentum und beruflichem Fortkommen und wegen der Auswanderungskosten gestellt. „Die Wohnungseinrichtung und ein grosser Teil der Einrichtung der Praxisräume sind verloren gegangen, ohne dass angegeben werden konnte, wohin sie gekommen sind." Kosten für die Mitnahme des Umzugsguts, Möbel, ärztliche Instrumente, Wäsche und Kleider werden angeführt, Übernachtungskosten für eine Nacht in Paris und Überfahrt.

„In den Vereinigten Staaten musste ich erst die erforderlichen Sprachkenntnisse erwerben u. ein Examen ablegen, um wieder als Arzt zugelassen zu werden; ich erhielt im Jahre 1943 diese Zulassung, richtete mir an meinem jetzigen Wohnsitz in Amsterdam NY eine Praxis ein u. hatte bis Anfang 1944 eine ausreichende Existenz-

129 BayHStA LEA BEG 2554.

130 Ärzteblatt für Bayern, 5 (1938) 22, 1. 9. 1938, S. 332; StadtAN C 21/X Nr. 2.

grundlage geschaffen. Leider konnte ich sie nur ein paar Jahre geniessen; denn ich erlitt im Jahre 1947 einen Schlaganfall, aus dessen Folgen ich heute noch gelähmt u. auf persönliche Fürsorge angewiesen bin."

Den Forderungen wurde entsprochen, darunter 1600,– DM für den Goodwill der Praxis und 600,– DM für die Auswanderungskosten.

David Eichenbronner ist am 25. 1. 1957 in New York gestorben. Eine laufende Witwenrente für seine Frau wurde 1968 abgelehnt, da sie die Frist für ein Wahlrecht zwischen Rente oder Auszahlung versäumt hatte. Stattdessen erhielt sie 1971 eine Einmalzahlung von 54 666,– DM.[131]

131 LfF München BEG 2554. Bildnachweis: StadtAN C21_VII_30_Eichenbronner_David_Dr_Foto_2.

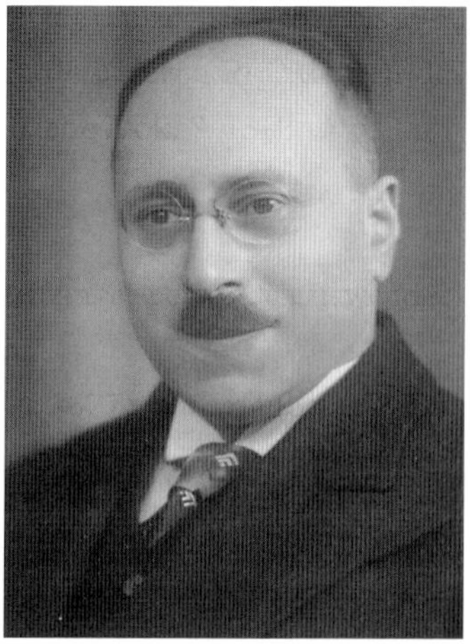

Dr. Lazarus Eisemann

Er gehörte zu den Ärzten, die schon 1933 Konsequenzen aus den Repressionen zogen und Deutschland verließen.

Dr. med. Lazarus Eisemann, ein praktischer Arzt in der Wiesenstr. 138, wurde am 20. 12. 1891 in Westheim/Bayern, geboren und kam am 3. 1. 1916 von Würzburg nach Nürnberg. Mit seiner Ehefrau Lina Karoline hatte er einen Sohn.[132]

Schon 1933 wurde er bedroht. Zu den näheren Umständen erklärt er am 7. 8. 1953:

> „Als ich 1933 in Paris weilte, erhielt ich von meiner Mutter aus Nürnberg einen Brief des (kassenärztlichen?) Vereins Nürnberg nachgesandt mit ungefähr folgendem Inhalt: ‚Sie sind aus der (kassenärztlichen? oder allgemein ärztlichen? – an diesen Textteil erinnere ich mich nicht mehr genau) Praxis ausgeschlossen worden, weil Sie kommunistische Streitschriften verbreitet haben'.
> Von dieser Beschuldigung selbst ist natürlich kein Wort wahr. Nichtsdestoweniger war dieser Brief der Grund, warum ich endgültig beschloss, nicht mehr nach Deutschland zurückzukehren, da ich sonst bei der damaligen politischen Lage (ca. August 1933) mit sofortiger Verhaftung und evtl. Verschickung nach Dachau rechnen musste.
> Diesen Brief habe ich jahrelang aufbewahrt, aber in der Zeit des 2. Weltkrieges, als Rommel vor Ägypten und damit auch vor Palästina stand, soweit mir erinnerlich, vernichtet, um nicht ‚belastendes Material' in meinen Händen zu belassen."[133]

132 StadtAN C 21/X Nr. 2; Rieger/Jochem, Jüdische Ärzte, 2009, S. 186; LfF München EG 59410; StAN C 25/I Nr. 883a.

133 LfF München EG 59410.

Aufgrund der Verordnung über die Zulassung von Ärzten zur Tätigkeit bei den Krankenkassen vom 22. 4. 1933 musste er als Kassenarzt ausscheiden und wurde aus dem Arztregister gestrichen. Ab dem 1. 8. 1933 galt er als abgemeldet nach Frankreich. Am 18. 8. 1933 wird die Aufgabe seiner Praxis angezeigt und werden seine Konten beschlagnahmt.

In einem Schreiben vom 21. 10. 1953 erläutern seine Anwälte Max L. Stern und Dr. Fritz Engel in Fürth die weiteren Stationen:

> „Nach seiner ‚Auswanderung' hat Herr Dr. Eisemann 2 Jahre in Frankreich gelebt, seinen Unterhalt bestritt er aus Überweisungen seiner Mutter aus Nürnberg und Schwiegervaters aus Hersfeld. Einen kleinen Teil verdiente er sich durch Massagen hinzu. Im Jahre 1935 begab er sich in Palästina auf das Land, um dort einen landwirtschaftlichen Betrieb zu beginnen. Dieses Unternehmen missglückte allerdings mangels landwirtschaftlicher Kenntnisse. Im Jahre 1939 baute er sich mit grosser Mühe eine Arztpraxis auf. Er musste dabei vom Ärzteverband eine Nothilfeanleihe in Anspruch nehmen, die er in kleinen Raten zurückzahlen musste. Auch heute lebt Dr. Eisemann in sehr kümmerlichen Verhältnissen, die äußerste Sparsamkeit erforderten. Er kann nicht einmal, wie es seinem Stande entspräche, seinen Sohn in die höhere Schule schicken, sondern musste ihn in die Lehre geben, um das Geld für den notwendigen Lebensunterhalt sicherzustellen."

In Jerusalem wohnte er mit seiner Familie in der King George Ave. 14. Nach dem gescheiterten Versuch als Landwirt arbeitete er fünf Stunden täglich als Arzt im Sicherheitsministerium und konnte erst 1939 wieder eine Praxis eröffnen. Außerdem wurde er krank. Er litt unter Angina pectoris und cerebraler Ischämie, 1949 und 1953 kam es zu zwei Herzinfarkten, er hatte Gallensteine und zog sich 1955 eine Amöbiasis zu.

1948 stellte er den Antrag auf Entschädigung von entgangenen Leistungen aus der Bayerischen Ärzteversorgung, 1950 wegen Schadens im wirtschaftlichen Fortkommen, Goodwill der Praxis und der Auswanderungskosten. Die Ansprüche wurden zunächst abgewiesen, da er die Praxis bereits 1933 freiwillig aufgegeben habe, „das Weiterpraktizieren aber erst im Oktober 1938 endgültig untersagt wurde". Weiterhin konnte er die angeforderten Vermögensnachweise der Deutschen Bank nicht beibringen, auf Anfrage wird ihm von dort mitgeteilt, dass alle Unterlagen im Krieg zerstört worden seien. Seine Vertreibung wird dann aber anerkannt. „Infolge der in Nürnberg besonders starken nationalsozialistisch-antisemitischen Bewegung musste Antragsteller bereits im August 1933 seine Praxis aufgeben und auswandern."

Schließlich erhält er 1961 doch eine Entschädigung von 19 430,41 DM und für die Auswanderung 2078,– DM sowie eine Monatsrente von 630,– DM. Seine Erkrankungen werden mit einer MdE von 80 Prozent angesetzt. Am 19. 10. 1975 ist Dr. Eisemann in Jerusalem verstorben. Seiner Witwe wird 130,07 DM Witwengeld vom Landesentschädigungsamt zugesprochen.[134]

134 LfF München EG 59410. Bildnachweis: StadtAN C21_VII_31_Eisemann_Lazarus_Dr_Foto_1.

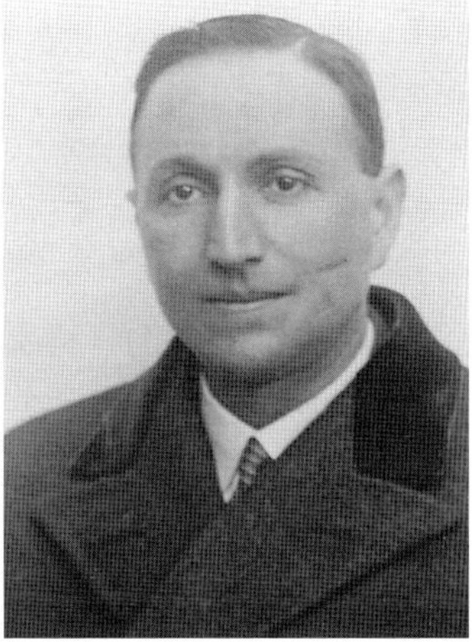

Dr. Theodor Engel

Nach geglückter Emigration musste sich Frau Engel in Jerusalem mühsam durchschlagen.

Die Ehefrau von Dr. Engel, Frau Lise Engel, stellte 1957 einen Entschädigungsantrag beim Bayerischen Landesentschädigungsamt und schilderte am 8. 7. 1957 vor dem Urkundenbeamten in Jerusalem das Schicksal der Familie aus ihrer Perspektive.

Sie war am 9. 12. 1898 in Nürnberg als Tochter von Dr. Ludwig Steinheimer und dessen Frau Frida, geborene Secklmann, geboren worden. „Ich bin als Tochter jüdischer Eltern geboren. Mein Vater war praktischer Arzt und Geschäftsführer des Vorstandes der Kassenärztlichen Vereinigung Deutschlands in Nürnberg.“[135] Nach dem Besuch der Töchterschule (Vorschule) und des Realgymnasiums in Nürnberg mit Abitur im Jahr 1918 studierte sie zwei Semester lang Chemie und heiratete im September 1919 Theodor Engel.

Dr. med. Theodor Engel, geb. am 12. 5. 1892 in Gießen, zog am 20. 6. 1919 nach Nürnberg. Mit seiner Ehefrau und ihren drei Kindern wohnte er seit dem 16. 9. 1921 in der Ziegelsteinstr. 150, ab 15. 3. 1932 waren sie am Bierweg 12/I gemeldet. Er war seit dem 1. 6. 1919 operierender Praktischer Arzt mit Kassenzulassung, der die Praxis seiner Wohnung angeschlossen hatte.[136] Der Bierweg lag in der Arbeitersiedlung Loher Moos, und Dr. Engel wurde dort hoch verehrt. Darüber gibt die Zeitzeugin Frau F. Auskunft: „Dr. Engel behandelte bedürftige Familien sogar ohne Rechnung. In besonderen Fällen wagte er es auch, Schwangerschaftsabbrüche vorzunehmen. Er hat mancher verzweifelten Frau geholfen.“[137] In der Belegklinik Martha-Maria (Martha-Haus), die damals in der Sulzbacherstraße lag, führte er als Praktischer Arzt Entbindungen durch.

135 Siehe S. 356, 358.

136 StadtAN C 21/X Nr. 2; Rieger/Jochem, Jüdische Ärzte, 2009, S. 187.

137 Willenberg/Groh, Ziegelstein, 1989, S. 32; Mitteilung von R. Wagner, Nürnberg.

Seine Frau schreibt weiter:

„Bereits nach meiner Verheiratung habe ich meinem Mann [...] in der Praxis geholfen: Meine Aufgabe bestand darin, während der Vormittage, in denen mein Mann nicht in der Praxis zugegen war, Diathermie und Höhensonnenbestrahlung zu geben.
In den Sprechstunden meines Mannes, die am Nachmittag von 3–6 Uhr waren, war ich stets anwesend. Ich habe sein Instrumentarium sterilisiert, örtliche Betäubungen gemacht und die Chloraethyl-Narkosen selbst ausgeführt. Da die Praxis meines Mannes ausgedehnt war, und insbesondere viele klein-chirurgische Fälle in der Praxis operiert und behandelt wurden, so musste ich während der ganzen Nachmittagsstunden helfen. Ich habe auch Injektionen allein gemacht.
Ich habe dadurch meinem Mann eine Laborantin oder Assistentin erspart.
Infolge der Mitarbeit in der Praxis meines Mannes war ich gezwungen, eine Köchin zu halten, ein Kindermädchen (ich hatte 3 kleine Kinder) und eine Wasch- und Putzfrau. Ich habe für meine Arbeit bei meinem Mann kein Entgelt erhalten."

Schon durch die Weltwirtschaftskrise war „der Ertrag der Praxis wesentlich beeinträchtigt", er betrug 1930 noch 20 871,– RM und 1933 nur noch 4284,– RM. Mit dem Entzug der Kassenzulassung schloss er seine Praxis am 30. 6. 1933.[138] Die Familie wurde 1933 aber in ihren eigenen Worten „durch die nationalsozialistische Machtergreifung zur Auswanderung gezwungen. Als mein Mann im Sommer 1933 wegen der Machtergreifung Hitlers nach Palästina wegen einer offiziellen Anzeige [...] auswandern musste, musste ich meine dortige Tätigkeit ebenfalls beendigen."

In der Einwohnermeldekartei ist Dr. Engel als „abgemeldet am 30. 8. 1933 nach Haifa in Palästina" eingetragen.[139] Das Ehepaar siedelte mit ihren Kindern nach Jerusalem um und wohnte in 25 Abyssinian, Shlomo Molcho Rd. 7. „Nach der Einwanderung hat mein Mann in Jerusalem wieder eine Praxis als Frauenarzt eröffnet. Da aber das Einkommen zu gering war, um eine Hausangestellte zu halten, musste ich mich um den Haushalt und die Erziehung meiner drei Kinder, die damals noch klein waren, bekümmern."

Als Dr. Engel am 11. 11. 1938 in Jerusalem starb, wurde die Lage für seine Frau mit drei Kindern noch schwieriger.

138 Ebenda.

139 StadtAN C 21/X Nr. 2.

„Um die nötigen Existenzmittel zu schaffen, habe ich im März 1939 begonnen, Zimmer zu vermieten. Solange meine 3 Kinder noch klein waren, habe ich von meiner Wohnung, die aus 4 Zimmern und einer Eingangshalle bestand, ständig 2 Zimmer vermietet, und seit 1946 noch ein drittes Zimmer dazu, sodass ich selbst nur ein Zimmer und die Halle zu Verfügung habe.
Ich habe diese Zimmer an Studenten mit Frühstück vermietet. Während des Weltkrieges haben auch englische Offiziere bei mir gewohnt, und ich habe sie z. Tl. auch voll beköstigt. Das Einkommen, das ich hieraus bezog, war so gering, dass ich nicht einkommensteuerpflichtig war."

Der Entschädigungsantrag 1957 lautete auf Schaden an Eigentum und Vermögen, an Goodwill und Transferschaden. Vermerkt sind 13 087,– DM Entschädigung für entgangene Versorgungsleistungen aus den Jahren 1938–1960 und für den Goodwill 9177,– DM. Eine Vergütung ihrer eigenen Tätigkeit in der Praxis ihres Mannes wurde abgelehnt, „da es üblich gewesen sei, dass die Ehefrau in der Praxis mitarbeitet im Rahmen ihrer Mithilfepflicht gem. § 1356 Abs. 2 BGB". Nach einem Vergleichsverfahren gestand man ihr eine Rente von 100,– DM ab 1967 und eine Nachzahlung von 9900,– DM zu.[140]

140 BayLEA EG 55225. Bildnachweis: StadtAN C21_VII_33_Engel_Theodor_Dr_Foto_1b.

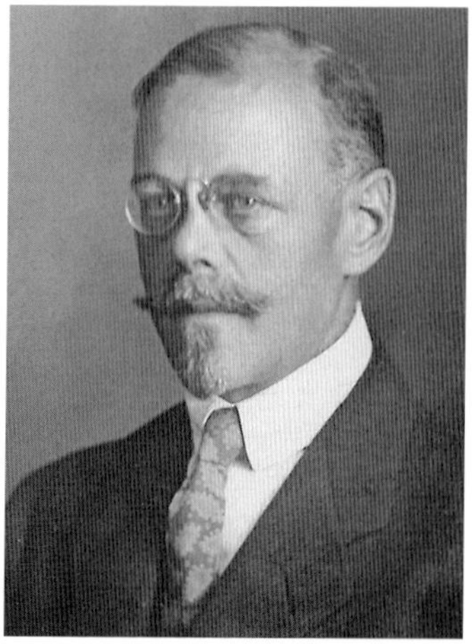

Dr. David Erlanger

Dr. Erlanger ist mit seiner Frau im Ghetto Theresienstadt umgekommen.

Zusammen mit seiner Ehefrau Lina Lisa, geborene Bing, geb. am 21. 5. 1878, lebte der Praktische Arzt Dr. med. David Erlanger, geb. am 24. 1. 1867 in Thalmässing, von 1901 bis 10. 9. 1942 in Nürnberg. Sie wohnten in der Marienstr. 23, und ab dem 30. 7. 1938 in der Oberen Turnstr. 1. Bis 1938 war er in seiner Praxiswohnung in der Marienstraße 23 ärztlich tätig.[141] „Er gab seine Praxis zum 1. 4. 1938 aus gesundheitlichen Gründen auf, da er über 70 J. alt war."[142] Eine Zeugin berichtet später: „Von Frau Erlanger habe ich weiter erfahren, daß ihr Mann im ersten Weltkrieg Stabsarzt beim deutschen Heer gewesen sei. Die Frau Erlanger war eine Tochter der Besitzer der ehemaligen Bingwerke in Nürnberg."[143]

Frau B. T., Mitbewohnerin des Hauses seit 1939, gab weiterhin an: „Dr. Erlanger bewohnte im Hinterhaus eine 2 1/2 Zimmerwohnung und war Frauenarzt, übte aber zu dieser Zeit seinen Arztberuf nicht mehr aus." Frau Erlanger hatte ihr erzählt, „daß in der Kristallnacht ihr Klavier mit Pickeln (Spitzhacken) vollkommen zerschlagen worden sei und die Reste durch die Fenster in den Hofraum geworfen wurden. Dies sei auch mit Porzellansachen und andern Sachen geschehen."

> „Nach der Deportation der Familie Erlanger habe ich gesehen, daß an einem Tag ein großer Lastwagen vorfuhr. Auf dem LKW waren bereits andere Sachen geladen. Auf diesen Lastwagen wurden die Möbelstücke und andere Einrichtungsgegenstände

141 StadtAN C 21/X Nr. 2; Jochem, Kettner, Gedenkbuch, 1998, S. 62; Rieger/Jochem, Jüdische Ärzte, 2009, S. 187; Ärzteblatt für Bayern, 5 (1938) 22, 1. 9. 1938, S. 332.

142 BayLEA Nr. 10510, BEG 26082.

143 Aussage von Frau B. T., StAN Kriminalpolizeiinspektion Nürnberg, Nr. 521.

der Familie Erlanger zugeladen. Besonders fiel mir wieder der Teppich auf, und zwar deshalb, weil auf diesem Kohlen geschüttet waren. Ich nehme an, dass die Abholer von der Nationalsozialistischen Partei, oder Beauftragte dieser Partei waren. [...] Die Familie Dr. med. Erlanger war gut situiert."[144]

Die Nichte Grete Bing bestätigte diese Schilderung in einem Brief vom 14. 12. 1959 und fügte hinzu,

„dass in der ‚Kristallnacht' zahlreiche Möbel zerstört und das wertvolle Klavier unbrauchbar gemacht wurde. Auch wertvolles Kristall und Porzellan (Meissen) wurde zerschlagen. [...] Sie fügt noch hinzu: Im Sommer 1941 habe ich meine Verwandten zum letzten Male gesehen. Ich kann sagen, dass mein Onkel, der sein Leben lang sehr sportlich war und bewusst gesund lebte, 1941 also im 75. Lebensjahr stand, gesund und elastisch war. Ich bin davon überzeugt, dass Dr. Erlanger über das 70. Lebensjahr hinaus seinen Arztberuf hätte nachgehen können, das auch getan haben würde, da er der Überzeugung war, dass Arbeit jung erhält. Noch im 75. Lebensjahr stehend, nahm er z. B. 2 Treppenstufen auf einmal! Er war also ein ganz besonders vitaler Mensch."[145]

Ein Grund, warum Dr. Erlanger nicht die Flucht ins Ausland versucht hat, ist nicht bekannt, Belege für Auswandererabgaben fehlen. Die Vermögenssteuererklärungen von 1914–1940 sind erhalten geblieben sowie Nachweise für die Umsatzsteuer und der Judenvermögensabgabe 1938.[146] Die Abgabepflicht für Gold- und Silber Ende 1938 wurde erfüllt, und noch 1940 hat er 3418,– RM und 1941 1933,– RM Einkommenssteuer gezahlt.[147]

Mit seiner Frau Lina wurde er am 10. 9. 1942 nach Theresienstadt deportiert und ist dort am 28. 9. 1943 gestorben. Die Mitteilung des Finanzamts Ost vom 5. 4. 1943 an das Polizeipräsidium Nürnberg-Fürth lautete: „Seit 10. 9. 1942 in das Protektorat verschoben."[148] Lina Erlanger ist am 18. 5. 1944 nach Auschwitz verschleppt und zum 8. 5. 1945 für tot erklärt worden.[149]

144 Ebenda.
145 BayLEA, BEG 26082.
146 StAN FA Ost 5799, 5800, 5801.
147 StAN OFD – Bund, Rep. 274/I Bd. 3, Nr. 7856; StAN FA Ost 5798.
148 StAN FA Ost 5798.
149 StadtAN C 21/X Nr. 2; Jochem/Kettner, Gedenkbuch, 1998, Nr. 256, 358, S. 62; Gedenkbuch, 2002, S. 12, Nr. 358; Rieger/Jochem, Jüdische Ärzte, 2009, S. 187; StAN FA Ost 5798; www.bundesarchiv.de/gedenkbuch; www.jewishgen.org/yizkor/nuremberg/nur004.html.

Eine Nichte von Lina Erlanger, Frau Else Beck, geborene Bing, geb. 25. 8. 1894 in Nürnberg, stellte am 22. 7. 1950 den Antrag auf Entschädigung nach dem BEG. Sie war Lehrerin und dann Fabrikarbeiterin gewesen, die nach Nottingham, England, ausgewandert war.[150] Das entzogene Vermögen umfasste u. a. fünf Grundstücksteile in der Winzerstr., München,[151] Hausrat, das im Pfandhaus verpfändet war, entzogene Wertgegenstände, eingezogene Aktien und Schmuck.[152] Das Landesentschädigungsamt erwähnt ferner, seine Wohnungseinrichtung in der oberen Turnstr. 1 „sei in der ‚Reichskristallnacht' teils zerstört, teils unbrauchbar gemacht worden".

Am Ende einer Reihe von Einsprüchen kam die Wiedergutmachungskammer des BayLEA am 17. 7. 1957 zu dem Urteil, sie „seien als Juden gezwungen gewesen, die Grundstücke abzugeben und hätten auf Grund dieser Zwangslage auch nur die Hälfte des angemessenen Kaufpreises erhalten. [...] Die Notlage der jüdischen Verkäufer sei in sittenwidriger Weise ausgenutzt worden." Wegen Verdrängung aus der Erwerbstätigkeit erhielten die Erben 1959 nach einem Vergleich 5000,– DM, es folgten 1963 u. a. die Auszahlung von 4000,– DM für Vermögensschaden und eine zusätzliche Kapitalentschädigung von 600,– DM, außerdem 300,– DM für Entzug des Deportationsgepäcks und 262,– DM wegen der Einziehung von Wertpapieren.[153]

Ein großer Teil der Erben von Dr. Erlanger waren früher bereits ausgewandert nach USA, Kanada, England oder nach Genf wie die Nichte Carola Meyer. Die im Antrag genannten Erben waren seine Nichte Else Beck, geborene Bing, weitere Neffen, Brüder und Schwestern und mehrere Nacherben, die in den USA lebten.[154]

150 StAN Kriminalpolizeiinspektion Nürnberg, Nr. 521, BayHstA LEA 10510, BEG 26082.

151 Es handelte sich um eine aufgefüllte Kiesgrube mit Baubeschränkung. BayLEA Nr. 10510, BEG 26082.

152 StAN WB III N 705.

153 StAN WB III N 705 und III N 3428.

154 BayLEA Nr. 10510, BEG 26082. Bildnachweis: StadtAN C21_VII_34_Erlanger_David_Dr_Foto_1.

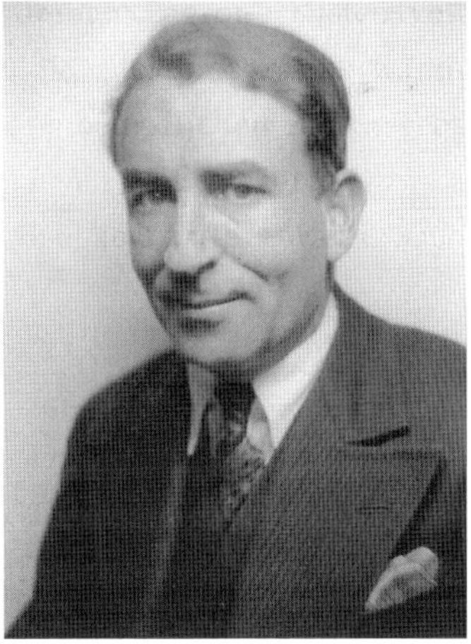

Dr. Fritz Falk

Nachdem er sich aus Deutschland retten konnte, hatte er in New York keinen beruflichen Erfolg.

Dr. med. Fritz Falk wurde am 14. 5. 1899 in Nürnberg geboren und lebte mit seiner Ehefrau Irma Falk, geb. Schuster, geboren am 28. 12. 1907, in der Knaurstr. 27/0. Am 28. 10. 1937 hatte das Paar geheiratet. Er war Allgemeinarzt und besaß von 9. 10. 1929 bis zum 24. 3. 1936 eine Praxis in Nürnberg Hinterm Bahnhof 28 bzw. Weidenkellerstraße 2.[155]

Dr. Falk verfasste am 26. 8. 1957, fast 21 Jahre nach seiner Auswanderung, anlässlich eines Aufenthalts in Fürth eine Eidesstattliche Erklärung:

> „Ich besaß vor 1933 eine Ärztepraxis in Nürnberg. Ich kann mich an die Einzelheiten von damals nicht mehr erinnern. Deshalb kann ich heute nicht mehr angeben, welche Einkünfte ich vor meiner Verfolgung hatte. Auf jeden Fall weiß ich noch, daß ich ein standesgemäßes Leben führen konnte.
> Im Jahre 1933 wurde mir die Kassenpraxis entzogen. Die Kassenpraxis stellte einen wesentlichen Teil meiner Einkünfte als prakt. Arzt dar. In der Zeit von 1933–1936 hatte ich fast ausschließlich jüdische Bevölkerung zu behandeln. Die Einkünfte hieraus waren sehr gering. Ich war sogar gezwungen, einen Teil meiner Praxisräume zu vermieten, weil die Einkünfte nicht mehr ausreichten."[156]

1936 gab er seine Praxis auf und stellte einen Auswanderungsantrag. Am 24. 3. 1936 lautete die amtliche Meldung „abgemeldet nach USA (New York)". Er konnte einen

155 StadtAN C 21/X Nr. 2; Rieger/Jochem, Jüdische Ärzte, 2009, S. 187.
156 LfF München BEG 59941.

großen Teil seiner Wohnungs- und Praxiseinrichtung retten, u. a. seine Bibliothek, einen Blüthner-Konzertflügel, von der Praxiseinrichtung ein Röntgen- und ein Diathermiegerät und die Wartezimmer-Einrichtung, anderes musste „verschleudert" werden.

> „Aber in Amerika selbst ist es mir bis heute nicht gelungen, mich voll in das dortige Wirtschaftsleben einzugliedern, schreibt er am 26. 8. 1957 in seinem Entschädigungsantrag. Meine Einkünfte in der Emigration betrugen durchschnittlich nicht mehr als 2000,– $ pro Jahr. Die aus meiner Ärztepraxis in Amerika erzielten Einkünfte liegen also weit unter dem Existenzminimum. Ich kann auch meine Tätigkeit als Arzt nicht mehr in vollem Umfange ausüben, denn ein Magenleiden hindert mich daran. Die durch mein Leiden verursachte Erwerbsminderung ist mindestens 50 %."

Für den Schaden im beruflichen Fortkommen, Entziehung der Kassenpraxis, Behinderung der Privatpraxis und Verschleuderungsschaden wurden 1958 50 000,– DM erstattet, weiterhin für die Auswanderungskosten 8000,– DM und für das Umzugsgut (Lift) 3000,– DM. Ansprüche wegen Versicherungsschadens aus der Bayerischen Ärzteversorgung lehnte man zunächst ab, da seine regelmäßigen Beitragszahlungen angezweifelt wurden. Zu diesem Sachverhalt erklärt Dr. Falk in einem Schreiben vom 18. 4. 1962 durch seine Anwälte Stern und Engel:

> „Dass ein Arzt fast 5 Jahre lang Mitglied der Bayerischen Ärzteversorgung war, jedoch ohne jemals Beiträge dafür bezahlt zu haben, erscheint denn doch reichlich grotesk.
> Hingegen versichere ich hiermit, eidesstattlich, dass ich 1933, nach Entziehung meiner Ortskrankenkassenpraxis, schriftlich beim Ärztlichen Bezirksverein Nürnberg das Ersuchen eingereicht habe, mich von allen künftigen Beitragszahlungen (Ärzteversorgung?) zu entbinden, wodurch ich ausdrücklich auch auf alle daraus entstehenden Rechte verzichten würde.
> Darauf erhielt ich den schriftlichen Bescheid, dass für mein Ersuchen keine gesetzliche Handhabe bestehen würde und ich meine Beiträge weiter zu entrichten hätte."

Er erhielt ab 1958 eine Rente von 785,– DM, die stufenweise auf 1012,– DM angehoben wurde. Nachdem seine Ehefrau sein plötzliches Ableben am 9. 10. 1975 mitgeteilt hatte, bezog sie weiterhin eine Witwenrente.[157]

157 Ebenda. Bildnachweis: StadtAN C21_VII_35_Falk_Fritz_Dr_Foto_2.

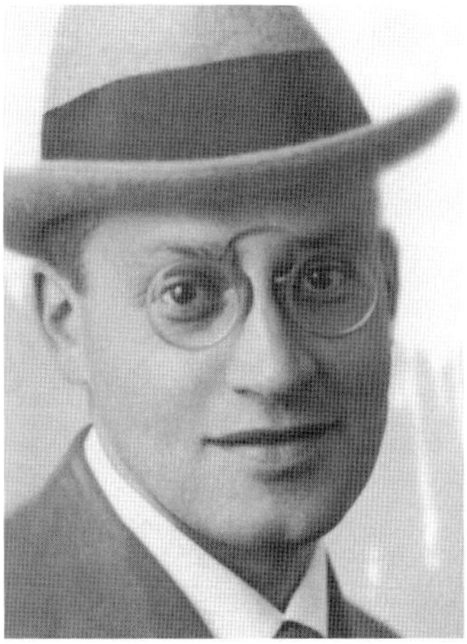

Dr. Moritz Feibelmann

Dr. Feibelmann gab seiner Familie durch die frühzeitige Emigration die Chance für ein neues Leben in den USA.

Die Geschichte von Dr. med. Moritz Feibelmann ist in der Publikation über die „Aberkennung der Doktorwürde im Dritten Reich“ von Renate Wittern und Andreas Frewer[158] ausführlich dargestellt worden und soll hier nur kurz zusammengefasst werden:

Geboren in Memmingen am 17. 3. 1883, erlangte er am Gymnasium in Kempten die Reifeprüfung und studierte Medizin in München, Kiel und Erlangen, wo er am 28. 11. 1908 das Staatsexamen ablegte.[159] Seinen Doktortitel der Friedrich-Alexander-Universität Erlangen erwarb er wenige Tage später mit einer geburtshilflichen Arbeit, die 1909 im Druck erschien. Nach seiner klinischen Ausbildung in München zog er am 31. 3. 1911 nach Nürnberg und ließ sich in der Allersbergerstr. 72 als Kinderarzt nieder.[160]

Die Nebentätigkeiten von Dr. Feibelmann sind Beispiele für das soziale Engagement vieler jüdischer Ärzte: Neben seiner eigenen Praxis war er seit 1919 Kinderkostarzt des V. Bezirks, leitete in den folgenden Jahren die Mütterberatungsstelle VII und übernahm die ärztliche Aufsicht für Kleinkinderbewahranstalten und Kindergärten.[161]

Am 1. 6. 1915 heiratete er Betty Weil, geb. am 21. 6. 1894 in Nürnberg. Sie wohnten am Marienplatz 9/II; ihre einzige Tochter hieß Ursula Susanne. Die Ausreise war wohl schon frühzeitig nach dem Machtantritt der Nazis geplant gewesen, ohne die Tochter

158 Wittern/Frewer, Aberkennungen der Doktorwürde, 2008, S. 93–98.

159 Seidler, Jüdische Kinderärzte, 2007, S. 351.

160 StadtAN C21/X Nr. 2 (alte Signatur: StadtAN C 21/III Nr. 1979); Rieger/Jochem, Jüdische Ärzte, 2009, S. 187.

161 Wittern/Frewer, Aberkennungen der Doktorwürde, 2008, S. 94.

einzuweihen. Sie schildert später als Erwachsene, wie sie eines Tages im März 1933 als zehnjährige Schülerin nach Hause kam und die Familie zusammen mit ihrer Großmutter im Auto überraschend in die Schweiz aufbrach. Um an der Grenze nicht aufzufallen, schickte der Vater noch unterwegs ihren Schmuck wieder zurück an ihre Nürnberger Adresse (englisches Zitat, frei rückübersetzt: „Herrgott Sakrament noch a mal, ich werde mich wegen des blöden Schmucks doch nicht aufhalten lassen!“) und kam ungehindert über die Schweizer Grenze.[162] Es war wohl einer von mehreren Grenzübertritten, bei denen sie jeweils neue Gepäckstücke ins Ausland schafften.

Im Reichsmedizinalkalender von 1933 war er noch in Nürnberg gelistet.[163] Einen Tag vor Inkrafttreten der Verordnung zum Entzug der Kassenzulassung, am 30. 6. 1933, wurde er in Nürnberg polizeilich „abgemeldet nach Saarbrücken“.[164] Im Saargebiet fanden jüdische Flüchtlinge Schutz vor Verfolgung, solange es ein Mandatsgebiet des Völkerbundes war. Erst nach dem Anschluss an das Deutsche Reich Anfang 1935 übernahm das Saarland die reichsdeutsche Gesetzgebung. In Saarbrücken wohnte er mit seiner Familie in der Richard-Wagner-Str. 2, später in der Beethovenstraße 30.

Offenbar nutze er das Saargebiet aber nur als Durchgangsstation für seine Emigration, denn schon am 25. 6. 1934 wanderte die Familie nach Frankreich aus und lebte vier Jahre lang in dem Pariser Vorort Neuilly sur Seine, Bd. Julien Potin No. 8.[165] 1938 emigrierte sie dann endgültig in die USA.[166] Im selben Jahr strich ihn die Deutschen Gesellschaft für Kinderheilkunde aus ihrem Mitgliederverzeichnis.[167]

Als ihm 1940 wegen seiner Emigration die Staatsangehörigkeit und damit – nach der Erlanger Promotionsordnung – automatisch auch der Doktortitel aberkannt wurde, lebte er schon seit zwei Jahren in der 14th Ave. im Norden San Franciscos und hatte von der Aberkennung nichts erfahren. 1941 änderte die Familie Feibelmann ihren Nachnamen in Felton. Morris Felton erkundigte sich 1958, 50 Jahre nach seinem Staatsexamen in Erlangen, nach seinem alten Zeugnis und bat den Rektor schriftlich um eine Kopie oder eine Urkunde über das Examen. Der Dekan verwies ihn an das zuständige Bayerische Staatsministerium des Inneren in München, ohne zu dem Ent-

162 Ebenda S. 95.

163 Wolf, Reichs-Medizinalkalender 1933, nach Seidler, Jüdische Kinderärzte, 2007, S. 351.

164 Rieger/Jochem, Jüdische Ärzte, 2009, S. 187.

165 Ebenda. Residentenliste der jüdischen Einwohner im Deutschen Reich 1933–1945, StASA (Stadtarchiv Saarbrücken), bei: Tascher, Erinnern, 2009, S. 22, www.aerzteblatt-saar.de/pdf/saar0911_016.pdf, dort Emigrationsdatum nach Frankreich am 5. 9. 1933.

166 StadtAN C21/X Nr. 2; Wittern/Frewer, Aberkennungen der Doktorwürde, 2008, S. 95.

167 Seidler, Jüdische Kinderärzte, 2007, S. 351.

zug seiner Doktorwürde Stellung zu nehmen. Über seine weiteren Lebensdaten liegen keine Informationen vor.[168]

Seine Tochter Ursula Felton, die 1954 Saul Sherman heiratete und zwei Töchter hatte, war von der Tradition der ehrenamtlichen Arbeit in der Familie geprägt und nahm sich ihre Großmutter zum Vorbild, die in Nürnberg Kranke besucht, Arme mit Geld und Essen versorgt und sich in der Synagoge um Bedürftige gekümmert hatte. Ursula Sherman arbeitete nicht nur als Übersetzerin bei einem der Nürnberger Prozesse 1947, sie gründete auch das Berkeley Richmond Jewish Community Center, und das Berkeley Jewish Musical Festival. In dem Nachruf vom 12. 4. 2002 zu ihrem Tod im Alter von 87 Jahren wird sie als treibende Kraft für zahlreiche soziale und kulturelle Projekte geschildert, für die sie mehrere Auszeichnungen bekam. Ihre beiden Töchter folgten ihrem Vorbild.[169]

168 Wittern/Frewer, Aberkennungen der Doktorwürde, 2008, S. 95–98.

169 www.jweekly.com/article/full/17615/ursula-sherman-founder-of-brjcc-music-fe.st-78-dies. Bildnachweis: StadtAN C21_VII_36_Feibelmann_Moritz_Foto_2.

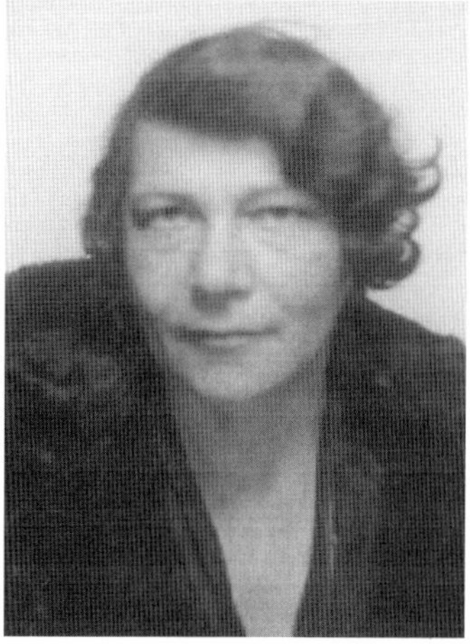

Dr. Maja Feilchenfeld

Dr. Feilchenfeld und ihr Ehemann erkannten früh, dass sie in Deutschland keine Zukunft hatten, und emigrierten.

Die Lebensdaten von Dr. med. Maja Feilchenfeld sind auf der Website des Projektes „Erez Israel, Jüdische Ärzte aus Deutschland und ihr Anteil am Aufbau des israelischen Gesundheitswesens“[170] allgemein zugänglich und werden daher mit dem Schwerpunkt auf die Vertreibung aus Nürnberg übernommen.

Am 2. 2. 1896 wurde sie als Maja Rosenblatt in Würzburg geboren, verbrachte dort ihre Schulzeit und einen Teil ihres Studiums, das sie 1921 mit der Doktorarbeit „Über Encephalitis epidemica im Kindesalter“ abschloss. Schon während ihres Studiums heiratete sie den Juristen Ernst Feilchenfeld und ließ sich mit ihm in Nürnberg nieder.[171] In ihrer traditionellen Rolle als Mutter zog sie zunächst ihre drei Kinder auf, bevor sie 1932 ihre Approbation beantragte. Bis zu ihrer Auswanderung praktizierte sie daher nur etwa ein Jahr lang in ihrer Wohnung Fürtherstr. 10, in der ihr Mann auch seine Kanzlei hatte.[172] Im Reichsmedizinalkalender von 1933 wurde sie noch als Kinderärztin in der Fürtherstr. 10 geführt.[173] Ihr zionistisch eingestellter Ehemann war als Rechtsanwalt tätig und saß im Vorstand der B'nai B'rith-Loge. Er gehörte zu der Gruppe von Logenmitgliedern, die am 20. 7. 1933 die demütigende Behandlung durch SA-Leute auf einem Sportplatz in Nürnberg erdulden musste (S. 27).

Die judenfeindlichen Ausschreitungen veranlassten sie, im November 1933 nach Palästina auszuwandern und sich in Jerusalem niederzulassen. Sie nahmen den hebrä-

170 Siehe aerzte.erez-israel.de.

171 StadtAN C 21/X Nr. 2; Adressbuch 1933, I, S. 137, und 1934, I, S. 142; Eintrag dort: Feilchenfeld, Maja, Dr. med., prakt. Ärztin, Fürtherstr. 10.

172 aerzte.erez-israel.de/feilchenfeld.

173 Hadrich 1933, nach Seidler, Jüdische Kinderärzte, 2007, S. 350.

ischen Nachnamen Pelled an. Die Restriktionen im britischen Mandatsgebiet Palästina verhinderten zunächst eine Praxiseröffnung, sodass sie mit ihrem Mann vorübergehend ein Café mit Konditorei betrieb. 1935 erhielt sie die Niederlassungs-Lizenz Nr. 1500 und konnte wieder als Dr. Miriam Pelled ihren Beruf ausüben. Ernst Pelled starb 1959, seine Frau 1964. Das Paar hinterließ zwei Töchter und einen Sohn.[174]

174 aerzte.erez-israel.de/feilchenfeld; Seidler, Jüdische Kinderärzte, 2007, S. 350. Bildnachweis: StadtAN C21_VII_36_Feilchenfeld_Maja.Dr_01.

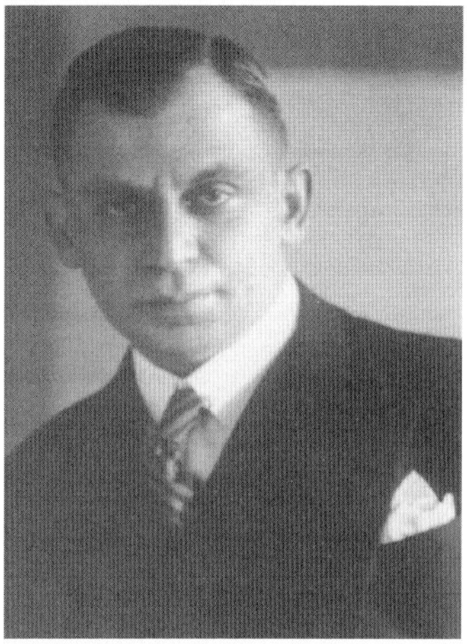

Dr. Hugo Feuchtwanger

Nach massiven Bedrohungen floh Dr. Feuchtwanger über Frankreich in die USA, kehrte aber nach erfolglosem Versuch eines Neueinstiegs wieder nach Frankreich zurück.

Dr. Hugo Feuchtwanger und Dr. Jakob Leo Feuchtwanger waren Brüder und beide Ärzte in Nürnberg. Sie folgten dem beruflichen Vorbild ihres Vaters, Sanitätsrat Dr. med., Dr. phil. Albert Feuchtwanger, geboren am 29. 8. 1865 in München, der in Frankfurt ein Röntgen-Institut betrieb. Er konnte 1935 noch rechtzeitig aus Frankfurt flüchten und wanderte nach Israel aus.[175]

Dr. med. Hugo Feuchtwanger, der ältere der Brüder, war am 26. 2. 1890 in Sulzbürg (Oberpfalz) geboren worden und ergriff nach seinem Studium die Fachrichtung Haut- und Geschlechtskrankheiten. Am 21. 6. 1920 ließ er sich in der Königstr. 45 nieder. Er war ledig und wohnte in der Scheurlstr. 21. Zudem war er Mitglied der Maimonides-Loge. In Nürnberg war er vom 28. 2. 1919 bis zu seiner Auswanderung am 22. 7. 1933 polizeilich gemeldet.[176]

Einzelheiten konnte der Polizeiinspektor G. S., der ihn aus der Zeit vor 1933 kannte, am 27. 7. 1954 in einer eidesstattlichen Versicherung beitragen: Seine Praxis für Haut- und Geschlechtskrankheiten befand sich zuerst in der Königstr. 45/II. Um sich zu vergrößern, verlegte er seine Praxis zusammen mit seiner Wohnung einige Zeit vor der nationalsozialistischen Machtübernahme in das Haus Königstr. 70 in Nürnberg. Für die Einrichtung zog er einen Innenarchitekten zu, der die Praxisräume und seine Privaträume mit neuen Möbeln und Einrichtungsgegenständen ausstattete. Für seine Praxis schaffte er neue, sehr teure Instrumente und Apparate an.

175 Jäckle, Schicksale, 1988, S. 67.

176 StadtAN C 21/X Nr. 2; Rieger/Jochem, Jüdische Ärzte, 2009, S. 187; BayHStA LEA 955; Eppinger, Jüdische Dermatologen, 2001, S. 232.

Dr. Feuchtwanger war zu den Kassen zugelassen, hatte aber auch eine Anzahl gutsituierter Privatpatienten. Sein Einkommen als Spezialarzt für Hautkrankheiten wird bis zu dem Entzug der Kassenzulassung am 1. 7. 1933 mit 12 000–16 000 RM p. a. beziffert. „Mir ist in Erinnerung, dass er über erhebliche Geldmittel verfügte und davon sogar Angehörigen Darlehen zum Ausbau ihres Geschäftes geben konnte", berichtet der Zeuge und fährt fort:

„Kurz nach der nationalsozialistischen Machtübernahme wurde Herrn Dr. Feuchtwanger die Zulassung zu den Kassen entzogen. Diese Massnahme wurde damit begründet, dass Dr. Feuchtwanger einer Loge angehörte, die kommunistische Ziele verfolgte. Herr Dr. Feuchtwanger war wirklich Logenmitglied. Aber seine Loge hatte mit kommunistischen Bestrebungen gar nichts zu tut.
Nach der Machtübernahme wurde Dr. Feuchtwanger auch einmal in Haft genommen, soviel ich mich erinnere. Die Haft dauerte allerdings meiner Erinnerung nach nur kurze Zeit. Im Zuge der Massnahmen gegen Dr. Feuchtwanger wurde bei ihm auch eine Hausdurchsuchung durchgeführt und dabei der Betrag von 15 000,– RM beschlagnahmt. Ich selbst bemühte mich um dessen Freigabe."

Der Zugehörigkeit zur Loge hatte er die Schikanen auf dem Sportplatz am 20. 7. 1933 und die anschließende Haft zu verdanken (S. 27).[177]

Sei späterer Rechtsanwalt Max Stern fügte am 8. 9. 1953 hinzu:

„Ohne kassenärztliche Zulassung sah der Antragsteller keine Möglichkeit, auf die Dauer seinen Beruf weiter auszuüben. Die für die Praxis und Wohnung angeschafften Gegenstände musste er bei seiner Auswanderung zu billigen Preisen mit grossem Verlust verschleudern. […] Außerdem wurde er Juni oder Juli 1933 ohne jeden Grund zusammen mit anderen jüdischen Personen in Nürnberg verhaftet und in entwürdigender Weise behandelt. Es wurden Haussuchungen bei ihm gehalten und ein größerer Geldbetrag widerrechtlich weggenommen. Diese Maßnahmen erfolgten auf direkten Befehl des damaligen Gauleiters Streicher in Nürnberg und der Antragsteller war dadurch gezwungen, auszuwandern, um Schlimmeres zu vermeiden."

177 BayHStA LEA 955.

Am 22. 7. 1933 meldete er sich nach Jaffa ab,[178] begab sich aber nicht nach Palästina, sondern lebte etwa ein Jahr lang in Paris und zog 1934 nach Mulhouse/Haute-Rhine, um dort zu heiraten. Nach seiner Auswanderung hatte er zunächst nur die Möglichkeit gehabt, in Frankreich unterzukommen, 1939 folgte dann der zweite Auswanderungsschritt von Frankreich in die USA: mit der Bahn nach Le Havre und per Schiff 3. Klasse mit der Il-de-France nach New York. Er schreibt im Entschädigungsantrag: „Nach meiner Auswanderung hatte ich für mehr als 10 Jahre kein Einkommen aus beruflicher Tätigkeit oder sonstiger Arbeitstätigkeit, bis ich endlich am 17. 8. 1943 in New York die ärztliche Zulassung erhielt."

Seine Ehefrau folgte später in die USA nach. Rechtsanwalt Stern erklärte am 14. 7. 1949: „Die Gattin, Frau Juliette Feuchtwanger, flüchtete im Jahre 1940 von Mulhouse nach Südfrankreich, von dort konnte sie sich erst im Jahre 1941 über Lissabon nach New York einschiffen. Dort traf sie dann mit ihren Ehemann wieder zusammen." Ihre Adresse war 555 West 171 St., NY 32.

Zur Begründung von Entschädigungsansprüchen ergänzt die Anwaltskanzlei am 26. 9. 1956:

> „Nach seiner Übersiedlung in die Vereinigten Staaten von Amerika musste er sich erst zum Examen vorbereiten. [...] Er konnte aber trotz der erhaltenen Erlaubnis eine ärztliche Praxis nicht gleich eröffnen. Dies gelang ihm erst im September 1944, und auch in diesem Zeitpunkt konnte er nur bei einem anderen Arzt während bestimmter Stunden gegen Bezahlung dessen Praxis mit benützen.
> Er wohnte damals mit seiner Familie in einem möblierten Zimmer und hatte im Jahr 1944 nicht nur keine Einnahmen aus dem Betrieb der Praxis, sondern einen Verlust von über 200 amerikanischen Dollars.
> In der Folgezeit konnte er eine kleine Wohnung mieten, die ihm auch gleichzeitig für die Ausübung seiner Praxis diente. Eine ärztliche Assistenz, wie er sie in Deutschland hatte, auch nur eine Empfangsdame konnte er nicht einstellen und seine Einnahmen reichten niemals aus, um ihm eine Lebensgrundlage für sich und seine Familienangehörigen zu bieten. [...] Erst ab 1948 konnte er seinen Lebensunterhalt aus seinen Einkünften wieder bestreiten."

„Herr Dr. Feuchtwanger ist deshalb nach Frankreich zurückgewandert", schreibt sein Anwalt: Im Mai 1954 kehrte das Ehepaar mit dem Schiff SS Liberté von New York

178 Rieger/Jochem, Jüdische Ärzte, 2009, S. 187.

nach Frankreich in die Heimatstadt seiner französischen Frau zurück. Nach der amtlichen Bescheinigung vom 16. 11. 1956 wohnte er zuletzt in Mulhouse, 32, rue de la Montagne, aber er „hat seine Tätigkeit als Arzt vollkommen aufgegeben. Er ist dazu aus gesundheitlichen Gründen nicht mehr imstande und steht ja auch bereits im 67. Lebensjahr, sodaß ihm die Aufnahme einer Erwerbstätigkeit nicht mehr zuzumuten ist (§ 82 BEG)."

Seinen Antrag auf Entschädigung wegen Schadens an Eigentum und Vermögen und im wirtschaftlichen Fortkommen vom Juli 1933 bis 1943 stellte er am 20. 3. 1950 beim Bayerischen Landesentschädigungsamt, München, Arcisstr. 11. Die Bearbeitung zog sich einige Jahre hin und musste durch seinen Rechtsanwalt am 26. 7. 1955 angemahnt werden. Am 30. 6. 1956 werden schließlich 20 000,– DM zuerkannt. Von weiteren Entschädigungsleistungen sind nur die Auszahlung aus der Bayerischen Ärzteversorgung und die Überweisung von 2088,– DM für den Goodwill seiner Praxis erwähnt.[179] Durch eine Todesbescheinigung der Mairie Rouffach ist belegt, dass Hugo Feuchtwanger am 30. 8. 1971 in Mulhouse gestorben ist.[180]

179 StAN WB III N 9594.

180 BayHStA LEA 955. Bildnachweis: StadtAN C21_VII_36_Feuchtwanger_Hugo_Dr_Foto_2.

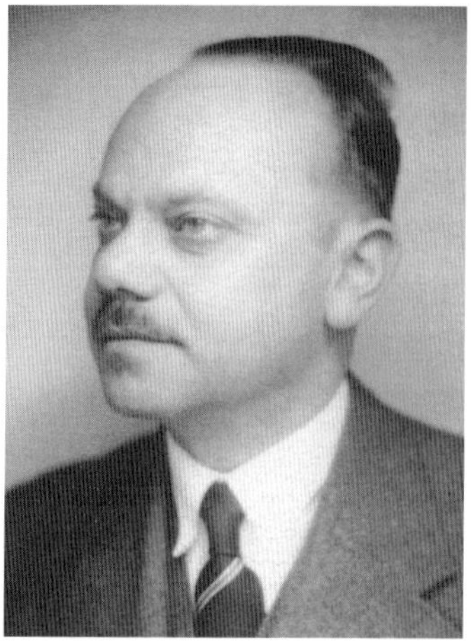

Dr. Jakob Leo Feuchtwanger

Dr. Jakob Leo Feuchtwanger machte nach seiner Auswanderung Karriere in England.

Dr. med. Jakob Leo Feuchtwanger, Bruder von Dr. Hugo Feuchtwanger und Radiologe wie sein Vater (S. 180), wurde am 22. 8. 1901 in Frankfurt a. M. geboren. Er studierte dort Medizin und promovierte im Jahr 1925. In Berlin und München erhielt er seine Facharztausbildung. Zunächst praktizierte er als Röntgenologe in München, am 4. 2. 1930 zog er nach Nürnberg und hatte am Hefnersplatz 10 eine Praxis für Röntgenuntersuchungen und Radiumbehandlung. Gleichzeitig war er in zwei Kliniken konsiliarisch tätig. Seine Wohnung war in der Hastverstr. 31, er war ledig.[181]

Dr. Feuchtwanger kam 1933 in Verdacht, die Ausreise flüchtender Juden vermitteln zu wollen, weil bei einer Hausdurchsuchung bei ihm angeblich 12 Reisepässe gefunden worden seien. Reisepässe mit einem Sichtvermerk für die steuerliche Unbedenklichkeitsbescheinigung waren bei Auswanderern begehrt, um den hohen Kosten zu entkommen.[182] Bei seiner Vernehmung bestritt er, mit Auslandsreisen irgendetwas zu tun zu haben, und äußerte die Vermutung, dass die „Personen, deren Pässe bei mir vorgefunden sein sollen, am 20. Juli 1933 auch festgenommen wurden und daß ihnen, ebenso wie mir, ihre Pässe ebenfalls weggenommen worden sind". Das Verfahren gegen ihn wurde am 3. 5. 1933 von der Staatsanwaltschaft mangels Beweisen eingestellt.[183]

181 Jäckle, Schicksale, 1988, S. 67; StadtAN C 21/X Nr. 2; Rieger/Jochem, Jüdische Ärzte, 2009, S. 188; Obituary, Brit. Med. J. (1966) 2, S. 178.

182 S. 89; Drecoll, Fiskus, 2009, S. 152 f., Anm. 130.

183 Drecoll/Schleusener/Winstel, Nationalsozialistische Verfolgung der jüdischen Ärzte, 1998, S. 294.

Nach der Aberkennung seiner Bestallung am 30. 9. 1938 gelang ihm in letzter Minute die Auswanderung nach England. Am 19. 7. 1939 wurde er polizeilich abgemeldet und fand in London NW 8 einen neuen Wohnsitz.[184]

1940 erwarb er in Cambridge das englische „Diploma in Medical radiology & Electrology (D. M. R. E.)" und wurde 1941 als Arzt zugelassen. Im Zweiten Weltkrieg arbeitete er an Kliniken in den Kleinstädten Bodmin in Cornwall und Basingstoke in Hampshire. 1947 wurde er Britischer Staatsbürger. Ein Jahr später fand er eine Halbtagsstelle im Bolingbroke Hospital, London, und war ab 1951 Radiologe des Western Hospital, London. Im Alter von 64 Jahren starb er am 4. 6. 1966 unerwartet in seiner Londoner Wohnung 36 Moreland Court, Finchley Road NW2.[185]

Ein Nachruf im British Medical Journal vom 16. 7. 1966 bescheinigte ihm eine hohe medizinische Qualifikation.

> „‚Feuchty' oder ‚der Professor', wie er genannt wurde, hatte ein umfassendes Wissen und große Erfahrung in der Radiologie. Er besaß ein ungewöhnlich gutes klinisches Gespür und pflegte eine genaue Anamnese zu erheben, bevor er seine Patienten untersuchte. Auf jede Kleinigkeit achtete er. Breitwillig gab er seine Erfahrung an Kollegen weiter. Auch wenn er manchmal ungeduldig sein konnte bis zum Jähzorn, wenn seine Mitarbeiter seinen Anforderungen nicht entsprachen, war er ausnahmslos freundlich und verständnisvoll zu seinen Patienten. Alle, die ihn kannten, werden ihn sehr vermissen."[186]

184 StadtAN C 21/X Nr. 2; StAN Kriminalpolizeiinspektion Nürnberg, Nr. 556; Rosenberg, Spuren und Fragmente, 2000, S. 82.

185 Jäckle, Schicksale, 1988, S. 67; Obituary, BMJ (1966) 2, S. 178; persönliche Mitteilung von Prof. Paul Weindling, Oxford.

186 Obituary, BMJ (1966) 2, S. 178, eigene Übersetzung. Bildnachweis: StadtAN C21_VII_36_Feuchtwanger_Leo_Dr_Foto_4.

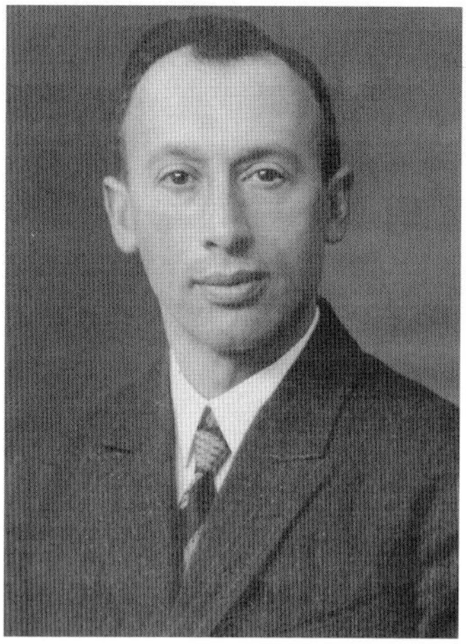

Dr. Hermann Frank

Dr. med. Hermann Frank wurde ein Opfer des Holocaust.

Der am 26. 10. 1881 in Würzburg geborene Facharzt für Chirurgie und Erkrankungen der Nieren approbierte 1908 und kam am 17. 12. 1921 nach Nürnberg. Zunächst ließ er sich am Hefnersplatz 3 nieder, wechselte 1923 zum Marientorgraben 3/I[187] und praktizierte von 1936 bis 1938 in der Königstr. 26.[188] Er war ledig und wohnte in der Blumenthalstr. 7. Im Sommer arbeitete er in Bad Brückenau.[189]

Wie alle jüdischen Ärzten verlor er am 30. 9. 1938 seine Approbation. Er war damals 57 Jahre alt, zu einer Auswanderung kam es nicht mehr. Das Adressbuch von 1939 vermerkt ihn unter dem Namen Hermann Israel Frank.[190] Am 29. 11. 1941 ist er mit dem ersten großen Transport von Nürnberg nach Riga-Jungfernhof, das Außenlager des Ghettos Riga, deportiert worden und galt seitdem als „verschollen".[191]

187 Adressbuch 1924, I, S. 144.

188 Lautsch/Dornedden, Verzeichnis der deutschen Ärzte, 1937, S. 467; StadtAN C 21/X Nr. 2; Adressbuch 1934, IV, S. 37; 1935–1938: Königstr. 26.

189 Krischel u. a., Urologen, 2011, Bd. 2, S. 36.

190 Anschrift im Adressbuch 1939, I, S. 166: Obere Pirckheimerstr. 58/0.

191 Jochem/Kettner, Gedenkbuch, 1998, S. 76, Nr. 443; Rieger/Jochem, Jüdische Ärzte, 2009, S. 188; www.bundesarchiv.de/gedenkbuch/directory.html; www.yadvashem.org/wps/portal/IY_HON_Welcome. Bildnachweis: StadtAN C21_VII_41_Frank_Hermann.Dr_02.

Dr. Hedwig Frankenau
Dr. Arnold Frankenau

Noch 1940 konnte das Arztehepaar in die Schweiz entkommen.

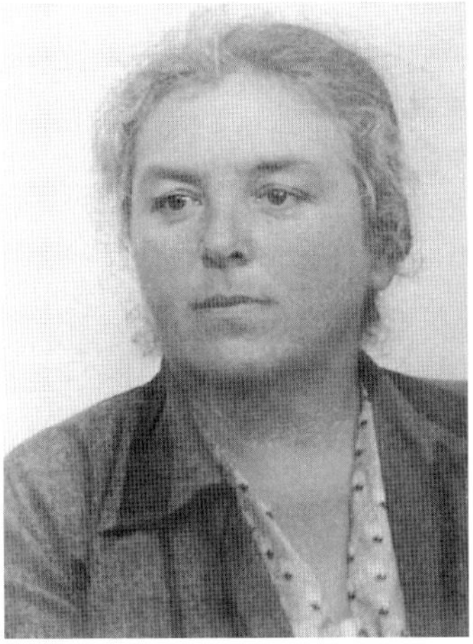

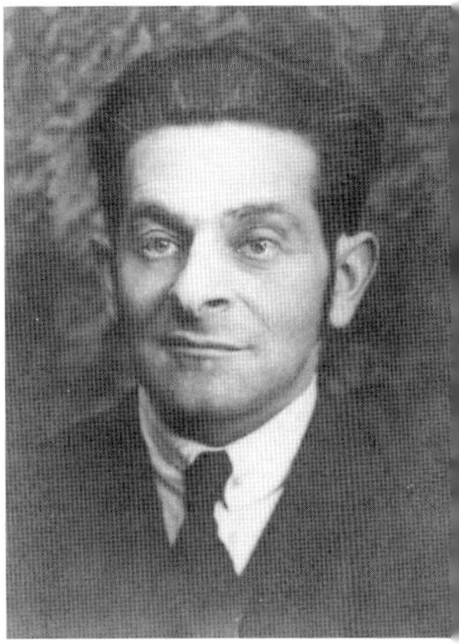

Dr. med. Arnold Frankenau, geboren am 31. 3. 1883, war Nürnberger. Nach dem Studium in Erlangen, München und Berlin approbierte er 1908 und verfasste 1913 seine Dissertation in Erlangen. Seit 1908 war er wieder in Nürnberg gemeldet, seine Kinderarztpraxis eröffnete er in der Maxfeldstraße 12.[192] Seine Ehefrau Dr. med. Hedwig Frankenau, geborene Bloch, stammte aus der Schweiz und wurde am 27. 5. 1882 in Zürich geboren. Sie hatte nach ihrer Approbation 1924 eine Allgemeinpraxis mit derselben Praxisadresse.[193]

Das Ehepaar gehörte zu den jüdischen Einwohnern Nürnbergs, die wegen Streichers Umtrieben in andere Städte wechselten. Schon am 1. 6. 1933 gaben sie ihre Praxen auf und meldeten sich im August 1933 nach Badenweiler ab. Bis 1937 praktizierte Dr. Arnold Frankenau als Kinderarzt in Freiburg i. Br., Sandstr. 4; im Reichsmedizinalkalender von 1937 erscheint sein Name als Arzt im Ruhestand.[194]

1939 verkauften sie von Freiburg aus ihr Haus in der Platenstr. 18 in Gibitzenhof, das sie am 1. 9. 1923 erworben hatten. Zu der Frage, ob dieser Verkauf freiwillig oder erzwungen war, gab es nach dem Krieg einen Rechtsstreit. Von dem Erlös hatten sie im Kanton Basel-Landschaft einen neuen Wohnsitz eingerichtet und konnten am 21. 7. 1941, noch rechtzeitig vor dem endgültigen Auswanderungsverbot am 23. 10. 1941, die Grenze überqueren.[195] Ein Rückerstattungsantrag für das verkaufte Haus Platenstr. 18 wird am

192 Seidler, Jüdische Kinderärzte, 2007, S. 351.

193 StadtAN C 21/X Nr. 2; Rieger/Jochem, Jüdische Ärzte, 2009, S. 188.

194 Lautsch/Dornedden, Verzeichnis der deutschen Ärzte, 1937, S 467.

195 Seidler, Jüdische Kinderärzte, 2007, S. 351.

9. 12. 1948 von Arnold und Hedwig Frankenau, die inzwischen amerikanische Staatsbürger geworden waren, aus Lakeland, Kentucky, gestellt; als Adresse gaben sie das Central State Hospital an, in dem sie offenbar arbeiteten. Der Zeitpunkt der Übersiedlung ist nicht angegeben.[196]

Der Streit um den Besitz des Hauses drehte sich um die Rechtmäßigkeit des Verkaufs. Der Einheitswert hatte 40 000,– RM betragen, der Kaufpreis 18 750,– RM. Nachdem das Objekt per Inserat im März 1939 angeboten worden war, kam der Kauf am 31. 12. 1939 zustande, der Betrag musste aber auf ein Sperrkonto bei der Bayerischen Vereinsbank zu Gunsten eines Treuhänders und Devisenberaters in Freiburg eingezahlt werden. Der Käufer L. H. aus Nürnberg brachte im späteren Prozess durch seinen Anwalt hervor, „es könne keine Rede davon sein, dass Herr H. sich schuldhaft an der Verwertung jüdischen Vermögens beteiligt hat […]. Er hat einen dem tatsächlichen Wert des Grundstückes entsprechenden Kaufpreis bar bezahlt und dürfte mit Recht der Überzeugung sein, dass er mit der Zahlung des Kaufpreises niemanden in seinen Rechten schmälere."

Der Anwalt von Ehepaar Frankenau argumentierte, der Kaufpreis sei unangemessen niedrig gewesen, der Betrag habe genau dem Betrag der Reichsfluchtsteuer plus einiger weiterer Abgaben entsprochen, er musste bei einer Bank hinterlegt werden und die Verkäufer hätten davon „keinen Pfennig erhalten". Es ergebe sich einwandfrei, dass es sich um den üblichen Zwangsverkauf jüdischen Grundbesitzes gehandelt habe. Trotzdem führte die Wiedergutmachungsbehörde III in Fürth am 10. 7. 1950 einen Vergleich herbei und legte fest, dass das Grundstück nicht zurückerstattet wird und der Käufer „zur Abfindung aller gegenseitigen Ansprüche" 5000,– DM zu zahlen hatte.[197]

196 StAN WB IIIa 2241.

197 Ebenda. Bildnachweis: StadtAN C21_VII_41_Frankenau_Arnold.Dr_02 und C21_VII_41_Frankenau_Hedwig.Dr_02.

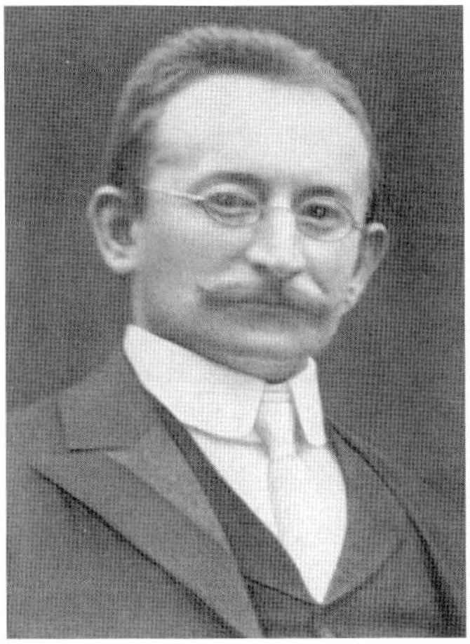

Dr. Alexander Frankenburger

Dr. Frankenburger verwand die Demütigungen der Nazis nicht und beging Selbstmord.

Der Hofrat und Geheime Sanitätsrat Dr. med. Alexander Frankenburger war ein angesehener Lungenfacharzt und Vertreter einer sozial orientierten Medizin. Über seine Eltern und die Geschichte der Familie liegen keine Einzelheiten vor, er hattet drei Geschwister: Justizrat Leonhard Frankenburger (1866–1934), Rosa Frankenburger (1869–1942) und Anna Frankenburger (1872–1914).[198] Er selbst blieb unverheiratet.[199]

In Nürnberg, wo er am 26. 7. 1868 geboren wurde, arbeitete er zunächst als Armenarzt in einem Vorstadtviertel und machte dort Erfahrungen mit Armut und der weit verbreiteten Tuberkulose. Seine Facharztpraxis am Egidienplatz 22 meldete er am 6. 11. 1893 an, Egidienplatz 22/I war ebenfalls seine Wohnadresse.[200] Ein von ihm mitgegründeter Verein zur Bekämpfung der Tuberkulose öffnete unter seiner Leitung 1906 eine Fürsorgestelle, die 1908 schon die zweitgrößte in Deutschland war. Er setzte neuartige Hygienevorschriften durch wie z. B. den Gebrauch von Spuckgefäßen, Kontrollen und Desinfektionen von Wohnungen der Tbc-Kranken und die Meldepflicht von Todesfällen. Nürnberg galt damals als Hochburg der Tuberkulosebekämpfung.

1907 er wurde mit der Leitung und Überwachung eines Walderholungsheims beauftragt, das 1909 für Kinder erweitert wurde. Er beantragte 1910 eine spezielle Unterkunftsstätte für bedürftige Patienten, die nach ihrer Entlassung aus dem Krankenhaus „obdachlos waren und in Wirtshäusern nächtigten“. Außerdem „erfüllte er

198 jhva.wordpress.com/category/nuremberg-nurnberg.
199 Rieger/Jochem, Jüdische Ärzte, 2009, S. 188.
200 StadtAN C 21/X Nr. 2.

nebenbei noch von 1901 bis 1920 das Ehrenamt eines Leichenhausarztes der Israelitischen Kultusgemeinde Nürnberg".[201]

Nach seinen Plänen richtete die damalige Landesversicherungsanstalt (LVA) Mittelfranken 1913 in der Äußeren Bayreuther Straße eine Beobachtungs- und Begutachtungsstelle für Tuberkulose-Kranke ein und berief Dr. Frankenburger zu ihrem Leiter. Hier konnten Kranke stationär aufgenommen und fachgerecht begutachtet werden. Der Rückgang der Tuberkulose in der Nürnberger Bevölkerung war maßgeblich sein Verdienst. Er „galt deutschlandweit als anerkannte Kapazität auf diesem Gebiet".[202]

1966 ehrte die Landesversicherungsanstalt (seit 2005 Deutsche Rentenversicherung Nordbayern) den Gründer und langjährigen Leiter der Beobachtungsstelle in einer Festschrift und hob seinen Eintreten für die Einrichtung sowie seine publizistische Tätigkeit hervor:[203]

> „Gleich im ersten Artikel vom 5. 12. 1907 setzt er sich für eine ambulante Diagnostik und Überwachung von Tuberkulose-Verdachtsfällen ein, die günstiger und effektiver durchgeführt werden können als durch eine stationäre Aufnahme. Durch häufige, regelmäßige Untersuchungen kann der Verlauf und die Notwendigkeit einer Heilstättenbehandlung abgeschätzt werden.
> Um die Treffsicherheit bei der Diagnose und Stadieneinteilung der Lungentuberkulose noch zu erhöhen, schlägt er am 18. 10. 1910 eine Beobachtungsstation vor, die 1913 mit 45 Betten in einem eigenen Gebäude in der Nähe des Nordostbahnhofs eröffnet wird. Sie ist die erste in Bayern, und so ‚erhalten die Gesundheitsanstalten in unserer Vaterstadt wieder einen neuen wichtigen und wichtigen Zuwachs', wie es in einem Zeitungsartikel am 30. 11. 1913 heißt.
> Er hat am 19. 4. 1929 Gelegenheit, sein Konzept mit statistischen Angaben der Kommission des Internationalen Arbeitsamtes und der Hygieneorganisation des Völkerbundes vorzutragen, die eine Kosteneinsparung bei gleichzeitiger Qualitätsverbesserung und Patientenfreundlichkeit nahelegen."

201 Rosenberg, Spuren und Fragmente, 2000, S. 112.

202 Stadtarchiv, Schicksal jüdischer Mitbürger, 1965, S. 27; Müller, Geschichte der Juden, 1968, S. 184; Windsheimer, 100 Jahre Klinikum, 1997, S. 167.

203 LVA Oberfranken und Mittelfranken (heute DRV Nordbayern), In Memoriam, 1966; Müller, Geschichte der Juden, 1968, S. 300.

1933 ging Dr. Frankenburger mit Erreichen des 65. Lebensjahres in Pension und stellte am 2. 5. 1933 seine ärztliche Tätigkeit ein. „Eine Fortführung seines Lebenswerkes auf ehrenamtlicher Basis wurde ihm jedoch unmöglich gemacht, seine Verdienste wurden totgeschwiegen“, schreibt der Nürnberger Historiker Bernd Windsheimer.[204] Nach der Reichspogromnacht und dem Entzug der Approbation beging Dr. Frankenburger Selbstmord. Am 16. 11. 1938 ist er im Fürther Jüdischen Krankenhaus als Folge eines Suizidversuchs durch Medikamentenvergiftung gestorben.[205] In einem Vortrag zum 25-jährigen Jubiläum der LVA-Beobachtungsstelle im Jahre 1938 wird Dr. Frankenburger nicht mehr erwähnt.

Eine posthume Auszeichnung erfuhr er erst 1966, als das LVA-Zentrum nach ihm benannt wurde. In der Festschrift wird eingangs erklärt:[206]

> „Mit dieser Schrift wollen wir dem Gründer und langjährigen Leiter unserer Untersuchungs- und Beobachtungsstelle in Nürnberg, Schäferstr. 35, über den Tod hinaus eine Ehrung zuteil werden lassen.
> Aus gleichem Grunde wollen wir am heutigen Tage diesem verdienstvollen ärztlichen Menschenfreund ein Denkmal setzen, indem unser genanntes Haus künftig den Namen ‚Dr.-Frankenburger-Haus‘ tragen soll.
> Hofrat und Geheimer Sanitätsrat Dr. Alexander Frankenburger stand diesem Hause seit der Gründung im Jahre 1913 vor. Er starb im Jahre 1938.
> Bayreuth und Nürnberg, am 28. Oktober 1966“

Bei aller Ehrerbietung wird an dieser Stelle wie auch im Rest der Broschüre verschwiegen, dass Dr. Frankenburger sich wegen der nationalsozialistischen Verfolgung das Leben genommen hatte. Als am 20. 4. 1999 Gräber auf dem Alten Israelitischen Friedhof verwüstet wurden, war auch sein Grab davon betroffen.[207]

204 Windsheimer, 100 Jahre Klinikum, 1997, S. 167.

205 StadtAN C 21/X Nr. 2; Müller, Schicksal jüdischer Mitbürger, 1965, S. 27, 36; Müller, Geschichte der Juden, 1968, S. 214; Jochem/Kettner, Gedenkbuch, 1998, S. 77, Nr. 449; 2002, S. 13, Nr. 449; Rieger/Jochem, Jüdische Ärzte, 2009, S. 188; www.jewishgen.org/yizkor/nuremberg/nur008.html; Müller, Geschichte der Juden, 1968, S. 342, Anm. 289.

206 Festschrift der LVA Oberfranken und Mittelfranken, In Memoriam, 1966.

207 jhva.wordpress.com/category/nuremberg-nurnberg; StadtAN F 14 Nr. 98. Zu Entschädigungsansprüchen für Rosa Frankenburger siehe: StAN WB III N 2893; III N 3733, III N 8217, III N 8218, EG 32395. Bildnachweis: Deutsche Rentenversicherung Nordbayern, Alexander-Frankenburger-Haus, Nürnberg.

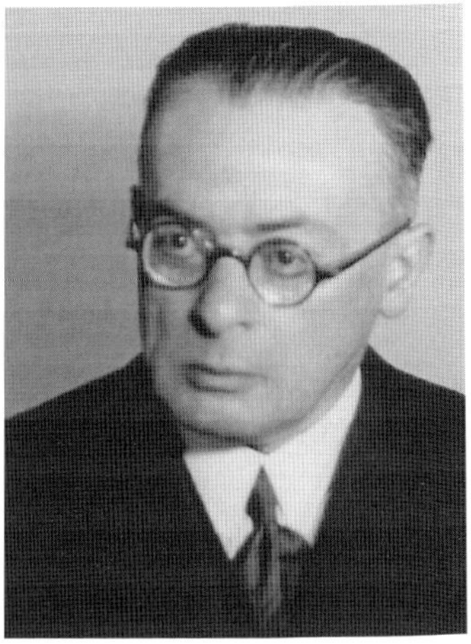

Dr. Hermann Gessner

Dr. Gessner konnte kurz vor Kriegsausbruch nach England entkommen.

Dr. med. Gessner (Geßner) lebte vom 10. 12. 1900 bis zum 26. 6. 1939 in Nürnberg. Er wurde am 21. 8. 1875 in Völkersleier (Bezirksamt Hammelburg, Unterfranken) als Sohn des jüdischen Religionslehrers Jakob Gessner geboren. Seine Ehefrau, die am 25. 5. 1873 geborene Selma Stern aus Würzburg, kannte er seit seinem 15. Lebensjahr. In Würzburg beendete er, nach zwei Semestern in Berlin, 1899 auch sein Medizinstudium. Nach einem Parisaufenthalt begann er seine Assistentenzeit in Berlin. Eine Habilitation, zu der man ihm in der Neurologischen und Psychiatrischen Universitätsklinik geraten hatte, zerschlug sich wegen einer dringenden Vertretung. In Nürnberg eröffnete er am 7. 12. 1900 eine Praxis als Allgemeinarzt mit Kassenzulassung in der Sulzbacherstr. 61, die er bis kurz vor dem Approbationsentzug im September 1938 aufrechthielt.[219]

1985 entdeckte sein Neffe Herbert Samuel aus Lower Darwen, Lancashire, einen handgeschriebenen Lebensbericht von ihm aus dem Jahr 1945, den er dem Leo Baeck Institute in London übergab. Angesichts seiner enormen Belesenheit habe sein Onkel etwas von der deutsch-jüdischen Kulturgeschichte verkörpert, die die Nazis zerstört hatten. Nach dem Bericht erweist sich Dr. Gessner als vielseitig gebildeter und musikalisch talentierter Intellektueller. In seinem geistreichen und amüsanten „kurzgefassten Lebenslauf" über 13 Seiten legt er seinen Werdegang und seine Berührung mit Musik, Literatur, Geschichte, Philosophie und Kunst sowie den Größen seiner Zeit dar. Er war Violinist und Komponist, Mitglied im Nürnberger Philharmonischen Verein und im Bachvereinschor, Musikkritiker und -referent „einer größeren" und der „sozialistischen

219 Lautsch/Dornedden, Verzeichnis der deutschen Ärzte, S. 467; Ärzteblatt für Bayern 5 (1938) 22, 1. 9. 1938, S. 354.

Zeitung", hielt zahllose Vorträge über Literatur, Geschichte und Medizin, auch in seiner Loge. Die Noten seiner Klaviertrios, die er einem jungen jüdischen Musiker geschenkt hatte, fielen in Paris den Nazis in die Hände. Im Ausschuss des Ärztlichen Bezirksvereins war er Vorsitzender. Er habe nie eine städtische Stelle gehabt – „das hat mich auch vor dem Sanitätsratstitel bewahrt" –, und „man hat mir im Laufe der Jahrzehnte eine ganze Anzahl von Ehrenstellen übertragen, ohne dass ich mich je darum bemüht hätte". Dann ergänzt er: „Beinahe hätte ich vergessen zu erwähnen, dass ich auch Medizin studiert und den Beruf des Arztes als meinen Lebensunterhalt erwählt habe. An seinem Beruf liebte er „die auf den Naturwissenschaften und der Psychologie aufgebaute Wissenschaft der Heilkunde. Sie hat gleicherweise mit Anschauung und Denken zu tun."

Die Zerstörung in der Pogromnacht scheint gering gewesen zu sein, doch war sie wohl auch bei ihm der Anstoß zur Auswanderung. In der Meldekartei ist „abgemeldet nach Blackburn (England) am 26. 6. 1939" eingetragen. Mit seiner Frau nahm er am 29. 6. 1939 ein Schiff nach Liverpool und wanderte zu Familienangehörigen aus.[220] Seine Adresse dort war Higher Croft Rd. 73, Lower Darwen/Blackburn, Lancashire.

„Seit meiner Auswanderung lebe ich nicht mehr auf eigene Kosten – leider. [...] Ich habe Ansprüche an das deutsche Volk für unrechtmäßig mir abgenommenes Geld und Wertsachen in Höhe von zigtausend Deutsche Mark und eine mir bereits genehmigte Aerztepension ab 1. Januar 1940." Über seine Verfolgung als Jude lässt er in dem Lebensbericht von 1945 kein weiteres Wort fallen.

Aus dem Entschädigungsantrag vom 2. 2. 1950 geht gleichwohl das Ausmaß des erlittenen Schadens hervor: Beschädigung durch die SA in der Pogromnacht 70,– RM, Beschlagnahme des Guthabens von 1635,– RM bei der Dresdner Bank, Ablieferung von Wertgegenständen 3000,– RM, Judenvermögensabgabe 10 600,– RM, Reichsfluchtsteuer 14 871,– RM, Lift 1525,– RM, Bahnfahrt 350,– RM. Am 5. 11. 1955 wurden seiner Familie in einem Vergleich zunächst 1200,– DM erstattet, am 7. 11. 1957 weiterhin 7268,02 DM wegen Eigentums- und Vermögensschadens.

In England konnte Dr. Gessner weiter seine geistigen „Steckenpferde reiten". Am 22. 9. 1950 ist er in Lower Darwen gestorben. Seine erste Frau erhielt als frühere Angestellte der Jüdischen Gemeinde Nürnberg eine BfA-Rente. Sie starb am 24. 10. 1974.[221]

220 www.lbi.org/digibaeck/results/?qtype=pid&term=392334; StadtAN C 21/X; Rieger/Jochem, Jüdische Ärzte, 2009, S. 189.

221 BayHStA LEA 1191. Bildnachweis: StadtAN C21_VII_49_Gessner_HermannDr_04.

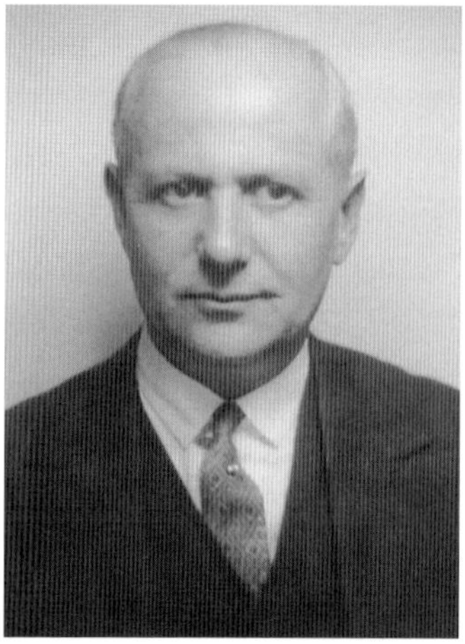

Dr. Theodor Goldenberg

Nach dem Ausstoß aus dem Berufsleben versuchte Dr. Goldenberg in den USA wieder als Arzt zu arbeiten.

Dr. med. Theodor Goldenberg, geboren am 22. 5. 1880 in Gießen, lebte seit 1900 in Nürnberg, Veillodter Str. 35, mit seiner Ehefrau Erna Goldenberg, geborene Offenbacher, geb. am 14. 11. 1891 in Nürnberg. 1903 erhielt er seine Approbation[222] und zog 1909 aus Breslau nach Nürnberg. Er war Kriegsteilnehmer und wurde am 6. 9. 1917 mit der Preußischen Rot-Kreuz-Medaille 3. Klasse ausgezeichnet. Am 3. 8. 1917 war ihre Tochter Eva Maria geboren worden.[223]

Dr. Goldenberg war Facharzt für Chirurgie und Orthopädie, arbeitete aber seit etwa 1909 als niedergelassener Arzt für Krankheiten der Nieren und Harnwege in der Vorderen Ledergasse 28 zusammen mit Dr. Albert Regensburger, außerdem war er Belegarzt am Theresienkrankenhaus Nürnberg, wo er seine Operationen durchführte.[224] Er wurde 1934 Opfer einer Erpressung von nicht jüdischen Ärzten des Theresienkrankenhauses, die von der Krankenhausleitung die Entlassung jüdischer Ärzte gefordert hatten und damit drohten, andernfalls dort ihre Tätigkeit auf zugeben (S. 56).[225] Dazu äußert er sich am 19. 7. 1950 rückblickend:

> „Ferner versichere ich an Eidesstatt, dass ich als der beschäftigste Urologe in Nürnberg, also als Spezialist für die chirurgischen Erkrankungen des Harn-

222 Krischel u. a., Bd. 2, Urologen, 2011, S. 40.

223 StadtAN C 21/X Nr. 3; Rieger/Jochem, Jüdische Ärzte, 2009, S. 189; Eppinger, Jüdische Dermatologen, 2001, S. 232 f.

224 BayLEA 956. Beiträge in der Medizinischen Gesellschaft, 1925, S. 17 f., 19; 1927, S. 9 f., 1930, S. 22, 24.

225 Windsheimer, 100 Jahre Klinikum, 1997, S. 169.

apparats, der ich im hohen Masse auf Überweisungen von Kollegen angewiesen war, bereits mit dem Antritt der nationalsozialistischen Herrschaft im Jahre 1933 fast schlagartig 70 % meiner Praxiseinnahmen verlor. Der ungeheure Druck des von Streicher entfalteten Terrors und der von seinem ‚Stürmer' aufgezogenen Einschüchterungskampagne liessen mein Einkommen fast zu nichts zusammenschrumpfen. Schon im Frühjahr 1934 wurde mir auch noch das Theresienkrankenhaus, an dem ich arbeitete, gesperrt und mir damit noch das letzte Siegel unter das Programm, mich gänzlich aus der Praxis herauszutreiben, gesetzt. Es blieb mir nur übrig, meine Auswanderung raschestens zu betreiben, war ich auch tat. Im August 1934 verliess ich Deutschland."

Mit dem Entzug der Kassenzulassung am 22. 4. 1933 und dem Operationsverbot sei sein Einkommen von 18 000,– RM auf 3000,– RM jährlich gesunken. Die Familie entschloss sich zur Auswanderung, der Termin wird unterschiedlich mit 13. 3. 1934, 17. 3. 1934 oder von ihm selbst mit August 1934 angegeben. Amtlich wurde er am „14. 7. 1934 abgemeldet in die USA". Die Kosten sind in dem später gestellten Entschädigungsantrag aufgelistet: Reichsfluchtsteuer 12 500,– RM, Bahnfahrt 150,– RM, Überfahrt 800,– RM, Umzugsgut 1000,– RM, zwei Lifts 2500,– RM.[226]

Die Familie ließ sich in den USA in Buffalo, NY, 604 Linwood Ave., nieder. Dr. Goldenberg konnte Ende 1934 die gesetzlich erforderlichen Prüfungen für die amerikanische Zulassung ablegen. In den Jahren 1935 und 1936 arbeitete er zu Ausbildungszwecken „in einem Krankenhause in Buffalo als angestellter Arzt bei einem monatlichen Gehalt von lediglich $ 90,–".

„1937 eröffnete er in Buffalo eine ärztliche Praxis mit einer Zweigpraxis im benachbarten Niagra Falls. Da er auch hier seine Patienten zwecks Operation in den dortigen Krankenhäusern nicht unterbringen konnte, konnte er nur ein sehr geringes Einkommen erzielen", wird von seiner Tochter am 6. 3. 1958 mitgeteilt. Er selbst sieht seinen Neuanfang so: „Es ist mir sehr schwer gefallen, hier in U. S. A. beruflich festen Fuss zu fassen und meinen Lebensunterhalt zu verdienen. Amerikanische Verwandte meiner Frau haben uns Jahre lang mit regelmässigen Geldzuweisungen über Wasser gehalten. Ich praktiziere jetzt als praktischer Arzt und habe jetzt ein ungefähres jährliches Einkommen von dreitausend Dollar."

„Im Jahre 1942 blieb ihm nichts anderes übrig, als einen Posten als Arzt bei der ‚Fraternal Order of Eagles', bei einem jährl. Durchschnittsgehalt von $ 2500,–

226 BayHStA LEA 956, EG 97743.

anzunehmen. Diesen Posten hatte er bis kurz vor seinem Tode im Fbr. 52 inne. Um sein Einkommen zu erhöhen, sah er sich gezwungen, einen Teil seiner Wohnung zu vermieten", schreibt seine Tochter am 6. 3. 1958 weiter. Der Fraternal Order of Eagles ist eine Wohltätigkeitsorganisation in den USA. In der Entschädigungsakte ist eine Kopie der Eagles News mit dem Bereitschaftsdienst der Ärzte in Buffalo vom Januar 1946 erhalten; am 27. Januar hatte Dr. Theo Goldenberg in seiner Praxis in 311 Linwood Ave. Sonntagsdienst.

Dr. Goldenberg fiel nach dem Krieg ein Erbe von seiner Ehefrau zu. Erna Goldenberg war die Tochter des Kaufmannsehepaares Baptist und Lina Offenbacher, die mehrere Grundstücke in Nürnberg besaßen und am 17. 3. 1937 selbst in die USA nach Buffalo auswanderten. Sie war Erbin dieser Grundstücke zu gleichen Teilen mit ihrer Schwägerin Else Offenbacher, der offenbar nicht jüdischen Ehefrau ihres Bruders Dr. Hans Offenbacher. Der Verbleib der Grundstücke gibt einen Einblick in den Umgang mit jüdischem Besitz in den Jahren 1939 und 1940: Sie wurden zu etwa einem Zehntel des Wertes an den Gauleiterstellvertreter Holz zwangsverkauft und später von ihm für den vollen Preis weiterverkauft. Nachdem der Besitzerwechsel von der Arisierungsstelle (S. 79) rückgängig gemacht worden war, ging ein Teil der Einnahmen an ein Gestapokonto und einen Teil erhielt die Miterbin Else Offenbacher. Nach dem Tod von Erna Goldenberg am 9. 2. 1947 war Dr. Goldenberg daher Erbe der Hälfte des Grundstücksbesitzes. Am 7. 8. 1950 stellte Dr. Goldenberg einen Entschädigungsantrag, in dem festgestellt wird:

> „1. Haus Schanzenäckerstr. 8 in Nürnberg wurde im Januar 1939 an Gauleiterstellvertreter Holz für 4762,– Mark verkauft und nach Rückgängigmachung am 13. April 1940 für 30 000,– M an die Eheleute F. Ein Teil des Kaufpreises wurde auf ein Gestapokonto eingezahlt, Herr Baptist Offenbacher erhielt nicht einen Pfennig davon.
> 2. Haus Vallodterstr. 35 Nürnberg: wurde am 9. 1. 1939 für 4977,80 an Gauleiterstellvertreter Holz verkauft und nach Rückgängigmachung dieses Verkaufs am 1. März 1940 an die Eheleute K. [für] 45 022,20 verkauft. Ein Drittel des Erlöses wurde auf ein Gestapokonto überwiesen und ein Erbanteil an die Miterbin Else Offenbacher hinausbezahlt. [...] Baptist Offenbacher erhielt von dem Verkaufspreis keinen Pfennig.
> 3. Grundstücke an der Muggenhofer- und Fahrradstrasse in Nürnberg, die gegen einen Preis von 2420,– RM am 8. Januar 1939 an Gauleiterstellvertreter Holz zwangsverkauft wurden und nach Rückgängigmachung dieses Zwangsverkaufs

gegen den Einspruch des Besitzers Baptist Offenbacher und der Nacherbin Erna Goldenberg für 20 730 RM an Noris Tachometerwerk weiterverkauft [wurde]."

Zusätzlich zum Ausgleich für die verlorenen Nürnberger Grundstücke wurde zudem die Beschränkung der beruflichen Tätigkeit von Januar 1933 bis Dezember 1933 berücksichtigt und 40 000,– DM überwiesen, für die Auswanderungskosten kam ein Vergleich über 6500,– DM zustande.

Theodor Goldenberg ist am 16. 2. 1952 in Buffalo gestorben. Erbin war seine inzwischen verheiratete Tochter Eva Warner, geborene Goldenberg.[227]

227 BayHStA LEA 956, EG 97743. Bildnachweis: StadtAN C21_VII_51_Goldenberg_Theodor_Dr_01.

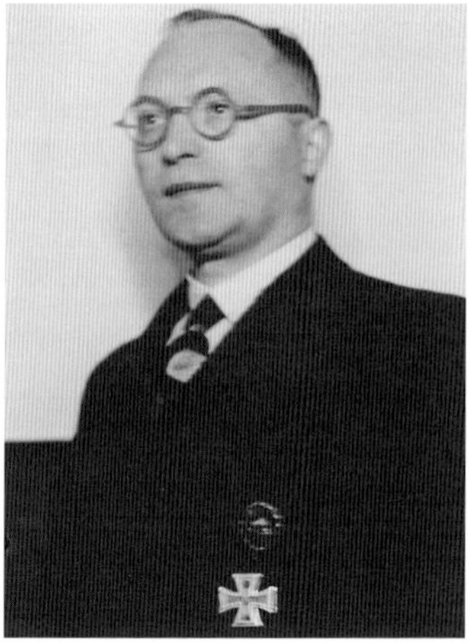

Dr. Bruno Grießmann

Die Familie Grießmann konnte entkommen, wenn auch unter Verlust ihres Vermögens.

Die Informationen über die Familie Grießmann stammen fast vollständig von Frau Susanne Rieger aus Nürnberg.[228]

Dr. med. Bruno Grießmann aus Nürnberg, geb. am 17. 7. 1888, war Facharzt für Kehlkopf-, Nasen- und Ohrenkrankheiten mit einer Praxis in der Königstraße 25. Außerdem war er Leiter des Instituts für Stimm- und Sprachschulung an der Volkshochschule.[229] In zwei Publikationen zum 75-jährigen Jubiläum des Ärztlichen Vereins Nürnberg (S. 363), dessen Mitglied er seit 1921 war, berichtete er über seine Erfahrungen bei operativer Nasenplastik sowie über Fortschritte in der Funktionsprüfung des Ohres.[230]

Am 16. 3. 1931 heiratete er Hildegard Hirsch, geb. am 25. 9. 1901 in Köln. Mit ihren beiden Kindern Kurt Heinz, geb. am 21. 4. 1923, und Trude Eleonor, geb. am 29. 9. 1924, wohnten sie in der Seumestr. 13/I. 1915 war er mit dem Eisernen Kreuz 2. Klasse ausgezeichnet worden.

228 Nach dem Manuskript von Susanne Rieger, Stand Oktober 2012. Ich danke Susanne Rieger für die Bereitstellung ihres Manuskrips; www.rijo.homepage.t-online.de/transiturs/index.html; www.obermayer.us/award/awardees/jochem-ger.htm.

229 StadtAN C 21/X Nr. 3; Adressbuch 1933, I, S. 192; 1933, IV, S. 37; Rieger/Jochem, Jüdische Ärzte, 2009, S. 189.

230 Grießmann, Erfahrungen bei korrektiver Nasenplastik, in: Festschrift des Ärztlichen Vereins Nürnberg, 1927, S. 94–97; Grießmann, Fortschritte in der Funktionsprüfung des Ohres, in: Festschrift des Ärztlichen Vereins Nürnberg, 1927, S. 235–239; Festschrift des Ärztlichen Vereins Nürnberg, Mitglieder-Verzeichnis, 1927, S. 17, 20. Beitrag über diagnostische Verfahren in der Medizinischen Gesellschaft, 1929, S. 12.

Die Familie erlebte den Stimmungsumschwung in der Bevölkerung nach dem Machtantritt der Nationalsozialisten im Privat- wie im Berufsleben. Im späteren Entschädigungsverfahren äußerte Dr. Grießmann am 22. 9. 1948:

„Die Ausübung einer freien Praxis war unmöglich gemacht. Patienten, die ihre Rechnungen nicht bezahlen wollten, sandten mir Drohbriefe, dass sie mich bei Julius Streicher anzeigen würden, wenn ich nicht auf die Bezahlung Verzicht leiste. Mein Wohnhaus Seumestraße 13 wurde wiederholt von außen mit Beleidigungen verunstaltet und [mit Hakenkreuzen und antisemitischen Äußerungen] verschmiert. Das Gefühl für Recht und Sicherheit hatte vollständig aufgehört."

Ihre Kinder erfuhren Angriffe und Verhöhnungen von Nachbarskindern, mit denen sie bisher einträchtig zusammen gespielt hatten. 1936 waren sie 12 und 13 Jahr alt und wurden in der Schule gezwungen, judenfeindliche Aufsätze zu schreiben. „Von Mitschülern und Lehrern wurden sie in einer Weise behandelt, die in ihrer Entwicklung schweren Schaden anrichtete."

Trotz seiner Verdienste als Frontkämpfer, die ihn wohl vor einem Entzug der Kassenzulassung bewahrte, ging seine Einkommen bis 1936 auf weniger als die Hälfte zurück. Hatte er 1930 bis 1932 noch 12 000,– RM jährlich verdient, so waren es 1936 nur noch 4667 RM. Der Hauptgrund war das Ausbleiben der christlichen Patienten, die es nicht mehr wagten, zu ihm in die Sprechstunde zu kommen.

Dr. Grießmann schilderte die Einschüchterungen der Familie später, am 22. 9. 1948: Im Haus Keßlerplatz 1 haben

„wiederholt nächtliche Haussuchungen stattgefunden, bei denen meine Mutter, eine leidende alte Dame, aufs Schwerste bedroht wurde und der pflegenden katholischen Schwester verboten wurde, weiter bei ihr tätig zu sein. Meine Mutter und meine Schwester wurden wiederholt bedroht, ihren Einfluss auf mich geltend zu machen, das Haus zu verkaufen, wozu ich mich dann bereit erklärt habe, um meiner Familie Schwierigkeiten zu ersparen."

Sein Rechtsanwalt Dr. Nürnberger ergänzte am 27. 6. 1949 in einem Schreiben an die Wiedergutmachungsbehörde III:

„Die Polizei nahm in der Praxis des Berechtigten [Dr. Grießmann], Königstraße, und in seiner Privatwohnung häufig Durchsuchungen vor. Im Januar 1936 wurde er von einem Beamten im Polizei-Präsidium aufgefordert, sobald als möglich auszuwandern. In dieser Zwangslage entschloss sich der Berechtigte, sein unbewegliches Vermögen zu veräußern und auszuwandern."

Um für die hohen Auswanderungsabgaben aufzukommen, war er gezwungen, seinen gesamten Immobilienbesitz zu verkaufen, erzielte aber nur einen Erlös, der weit unter dem Verkehrswert lag. Für das Haus Keßlerplatz 1, das 250 000,– RM wert war, erhielt er im Februar 1938 nur 100 000,– RM von einem „arischen" Käufer, und für das Dreifamilienhaus Seumestraße 13 mit einem angemessener Kaufpreis von 70 000 RM erzielte er weniger als 30 000,– RM. Auch von ihrer Wohnungsausstattung mussten sie sich trennen:

> „Ein nur wenige Jahre alter Steinwayflügel, der in tadellosem Zustand war und für den nur RM 500 gezahlt wurde, [...] eine besonders wertvolle original antike italienische Renaissance Speisezimmereinrichtung mit reich handgeschnitzter Verarbeitung. Sie bestand aus einem großen Buffet, großen runden Tisch mit geschnitzten Beinen, 12 Stühlen, einer Truhe, einer offenen Kredenz, die mehrere Etagen hatte und 2 podestartigen Säulen. Für diese gesamte Einrichtung wurden nur RM 1000 erzielt, obschon ihr Wert RM 10 000 geschätzt war."

Zusätzliche Kosten verursachten die zwei Lifts für die Möbel und die Praxisausstattung, die jedoch nur einen kleinen Teil der ehemaligen Einrichtung umfassten. Zum 1. 10. 1936 schied Dr. Grießmann aus der Bayerischen Ärzteversorgung aus, bei der er seit 1923 Mitglied gewesen war.

Bei der Vorbereitung zur Auswanderung erhielt er eine Anzeige aufgrund des Gesetzes gegen den Verrat der Volkswirtschaft vom 12. 6. 1933, konnte aber nachweisen, dass er sein Vermögen und die Devisen vollständig angegeben hatte. Als er am 1. 9. 1936 auswanderte und in die USA (New York) abgemeldet wurde, war er noch einkommenssteuerpflichtig durch die Mieteinnahmen des Hauses am Keßlerplatz. Nach der Aberkennung der Staatsangehörigkeit wurden automatisch alle verbliebenen Guthaben eingezogen (S. 98) und standen der Familie in den USA nicht mehr zur Verfügung.[231] Sie hatten ihre Freiheit mit dem Verlust ihres Besitzes erkauft.

Dr. Grießmann wanderte vor seiner Familie aus und ließ sie vier Monate später nachkommen. Dazu heißt es im Entschädigungsantrag:

231 StAN FA Ost 6905, 6095, 6096.

„Der Antragsteller selbst ist im August 1936 mit der Eisenbahn von Nürnberg nach Le Havre und von dort mit dem französischen Dampfer ‚Champlein' erster Klasse nach New York gefahren. Die Ehefrau und die beiden Kinder des Antragstellers sind im Dezember 1936 von Nürnberg bis Ostende mit dem Zug gefahren, von dort per Schiff nach England und am 20. 12. 1936 von England aus mit der Berengaria (Cunard Linie) nach New York gereist."

Die Übersiedlung war nur möglich, weil ein Onkel der Familie ein Affidavit (S. 93) ausgestellt hatte und sie mit Krediten bei ihrem Neuanfang unterstützte. Dr. Grieß-mann fiel der Spracherwerb leicht, er konnte schon bald das medizinisches Examen ablegen und eine Lizenz erwerben, um sich in New York auf der East Side als HNO-Arzt niederzulassen. Eine Zeitzeugin berichtete:

„Er machte in New York als HNO-Arzt eine erfolgreiche Karriere, viele ehemalige Nürnberger kamen zu ihm, aber auch viele Amerikaner waren seine Patienten, darunter Opernstars von der Metropolitan Oper, die auch darauf bestanden, dass er bei den Opervorstellungen anwesend war, um sofort eingreifen zu können, wenn etwas mit ihrer Stimme während der Vorstellung passierte. Das bedeutete für ihn immer einen Opernplatz in den vordersten Reihen. Seine Frau assistierte ihm als Arzthelferin über viele Jahre."

Seine finanzielle Situation besserte sich entsprechend schnell: 1936 und 1937 hatte er noch kein Einkommen, zwischen 1938 und 1941 stieg es von 500,– auf 1600,– $ im Monat. Nach dem Krieg stellte er unter dem Namen Bruno L. Griesman einen Rückerstattungsantrag beim Landesentschädigungsamt in München. Seinen Anspruch begründete damit, dass er u. a. durch peinliche und unwürdige Verhöre der Polizei und Partei genötigt wurde, das Anwesen Keßlerplatz 1 erheblich unter Wert zu verkaufen. Eidesstattlich erklärt er am 22. 9. 1948: „Der Verkauf des Hauses Keßlerplatz 1 hat nach meiner Auswanderung von New York aus stattgefunden. Ich bin dazu gezwungen worden."

Der Verkauf der Immobilie Seumestraße 13, die ihm seit 1922 gehörte, ist ebenso unter Druck zustande gekommen, wie sein Anwalt Dr. Nürnberger am 27. 6. 1949 bestätigt: „Das Rechtsgeschäft wurde nur wegen der Herrschaft des Nationalsozialismus abgeschlossen. Der Berechtigte hatte unter den Verfolgungen des Nationalsozialismus erheblich zu leiden." Zum Besitzanspruch der „arischen" Käufer bemerkt er vom 27. 6. 1949:

„Es ist völlig unzutreffend, wenn der [frühere Käufer] behauptet, [Dr. Griesman] habe sein Haus nur veräußern wollen, weil es ihm zu groß geworden sei, und die später durchgeführte Auswanderung sei völlig freiwillig geschehen. Der Berechtigte lebte mit seiner 4 köpfigen Familie in Deutschland und hatte eine gut gehende Praxis als Arzt, und nur durch Staat und Partei auf ihn als Jude ausgeübter Druck veranlasste ihn zur Auswanderung."

Im Fall des Dreifamilienhauses Seumestraße 13 stellte die Wiedergutmachungsbehörde III am 12. 4. 1951 einen Vergleich her: Das Anwesen verblieb im Besitz der Erben der damaligen Käufer, die Dr. Griesman mit 10 000 DM auszahlen mussten. Sein Antrag auf Rückerstattung des Hauses Keßlerplatz 1 war erst 10 Jahre später erfolgreich: Die Entschädigungskammer entschied am 9. 8. 1961, dass das Eigentum auch nach dem 10. 5. 1938 noch in seinem Besitz war und er zur Abgeltung der beiderseitigen finanziellen Ansprüche 9200,– DM an die Antragsgegner zu zahlen hatte. Für die entgangene Auszahlung beim Austritt aus der Bayerischen Ärzteversorgung im Jahr 1936 wurde ihm am 5. 12. 1960 eine Rente von 156,38 DM sowie eine Rentennachzahlung von 7658,– DM zugestanden.

Dr. Griesman praktizierte bis ins 86. Lebensjahr und starb am 29. 3. 1977 in New York. Seine Ehefrau bezog Witwengeld bis zu ihrem Tod an einem unbekannten Datum.[232]

232 Bildnachweis: StadtAN C21_VII_53_Griessmann_Bruno.Dr_04.

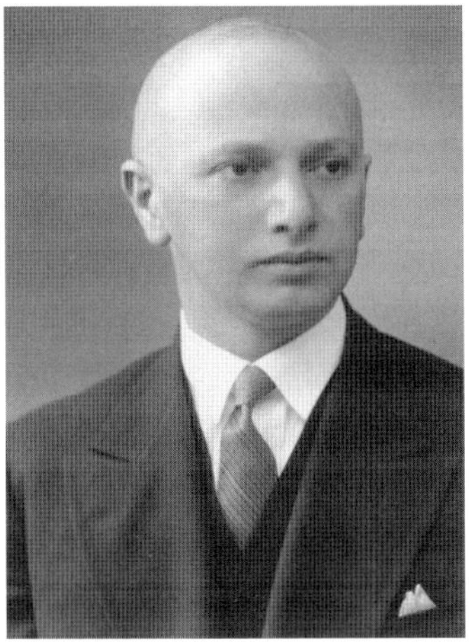

Dr. Max Grünbaum

Als junger Arzt konnte Dr. med. Max Grünbaum frühzeitig emigrieren.

Geboren am 21. 9. 1900 in Nürnberg kehrte er nach seinem Medizinstudium am 23. 12. 1924 von Heidelberg wieder nach Nürnberg zurück. Seine Assistentenzeit verbrachte er am Städtischen Krankenhaus. Nachdem er seine Facharztausbildung am 8. 2. 1926 abgeschlossen hatte, ließ er sich ab dem 10. 4. 1926 in der Fürtherstr. 16/I nieder. Die einjährige Ausbildung als Medizinalpraktikant spricht nach der damaligen Bestallungsordnung für eine Niederlassung als praktischer Arzt.

Seine Praxistätigkeit unterbrach er Anfang 1931 vier Monate lang mit einem Aufenthalt in Übersee, behielt aber seine Praxisadresse in der Fürther Straße bei.[233] Höchstwahrscheinlich war er vom Entzug der Kassenzulassung betroffen, da er für den Frontdienst noch zu jung gewesen war. Ein Vierteljahr später erhielt er seine Auswanderungsgenehmigung und wurde „am 9. 10. 1933 nach London abgemeldet".[234]

Nach dem Krieg stellte er als Isaac Greenwood zusammen mit seiner Ehefrau Helene von Stourbridge/West Midlands aus Entschädigungsanträge beim Landesentschädigungsamt, die nicht mehr vollständig erhalten sind.[235] Es ist erwähnenswert, dass er am 13. 11. 1961 noch eine Entschädigung von 1200,– DM für den Goodwill seiner aufgegebenen Praxis erhielt, während in der Rechtsprechung seit 1957 der Goodwill für Arztpraxen generell verweigert wurde.[236]

233 Adressbuch 1933, IV, S. 37: Karolinenstr. 34. Beitrag in der Medizinischen Gesellschaft, 1930, S. 15 f.

234 StadtAN C21/IX Nr. 98. Bildnachweis: StadtAN C21_VII_53_Gruenbaum_Max_Foto_1b.

235 StAN WB III N 10 195, N 11 470.

236 Siehe Dr. Musliner und Dr. Warburg.

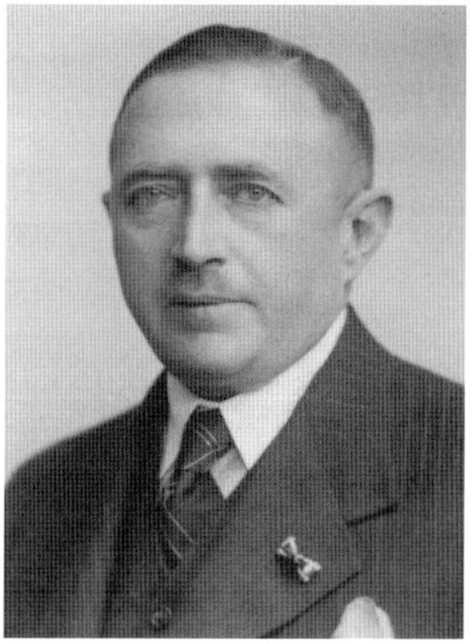

Dr. Adolf Grünspecht

Dr. Grünspecht hat kurz vor dem Approbationsentzug seine Praxis aufgegeben und Deutschland fluchtartig verlassen.

Dr. med. Adolf Grünspecht wurde am 27. 12. 1881 in Wüstensachsen/Hessen geboren. Nach dem Abitur in Fulda studierte er von 1904–1910 Medizin an den Universitäten München, Erlangen und Göttingen und beendete zum Studienende seine Dissertation.[237] 1911 ließ er sich als Spezialarzt für Kinderkrankheiten nieder, am 19. 2. 1913 heiratete er Mety, geb. in Ottensoos/Bayern.[238] Beim Militär hatte er „aktiv gedient bei der 7. Komp. K.1. Infanterie Rgts. in München vom 1. Oktober 1906 – 31. März 1907. Sanitätsgefreiter. Teilnehmer am 1. Weltkrieg 1914–18 als Oberarzt und Stabsarzt. E. K. II und bayr. Militärverdienstorden".[239] Dadurch konnte er die Ausnahmeregelung der Verordnung über die Zulassung von Ärzten zur Tätigkeit bei den Krankenkassen beanspruchen.

Mit ihrem Sohn Manfred, geboren etwa 1916, wohnten sie in einer Sieben-Zimmer-Wohnung in der Sulzbacherstr. 80/II,[240] von denen drei Räume für die Kinderarztpraxis vorgesehen waren. Eine Hausangestellte half mit in der Praxis. Frau Grünspecht gibt an:

> „Mein Ehemann hatte eine gutgehende Praxis, deren größerer Teil aus sog. arischen Patienten bestand. Seit dem bekannten Boykott jüdischer Ärzte durch die Nazis am 1. April 1933, hat die Praxis meines Mannes ständig abgenommen. Er hat mit der

237 Seidler, Jüdische Kinderärzte, 2007, S. 351.

238 StadtAN C 21/X Nr. 3; Rieger/Jochem, Jüdische Ärzte, 2009, S. 189; Lautsch/Dornedden, Verzeichnis der deutschen Ärzte, 1937, S. 467.

239 BayHStA LEA 1349.

240 StadtAN C 21/X Nr. 3.

Zeit alle arischen Patienten verloren, ebenso die Krankenkassen, die einen grossen Teil seines Einkommens bildeten. Die Praxisräume waren mit unserer Wohnung, Sulzbacherstr. 80, verbunden.
Im August des Jahres 1938 wurde uns die Wohnung und Praxisräume von unserem Hausherrn J. W., Nbg.-Herrenhütte, gekündigt, da er keine jüdischen Mieter in seinem Haus haben wollte. Wir hatten seit längerer Zeit eingesehen, dass wir keine Möglichkeit für einen Lebensunterhalt in Deutschland hatten und dass wir in einer ständigen Angst für unser Leben sein mussten. Wir hatten alle Vorbereitungen für eine Auswanderung nach Amerika getroffen und haben am 27. Oktober 1938 unsere Visa nach Amerika erhalten."

Dr. Grünspecht hat seine Kassenpraxis vor dem 1. 9. 1938 aufgegeben.[241] Das jährliche Einkommen, das 1930 noch 20 000,– RM betragen hatte, war inzwischen auf 500,– RM monatlich gefallen. Die Familie wurde polizeilich am 17. 10. 1938 „abgemeldet in die USA (New York)". Von Rotterdam aus konnten sie in Begleitung ihres Sohns am 29. 10. 1938 die Schiffsreise mit der SS Niew Amsterdam nach New York antreten. Zu ihrem Sohn schreibt Frau Grünspecht:

„Unser Sohn, Manfred Grünspecht, hat im Jahre 1934 sein Abitur am Realgymnasium in Nbg. gemacht; da er keine Möglichkeit für weitere Ausbildung in Deutschland hatte, haben wir ihn nach Italien geschickt. Er hat dort zuerst an einer Versicherungsgesellschaft gearbeitet, um die Sprache zu erlernen, und hat dann an der Universität in Pavia ein Studium für Chemie aufgenommen. Wir haben, mit Genehmigung der Nazis, unseren Sohn für zwei Tage nach Deutschland kommen lassen, sodass er am 27. Oktober 1938 sein Visum nach Amerika, zusammen mit uns, erhalten konnte. Wir sind am Abend des 27. Oktobers sofort nach Holland weitergereist und sind am 28. Oktober 1938 [29. 10. 1938 ?] mit der New Amsterdam nach Amerika ausgewandert."[242]

„In Amerika hat mein Ehemann, Dr. Gruenspecht, der damals 57 Jahre alt war, begonnen, für seine Examina zu studieren. Es hat zwei Jahre gedauert, bis er Ende des Jahres 1940 seine Licence zur Niederlassung als Arzt hier in Amerika bekam. Während der Zeit seines Studiums, hat er keinerlei Verdienst gehabt. Dr. Gruen-

241 Ärzteblatt für Bayern, 5 (1938) 22, 1. 9. 1938, S. 354.
242 BayHStA LEA 1349.

specht hat sich Anfang des Jahres 1941 in New York, 520 West 183rd Street, als praktischer Arzt niedergelassen. Die Praxis war mit unserer Wohnung verbunden und wir haben dort gewohnt bis zum Tode meines Mannes am 8. Februar 1953."

In den Anfangsjahren seiner Niederlassung in New York hatte der Verdienst zwischen 1941 und 1946 jährlich bei 300,– bis 1500,– $ gelegen, 1949 betrug er laut Steuererklärung 2963,– $. „Wir waren auf die Unterstützung unseres Sohnes angewiesen."

Am 8. 2. 1953 starb Dr. Adolfe Gruenspecht in New York. Erben waren seine Frau Mety Gruenspecht, die zuletzt in 202 Yale St., Olivet/Michigan wohnte, und ihr Sohn Fred Gruen.[243]

Die bei der Wiedergutmachungsbehörde beantragten Entschädigungen umfassten den Verdienstausfall, Rückkaufwert zweier Lebensversicherungen, die beschlagnahmt worden waren, Goldabgabe und die Auswanderungskosten. Für Schaden an Eigentum erhielt die Antragstellerin Mety Gruenspecht 2604,– DM, für Sozialversicherungsschaden 1700,– DM und schließlich am 22. 1. 1961 für entgangene Versicherungsansprüche bei der Schweizerischen Lebensversicherung und Rentenanstalt und bei der Adriatischen Versicherungsgesellschaft 10 000,– DM.[244]

243 Bildnachweis: StadtAN C21_VII_53_Grünspecht_Adolf.Dr_01.

244 BayLEA 1349.

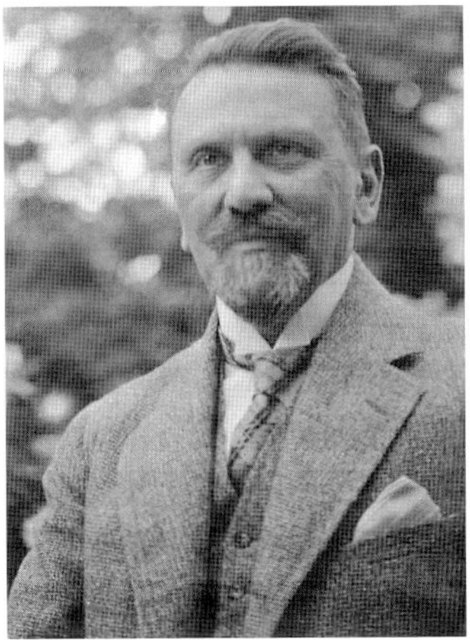

Dr. Jakob Gugenheim

Im fortgeschrittenen Alter konnte Dr. Gugenheim der Deportation nicht entgehen.

Dr. med. Jakob Gugenheim war HNO-Arzt, der Anfang 1933 schon 62 Jahre alt war. Er war am 2. 5. 1898 aus Zweibrücken, wo er am 23. 5. 1870 geboren wurde, nach Nürnberg gezogen und wohnte mit seiner Frau Johanna Karoline, geborene Kohn, geb. am 2. 2. 1882, und den beiden Kindern in der Virchowstr. 22. Seine Praxis lag in der Königstr. 26, seit dem 23. 12. 1927 war er Sanitätsrat.[245]

Wie bei allen jüdischen Kollegen ist seine Bestallung am 30. 9. 1938 erloschen. Aus den Akten ist zu entnehmen, dass er am 27. 3. 1939 Hausrat, Gold- u. Silbersachen beim Städtischen Leihamt abgeliefert hat.[246] Am 29. 11. 1941 wurde das Ehepaar ohne die Kinder nach Riga-Jungfernhof, Außenlager Ghetto Riga, deportiert. Jakob Gugenheim ist im November 1943 in Auschwitz ermordet worden, seine Frau starb am 26. 3. 1942 im Konzentrationslager Riga-Jungfernhof.[247] Auf welchem Wege die Kinder auswanderten, ist nicht bekannt, doch stellte die am 11. 5. 1906 geborene Tochter Mathilde Cohn, geborene Gugenheim, die inzwischen in Caracas lebte, einen Entschädigungsantrag, durch den sie am 28. 3. 1958 für entzogene Wertsachen eine Entschädigung von 12 520,– DM und am 9. 7. 1964 für den Verlust der Einrichtung 4500,– DM erhielt.[248]

245 Dieser nicht akademische Titel wurde gewöhnlich nach 20-jähriger ärztlicher Praxistätigkeit verliehen. Lautsch/Dornedden, Verzeichnis der deutschen Ärzte, 1937, S. 467; StadtAN C 21/X Nr. 3; Rieger/Jochem, Jüdische Ärzte, 2009, S. 189.

246 StAN OFD – Bund, Rep. 274/I Bd. 3, Nr. 8095.

247 StadtAN C 21/X Nr. 3; Jochem/Kettner, Gedenkbuch, 1998, S. 107, Nr. 625 f.; Rieger/Jochem, Jüdische Ärzte, 2009, S. 189; www.bundesarchiv.de/gedenkbuch/directory.html; www.jewishgen.org/yizkor/nuremberg/nur005.html. Im späteren Entschädigungsantrag wird das Todesdatum abweichend mit 15. 12. 1941 im KZ Riga angegeben: BayStA III N 175.

248 BayStA III N 175. Bildnachweis: StadtAN C21_VII_55_Gugenheim_Jakob.Dr_02.

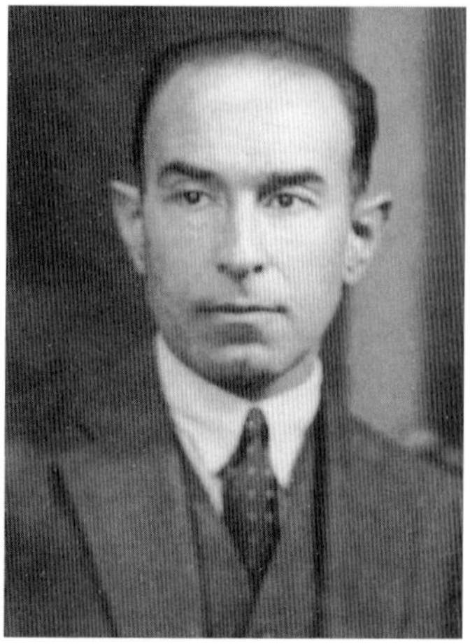

Dr. Karl Guldmann

Erst der Approbationsentzug veranlasste Dr. Guldmann zur späten Flucht.

Dr. med. Karl Guldmann, der am 8. 8. 1892 in Nürnberg geboren wurde, eröffnete nach seiner Ausbildung zum Facharzt für Nervenkrankheiten in der Treustraße 1 seine neurologische Praxis. Er war ledig und wohnte am Westtorgraben 5.[249] Einzelheiten seines Lebens sind nicht bekannt. Er konnte bis zum Approbationsentzug 1938 in Nürnberg praktizieren, und zwar 1936 in der Tafelfeldstr. 13a und 1937 am Westtorgraben 5. Wie aus den Auswanderungsabgaben in seiner Vermögens- und Einkommenssteuererklärung von 1938 hervorgeht, plante er seine Auswanderung erst nach Aufgabe seiner Praxis.[250] Bei der Ablieferung der Wertsachen am 18. 3. 1939 musste er den Vordruck unterschreiben, der die Städtische Pfandleihanstalt „beauftragt und bevollmächtigt", die zur Verwahrung gegebenen Sachen zu veräußern. Der verblieben Restbetrag von 157,71 RM nach Abzug der Gebühren „soll auf mein Sperrkonto bei der Dresdner Bank eingezahlt werden".[251]

Nach Abführung der erforderlichen Abgaben erhielt er die Unbedenklichkeitsbescheinigung vom Finanzamt und konnte nach seiner Abmeldung am 12. 2. 1939 in die Schweiz ausreisen. Die Schweizer Fremdenpolizei bestätigte am 19. 12. 1939 seine Anwesenheit in Bern. Sein festgelegtes Bankguthaben wurde formal noch bis 1941 von einem Bevollmächtigten verwaltet, der abschließend feststellte, dass sich Dr. Guldmann in New York aufhält.[252]

249 Rieger/Jochem, Jüdische Ärzte, 2009, S. 190.

250 Lautsch/Dornedden, Verzeichnis der deutschen Ärzte, 1937, S. 467; StAN FA Ost 6170, 6172; StadtAN C 21/X Nr. 3.

251 StAN OFD – Bund, Rep. 274/I Bd. 3, Nr. 8101, 8102.

252 Bildnachweis: StadtAN C21_VII_55_Guldmann_Karl.Dr_01.

Dr. Ernst Gundelfinger

Dr. Gundelfinger konnte nach seiner Haft entkommen
und in den USA wieder praktizieren.

Dr. med. Ernst Gundelfinger hatte Schweizer Eltern und wurde am 23. 7. 1889 in Fürth geboren. Sein medizinisches Staatsexamen legte er in Würzburg mit sehr gut ab, seine Approbation erhielt er am 26. 9. 1914. Er war Spezialarzt für Chirurgie und Orthopädie und hatte seit dem 15. 12. 1925 eine Praxis in der Bayreuther Straße 6 (früher Feldmarschall-Hindenburgplatz). 28. Nach seinem Umzug nach Nürnberg am 20. 12. 1920 wohnte er mit seiner Frau Alice, geborene Hirsch, geb. am 23. 12. 1899 in Nürnberg, und den beiden Kindern Vera (geb. 5. 6. 1924) und Peter (geb. 28. 9. 1925) in der Wielandstr. 27 in Nürnberg.[253]

Die Arztpraxis beschreibt der Sohn der verstorbenen Hausmeisterfamilie, Werkmeister Wilhelm K. am 14. 3. 1961 in einem Protokoll:

> „Meine Mutter hat in den Praxisräumen geputzt. Ich habe ihr dabei öfter geholfen. Es waren 7 Praxisräume, eine Küche, ein Bad und ein Abstellraum. In einem Zimmer wohnte die Krankenschwester des Dr. Gundelfinger (Frl. Muth). Sämtliche Räume waren mit den modernsten Instrumenten eingerichtet. Jeden einzelnen Apparat kann ich natürlich nicht aufzählen. Es waren ein Röntgenapparat und noch viele andere elektrische Apparate in den Zimmern. Für die damaligen Verhältnisse war die Praxis des Dr. Gundelfinger eben schön und neuzeitlich eingerichtet.
> Dr. Gundelfinger hatte eine sehr gute Praxis. Er hatte schon mehr eine Unfallklinik. Viele Unfallverletzte wurden von den Sanitätern gleich zu Dr. Gundelfinger und nicht in das Städt. Krankenhaus gebracht. Aus diesem Grunde mußte Dr. Gundel-

253 StadtAN C 21/X Nr. 3; Rieger/Jochem, Jüdische Ärzte, 2009, S. 190.

finger auch so viele Praxisräume haben. [...] Sie enthielten einen Operationsraum und einen Röntgenraum. Sein Jahreseinkommen lag 1932 angeblich bei 48 000,– RM."

Die Verordnung über die Zulassung von Ärzten zur Tätigkeit bei den Krankenkassen vom 22. 4. 1933, die die Tätigkeit von Kassenärzten „nicht arischer" Abstammung beendete, trat mit Wirkung vom 1. Juli 1933 in Kraft. Aber schon im Februar 1933 erreichte Dr. Gundelfinger ein Anschreiben des Ärztlichen Bezirksvereins vom 10. 2. 1933:

„Wir sind leider gezwungen, Ihnen folgende Angelegenheit zu unterbreiten: In der Vorstandschaft unserer Kassenärztl. Vereinigung wurde die Frage aufgeworfen, ob Sie unter der geltenden Zulassungsordnung berechtigt sind, weiterhin kassenärztl. Tätigkeit bei den reichsgesetzlichen Krankenkassen auszuüben und ob das Schiedsamt nicht vielmehr verpflichtet sei, Sie aus dem Arztregister zu streichen. Die betr. Bestimmung der Zulassung lautet nämlich: ‚Die Eintragung ist nur zulässig, wenn der Arzt deutscher Reichsangehöriger ist etc.' [...] Wir bitten Sie nur der Vereinfachung halber und gef. Mitteilung, ob Sie nicht deutscher Staatsangehöriger werden können, nachdem Sie u. W. sogar in Fürth geboren sind. Wir bitten Sie auch um gef. Mitteilung, ob Sie während des Krieges im deutschen Heere gedient haben."

Dr. Gundelfinger äußert sich am 23. 3. 1933 gegenüber dem Bayerischen Oberversicherungsamt:

„Vom Kassenärztlichen Bezirksverein, Nürnberg ist mir mitgeteilt worden, dass an das Oberversicherungsamt Nürnberg von der Vertretung der Jungärzte ausgehend ein Antrag gerichtet worden ist dahingehend, mich aus der Liste der Kassenärzte zu streichen und zwar wahrscheinlich auf Grund des § 7 Abs. 4 Z.10. Hierzu möchte ich folgendes bemerken:
Ich bin als Kind Schweizer Eltern in Deutschland geboren, habe deutsche Schulen besucht, habe mit Ausnahme von einem Semester, das mir angerechnet worden ist (England) in Deutschland studiert, meine Examina an deutschen Universitäten ordnungsgemäss abgelegt und habe 1914 auf Grund einer Preisarbeit den Doktorgrad in Würzburg ‚summa cum laude' erworben und meine Approbation für das Gebiet des deutschen Reiches. Ich habe nach 1914 bei Kriegsausbruch, trotzdem ich Schweizer bin, als Arzt freiwillig gemeldet, habe die Gallipoliexpedition mitgemacht und bin dann später, nachdem wir der deutschen Militärmission in Konstantinopel beigeordnet waren, zu einer Abteilung abkommandiert worden, die unter dem verstor-

benen Generalfeldmarschall von der Golz [sic] Pascha eine Expedition nach Syrien, Mesopotamien und Persien unternommen hat. Während des Feldzugs wurde ich mit 7 deutschen und türkischen Orden ausgezeichnet. Ich habe vom Jahre 1915 an den Rang eines kaiserlich osmanischen Sanitätshauptmann bekleidet.
Wenn ich auch den Standpunkt der Jungärzte, die mit wirtschaftlichen Nöten zu kämpfen haben verstehe, so hat nach den freiwilligen Pflichten, die ich während des Krieges auf mich genommen habe, der Gedanke des Streichens aus der Ärzteliste und des Untersagens der kassenärztlichen Tätigkeit in dieser Hinrichtung [Hinsicht] für mich etwas überaus Kränkendes. Daneben würde für mich als Familienvater eine vollkommene Unmöglichkeit der Existenz bedeuten. Dies kann nicht im Sinne der Gesetzgebung und nicht in der Absicht des Gesetzgebers liegen. [...]".

Er argumentiert weiter:

„Nach §74 der Zulassungsordnung vom 30. 12. 31 ist der Eintrag in das Ärzteregister nur zulässig, wenn der Arzt deutscher Reichsangehöriger ist. Ferner bestimmt § 11: ‚Ein Arzt wird von Amtswegen gestrichen, wenn die Voraussetzungen für die Eintragung nicht gegeben sind'. ‚Diese Zulassungsordnung tritt mit ihrer Verkündung – 30. 12. 1931 – in Kraft.' [...] Eine rückwirkende Kraft darüber hinaus haben sich diese Zulassungsordnungen selbst nicht beigelegt. Sie haben vielmehr selbst klar und eindeutig den Zeitpunkt ihres Geltungsbeginns festgelegt und damit eine Rückwirkung ausgeschlossen. Allgemein besteht ja auch der Grundsatz der Nichtrückwirkung neuer Rechtsnormen, Vorschriften ergreifen regelmässig nur solche Tatbestände, die sich während ihrer Geltung verwirklichen."

Seine Beschwerde wurde vom Schiedsamt bei dem Oberversicherungsamt Nürnberg in seiner Sitzung vom 13. Mai 1933 trotz der Rückwirkung abgelehnt. Es käme „nicht darauf an, ob der Mangel der Voraussetzungen schon von dem Zeitpunkt an bestanden hat, seitdem der Arzt im Arztregister geführt wird (15. 12. 1925) oder ob der Mangel erst neuerdings etwa durch Wegfall der Voraussetzungen (hier Verlust der deutschen Reichsangehörigkeit) eingetreten sei". Der Wortlaut des Gesetzes besage „deutlich, ‚wenn die Voraussetzungen nicht gegeben <u>sind</u>, und nicht etwa: wenn die Voraussetzungen [...] seinerzeit nicht gegeben <u>waren</u>'. Der Einwand, dass die Zulassungsordnung vom 30. 12. 1931 sich keine rückwirkende Kraft beigelegt habe, geht deshalb fehl. [...] Diese Entscheidung ist endgültig."[254]

254 BayLEA 2168, BEG 24457.

Dr. Gundelfinger wurde am 22. 3. 1933 verhaftet und bis zum 19. 4. 1933 in Untersuchungshaft genommen; der Tag der Verhaftung lag noch vor der Sitzung des Schiedsamts am 13. 5. 1933 ! Sein Anwalt beschreibt am 22. 6. 1960 im Entschädigungsverfahren die näheren Umstände:

„Im März 1933 wurde der Antragsteller verhaftet und 26 Tage lang in Untersuchungshaft ohne Verhöre gehalten. Der Grund hierfür war eine Anzeige wegen angeblich unerlaubten ärztlichen Eingriffes. Das wirkliche Motiv war Antisemitismus. Der Mandant, der seit 1920 Arzt ist und seit langer Zeit auch hier in Amerika zugelassen ist, ist ein überaus bekannter und beliebter Arzt und kann beschwören, dass die Anzeige aus Böswilligkeit gemacht wurde, weil man dem Antragsteller aus antisemitischen Gründen Schaden zufügen wollte."

Am 10. 4. 1933, während des Gefängnisaufenthalts und bereits vor der Schiedsamtssitzung, übersandte der Kassenärztliche Verein einen Brief mit folgendem Wortlaut:

„Sehr geehrter Herr Kollege! Nach Beschluss des Schiedsamtes Nürnberg sind Sie auf Grund des §11 Absatz II Ziff. 4 der Zul. Ordnung aus dem Arztregister für Oberfranken und Mittelfranken gestrichen worden. Wir bemerken hierzu, daß wir ärztliche Leistungen für Mitglieder reichsgesetzlicher Krankenkassen vom 6. ds. Mts. ab nicht mehr honorieren können. Mit koll. Hochachtung J. A."

Am 5. 5. 1933 erfolgte die Streichung aus dem Arztregister.
Im Anwaltsschreiben vom 22. 6. 1960 heißt es weiter:

„Der Mandant wurde am 19. April 1933 aus dem Gefängnis entlassen und wanderte am 21. April aus Deutschland aus. Er hatte daher keine Zeit, seine Angelegenheiten abzuwickeln. Er hat daher mehr oder weniger alles so, wie es war, stehen gelassen. Die Schlüssel zur Praxis hat er einer Krankenschwester, Frau [K. M.], Bayreutherstr. 6, Nürnberg, belassen, die diese Schlüssel schon vorher hatte. Es wird betont, dass er dieser Krankenschwester keinerlei Auftrag [zur weiteren Verwendung der Praxiseinrichtung] gegeben hat, besonders auch keine schriftlichen oder mündlichen Vollmachten. Über den Verbleib der Praxiseinrichtung hat der Mandant weder von der Krankenschwester noch von anderer Seite je wieder gehört."

Der Hausmeisterssohn ergänzt in seinem Protokoll vom 14. 3. 1961 (s. o.):

„Im Frühjahr 1933 war plötzlich Dr. Gundelfinger über Nacht verschwunden. Es hieß damals, daß er verhaftet werden sollte. Aus welchen Gründen, weiß ich natürlich nicht. Ich weiß nur noch, dass die Krankenschwester K. M. eines Tages allein in der Praxis war. Wieder einige Tage später waren die Praxisräume leer. Das Räumen der Praxisräume konnte nur mit Einverständnis der damaligen NSDAP oder einer ihrer Gliederungen durchgeführt worden sein. Leider habe ich meine Mutter nicht weiter danach gefragt, wer die Einrichtungsgegenstände abgeholt hat. Frau K. M. ist am 15. 6. 1955 gestorben."[255]

Als Schweizer Staatsangehöriger konnte er mit seiner Familie in die Schweiz entkommen[256] und am 21. 4. 1933 mit ihrem Wagen direkt nach St. Gallen fahren. „Der Antragsteller hat im März 1933 Nürnberg fluchtartig verlassen und von der Schweiz aus seine Auswanderung nach USA betrieben. [...] Einen Nachfolger für die Praxisräume gab es nicht, nach dem Ausräumen waren nur noch Waschbecken und Vorhänge vorhanden." Vermutlich ist die Praxiseinrichtung von dem Frauenarzt Dr. Walter Simon, geb. 15. 10. 1892, übernommen worden, der am 20. 2. 1945 gefallen ist. Nach Angaben der Kriminalpolizei Nürnberg „wurde das Anwesen durch Kriegseinwirkung total zerstört".[257]

Noch am 26. 10. 1938, als er schon in den USA lebte, verlangte das Finanzamt Fürth von ihm eine Vermögenssteuererklärung. Verwundert antwortet Dr. Gundelfinger, der Fürth 1920 verlassen hatte, am 21. 11. 1938 aus New York:

„Mein Inlandsvermögen liegt auf Sperrkonto auf der Dresdner Bankfiliale, Nürnberg, Laufertorstr. Ich habe weder bei meiner Auswanderung, noch später irgendwelche Transferierungen von dem Geld vorgenommen, und ich kann mir nicht erklären, wieso nach so langer Zeit meine Geburtsstadt sich meiner erinnert. Vielleicht haben Sie die Liebenswürdigkeit mir mitzuteilen, was bei der heutigen Devisen-Gesetzgebung ich mit meinem Sperrkonto anfangen kann, und ob und in welcher Höhe ich monatliche Zuwendungen an bedürftige Freunde oder Verwandte machen kann, oder wie ich sonst über die mir noch zur Verfügung stehende Summe verfügen kann. [...] Hochachtend Dr. Ernst Gundelfinger."

Sein Sperrkonto blieb ihm unzugänglich. Das Auswanderungsdatum in die USA wird nicht erwähnt. Die Familie wohnte in 444 Central Park West, New York.

255 StAN Kriminalpolizeiinspektion Nürnberg, Nr. 829; BayLEA 2168, BEG 24457.

256 StadtAN C 21/X Nr. 3.

257 StAN Kriminalpolizeiinspektion Nürnberg, Nr. 829.

Dr. Gundelfinger konnte offenbar wieder eine ärztliche Tätigkeit aufnehmen, die nicht näher beschrieben ist außer der Charakterisierung seines Anwalts, er sei „seit langer Zeit auch hier in Amerika zugelassen und ein überaus bekannter und beliebter Arzt".

Am 8. 6. 1955 und am 29. 12. 1959 stellte er persönlich Entschädigungsanträge und wurde vom Anwaltsbüro Hamburger and Weinschenk, New York, vertreten. Zur Begründung wurde angeführt: Er musste seine Praxis „im Stich lassen und ist aus rassischen Gründen nach der Schweiz ausgewandert. Der Wert der Einrichtungsgegenstände wird mit 30 000,– RM beziffert. Aber der Anspruch auf Rückerstattung der Praxiseinrichtung wird als unbegründet abgelehnt, da der Verbleib der Praxis nicht geklärt werden konnte." Als Goodwill der Praxis soll er 13 000,– DM erhalten haben, für die Auswanderung wurden 6310,– DM erstattet.[258]

Eine Kontroverse entstand durch die Schweizer Staatsangehörigkeit und seine Beitragszahlungen in die Bayerische Ärzteversorgung, denn die „Unterlagen auch vom Ärztl. Kreisverband sind restlos vernichtet worden". Der Anwalt Fritz Weinschenk bekräftigt am 29. 4. 1964:

> „Dr. Ernst Gundelfinger [...] war Mitglied der Bayerischen Ärzteversorgung. Ich weiss nicht, wie die Verwechslung zustande kommen konnte. In der Anlage finden Sie wiederum Photokopie der Abrechnung für das Vierteljahr 1932 vom Kassenärztlichen Verein, Nürnberg, wonach Dr. Gundelfinger Mitglied gewesen sein muss. Ferner handelt es sich bei der Entscheidung vom 13. Mai 1933 um eine von nationalsozialistischen Tendenzen durchsetzte absichtliche Rechtsbeugung."

Das Bayerische Landesentschädigungsamt entgegnet am 11. 5. 1964, „daß der Kassenärztliche Verein und der Ärztliche Bezirksverein nicht identisch sind mit der Bayerischen Ärzteversorgung. [...] Aus der in Photokopie eingesandten Abrechnung des Kassenärztlichen Vereins Nürnberg ist zu ersehen, daß Ihr Mandant keine Beiträge zur Ärzteversorgung gezahlt hat. An der entsprechenden Rubrik hat er keine Ziffern eingetragen, sondern einen Strich gemacht." Der Antrag wegen wirtschaftlichem Schadens wird abgelehnt.

Über seine Ehefrau sind keine weiteren Angaben vermerkt. Seine Kinder nahmen den Namen Gundell an, Peter Gundell heiratete in den USA, seine Schwester Vera blieb unverheiratet.

258 BayLEA 2168, BEG 24457.

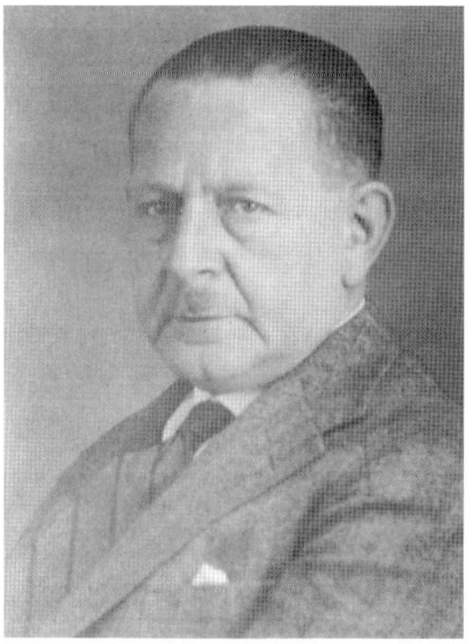

Dr. Julius Hechinger

Erst nach der Pogromnacht konnte sich die Familie zur Auswanderung durchringen.

Dr. med. Julius Hechinger, ein HNO-Arzt aus Nürnberg, hier geboren am 8. 8. 1880, hatte seine Praxis in der Königstraße 33 und wohnte mit seiner Frau Lilly und einem Kind in der Virchowstr. 5.[259] Er war am 10. 4. 1908 aus Berlin zugezogen. „Die gesamte Einrichtung kann ich als hochherrschaftlich und sehr sehr teuer bezeichnen, denn die Familie H. zählte zu den reichsten Familien israelitischen Glaubens in Nürnberg", berichtet die Verwalterin des Anwesens Virchowstr. 5, Frau Anna Z., am 26. 4. 1961.

Weiterhin schildert sie, wie die Familie die Pogromnacht erlebte:

> „Das Ehepaar H., das sich bis zum November 1938 längere Zeit in den USA aufhielt, kam einen Tag vor der Kristallnacht nach Nürnberg zurück, da dem Dr. H. von der damaligen NS-Regierung zugesagt wurde, daß er als Teilnehmer am 1. Weltkrieg seine Praxis als Facharzt für Hals-, Nasen und Ohren weiterführen könne. Trotzdem wurde seine Praxiseinrichtung, die sich im Ostemeyer-Haus in der Königstr. befand, vollständig zerstört. Die Wohnung in der Sulzbacherst. wurde nicht heimgesucht, da die Familien sich bei Bekannten in einem Haus in der Sulzbacherstr. aufhielt."[260]

Am 30. 9. 1938 ist auch seine Bestallung erloschen, sein Namen taucht in einer Liste zur Zulassung von jüdischen Krankenbehandlern auf (S. 84).[261] Der Betrag von

259 Lautsch/Dornedden, Verzeichnis der deutschen Ärzte, 1937, S. 468; StadtAN C 21/X Nr. 3; Rieger/Jochem, Jüdische Ärzte, 2009, S. 190.

260 StAN Kriminalpolizeiinspektion Nürnberg, Nr. 930.

261 StAN Rep. 213/16, Gesundheitsamt Schwabach, Nr. 131.

283,50 RM aus der Zwangsabgabe von Schmuck, Gold- und Silbersachen beim Pfandleihamt Nürnberg am 7. 3. 1939, insgesamt 38 Artikel, wird von der Vollstreckungsstelle des Finanzamts für die Dego-Abgabe gepfändet.[262] Am 9. 4. 1939 hat sich die Familie abgesetzt in die USA mit dem Ziel New York.

Nach dem Krieg, am 10. 4. 1961, erhebt er Entschädigungsansprüche wegen Schadens an Vermögen mit der Begründung, er sei „als Angehöriger des jüdischen Bevölkerungsteils im Jahre 1939 nach den USA ausgewandert. Hierbei sei er gezwungen gewesen, einen Großteil seiner wertvollen Einrichtung zu Schleuderpreisen abzugeben."[263] Weitere Angaben fehlen.[264]

262 StAN OFD – Bund, Rep. 274/I Bd. 3, Nr. 8169.

263 StAN Kriminalpolizeiinspektion Nürnberg, Nr. 930.

264 Bildnachweis: StadtAN C21_VII_60_Hechinger_Julius.Dr_01.

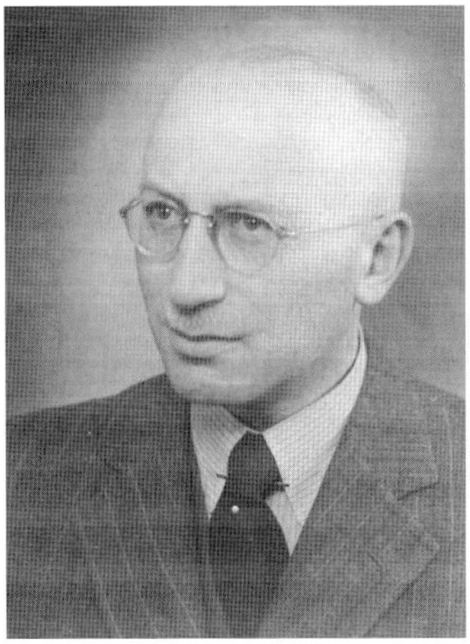

Dr. Sigmund Hecht

Noch vor Kriegsbeginn flüchtete Dr. Hecht mit seiner Familie über England in die USA.

Dr. med. Sigmund Hecht stammte aus Thüringen. In Kaltennordheim wurde er am 24. 9. 1884 geboren, in Nürnberg war er von 1909 bis 1939 polizeilich gemeldet. Die Studienjahre verbrachte er in München, Würzburg, Berlin und Heidelberg, 1910 erhielt er die Approbation als Arzt. Nach seiner Heirat am 11. 5. 1911 lebte er mit seiner Ehefrau Emmy Hecht, geb. am 12. 11. 1892, und seiner Tochter Hildegard, geb. am 23. 3. 1912, in der Herthastr. 19. Im Ersten Weltkrieg war er Stabsarzt „sowohl an der West- wie an der Ostfront" und wurde mit dem bayerischen Militärverdienstorden ausgezeichnet. Seine Praxis als Allgemeinarzt lag seit 1911 zunächst in der Zufuhrstr. 15, später am Frauentorgraben 69.[265]

1966 schreibt er:

> „Meine Praxis bestand zum grossen Teil aus Kassenpatienten, vorwiegend nichtjüdischer Abstammung. Nach der Übernahme der Regierung durch die National-Sozialisten fiel diese Praxis rapide ab, da die Patienten keine Krankenscheine für mich als jüdischen Arzt ausgestellt erhielten. Auch der Rest meiner Praxis litt erheblich. Meine jüdischen Patienten wanderten schon frühzeitig aus, da in der Stadt des Gauleiters Streicher ein besonders starker Antisemitismus bestand."

> „Am 20. Juli 1933 wurden alle Mitglieder der B'nei-B'rith Lodge, zu der ich auch gehörte, auf Lastwagen in einen Vorort auf einen Sportplatz gebracht, verprügelt

265 Lautsch/Dornedden, Verzeichnis der deutschen Ärzte, 1937, S. 468; StadtAN C 21/X Nr. 3; Rieger/Jochem, Jüdische Ärzte, 2009, S. 190; StAN FA Ost III 6356.

und misshandelt. Wir mussten auf dem Boden liegen und mit den Zähnen Gras herausziehen. Ich kam abends blutend nach Hause zurück."

Am 22. 5. 1933 wurde ihm die kassenärztliche Zulassung entzogen und am 30. 9. 1938 mit dem Approbationsentzug auch die Rentenansprüche aus der Bayerischen Ärzteversorgung gestrichen. Durch die antijüdischen Maßnahmen ging sein Einkommen von früher 12 000,– RM stark zurück, und „in der Nacht zum 10. November 1938 wurde die gesamte Wohnungseinrichtung des Herrn Dr. Hecht von Mitgliedern der SA zertrümmert und zerstört". Ihr Anwalt schreibt am 3. 6. 1955 wörtlich: „In der Nacht des 10. November 1938 gegen morgens 3.00 Uhr drang eine Gruppe von SA-Leuten in die Wohnung des Herrn Dr. Sigmund Hecht ein mit dem Ruf ‚Rache für Paris' und begannen die Wohnungseinrichtung mit Hämmern und Äxten zu zertrümmern." Die Familie musste fliehen und verbrachte einige Wochen bei Verwandten in Augsburg. Im Krieg wurde das Anwesen am 2. 1. 1945 durch Bombentreffer unbewohnbar und am 15. 3. 1945 total zerstört.[266]

Hinzu kamen seine Gesundheitsprobleme:

> „Seit Anfang 1938 hatte ich immer mehr wachsende Schmerzen im rechten oberen Bauchquadranten und im Rücken und wurde Wochen nach der Kristallnacht sehr krank und hatten deutliche Zeichen einer Gelbsucht. Infolge dessen begab ich mich in das Israelische Krankenhaus in Fürth (damaliger Arzt San.rat Dr. Frank, verstorben). [...] Nach der Entlassung aus dem Krankenhaus war ich mehrere Monate lang zu Hause bettlägerig."

Aus den erhaltenen Umsatzsteuerakten der Jahre 1928–1941 geht hervor, dass er am 30. 12. 1938 für sich und seine Familie Reisepässe beantragte, für die eine steuerliche Unbedenklichkeitserklärung vorgelegt werden musste.[267] Die Ausreise war mit großen finanziellen Opfern verbunden: Judenvermögensabgabe, Reichsfluchtsteuer, Dego, Gold- und Diamantenabgabe an das Leihamt Nürnberg, Überfahrt nach England und nach USA. Laut Mitteilungen der Polizeidirektion Nürnberg-Fürth an das Finanzamt Nürnberg-Ost erfolgte die polizeiliche Abmeldung nach London am 3. 6. 1939 (siehe Dok. S. 227) und für ihre Tochter Hildegard am 27. 4. 1939. Drei Monate vor Kriegsbeginn gelang ihnen die Abreise. „Ich wanderte mit meiner Familie am 31. Mai 1939 zu-

266 StAN Kriminalpolizeiinspektion Nürnberg, Nr. 935.

267 StAN FA Ost III 6355, III 6356.

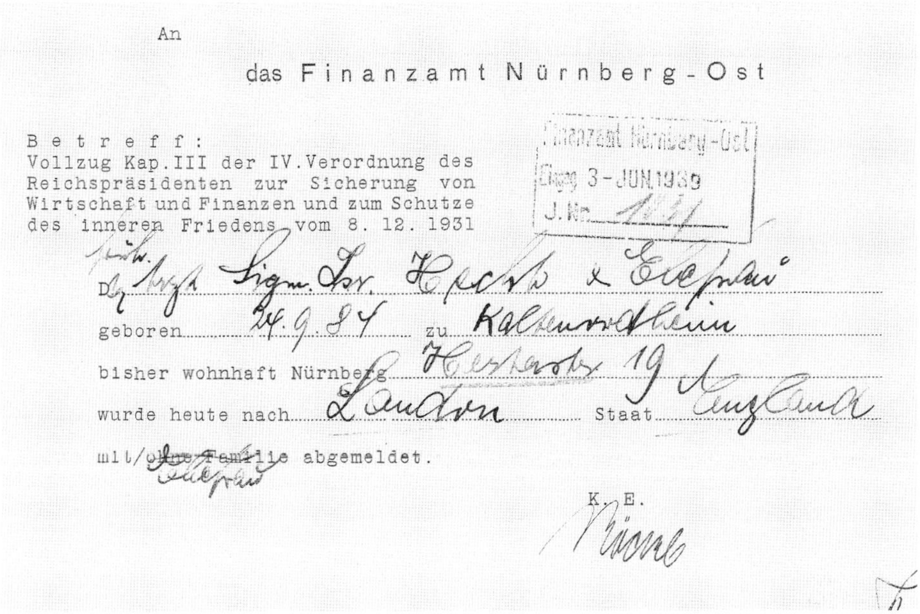
An

das Finanzamt Nürnberg-Ost

Finanzamt Nürnberg-Ost
Eingang 3-JUN 1939
J.Nr.

Betreff:
Vollzug Kap.III der IV.Verordnung des Reichspräsidenten zur Sicherung von Wirtschaft und Finanzen und zum Schutze des inneren Friedens vom 8. 12. 1931

Der früh. Arzt Sigm. Isr. Hecht u. Ehefrau

geboren 24.9.84 zu Kaltennordheim

bisher wohnhaft Nürnberg

wurde heute nach London Staat England

mit/~~ohne Familie~~ Ehefrau abgemeldet.

K. E.

Mitteilung der Polizeidirektion Nürnberg-Fürth über die polizeiliche Abmeldung des „früheren Arztes“ Dr. Sigmund „Israel“ Hecht und Ehefrau an das Finanzamt Nürnberg-Ost im Juni 1939.

StAN FA Ost 6355

nächst nach England aus. […] Bare RM 10,– pro Person“ hatten sie mitnehmen können. Das Umzugsgut (Lift) im Werte von 1500,– RM wurde im Hamburger Freihafen festgehalten und dort 1942 eingezogen, ihr Restvermögen am 29. 7. 1941 beschlagnahmt.[268]

In England bestand bis 1941 Arbeitsverbot. Nach einem fast neunmonatigen Zwischenaufenthalt in London, im Stadtbezirk Ealing W5, 10 Grange Road,[269] setzten sie ihre Ausreise am 18. 3. 1940 mit der Cunard Ship Co. Ltd. von Liverpool nach New York fort. Ihr Wohnsitz war 47 Arden St., New York 34. Eine ärztliche Tätigkeit war außer einer stundenweisen Beratung bei Gewerkschaften und anderen Stellen nicht mehr möglich, sie waren mittellos und beide erkrankt: Dr. Hecht musste sich 1949 einer Gallenblasenentfernung unterziehen und hatte 1956 ein Geschwür des Zwölffinger-

268 StAN FA Ost III 6355.

269 Persönliche Mitteilung von Prof. Paul Weindling, Oxford.

darms mit Vordringen in die Bauchspeicheldrüse. „Am Ende der 40er Jahre wurden die Schmerzen so stark, dass Herr Dr. Helmut Nathan die Gallenblase entfernte. Trotzdem setzten sich die Schmerzen uneingeschränkt fort.“ Eine erneute Operation wurde ergebnislos abgebrochen. „Im Jahre 1959 erlitt ich eine Gehirnthrombose, die mich heute dazu zwingt, am Stock zu gehen.“ Frau Emmy Hecht war herzkrank, nach einem Schlaganfall am 14. 7. 1954 war sie teilweise gelähmt und pflegebedürftig.

Der Antrag auf Entschädigung ging am 30. 7. 1958 der beim Bayerischen Landesentschädigungsamt ein. Eine verfolgungsbedingte MdE von 25 Prozent für die Jahre 1938 bis 1948 wurde Dr. Hecht zugebilligt und eine Berufsunfähigkeit seit dem 1. 3. 1959 anerkannt. Für Schaden im wirtschaftlichen Fortkommen erhielten sie 25 000,– RM und für weiteren Schaden 16 000,– DM, für Pogromschaden 6000,– DM.

Seine Ehefrau starb am 3. 9. 1970 und Sigmund Hecht am 16. 3. 1975 in New York; ihre Tochter Hilde hatte inzwischen geheiratet und den Namen Neugass angenommen.[270]

270 BayHStA LEA 1498. Bildnachweis: StadtAN C21_VII_60_Hecht_Sigmund.Dr_04.

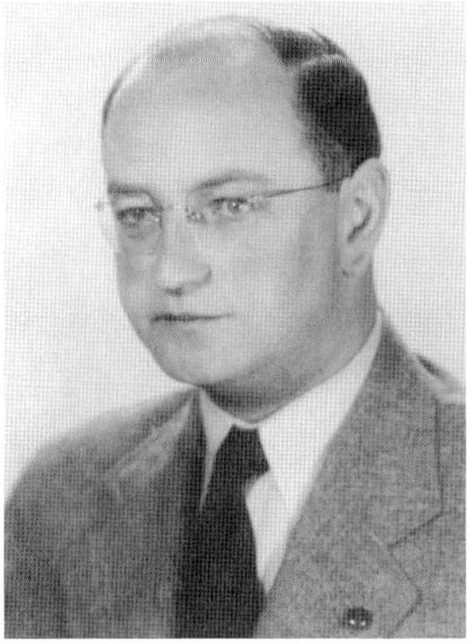

Dr. Willy Heller

Vor Kriegsbeginn gelang Dr. Heller noch die Ausreise in die Dominikanische Republik.

Dr. med. Willy Heller wurde am 9. 7. 1900 in Nürnberg geboren, zog am 1. 10. 1930 aus München kommend wieder nach Nürnberg und lebte mit seiner Ehefrau, geborene Kohn, und einer Tochter zunächst in der Wodanstr. 74. Er war Augenarzt mit einer Praxis in der Pfannenschmiedsgasse 15, nach 1936 in der Vorderen Sterngasse 1.[271] In einer Namensliste der als Krankenbehandler zugelassenen Ärzte vom 22. 11. 1938 wird noch die Praxis Vordere Sterngasse angegeben, später muss er in die Behandlungsstelle für jüdische Kranke, Heideloffplatz 5/1, gewechselt sein, da die Tätigkeit in eigenen Räumen verboten war (S. 85).[272] Über die Familie und seine Praxis sind keine weiteren Angaben erhalten. Nach der Pogromnacht 1938 zog das Ehepaar in die Kaulbachstr. 9.

Frau G. M., eine frühere Angestellte bei der Tochter des Ehepaars Heller, machte am 26. 10. 1962 folgende Aussage:

> „Ich muss schon sagen, daß die Wohnungseinrichtung bei Hellers sehr gut war. [...] Nach der sog. ‚Kristallnacht' war die Familie Heller nur für kurze Zeit im Hause Frommannstr. 1 bei den Schwiegereltern bzw. Eltern Kohn wohnhaft. [...] Etwa 6 Tage nach dem Tod von Frau Kohn ist die Familie dann ausgewandert."[273]

271 StadtAN C 21/X Nr. 4; Adressbuch 1936, IV, S. 42; Lautsch/Dornedden, Verzeichnis der deutschen Ärzte, 1937, S. 468; Rieger/Jochem, Jüdische Ärzte, 2009, S. 190; Rohrbach, Jüdische Augenärzte, 2011, S. 78.

272 StAN Rep. 213/16, Gesundheitsamt Schwabach, Nr. 131.

273 StAN Kriminalpolizeiinspektion Nürnberg, Nr. 977.

Es dauerte es noch bis zum 5. 5. 1939, bis sich die Familie nach Ciudad Trujillo in der Dominikanischen Republik abmelden konnte. Später ist Dr. Heller weiter in die USA umgezogen und lebte in 207 Alderton St., Rego Park, im Zentrum von Queens in New York City.

Im Entschädigungsantrag, den er als William Heller am 5. 3. 1950 stellte, wird nur eine Entschädigung wegen Schadens an Eigentum geltend gemacht und ausgeführt, dass er

> „aus Gründen der Rasse verfolgt und im Mai 1939 zur Auswanderung von Nürnberg in die Dominikanische Republik gezwungen worden sei.
> Am 9. 11. 1938 seien Angehörige der damaligen SA in seine Wohnung, Nürnberg Wodanstr. 74 eingedrungen und hätten im Zusammenhang mit den Vorkommnissen in der sog. ‚Kristallnacht' eine gut eingerichtete Wohnzimmereinrichtung […] zerstört […] von einem ungefähren Wert von 5000,– RM. […] Er habe ferner einen Kraftwagen kurz nach den Vorkommnissen zu etwa einem Drittel das Anschaffungspreises von etwa 1000,– RM zwangsverkaufen müssen."

Das weitere Leben der Familie und eine berufliche Tätigkeit von Dr. Heller werden im Entschädigungsantrag nicht erwähnt. Am 2. 1. 1969 ist Dr. Heller in Rego Park, New York, gestorben.[274]

274 Rieger/Jochem, Jüdische Ärzte, 2009, S. 190; StAN Kriminalpolizeiinspektion Nürnberg, Nr. 977. Bildnachweis: StadtAN C21_VII_64_Heller_Willy.Dr_01.

Dr. Moritz Hirschmann

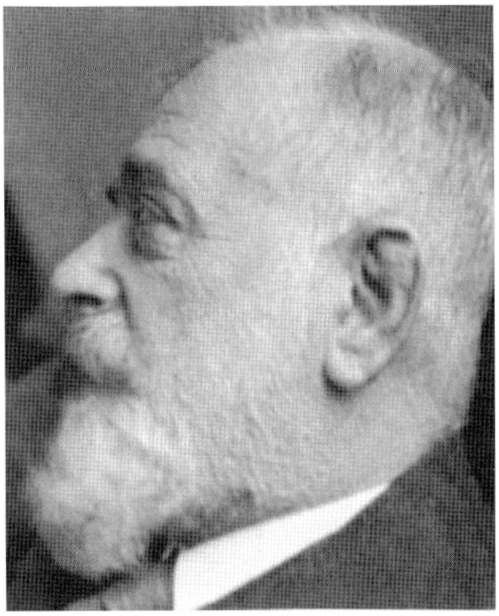

Dr. Hirschmann ist mit großer Wahrscheinlichkeit im Untersuchungsgefängnis umgebracht worden.

Dr. med. Moritz Hirschmann, geboren am 27. 1. 1875 in Nürnberg, war Facharzt für Frauenkrankheiten in der Fürther Straße 54. Mit seiner dritten Ehefrau Elisabeth E. Hirschmann, geborene Weißmann, geb. 27. 7. 1891 in Dessau, wohnte er von 1933–1939 in der Oberen Pickheimerstr. 14, ab 1939 in Fürth, Hindenburgdamm 5.[275] Er wird auf der Meldekarte des Vaters Heinrich Hirschmann, geb. 16. 8. 1842, erwähnt.[276] Steuererklärungen sind nur aus den Jahren vor 1933 erhalten, 1939 ist die Zwangsabgabe von Wertsachen beim Pfandleihamt geleistet worden.[277]

Im Reichsmedizinalkalender von 1937 ist er mit einem Doppelpunkt vor dem Namen als jüdischer Arzt vermerkt,[278] nach dem Approbationsentzug 1938 war er nur noch als jüdischer Krankenbehandler zugelassen.[279] Mit dieser Erlaubnis war er ab November 1938 in der Behandlungsstelle für jüdische Kranke, Heideloffplatz 5 (S. 85), und später bis April 1942 als Chefarzt des Jüdischen Krankenhauses Fürth tätig.[280]

Dr. Hirschmann ist am 9. 12. 1942 im Untersuchungsgefängnis Nürnberg, Bärenschanzstr. 68, im Alter von 67 Jahren gestorben. Die Umstände seiner Einlieferung sind unbekannt. In der Einwohnermeldekartei ist vermerkt, er sei „im Untersuchungs-

275 Rieger/Jochem, Jüdische Ärzte, 2009, S. 190.

276 StadtAN C 21/X Nr. 4_463.

277 StAN FA Ost 6589-6591; StAN OFD – Bund, Rep. 274/I Bd. 3, Nr. 8307.

278 Lautsch/Dornedden, Verzeichnis der deutschen Ärzte, 1937, S. 468.

279 StAN Rep. 213/16, Gesundheitsamt Schwabach, Nr. 131.

280 Blume, Memorbuch, 1997, S. 188 f.

gefängnis tot aufgefunden" worden.[281] Angesichts der politischen Lage im Jahr 1942 besteht der dringende Verdacht auf einen unnatürlichen Tod.

Zu den Arisierungsmaßnahmen gehörte ab Dezember 1938 u. a. die Vorschrift, Gold- und Silbersachen in der städtischen Pfandleihanstalt abzugeben, der er am 27. 3. 1939 nachgekommen war. Er hatte sie für 112,– RM eingelöst. Seine Ehefrau stellte nach dem Krieg einen Entschädigungsantrag und erhielt am 23. 6. 1958 für eingezogene Wertsachen 3200,– DM sowie am 20. 7. 1961 einen Schadensersatz von 5000,– DM für die Praxiseinrichtung.[282]

281 StadtAN C 21/X Nr. 3; Rieger/Jochem, Jüdische Ärzte, 2009, S. 190; Blume, Memorbuch, 1997, S. 188 f.; Jochem/Kettner, Gedenkbuch, 1998, S. 139, 817; www.jewishgen.org/yizkor/nuremberg/nur006.html.

282 StAN WB III N 458. Bildnachweis: StadtAN C21_VII_Gedenkbuch_1163_hirschmann_Moritz.

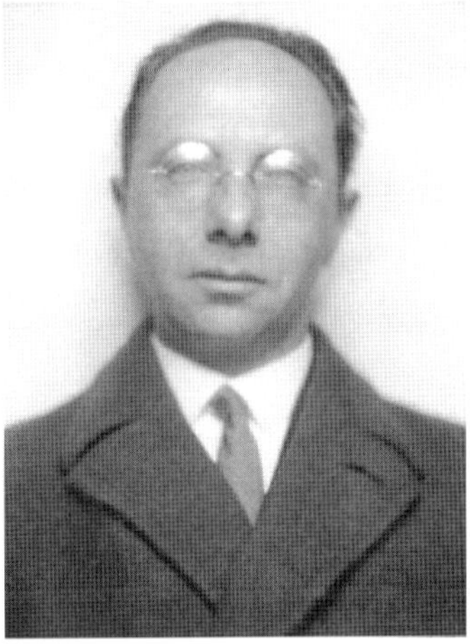

Dr. Karl Hopf

Zu den frühen Flüchtlingen nach der Machtübernahme gehörte auch Dr. Hopf.

Der Kinderarzt Dr. med. Karl Hopf wurde am 8. 1. 1886 in Nürnberg geboren und studierte in Berlin, Freiburg und München. Nach seiner Approbation und Dissertation im Jahr 1913 durchlief er seine medizinische Ausbildung ebenfalls in München, zog dann am 21. 2. 1919 zu seiner Niederlassung in der Tafelfeldstr. 27 nach Nürnberg. Im Ersten Weltkrieg war an unbekannter Stelle eingesetzt, daher ist sein Frontkämpfer-Status unklar. Er war verheiratet und hatte ein Kind.

Im Reichsmedizinalkalender von 1933 ist er als niedergelassener Arzt erwähnt, seine Entlassung aus städtischen Diensten am 31. 3. 1933 lässt auf ein zusätzliches Anstellungsverhältnis schließen.[283] Daraufhin schloss er sich der ersten Auswanderungswelle 1933 an und rettete sich zwei Monate später ins Ausland: Am 31. 5. 1933 wurde er nach Davos in die Schweiz abgemeldet.[284]

283 Windsheimer, 100 Jahre Klinikum Nürnberg, 1997, S. 168.

284 Rieger/Jochem, Jüdische Ärzte, 2009, S. 191; Seidler, Jüdische Kinderärzte, 2007, S. 351. Bildnachweis: StadtAN C21_VII_72_Hopf.Karl.Dr_02.

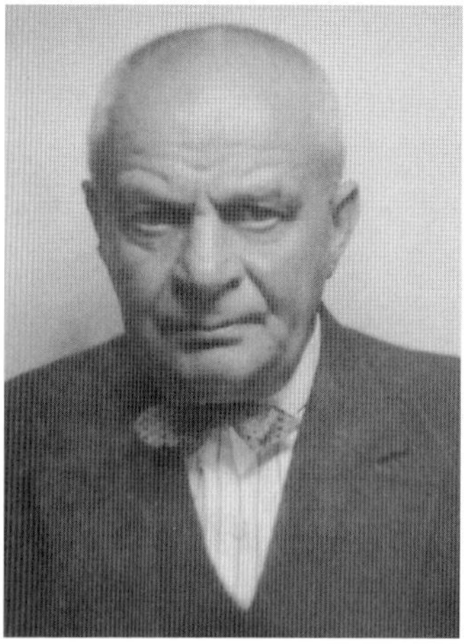

Dr. Benno Jakob

Der Nürnberger Arzt entging auch in Stuttgart nicht der Deportation gemeinsam mit seiner Ehefrau.

Die Geschichte von Dr. med. Benno Jakob beginnt in Erlangen, wo er am 28. 9. 1873 geboren wurde und studierte, setzt sich fort in Nürnberg als niedergelassener Allgemeinarzt von 1899 bis Mai 1933 und weiterhin 10 Jahre lang in Stuttgart; sie findet 1943 ihr tragisches Ende als Deportierter zusammen mit seiner Ehefrau in Theresienstadt.[285] Die Einzelheiten seiner Lebensstationen sind von Susanne Rueß 2009 dargestellt worden[286] und werden daher nur kurz zusammengefasst und ergänzt.

Seine Eltern Adolf und Amalie Jakob waren deutsche Staatsbürger israelitischer Religion. Er war das fünfte von sechs Kindern. Bis zum Physikum blieb er in Erlangen, beendete sein Studium in Berlin und promovierte über „infektiöse Embolie im Wochenbett" wieder in Erlangen. Nach Nürnberg zog er am 27. 3. 1899 und eröffnete seine Praxis am Kaulbachplatz 13. Am 9. 8. 1900 heiratete er in Stuttgart die am 1. 9. 1876 in Stuttgart geborene Ida Loeb. Die Ehe blieb kinderlos.

Am Krieg hatte er als Stabsarzt teilgenommen. Nach dem Krieg übernahm er die ärztliche Leitung bei der Ortskrankenkasse Nürnberg. Im Alter von 59 Jahren verlegte er am 29. 8. 1933 seinen Wohnsitz nach Stuttgart, Werfmershalde 12, aber „im April 1942 musste sich das Ehepaar Jakob für 16 000,– RM in das sogenannte Altenheim in Haigerloch einkaufen", eine Vorstufe zur Deportation.

Das Arztehepaar wurde am 23. 8. 1942 von Stuttgart nach Theresienstadt deportiert, ihr Vermögen eingezogen. „Benno Jakob starb am 16. Februar 1943, im Alter

285 StadtAN C 21/X Nr. 4; Rieger/Jochem, Jüdische Ärzte, 2009, S. 191; www.bundesarchiv.de/gedenkbuch.

286 Rueß, Stuttgarter jüdische Ärzte, 2009, S. 154, siehe auch Sponsel, Gedenkbuch, 2001, S. 33.

von 69 Jahren, Ida Jakob am 1. Oktober 1944, im Alter von 68 Jahren, im Konzentrationslager Theresienstadt." In Stuttgart erinnern zwei Stolpersteine in der Werfmershalde 12 an ihr Schicksal.[287]

287 Jochem/Kettner, Gedenkbuch, 1998, S. 151, Nr. 889; Rueß, Stuttgarter jüdische Ärzte, 2009, S. 154 f.; www.bundesarchiv.de/gedenkbuch/directory.html; www.yadvashem.org; www.stolpersteine-stuttgart.de. Bildnachweis: StadtAN C21_VII_72_Hopf.Karl.Dr_02.

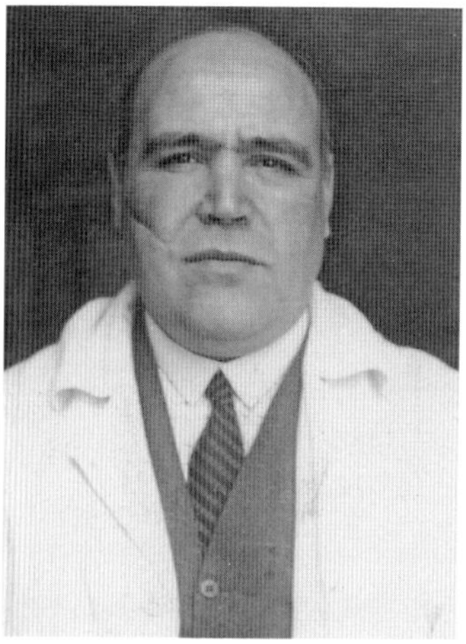

Dr. Theodor Delwin Katz

Dr. Katz ist im KZ Dachau ermordet worden.

Dr. med. Theodor Delwin (Delvin) Katz stammte aus der hessischen Kreisstadt Korbach im Kreis Waldeck bei Kassel, wo er am 3. 8. 1887 geboren wurde. Seine Ausbildung zum Arzt für Haut- und Geschlechtskrankheiten sowie Urologie begann er nach seiner Approbation 1911 an der Universitäts-Hautklinik Bonn als Schüler von Erich Hoffmanns. Am 15. 6. 1912 zog er von Bonn nach Nürnberg und setzte seine Klinikzeit von 1912–1914 an der Dermatologischen Abteilung des Krankenhauses Nürnberg fort, bevor er sich als Arzt für Haut- und Geschlechtskrankheiten in Nürnberg, Ludwigstraße 1, niederließ.[288] Im Krieg war er an der Front und erhielt das EK I.[289] Mit seiner Ehefrau Anna Katz, geb. Wolf, wohnte er in Fürth. Sie hatten zwei Kinder, Leonore, geb. am 27. 10. 1916 in Köln, und Karl, geb. am 6. 9. 1920 in Fürth[290]

In seinem Buch „Das andere Nürnberg" schreibt Hermann Schirmer:[291]

> „Dr. Delvin Katz, praktischer Arzt, war Mitglied der KPD, hatte jedoch keine Funktion in der Partei. Er stellte dem Sekretariat der KPD seine Praxisräume zu Besprechungen zur Verfügung, und noch am 5. März 1933, am Tage der Wahl, fand dort eine Beratung über die nächsten Maßnahmen statt. Von [dem Ergebnis aus] diesen Besprechungen wurde nichts bekannt. Dr. Katz wurde als Linksintellektueller und damit politisch verdächtiger Jude verhaftet."

288 Eppinger, Jüdische Dermatologen, 2001, S. 233; Krischel u. a., Urologen, Bd. 2, 2011, S. 53. Beiträge in der Medizinischen Gesellschaft, 1925, S. 8, 14; 1928, S. 4; 1929, S. 12.

289 Müller, Geschichte der Juden, 1968, S. 218.

290 StadtAN C 21/X Nr. 4; Rieger/Jochem, Jüdische Ärzte, 2009, S. 191; BayLEA EG 75761.

291 Schirmer, Das andere Nürnberg, 1974, S. 195.

Nach der Festnahme im März 1933 hielt man ihn ohne rechtliche Grundlage vier Wochen lang im Untersuchungsgefängnis fest. Der am 28. 3. 1933 in Schutzhaft genommene Nürnberger Oberbürgermeister Hermann Luppe konnte die Festnahme von Dr. Katz bezeugen und schrieb in seinen Erinnerungen: „In der Zelle mir gegenüber [waren bekannte Persönlichkeiten der Stadt], Dr. med. Katz und andere. Bei dem täglichen ‚Rundmarsch' im Gefängnishof, an dem ich zweimal teilnahm, konnte ich kurze Worte mit ihnen wechseln."[292] Am 11. April begannen die ersten Häftlingstransporte aus Nürnberg in das das KZ Dachau, bei dem zweiten Transport am 13. April ist Dr. Katz deportiert worden,[293] wie das „Verzeichnis der aus dem Untersuchungsgefängnis Nürnberg, Bärenschanzstr. 68, am 13. 4. 1933 in das Konzentrationslager Dachau überstellten Schutzhäftlinge (kommunistische Funktionäre)" nachweist.[294] Der Leiter der Stadtteilorganisation der Nürnberger KPD, Karl Pfeiffer, traf Dr. Katz kurz nach seiner Einlieferung am 26. 4. 1933 in der „Judenbaracke" des Lagers[295]

„Zunächst versorgte er im Sanitätsdienst kranke und verletzte Mithäftlinge medizinisch, zum Teil auch heimlich",[296] im September 1933 musste er im Straßenbaukommando Dachau arbeiten.[297] Voraussetzung für eine Entlassung aus dem Lager waren Bescheinigungen der Auswanderungsbehörden, um die er sich bereits bemüht hatte. Seine Frau konnte ein Visum für Palästina vorweisen und hatte „nach unendlichen Bemühungen die Freilassung ihres Mannes aus Dachau erlangt. Sie ging zum Bahnhof, um ihn abzuholen. Er kam nicht. Stattdessen erhielt sie kurz darauf die persönliche Mitteilung seines plötzlichen Todes" und die Auskunft, er habe Selbstmord begangen.[298]

Tatsächlich verhielt es sich vollkommen anders: Im Oktober 1933 hatten einige Häftlinge ein Kassiber über die Grausamkeiten im Lager vorbereitet und waren verraten worden. Als Lagerarzt aber „wusste er zu viel, als dass er hätte entlassen werden können".[299] Dr. Katz wurde mit anderen in einen Folterkeller („Arrestbunker")

292 Luppe, Mein Leben, 1977, S. 293.

293 Schirmer, Das andere Nürnberg, 1974, S. 102;

294 Mitteilung der KZ-Gedenkstätte Dachau, Archiv.

295 Schirmer, Das andere Nürnberg, 1974, S. 107.

296 Burkhard, Tanz mal Jude!, 1970, S. 25; Comité Internationale de Dachau, 2005, S. 105.

297 Namensverzeichnis Straßenbaukommando, KZ-Gedenkstätte Dachau.

298 Bing, Mein Leben, 1940, S. 30; Zámečnik, Das war Dachau, 2007, S. 45; Kater, Ärzte als Hitlers Helfer, 2000, S. 303.

299 Zámečnik, Das war Dachau, 2007, S. 45.

gesperrt und dort am 18. 10. 1933 nach schweren Misshandlungen „brutal erschlagen".[300] Die Lagerleitung behauptete, er habe sich erhängt.[301]

Einzelheiten zum Kassiber beschreiben Klaus Drobisch und Günther Wieland[302] im Jahr 1993: In einer Prager Zeitung waren Fotos aus dem KZ Dachau erschienen.

> „Bei der längerwährenden Suche nach den Informanten und Wegen der Nachrichten wies ein Spitzel auf die Mütze [des Häftlings] Johann Altmann hin, die zurückgeschickt werden sollte. Sie wurde am 17. Oktober untersucht. Dabei entdeckte man in ihrem Schild acht Kassiber, die eine Chronik der Vorgänge in Dachau erhielten. Altmann und Wilhelm Franz, der eine [war] Schreiber der Lageraufnahme, der andere Leiter der Poststelle, hatten entsprechende Aufzeichnungen angefertigt. Dazu erhielten sie von dem Arzt Dr. Delvin Katz aus dem Revier und von dem Rechtsanwalt Dr. Albert Rosenfelder zusätzliche weitere Angaben. [...] Franz und Katz, ebenfalls im Bunker gefoltert, nahmen sich angeblich selbst das Leben. Jedoch ergab die Leichenschau bei dem einen Striemen am Kopf, an den Armen und am Rumpf, bei dem anderen Verletzungen, bei beiden Erstickungstod von fremder Hand. Schon zuvor hatte der Lagerkommandant Eicke vor den zusammengetriebenen Häftlingen mit dem Mord geprahlt. ‚Zwei der verhafteten Verräter sind bereits ins Jenseits befördert: Der Jude Dr. Katz und sein Helfer Willy Franz. Wir haben noch genug deutsche Eichen, um jeden daran aufzuhängen, der sich uns entgegenstellt'."

Eine Obduktion ergab bei Dr. Katz „Anzeichen von Folterungen [...], besonders am Kopf", und widerlegte die Behauptung, die Häftlinge hätten sich erhängt.[303] Todesfälle im Lager konnten 1933 trotz des Widerstandes der Lagerleitung noch staatsanwaltlich untersucht werden. Erst nach einer persönlichen Besprechung von Himmler und Röhm mit Hitler erging folgender Befehl: In den „Dachauer Vorfällen ist jede Besprechung

300 Müller, Geschichte der Juden, 1968, S. 218, Anm. 198; Burkhard, Tanz mal Jude!, 1970, S. 47 f.; Zámečnik, Das war Dachau, 2007, S. 43–49; Schirmer, Das andere Nürnberg, 1974, S. 195; Jochem/Kettner, Gedenkbuch, 1998, S. 162, Nr. 958; StadtAN C 21/X Nr. 4; Rieger/Jochem, Jüdische Ärzte, 2009, S. 191; www.bundesarchiv.de/gedenkbuch; www.yadvashem.org; www.jewishgen.org/yizkor/nuremberg/nur006.html.

301 Zámečnik, Das war Dachau, 2007, S. 44.

302 Drobisch/Wieland, System der NS-Konzentrationslager, 1993, S. 161. Siehe auch Burkhard, Tanz mal Jude!, 1970, S. 42–50.

303 Zámečnik, Das war Dachau, 2007, S. 46.

und jede Auskunft abzulehnen und das Betreten des Lagers Dachau durch einen Richter oder Staatsanwalt zu verhindern".[304]

Sein Sohn Karl drückt es später in einem Entschädigungsantrag folgendermaßen aus: „4 Wochen Schutzhaft in Nürnberg, bis er dann nach Dachau gebracht und als Leiche zurückgeschickt wurde".[305] In der Sterbeurkunde des Standesamtes Prittlbach bei Dachau wird der Familie mitgeteilt: „Todesdatum 18. Oktober 1933, Dachau, Konzentrationslager, Todesursache: Selbstmord". Die wahre Todesursache wurde verheimlicht. In der Anzeige von Frau Aenny Katz im Nürnberg-Fürther Israelitischen Gemeindeblatt wird die Todesursache mit keinem Wort erwähnt.[306]

Nürnberg erinnert seit 1991 an den jüdischen Arzt und Opfer der Schoah mit der Delvin-Katz-Straße im Stadtteil Röthenbach bei Schweinau.[307]

Frau Anna Katz und ihre Tochter Leonore sind nach dem Tod des Vaters nach Köln umgezogen. Die damals 17 Jahre alte Leonore arbeitete als Praktikantin im Kinderheim der israelischen Jugendhilfe in Köln vom 17. 5. 1933–24. 3. 1934. 1935 musste sie Deutschland verlassen. Als das Kinderheim geschlossen wurde, wanderte sie am 22. 10. 1935 nach Palästina aus und hat dort später geheiratet. Ihrem Bruder Karl gelang die Flucht in die USA.

Frau Anna Katz konnte sich nicht retten. Sie starb 1941 nach ihrer Deportation aus Köln in dem Ghetto Litzmannstadt in Łódź. Zum 8. 5. 1945, dem Kriegsende, wurde sie amtlich für tot erklärt.[308]

Die Geschwister stellten am 20. 3. 1950 einen Antrag auf Grund des Gesetzes zur Wiedergutmachung nationalsozialistischen Unrechts (BEG). Als gemeinsame Erben machen sie unter dem Namen Karl Leonard Chase aus 16 Metropolitan Oval, Parkchester, New York 62, und Leonore Marcus, geb. Katz, aus 1518 N Maryland Ave., Milwaukee 11, Wisc., USA, Entschädigungsansprüche geltend u. a. wegen Schadens an Freiheit (§43–§50 BEG) vom

18. 3. 1933 – 18. 4. 1933 im Gefängnis Bährenschanze und
18. 4. 1933 – 18. 10. 1933 in Dachau, KZ.[309]

304 Ebenda, S. 48.
305 BayLEA 1836 A-64, EG 75761 vom 6. 7. 1950, S. 5–6.
306 Rieger/Jochem, Jüdische Ärzte, 2009, S. 191.
307 Diefenbacher/Zahlaus, Lexikon, 2011, S. 90.
308 BayLEA EG 75761.
309 Ebenda, S. 28.

Ferner

„1. Ansprüche wegen Haftschadens in der genannten Zeit.
2. Verlust an wirtschaftlichem Erwerb in seiner Praxis als Hautarzt. Einkünfte etwa 25 000 bis 30 000 RM.
3. Entschädigung der Tochter als Waise bis zum 23. Lebensjahr [?], für Sohn bis 18. Lebensjahr.
4. Anspruch auf Eigentum der Arztpraxis".

Am 6. 7. 1950 ergänzt Karl L. Chase: „Mein Vater war Arzt in Nürnberg. 1933 wurde er von der Gestapo verhaftet und in Dachau aus politischen-rassischen Gründen in den Tod getrieben. Seine gesamte medizinische Einrichtung mit den teuren Apparaten wurde an einen Nazi-Doctor abgegeben. Wert wenigstens 20 000 RM. Der Umbau der Wohnung allein kostete 10 000 RM". Die Auflistung der Verluste von 1933 enthält u. a. einen Röntgenapparat, Diathermiegerät, Höhensonne, Sterilisierapparat aus der Praxis und Steinweg-Konzertklavier, Wohnungseinrichtung und „gesamter Umbau der ursprünglich veralteten Wohnung incl. Einbau von Gas-Hitzkörpern".[310]

Am 12. 11. 1950 wird eine Kapitalentschädigung von 1050,– DM für Schaden an Freiheit zuerkannt, die Gebühren und Auslagen werden nicht erstattet. Obwohl sie Widerspruch eingelegt hatten, erhalten sie nur diesen Betrag ausgezahlt, aber erst am 26. 6. 1956. Ein Antrag auf Eigentumsentschädigung für Hausrat und persönliche Habe vom 4. 9. 61 wird abgelehnt.[311]

Das weitere Verfahren zieht sich ebenfalls in die Länge. Ihr Anwalt Adolph Kahn sieht sich genötigt, am 24. 3. 1959 einen Beschwerdebrief an das Landesentschädigungsamt zu schicken:

„Ich bitte um Entscheidung dieses Antrags. Es handelt sich um einen klaren Fall, [man hat] den Vater der beiden Antragsteller ganz frech ermordet und damals nicht lange gebraucht, um diese ruchlose Tat zu vollbringen.
Dagegen scheint es besonders schwer zu sein, gerade weil es sich um ein derartiges Verbrechen handelt, die Sache zur Entscheidung zu bringen und scheint man bemüht zu sein, die Sühne auf Jahre hinauszuziehen. Sie wissen, dass ich dies nicht zulassen werde, und müsste, falls eine Änderung nicht entsteht, am 1. Mai 1959 bei dem Herrn Justizminister disziplinarisch über ihre Behörde mich beschweren."

310 BayLEA 1836 A-64, EG 75761.
311 StAN WB III N 3274.

Der Schaden am beruflichen Fortkommen wird schließlich am 13. 2. 1961 mit 1209,– DM abgegolten, aber es wird kein Rentenanspruch anerkannt. Der Anspruchsantrag auf Schaden an Eigentum und Vermögen war zunächst nicht erfolgreich und musste an das Verwaltungsamt für Innere Restitutionen, München, Deroystraße, weitergeleitet werden. Erst dann konnte der Goodwill-Verlust des Einkommens, geschätzt auf 12 000,– DM, am 9. 9. 1964 mit einem Vergleichsangebot von 5000,– DM zuerkannt werden, das vom Anwalt der Antragsteller angenommen wurde. Die Ansprüche für Schaden an Leben blieben offen, da ein Fragebogen nicht zurückgeschickt wurde. „Antragsteller wurde nicht mehr vorstellig.“[312]

312 BayLEA EG 75761. Bildnachweis: StadtAN C21_VII_77_Katz_Theodor_Delwin.Dr_02.

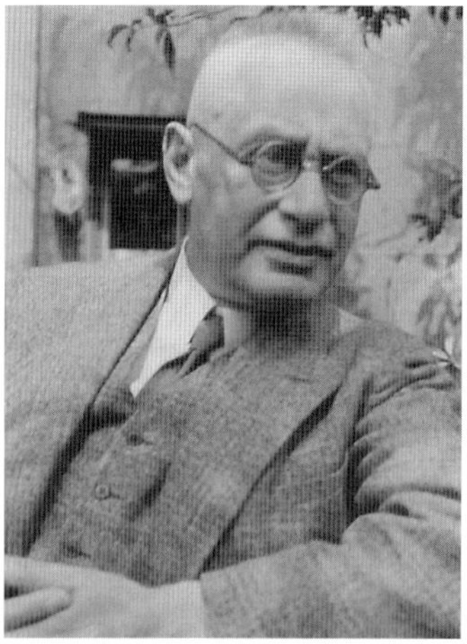

Dr. Hermann Kronheimer

Die Familie Dr. Kronheimer wurde im KZ ermordet.

Dr. med. Hermann Kronheimer wurde 14. 2. 1874 in Fürth als Sohn von Schmul und Lina Kronheimer geboren. Er war Allgemeinarzt mit einer Praxis in der Bauerngasse 36 sowie Bahn- und Postarzt. Am 6. 5. 1901 war er nach Nürnberg gezogen, verheiratet war er mit Josefine Kronheimer, geborene Hirsch, geb. am 19. 3. 1887 in Augsburg, ihre beiden Kinder wurden in Nürnberg geboren: Lina am 18. 9. 1920 und Paul Peter am 17. 4. 1922.[313]

Sie konnten frühzeitig nach Holland auswandern und wurden am 17. 5. 1934 abgemeldet nach Den Haag. Zuletzt lebte die Familie in Arnhem, doch vermochten sie es nicht, vor dem deutschen Überfall auf Holland auszuwandern. Ihr Sohn Paul Peter war am 28. 8. 1942 von dem Sammel- und Durchgangslager Drancy bei Paris in das Vernichtungslager Auschwitz transportiert und am 31. 8. 1942 ermordet worden. Ihre Tochter Lina wurde 1942 (?) nach Auschwitz deportiert und am 28. 2. 1945 für tot erklärt. Die Gestapo nahm ihre Eltern in Holland fest und internierte sie im Sammellager Westerbork, Holland. Sie wurden in drei weiteren Konzentrationslagern interniert und in Auschwitz ermordet. Das Gedenkbuch des Bundesarchivs vermerkt die Deportationen von Dr. Kronheimer und seiner Frau:

313 Jochem/Kettner, Gedenkbuch, 1998, S. 182, Nr. 1075–1078; StadtAN C 21/X Nr. 5; Rieger/Jochem, Jüdische Ärzte, 2009, S. 192; Beiträge in der Medizinischen Gesellschaft, 1925, S. 11, 29; 1927, S. 3 f.; 1928 zahlreiche Diskussionsbeiträge.

14. 9. 1943	Bergen-Belsen, Konzentrationslager
25. 1. 1944	Theresienstadt, Ghetto
28. 10. 1944	Auschwitz, Vernichtungslager.

Dr. Hermann Kronheimer starb am 30. 10. 1944 im KZ Auschwitz, für seine Frau wird derselbe Todestag in Auschwitz angegeben.[314]

314 Jochem/Kettner, Gedenkbuch, 1998, S. 182, Nr. 1075–1078; Rieger/Jochem, Jüdische Ärzte, 2009, S. 192; www.bundesarchiv.de/gedenkbuch/directory.html; www.yadvashem.org/wps/portal/IY_HON_Entrance; www.jewishgen.org/yizkor/nuremberg/nur007.html. Bildnachweis: StadtAN C21_VII_88_Kronheimer_Hermann.Dr_01.

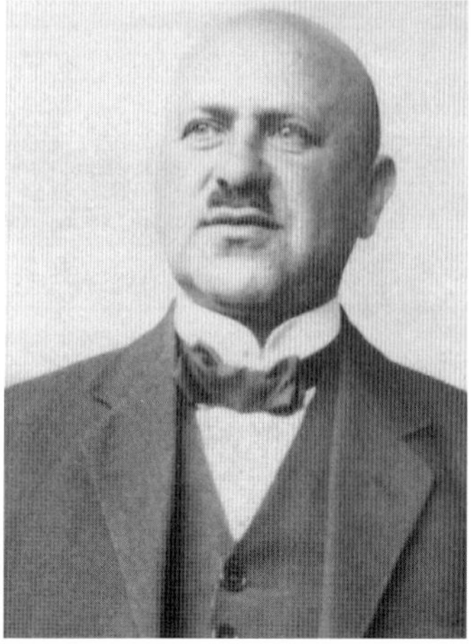

Dr. Baruch Latte

Dr. Latte und seine Ehefrau überlebten das Ghetto Theresienstadt.

Dr. med. Baruch (Jakob) Latte stammte aus dem deutsch-polnischen Grenzort Schrimm in der preußischen Provinz Posen, die erst kurz vor seiner Geburt am 21. 8. 1871 Reichsgebiet wurde. Er war Frontkämpfer aus dem Ersten Weltkrieg und Träger mehrerer Orden, in Nürnberg war er Mitglied der neu-orthodoxen jüdischen Gemeinde Adas Israel. Er lebte hier vom 21. 8. 1897 bis zu seiner Auswanderung am 15. 7. 1939 in der Wohnung Obere Turnstr. 1, seine allgemeinärztliche Praxis war in der Allersberger Straße 61. Am 31. 7. 1901 hatte er Johanna Schmidt, geb. am 3. 5. 1877 in Baiersdorf, geheiratet. Sie hatten keine Kinder.[315]

Auch er wurde am 22. April 1933 aus der Kassenärztlichen Vereinigung ausgeschlossen. Am 15. 1. 1965 schreibt er:

> „Der Vorgang war so, dass der Amtsleiter des ärztlichen Bezirksvereins Nürnberg Dr. S. mich Mitte Juni 1933 einfach aus der ganzen Kassenpraxis setzte. Ich beschwerte mich bei dem Leipziger Verband [Hartmann-Bund in Leipzig]. Ende August 1933 wurde ich vertraulich verständigt, dass der Leipziger Verband im Einverständnis mit Dr. S. die Bearbeitung meiner Beschwerde sabotierte. Ich brachte deshalb meine Beschwerde persönlich beim Arbeitsministerium in Berlin vor. Dort wurde mein Ausschluss aus der Kassenpraxis als widerrechtlich in meiner Gegenwart für ungültig erklärt und der Ärztliche Bezirksverein Nürnberg hiervon telegra-

315 StadtAN C 21/X Nr. 5; Rieger/Jochem, Jüdische Ärzte, 2009, S. 192; StAN Kriminalpolizeiinspektion Nürnberg, Nr. 1566; BayHstA LEA 2168; www.rijo.homepage.t-online.de/pdf/DE_NU_JU_adas.pdf.

phisch verständigt. Aber in der Zwischenzeit war meine Kassenpraxis vernichtet. Weiterhin wurden meine Kassenpatienten, besonders in der Allgemeinen Ortskrankenkasse und im Wohlfahrtsamt durch Bedrohungen, in einem Fall durch Misshandlungen daran verhindert, mich zu consultieren. Beamte und Angestellte, die mich consultieren wollten, wurden bespitzelt und bedroht. So bestand meine Praxis seit 1934 fast ausschließlich aus Behandlungen von Notfällen. Nächsten Tag kamen die Leute wieder und ersuchten mich um eine Überweisung an einen ‚arischen' Arzt."

Neben dem Entzug der Bestallung am 30. 9. 1938 trugen zum Verlust ihres Vermögens zusätzlich die Zwangsabgaben bei (S. 89); so erhielten sie am 1. 3. 1939 für die Ablieferung von Wertgegenständen und Schmuck beim Pfandleihamt mit 51 Bestandteilen nur 387,– RM.[316]

Zu seinen Erlebnissen äußerte er sich am 10. 3. 1950 aus New York:

„Wir haben nicht zu unserem Vergnügen 1939 Deutschland verlassen. Wir haben lange genug den ständigen Beleidigungen und systematischen Quälereien Stand gehalten. Aber nach der Schandnacht vom November 1938 in Deutschland verblieben wär einem Selbstmorde gleichzusetzen gewesen, zumal Goebbels mit weiteren Maßnahmen gedroht hat. Ich selbst wurde in der fraglichen Nacht durch mit voller Wucht mittels eines Totschlägers auf meinen Schädel gefeuerte Schläge lebensgefährlich verletzt; dass ich nicht wie mein Nachbar Herr Hecht einen Schädelbruch davontrug, war nicht das Verdienst des SA-Banditen. Aber es waren eine Anzahl Schlagadern eröffnet und es bestand nach Ansicht des mich auf der Polizeihauptwache verbindenden Polizeisanitätsunteroffiziers die unmittelbare Verblutungsgefahr, wenn ich nicht sofort in Krankenhausbehandlung komme."

Dr. Latte und seiner Frau Johanna Latte gelang die Flucht nach Holland, in der Einwohnermeldekartei wurde am 18. 7. 1939 „abgemeldet nach Den Haag (Niederlande)" eingetragen.[317] In Holland wohnten sie bis Mai 1942 zunächst in Zeist, Wilhelminalaan 34, dann in Amsterdam, Mervedeplein 45. Nach dem Einmarsch der deutschen Truppen mussten sie ab dem 2. 5. 1942 auch dort einen Judenstern tragen. Ihr Verwandter Richard Erle, der selbst in die USA emigriert war, schrieb am 10. 7. 1964 zu ihrer Situation:

316 StAN OFD – Bund, Rep. 274/I Bd. 3, Nr. 8553.

317 StadtAN C 21/X Nr. 5.

„Ich habe mich nach meiner erzwungenen Auswanderung aus Deutschland für das weitere Schicksal der Eheleute Dr. Baruch Latte und Johanna Latte besonders interessiert, weil ich einerseits entfernt verwandt bin und andererseits Herrn Dr. Latte als außerordentlich tüchtigen Arzt und wertvollen Menschen kennen und schätzen gelernt hatte. So ist mir aus der damaligen Korrespondenz noch in Erinnerung, dass die Eheleute Latte wie alle Verfolgten nicht nur baldmöglichst die deutschen Grenzen hinter sich bringen, sondern auch in die USA auswandern wollten, wo sie bereits verschiedene Verwandte befanden, so eine Schwägerin, Frau Luise Schmitt, die Ehefrau des Bruders von Frau Latte, ein Neffe, Herr Dr. Martin Brandeis, und eine Nichte Frau Lilly Reichenberger."

Die Flucht aus Holland gelang nicht mehr. Sie wurden am 27. 3. 1943 als Juden verhaftet und im Lager Westerborg interniert. Am 21. 4. 1943 folgte die Deportation in das Ghetto Theresienstadt.

Richard Erle beurteilte ihre Lage am 10. 7. 1964: „Es gelang bedauerlicher Weise nicht mehr, die Auswanderung rechtzeitig zu bewerkstelligen, da die Einreiseerlaubnis nicht mehr erteilt worden war. So konnte den Eheleuten Latte das schwere Schicksal im KZ Theresienstadt nicht erspart werden [...]." Die Umstände kommentiert ihr Neffe Dr. Martin Brandeis aus New York am 15. 7. 1964: „Da mein Onkel Frontkämpfer aus dem Ersten Weltkrieg und Träger mehrerer Orden war, gelang es ihm, sich bis zum Einmarsch der amerikanischen Truppen und der Befreiung aus dem KZ Theresienstadt unter den schwierigsten Umständen am Leben zu erhalten."

Das Ehepaar überlebte das Ghetto Theresienstadt bis zur Übernahme des Lagers durch das Rote Kreuz am 2. Mai und der Befreiung durch die Rote Armee am 8. Mai 1945 und kehrte schwerkrank nach Holland zurück.

Obwohl das Lager Theresienstadt bereits am 8. 5. 1945 befreit wurde, waren sie am 23. 6. 1945 noch Gefangene. Sie wurden am 29. 6. 1945 in einem Sammeltransport von Theresienstadt nach Pilsen, von dort mit dem Flugzeug nach Eindhoven in Holland und weiter nach Zeist befördert. Eine „Erklärung der städtischen Aufklärungsstelle für Juden unter Auspizien des Roten Kreuzes in Westerborg" in Holland konnten sie als Beweis für ihre Deportation nach Theresienstadt und Rücktransport nach Holland vorlegen.

„Wir wurden erst Mitte Juni aus Theresienstadt evakuiert, weil in der Czechei die Kämpf noch eine Anzahl Wochen nach Abschluss des Waffenstillstandes andauerten. Wir blieben Gefangene bis zu unserer Ankunft in Zeist und wurden in Theresienstadt nach Abzug der SS vom russischen Militär bewacht, auf dem Transport nach Pilsen vom amerikanischen Militär und nach Ankunft in Holland von der holländischen Staatspolizei. Erst nach unserer Ankunft in Zeist am 29. 6. 45 hatten wir Bewegungsfreiheit. Nach der Befreiung kamen wir zwangsläufig nach Holland zurück, weil jeder Gefangene nur nach dem Lande repatriiert wurde, aus dem er gekommen war. Nach Beendigung des Krieges war die Grenze Holland-Deutschland hermetisch abgeschlossen, so hatten wir keine Möglichkeit nach Deutschland zurückzukehren, auch wenn wir dieses gewünscht hätten."[318]

Richard Erle schreibt weiter am 10. 7. 1964:

„Nach der Befreiung aus dem KZ begaben sich Herr Dr. Latte und seine Ehefrau Johanna Latte wieder nach Holland, um endlich die Auswanderung nach den USA vorbereiten und durchführen zu können. Seit 1945 habe ich ebenso wie die Verwandten in den USA regelmässige Zahlungen in US-Dollar nach Holland geschickt, um den Lebensunterhalt zu ermöglichen und die Kosten der Auswanderung zu finanzieren. Wir alle waren natürlich bemüht, den Aufenthalt in Holland so kurz wie möglich zu gestalten, die Eheleute Latte waren aber verständlicher Weise gesundheitlich so heruntergekommen, dass es unverhältnismäßig lange Zeit gedauert hat, bis die Auswanderung endlich bewerkstelligt werden konnte, abgesehen davon, dass auch die Abwicklung der Formalitäten in der Zeit nach dem Kriege besonders umständlich und langwierig war. Alte Leute wurden wie in solchen Situationen üblich nicht bevorzugt, jüngere Auswanderer verstanden es weit besser, sich in geeigneter Weise vorzudrängen."

Die Auswanderung in die USA gelang endlich am 8. 7. 1949. Mit einem Schiff der Holland-Amerika-Linie fuhren sie von Rotterdam nach New York, wo sie in 455 Fort Washington Avenue eine Wohnung fanden.

„Aber die Eheleute leben in dürftigsten Verhältnissen. Seit 1945 war Herr Dr. Latte, früher ein vermögender Mann, bettelarm", schreibt ihr Neffe Dr. Martin Brandeis, und Dr. Latte selbst bestätigt am 10. 3. 1950:

„Wir sind mittellos, ich selbst bin in Folge des in Theresienstadt durchgemachten Hungerödems und Knochenerweichung zu keiner Tätigkeit mehr fähig. Meine Frau muss sich mit einer schlecht bezahlten Hilfsarbeiterstelle abfinden.

318 BayHstA LEA 2168.

Ich darf Sie daher bitten, diesem unwürdigen Zustand möglichst bald ein Ende zu machen, indem sie unsere berechtigten Forderungen genehmigen, besonders da ich in angestrengter 40järiger ärztlicher Tätigkeit einiges für die Allgemeinheit geleistet habe und während des ganzen 1. Weltkrieges an der vordersten Front Dienst gemacht habe."

Im Entschädigungsantrag vom 4. 3. 1950 machte er durch seinen Anwalt die Rückerstattung von Wertpapieren geltend sowie eine Entschädigung wegen Schadens an Eigentum und Vermögen, wirtschaftlichem Fortkommen, Verlust der Ärzteversorgung, Judenvermögensabgabe, Reichsfluchtsteuer und Diskriminierung durch das Tragen des Judensterns. Er erhielt eine Entschädigung von 61 030,– DM und eine Rente über 500,– DM monatlich ab Antragstellung.

Am 11. 6. 1957 ist Dr. Latte in New York gestorben. Seine Frau erhielt eine Witwenrente von 360,– DM, nach Aufstockung 420,– DM bis zu ihrem Tode am 20. 1. 1964 in New York.[319]

319 BayHstA LEA 2168. Bildnachweis: StadtAN C21_VII_91_Latte_Baruch.Dr_02.

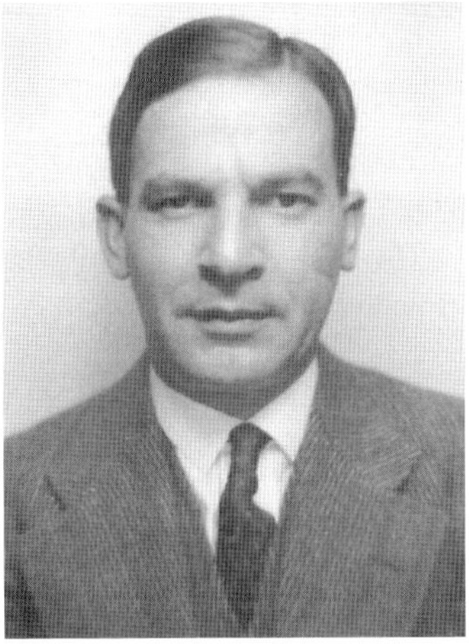

Dr. Gustav Lazarus

Dr. med. Gustav Lazarus gehörte zu den Ärzten, die nach einer frühen Auswanderung wieder Fuß fassen konnten.

Er wurde am 5. 11. 1895 in Burgkunstadt (Bezirksamt Lichtenfels) geboren und war vom 3. 3. 1924 bis zu seiner Emigration 1933 als HNO-Arzt in Nürnberg mit einer Praxis in der Vorderen Sterngasse 1 niedergelassen. Mit seiner Ehefrau Margarete (genannt Grete), geborene Rosenthal, geb. am 30. 10. 1908 in Heilbronn, wohnte er am Frauentorgraben 71.[320] „Wir hatten am 20. Oktober 1932 in Nürnberg geheiratet."

Seine Schwester schildert ihre gemeinsame Geschichte:

> „Mein Name ist Anna Rosa Vishney, geb. Lazarus. Ich bin die Schwester des verstorbenen Dr. Gustav Lazarus aus Nürnberg. Mein Wohnsitz ist heute 181 Croton Place, West Hampsted, New York. Ich bin in Bergkunstadt bei Nürnberg geboren. Seit dem Jahre 1918 lebte ich in Nürnberg, und zwar bis zu meiner Auswanderung im Jahre 1933. Ich arbeitete in Nürnberg als Sekretärin bei der Firma Fischer & Co. Bis zum Jahre 1930. Von dann ab arbeitete ich in der Arztpraxis meines Bruders Dr. Gustav Lazarus als Sekretärin.
> Mein verstorbener Bruder, Dr. Gustav Lazarus, studierte von 1913 bis 1916 Medizin in München. Ungefähr im Herbst 1916 meldet er sich freiwillig zum Militär und an die Front, und zwar im November 1917. Er wurde verwundet. Nach seiner Ausheilung wurde er als Unterarzt in einem Hospital in Nürnberg beschäftigt, und zwar wurde er als Soldat dazu verpflichtet bis zum Ende des Krieges. Zur selben Zeit hat er zwei Semester in Erlangen studiert neben seiner Diensttätigkeit als Unterarzt.

320 StadtAN C 21/X Nr. 5. Rieger/Jochem, Jüdische Ärzte, 2009, S. 192.

Als der Krieg vorbei war, ging er sofort nach München zurück, und studierte dort zu Ende, und machte im Juli 1920 sein Examen. Danach machte er in München sein praktisches Jahr an der Universitätsklinik, und wurde dann Assistenzarzt von Prof. Neumeyer, Hals- und Nasenarzt. Er war auch eine Zeit lang Assistenzarzt bei Prof. Heine. Beide Professoren waren Ärzte an der Münchener Universitätsklinik.[321]
Im Jahre 1923 ging mein Bruder nach Nürnberg zurück, wo er sich als Hals-, Nasen- und Ohrenarzt niederliess, und seine Praxis in der Königstrasse eröffnete. Als dann diese Räume zu klein wurden, zog er um in die Sterngasse oder Sternstrasse. Auch hier wurden die Räume wieder zu klein, und er zog nach dem Frauentorgraben 71.
Die Praxis meines Bruders ging immer sehr gut; er hatte immer eine ständige Sprechstundenhilfe und eine Empfangsdame, mehrmals in der Woche habe ich in der Praxis geholfen, und zwar habe ich alle schriftlichen Arbeiten erledigt. Mein Bruder hatte im Durchschnitt ca. 60 Patienten pro Tag. Ich erinnere mich aber sehr gut daran, dass wir einmal – ich glaube, es war im November 1931 – die Patienten gezählt hatten, und wir erreichten die Zahl von 114. Mein Bruder arbeitete meistens von morgens 7 Uhr, wo er seine ersten Operationen hatte, bis spät in die Nacht hinein. [...]
In Nürnberg war es so: Wenn ein Arzt bei der Allgemeinen Ortskrankenkasse zugelassen war, konnte er auch automatisch alle anderen Kassenpatienten behandeln; er war also bei allen Kassen zugelassen. Er wurde ebenso als gutachtender Arzt zu den Krankenhäusern der Umgebung von Nürnberg hinzugezogen.
Zahlenmässig erinnere ich mich dahin, dass die Einnahmen meines Bruders, abgesehen von den ersten Jahren, ungefähr zwischen RM 40 000,– und RM 60 000.– lagen."

Der drastische Rückgang des Einkommens nach dem Entzug der Kassenzulassung am 1. 4. 1933 veranlasste das Ehepaar, die Auswanderung zu planen, und sie konnten es sich sogar noch leisten, Palästina, das Land ihrer Wahl, vorher einmal zu besuchen. Am 30. 4. 1934 wurden sie dann polizeilich „abgemeldet nach Jerusalem". Seine Ehefrau äußerte sich darüber am 2. 1. 1960: „Die Arztpraxis, über die meine Schwägerin, Mrs. Vishney, ausgesagt hat, ging mit Hitler sofort zurück, sodass wir schon im Jahre 1933 eine Erkundungsfahrt nach Palestina machten, wohin wir dann im Jahre 1934 auswanderten."

321 BayHStA LEA 473, EG 75812.

Über die Verhältnisse in Jerusalem berichtete sie:

„Als wir im Sommer 1934 dort ankamen, eröffnete mein verstorbener erster Ehemann in Jerusalem eine kleine Praxis, hauptsächlich mit arabischer Kundschaft. Um sich mit den Arabern verständigen zu können, hatte er ein junges arabisches Mädchen eingestellt, die als Dolmetscherin diente. Ich kam öfters in die Praxis. Die Praxis war bei der grossen Zahl von Ärzten, die zur Verfügung standen, klein, und wir ernährten uns nur dadurch, dass wir zu den Einkünften der Praxis andere Einnahmen hatten; ich bekam Unterstützung von amerikanischen Verwandten."

Dr. Lazarus starb am 5. Juli 1937 in Wien, wohin er „zwecks Operation von Palästina, wo wir lebten, gekommen war". Nähere Angaben über seine Erkrankung fehlen. Seine Frau war am 27. 4. 1949 eine zweite Ehe eingegangen und lebte zum Zeitpunkt ihres Entschädigungsantrags in den USA. Um Ansprüche auf Entschädigung anmelden zu können, stellte sie am 17. 2. 1958 beim Deutschen Generalkonsulat in Los Angeles einen Antrag auf einen Erbschein, da das Originaltestament in Jerusalem verloren gegangen war. Darin schrieb sie:

„Die folgenden näheren Angehörigen haben ihn überlebt:
1. Seine Eltern, Dr. Leo und Gertrud Lazarus, damals wohnhaft in Jerusalem.
2. Seine Schwester, Anna Vischnik, geb. Lazarus, damals wohnhaft in Paris, jetzt: 181 Groton Place, West Hamptaed, Long Island, New York.
3. Ich, seine Witwe, damals Grete Lazarus."

Als testamentarische Erbin stellte sie am 20. 3. 1950 unter ihrem neuen Namen Margaret R. Goldschmidt mit Wohnsitz in 1043 South Ogden Dr., Los Angeles, einen Entschädigungsantrag. Die erlittenen Schäden addierten sich auf 70 000,– RM, allein die Reichsfluchtsteuer hatte 12 175,– RM betragen. Das Restvermögen nach Begleichung der Auswanderungsabgaben wurde gesperrt. Ihre Ansprüche wurden teilweise befriedigt, darunter der Schaden an beruflichem Fortkommen mit 6213,– DM und die Auswanderungskosten mit 400,– DM.[322]

322 Ebenda. Bildnachweis: StadtAN C21_VII_92_Lazarus_Gustav.Dr_02.

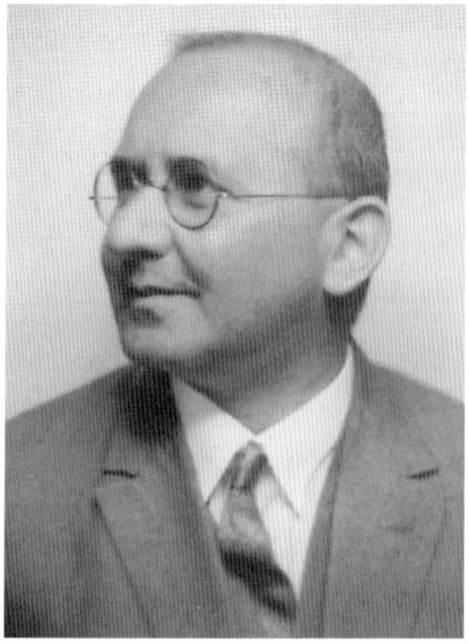

Dr. Martin Levin

Trotz eines Schlaganfalls schaffte Dr. Levin die Ausreise nach Palästina.

Von 1919 bis 1936 war Dr. med. Martin Levin Arzt für Haut- und Geschlechtskrankheiten in der Königstraße 52. Er wurde am 8. 7. 1887 in Erlangen geboren und zog nach Studium und Ausbildung am 29. 12. 1913 in die Wohnung Bauerngasse 21, die ebenfalls als Praxis diente. Seine Praxisadresse wird 1936 mit Königstr. 52 und 1937 mit Fürther Str. 13 angegeben.[323] Verheiratet war er mit Erna Levin, geborene Pappenheimer, geb. am 7. 7. 1896 in Ingolstadt.[324] Ihre beiden Kinder waren Ruth, geb. am 22. 8. 1933, und Fritz Josef mit unbekanntem Geburtsdatum. Er war Mitglied der Gemeinde Adas Israel.[325]

Dr. Levin hatte am 20. 2. 1936 in Nürnberg im Alter von 54 Jahren einen Schlaganfall mit rechtsseitiger Halbseitenlähmung und Sprachstörungen, sodass er seinen Beruf nicht mehr ausüben konnte. Als Mitglied der Bayerischen Ärzteversorgung seit 1. 10. 1923 stand ihm ein Ruhegeld wegen Berufsunfähigkeit zu; die Auszahlung ruhte ab dem 1. 2. 1940 mit der Begründung seines Aufenthalts in London und wurde am 13. 12. 1941 eingestellt.[326]

Über die beruflichen Einschränkungen vom 1. 2. 1933–19. 2. 1936, die dem Schlaganfall vorausgingen, schreibt seine Witwe am 20. 7. 1964:

323 StAN C 25/I Nr. 883a; StadtAN C 21/X Nr. 5; Lautsch/Dornedden, Verzeichnis der deutschen Ärzte, 1937, S. 468; Eppinger, Jüdische Dermatologen, 2001, S. 233.

324 StAN FA Ost 6968, 6967.

325 www.rijo.homepage.t-online.de/pdf/DE_NU_JU_adas.pdf.

326 Rieger/Jochem, Jüdische Ärzte, 2009, S. 192; BayHStA LEA 945, BEG 82523; StAN FA West 51/833.

„Mein Mann, der in so jungen Jahren den Schlaganfall erlitt, hatte als freiwillig sich meldender Arzt den ganzen 1. Weltkrieg vom ersten bis zum letzten Tag mitgemacht, man nahm ihm dann trotzdem nach den Boykottagen die Praxis und wenn man sie ihm dann auch wieder zurückgab, so war dies doch ein unglaublicher Schock, von dem er sich nie recht erholen konnte. Selbstverständlich litt die Praxis unter den vielen Schikanen wie Streikposten, Vorladungen, Untersuchungen und ging von Tag zu Tag mehr zurück. Der Schlaganfall meines Mannes ist auf die vielen Aufregungen, die die Folge der Verfolgungsmaßnahmen waren, zurückzuführen. Durch den verfolgungsbedingten Gesundheitsschaden wurde mein Mann praktisch aus seiner Erwerbstätigkeit verdrängt."

Das große Vermögen der Familie ermöglichte ihnen die späte Auswanderung trotz seiner Behinderung: Die Auswanderungskosten umfassten die Judenvermögensabgabe von 23 299,– RM in fünf Raten, die Reichsfluchtsteuer von 31 198,– RM, eine Auswandererabgabe von 2862,– RM, die Dego-Abgabe in unbekannter Höhe, die Freigabe des Lifts durch das Finanzamt mit 5000,– RM, der Lift im Freihafen Hamburg im Wert von 15 000,– RM, die Schiffspassage mit Lift und das Bordgeld über 3840,– RM. Die nötigen Mittel mussten durch die Veräußerung von Grundstücken in der Gemeinde Rimsting am Chiemsee für 9 57,50 RM an die Gestapo aufgebracht werden, die eigentlich einen Verkehrswert von 61 118,– RM besessen hatten, außerdem durch Verkäufe aus ihren umfangreichen Depots bei der Bayerischen Staatsbank in Höhe von 48 843,35 RM und der Abgabe von Wertgegenständen beim Städtischen Leihamt für 1500,– RM.[327]

Am 30. 6. 1939 wurden sie polizeilich „abgemeldet nach London"; eine überlieferte Kostenaufstellung für eine Schiffsreise bezieht sich allerdings auf eine spätere Fahrt mit der Linie „Adriatica" von Venedig nach Palästina. Auch ihr minderjähriger Sohn Fritz hatte am 11. 10. 1938 eine Unbedenklichkeitsbescheinigung für die Ausreise nach England erhalten und scheint seinen Eltern nach Palästina gefolgt zu sein.[328] In Tel Aviv wohnten sie in der Reinesstr. 53. Ihre Tochter Ruth gab ihre Adresse mit London SW 2, 7 St. Gabriel Rd. an.

An seinem neuen Wohnort in Tel Aviv erlitt Dr. Levin im Mai 1940 einen zweiten Schlaganfall. Sein behandelnder Arzt Dr. H. Lener bemerkte in einem Attest: „Von diesem Schlaganfall hat sich der Patient nie mehr so weit erholt, dass er in der Lage gewesen wäre, das Zimmer zu verlassen. Patient konnte nicht sprechen und war bis zu

327 StAN FA Ost 6968, 6970.
328 StAN FA Ost 6969.

seinem Tode absolut hilflos. Es bestand zeitweise wesentlich erhöhter Brutdruck. […]“ Dr. Siegfried Steckelmacher (S. 349) ist noch konsultiert worden, kurz vor seinem Tod am 13. 12. 1941 wurde er in die Privatklinik Dr. Danziger in Tel Aviv eingeliefert.

Sein Sohn Fritz Josef starb am 14. 5. 1948 in Gusch Ezion, Palästina, aus unbekanntem Grund. Seine Ehefrau, die am 9. 2. 1947 wieder geheiratet hatte, stellte als Frau Erna Adler-Levin zusammen mit ihrer Tochter Ruth aus London am 14. 8. 1957 einen Antrag auf Entschädigung über die Anmeldebehörde Bad Nauheim,[329] vertreten von den Anwälten M. L. Stern und Dr. Engel, Fürth. Für Wertpapiere, Reichsfluchtsteuer, Judenvermögensabgabe und entzogenem Umzugsgut werden 23 255,– DM am 14. 7. 1959 überwiesen. Nach zwei Anmahnungen zur Beschleunigung der Bearbeitung weiterer Ansprüche in den Jahren 1960 und 1961 erhielten sie nach einem Vergleich 1964 für Sonderabgaben und Auswanderungskosten weitere 4692,50 DM sowie Witwengeld und eine Abfindung über 3199,– DM für Frau Erna Adler-Levin.

Ein Schaden im beruflichen Fortkommen durch den Schlaganfall wurde abgelehnt, da der spätere Tod nicht auf Verfolgungsgründe zurückzuführen sei. Es wurde argumentiert, dass nach seelischen Erregungen ein Blutdruckanstieg auftreten könne, dem Schlaganfall aber kein aufregendes Ereignis vorangegangen sei. Eine seelische Dauerbelastung führe nicht zu einer dauernden Blutdruckerhöhung. Die Schlaganfälle waren daher Folgen des vorher bestehenden Blutdruckleidens. Die Beschränkung in der Ausübung der Berufstätigkeit vor dem Schlaganfall wurde am 26. 3. 1963 mit 1145,85 DM abgegolten.[330]

329 StAN FA Ost 1459.

330 BayHStA LEA 945, BEG 82523. Bildnachweis: StadtAN C21_VII_95_Levin_Martin.Dr_01.

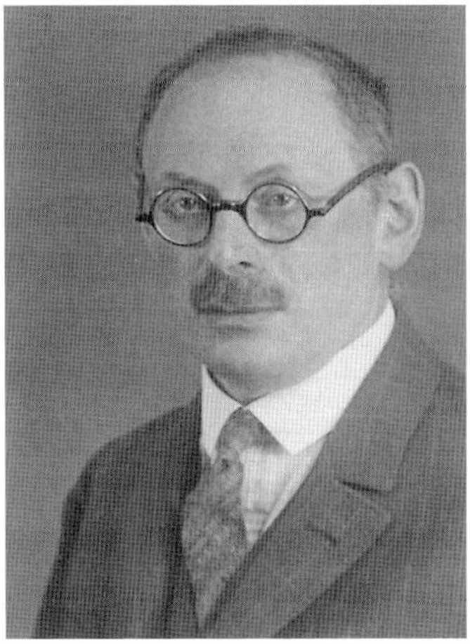

Dr. Louis Lindenstein

Dr. Lindenstein war einer der Ärzte, denen noch vor dem Erlass des Berufsbeamtengesetzes gekündigt wurde.

Dr. med. Louis Lindenstein, der am 12. 5. 1879 in Gleicherwiesen bei Hildburghausen in Thüringen geboren wurde, war Facharzt für Chirurgie und Orthopädie. Nach seinem Militärdienst kam er am 22. 1. 1919 nach Nürnberg und eröffnete seine Praxis am Keßlerplatz 19, zog vor 1936 in die Allersbergerstr. 21 und wohnte und arbeitete 1937 in der Gostenhofer Hauptsraße 29.[331] Er verlor am 1. 4. 1933 seine Anstellung bei der AOK und am 30. 9. 1938 seine Bestallung. Im Juli 1939 hat er sich abgemeldet nach England.[332] Seine Adresse war 130 Poplar Ave., Edgbaston, Birmingham 17, England.[333]

Am 6. 12. 1948 schreibt er an das Zentralanmeldeamt Bad Nauheim:

> „Ich war als Vertrauensarzt der Allgemeinen Ortskrankenkasse Mittelfranken in Nürnberg tätig und wurde ab 1. April 1933 zwangsweise in den Ruhestand versetzt. Ich bezog das mir zustehende Ruhegehalt vom RM 379,75 monatlich bis zu meiner Auswanderung im Juni 1939. Ich erhebe Anspruch auf Nachzahlung der inzwischen angefallenen Beträge und auf Weiterzahlung der Pension."

Der Anspruch auf Nachzahlung wurde nach dem Gesetz Nr. 59 der Militärregierung anerkannt, doch äußerte die AOK Mittelfranken am 28. 12. 1950 noch

331 StadtAN C 21/X Nr. 5; Lautsch/Dornedden, Verzeichnis der deutschen Ärzte, 1937, S. 468; Rieger/Jochem, Jüdische Ärzte, 2009, S. 193.

332 Rieger/Jochem, Jüdische Ärzte, 2009, S. 193.

333 StAN WB III a 4385.

Vorbehalte, den gesamten Betrag auszuzahlen, da das Einkommen nach seiner Auswanderung gemäß dem Entschädigungsgesetz vom 26. 4. 1949 auf die Höhe der Entschädigung anzurechnen sei. Dieser Einkommensnachweis fehlte noch. Außerdem war zu dem Zeitpunkt noch nicht klar, zu welchem Kurs die Ruhegehaltsbezüge auf DM umzurechnen sind. Mit diesem Schreiben bricht der Akteninhalt ab.[334]

Dr. Lindenstein erhielt 1947 die britische Staatsbürgerschaft. 1951 ist er in Birmingham gestorben.[335]

334 Ebenda.

335 Persönliche Mitteilung von Prof. Paul Weindling, Oxford. Bildnachweis: StadtAN C21_VII_97_Lindenstein_Louis.Dr_02.

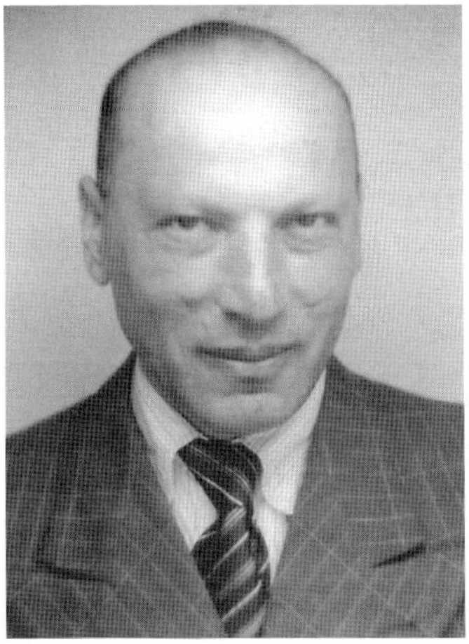

Dr. Hugo Loew

Dr. Hugo Loew und seine Familie verloren durch die Auswanderung ihr Vermögen.

Der Allgemeinarzt Dr. med. Hugo Loew, der am 18. 1. 1885 in Selters (Regierungsbezirk Wiesbaden) geboren wurde, wohnte mit seiner Frau Marie Loew, geborene Auerbach, geb. am 6. 6. 1896, und zwei Kindern in der Virchowstr. 9. Nach dem Militärdienst zog er 1924 nach Nürnberg und eröffnete 1924 seine allgemeinärztliche Praxis in der Fürther Straße 36 mit einem Schwerpunkt als „Fußspezialist". Auch er verlor am 30. 9. 1938 seine Bestallung.[336]

Aus späteren Entschädigungsansprüchen geht hervor, dass Dr. Loew neben der Judenvermögensabgabe von 7600,– RM zur Vorbereitung der Auswanderung 12 5000,– RM für die Reichsfluchtsteuer und 22 990,– RM für die Dego aufbringen musste. Wertpapiere und eine Lebensversicherung wurden eingezogen, der Erlös aus der Zwangsabgabe von Schmuck und Wertsachen am 1. 3. 1939 bei der Städtischen Pfandleihanstalt war für ihn nicht verfügbar.[337] Im April 1939 wurde sie „abgemeldet nach Belgien" als Zwischenstation in die USA.

Wegen Vermögensverlustes meldete Marie Loew aus 220 West 98th St., New York 25, 1957 Ansprüche in Höhe von 30 590,– DM an.[338] Sie erhielten am 21. 6. 1960 von der Finanzmittelstelle Ansbach, Außenstelle Fürth, 2600,– DM für das „abgelieferte Edelmetall" und am 24. 3. 1965 für Vermögen, Goodwill, Lebensversicherung und Auswanderungsabgaben insgesamt 9284,– DM ausbezahlt.[339] Verlorene Wertpapiere und Bankguthaben wurden auch nach einem Einspruch am 19. 7. 1967 nicht anerkannt, da der Antragsteller die „behauptete Entziehung nicht unter Beweis gestellt hat".[340]

336 StadtAN C 21/X Nr. 5; Rieger/Jochem, Jüdische Ärzte, 2009, S. 193.

337 StAN OFD – Bund, Rep. 274/I Bd. 3, Nr. 8635.

338 StAN WB III N 10582.

339 StAN WB III N 2501, 9096, 9098, 9099.

340 StAN WB III N 4107. Bildnachweis: StadtAN C21_VII_95_Loew_Hugo.Dr_03.

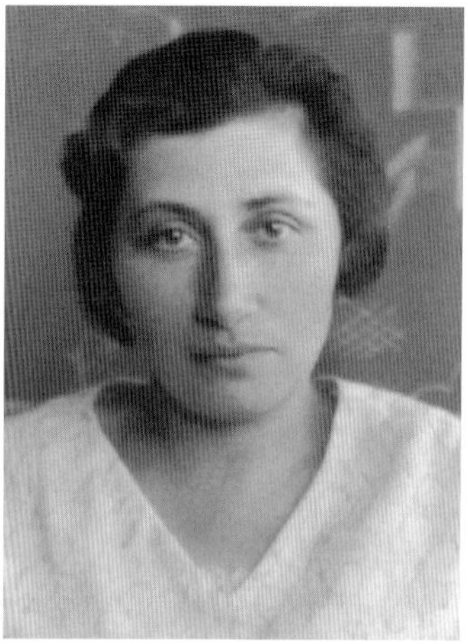

Dr. Käthe Löffler-Weiner

Unter den politischen Belastungen zerbrach die Ehe von Frau Dr. Löffler-Weiner.

Käthe Weiner wurde am 26. 6. 1891 in Regensburg geboren. Offenbar beendete sie zunächst ihre medizinische Ausbildung, bevor sie am 21. 1. 1922 in Nürnberg heiratete. Ihr Ehemann, der Volksschullehrer und spätere Kaufmann Wilhelm Löffler, geboren am 8. 7. 1894, war nicht jüdisch. Als praktische Ärztin arbeitete sie in der Gostenhofer Hauptstr. 50/0 und IV, ihre Wohnadresse war Knaurstr. 5.[341] Schon am 9. 8. 1933 emigrierte sie nach Brasilien in den Ort Curitiba im Bundesstaat Paraná. Ihr Ehemann blieb in Nürnberg, 1939 wurde die Ehe geschieden. Er zog während des Krieges nach Fürth um und wurde am 28. 8. 1943 von Nürnberg abgemeldet.[342]

341 Letzter Eintrag im Adressbuch 1933, I, S. 363, IV, S. 38.

342 StadtAN C21/IX Nr. 174. Bildnachweis: StadtAN C21_VII_92_Loeffler_Kaethe_Foto_2.

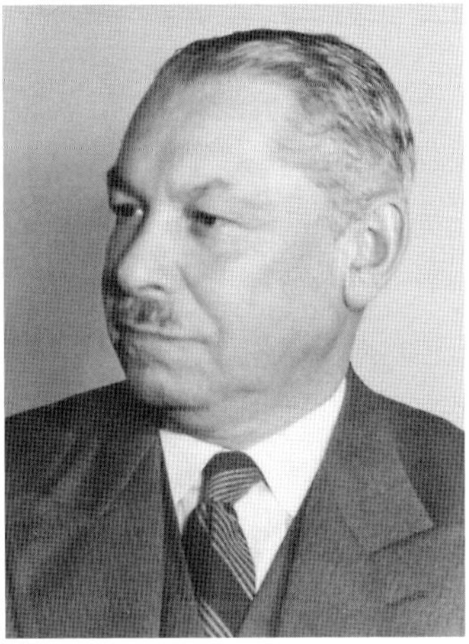

Dr. Moritz Löwenheim

Kurz vor dem Kriegsbeginn schaffte er noch den Absprung.

Der Nürnberger Allgemeinarzt Dr. med. Moritz Löwenheim, der am 7. 6. 1878 in Ottensoos, Mittelfranken, geboren wurde, hatte seine Wohnung und Praxis in der Landgrabenstraße 119/I und II.[343] Verheiratet war er mit Lilly Löwenheim, geb. als Lilly Apfelbaum am 12. 7. 1892 in Fürth. Ihre beiden Söhne wurden in Nürnberg geboren: Franz am 27. 6. 1917 und Sigfried am 20. 4. 1920. In den Jahren 1934 und 1935 hatte er Steuerbeträge hinterzogen und musste eine Geldstrafe von 640,– RM zahlen. Im Alter von fast 60 Jahren gab er am 1. 5. 1938 seine ärztliche Tätigkeit auf.[344]

Vor seiner geplanten Ausreise nach England legte er einen Vermögensnachweis zur Berechnung der geforderten Reichsfluchtsteuer vor. Am 28. 3. 1939 war er gesetzlich gezwungen, alle Wertsachen beim Pfandleihamt abzuliefern, und erhielt für 31 Gegenstände nur 54,– RM.[345] Bevor er am 11. 5. 1939 nach England auswandern konnte, wurde routinemäßig bei ihm eine Betriebs- und Steuerprüfung durchgeführt. Noch aus dem Jahr 1940 existiert eine Einkommenssteuererklärung über Gesamteinkünfte von 3655,– RM.[346] 1944 wird er Mitglied der British Medical Association.[347]

343 Rieger/Jochem, Jüdische Ärzte, 2009, S. 193; Einträge im Adressbuch von 1930 bis 1938, letzter Eintrag als Moritz Israel Löwenheim 1939, I, S. 395. Karte in StadtAN C 21/X fehlt.

344 Ärzteblatt für Bayern, 5 (1938) 22, 1. 9. 1938, S. 332.

345 StAN OFD – Bund, Rep. 274/I Bd. 3, Nr. 8637.

346 StAN FA Ost 7030—7033.

347 Persönliche Mitteilung Prof. Paul Weindling, Oxford. Bildnachweis: StadtAN C21_VII_95_ Löwenheim_Moritz.Dr_04.

Dr. Hermine Maas

Dr. Maas verstarb 1934 im Alter von 64 Jahren und erlebte
den Beginn der Ausgrenzung.

Frau Dr. med. Hermine Maas wurde am 27. 3. 1871 in Trier geboren. Sie studierte in Heidelberg und Berlin, erhielt 1906 ihre Approbation und beendete 1907 ihre Dissertation in Heidelberg. Ihre klinische Ausbildung als Kinderärztin durchlief sie 1909 im Säuglingsheim Haan bei Solingen und 1910 in der Kinderklinik Luisenanstalt Heidelberg (Prof. Feer). In Nürnberg zog sie am 9. 5. 1909 in die Wielandstr. 6[348] und übernahm die Leitung der Mütterberatungsstelle im Brockenhaus, die sie bis 1933 innehatte. 1910 ließ sie sich in der Breiten Gasse 74 und 1912 in der Fürther Straße 4b nieder, war aber weiterhin beim Städtischen Gesundheitsamt tätig. Sie war 1910 die erste Schulärztin in Bayern und wurde zum Sanitätsrat ernannt. Ein medizinischer Vortrag über Neuerungen auf dem Gebiet der Bandagen, den sie am 1. 12. 1910 im Ärztlichen Verein Nürnberg hielt, gehört zu den wenigen bekannten Tatsachen über sie. Sie blieb ledig.[349]

Im Reichsmedizinalkalender von 1933 wurde sie noch erwähnt, am 1. 10. 1933 aber versetzte man sie beim Städtischen Gesundheitsamt wegen Invalidität in den Ruhestand. Aus der Deutschen Gesellschaft für Kinderheilkunde, deren Mitglied sie seit 1911 war, trat sie am 30. 1. 1934 aus. Sie starb am 6. 4. 1934 in Nürnberg.[350]

348 StAN C 21/X Nr. 6; Rieger/Jochem, Jüdische Ärzte, 2009, S. 193

349 Seidler, Jüdische Kinderärzte, 2007, S. 352; web.fu-berlin.de/aeik/HTML/rec00653c3.html.

350 StadtAN C 21/X Nr. 6; Rieger/Jochem, Jüdische Ärzte, 2009, S. 193.

Dr. Julius Mainzer

Trotz seiner Verdienste für Nürnberg wurde er von den
neuen Machthabern entlassen.

Sanitätsrat Dr. med. Julius Mainzer ist in Mannheim aufgewachsen, wo er am 2. 1. 1877 geboren wurde, und studierte in Heidelberg Medizin. Am 28. 6. 1904 kam er als „Nervenarzt" nach Nürnberg. Er war ledig. Bis März 1933 war er als Sanitätsrat beamteter Stadtmedizinalrat und Schuloberarzt, außerdem Psychiater des Jugendamts.[351]

Bernd Windsheimer würdigt sein Wirken für Nürnberg in besonderer Weise: „Der prominenteste unter [...] den jüdisch klassifizierten Ärzten [...] war der angesehene Stadtschularzt und Psychiater des Jugendamts, Julius Mainzer. Er war in Nürnberg als sozial äußerst engagierter Arzt bekannt, der mit eigenen Mitteln einen Sonderkindergarten für psychisch geschädigte Kinder eingerichtet hatte".[352] Davon zeugt seine Schrift „Das Leben im Sonderkindergarten", München 1929.[353]

Dr. Mainzer war als einer der ersten jüdischen Ärzte von den rassisch motivierten Entlassungen betroffen: Er verlor seine Anstellung am 31. 3. 1933. Der Fränkische Kurier erwähnte am 1. 4. 1933 in einer kurzen Zeitungsnotiz die gesetzliche Vorschrift für die Dienstenthebung: „Auf Grund des Art. 3 Abs. 1 Satz 2 der bayer. Gemeindeordnung wurden vorläufig des Dienstes enthoben: Stadtmedizinalrat Sanitätsrat Dr. Mainzer, Stadtschularzt, [...]." Der Artikel 102 – nicht der Artikel 3 – der Bayerischen Gemeindeordnung vom 24. 10. 1927 regelte die vorzeitige Dienstenthebung von

351 StadtAN C 18/II Nr. 9823, C 18/X Nr. 6; Stadtarchiv Nürnberg, Schicksal jüdischer Mitbürger, 1965, S. 27; Lehnert, Juden in Nürnberg, in: Lehnert/Hamburger/Wiesel/Zettl, Juden in Nürnberg, 1993, S. 42.

352 Müller, Geschichte der Juden, 1968, S. 214; Windsheimer/Molketeller, Gesund und leistungsfähig, 1993, S. 135, 146, Anm. 12; Windsheimer, 100 Jahre Klinikum, 1997, S. 167.

353 Müller, Schicksal jüdischer Mitbürger, 1965, S. 24.

Beamten bei einem Dienstvergehen. Eine „schuldhafte Verletzung seiner Pflichten als Gemeindebeamter“ lag aber nicht vor. Auch die in Artikel 89 festgelegte Anstellung von zehn Jahren für die Pensionsberechtigung erfüllte Dr. Mainzer, der bereits seit 1904 in Nürnberg tätig war.[354]

In Paragraf 8 des Berufsbeamtengesetzes wird ebenso eine zehnjährige Dienstzeit für den Bezug eines Ruhegeldes vorausgesetzt. Dieses Gesetz wurde aber erst am 7. 4. 1933, also nach seiner Entlassung, verkündet; eine rückwirkende Legitimierung wäre ausgeschlossen gewesen.[355] Für seine Entlassung fehlte daher jede Rechtsgrundlage.

Bis zum Approbationsentzug für alle jüdischen Ärzte 1938 arbeitete Dr. Mainzer als niedergelassener Arzt in der Luitpoldstraße 17.[356] Einen Monat vor dem Berufsverbot, am 30. 8. 1938, gab er seine ärztliche Tätigkeit auf.[357] Am 17. 12. 1938 verließ er Nürnberg und zog nach Frankfurt am Main um. Dort nahm er sich am 17. 11. 1939 das Leben.[358]

354 Fränkischer Kurier 100 (1933) 91, S. 11 vom 1. 4. 1933, StadtAN AvPer 709; Bayerische Gemeindeordnung, GVBl. für den Freistaat Bayern vom 24. 10. 1927, S. 315; siehe dazu auch S. 44, Anm. 129, S. 26, 43, 54, und bei Prof. Nathan, S. 292, Anm. 416, 417. Am 1. 4. 1935 wurde die Bayerische Gemeindeordnung von 1927 durch die reichseinheitliche „Deutsche Gemeindeordnung“ abgelöst.

355 Durchführungsbestimmungen zum Vollzug des Berufsbeamtengesetzes in der bayerischen Staatsverwaltung wurden sogar erst am 6. 6. 1933 bekannt gegeben, siehe Bayerische Gemeindeordnung, GVBl. 1933, S. 173–178, hier Ziff. 14 und Ziff. 16d, Nr. 5e.

356 Adressbuch1937, IV, S. 42; StadtAN F2 Nr. 46, Kopie S. 76; StadtAN C 18/II Nr. 9823. Siehe S. 82.

357 Ärzteblatt für Bayern, 5 (1938) 22, 1. 9. 1938, S. 332.

358 StadtAN C 21/X Nr. 6; Jochem/Kettner, Gedenkbuch, 1998, S. 215, Nr. 1278; Rieger/Jochem, Jüdische Ärzte, 2009, S. 193; Müller, Geschichte der Juden, 1968, S. 214; www.jewishgen.org/yizkor/nuremberg/nur008.html.

Dr. Else Therese Marcus

Ausnahmsweise wurde ihr Grundbesitz nach
der Auswanderung nicht konfisziert.

Die am 3. 12. 1891 in Nürnberg geborene Dr. med. Else Therese Marcus war Tochter des Bankiers Oscar Marcus. Sie studierte an mehreren Universitäten Medizin, um sich nach dem Staatsexamen in München und ihrer klinischen Ausbildung 1930 in Nürnberg niederzulassen. Ihre Privatpraxis als Allgemeinärztin mit dem Zusatztitel Spezialärztin für Kinderheilkunde führte sie in der Waechterstr. 26 bis zum Oktober 1933. Die beantragte Kassen-Zulassung bei der AOK wurde ihr verweigert, weil sie Jüdin war.

Daraufhin entschloss sie sich im November 1933 zur Auswanderung in die USA, verkaufte aber vorher die Wohnungseinrichtung, die Praxisausstattung, Geräte und Wertgegenstände, Bücher und Kleidung. Sie hatte die 8-Zimmer-Wohnung ihrer Eltern übernommen, wo sie ihre Praxis betrieb. Nachdem sie zu ihrer Kusine Ella Stern gezogen war, setzte sie „eine Verkaufsanzeige in die Zeitung, und daraufhin sind die Kaufinteressenten zu ihr in die Wohnung gekommen. [...] Für diese Gegenstände, welche nach ihrer Schätzung einen Wert von ca. RM 13 100,– hatten, habe sie nur einen Erlös von RM 1200,– erzielt“. Darunter befanden sich komplette Zimmereinrichtungen, Klavier, italienische Truhe aus dem 16. Jahrhundert, 7–8000 Bücher, Landschaftsbilder, Handzeichnungen aus dem 15. Jahrhundert, Kupferstiche aus dem 17.–18. Jahrhundert und eine Federzeichnung von Käthe Kollwitz.

Die Auswanderungsumstände und ihre Neuansiedlung in den USA werden nicht erwähnt. Die Eröffnung eines Entschädigungsverfahrens datiert vom 16. 12. 1948, Antragsteller waren Dr. Else T. Marcus, 1216 Forest Avenue, Staten Island 2, New York, und Dr. Eugen Marcus. Da ihr Vater 1927 und ihre Mutter 1936 verstorben waren, traten sie und ihre vier Brüder Eugen, Albert, Dr. Siegfried und Philipp Marcus als Miteigentümer der Häuser Feuerleinstr. 23 und Huldastr. 16 in Erbengemeinschaft auf.[359]

359 StAN WB III N 11 814.

Die Familie ging von der Annahme aus, dass ihr Grundbesitz vom Finanzamt Nürnberg eingezogen worden war. Das Bayerische Landesentschädigungsamt München dagegen stellt am 4. 3. 1949 fest, dass die „Fam. Marcus nach wie vor grundbuchamtlich eingetragener Eigentümer beider Anwesen ist. Es ist daher unverständlich, dass unter Berufung auf MRG 59 [Militärregierungsgesetz 59] Rückerstattungsanspruch gestellt wird." Der Anspruch auf die entgangenen Mieteinnahmen von 11 740,– RM wurde in einer öffentlichen Sitzung am 11. 11. 1952 nach bundesgesetzlicher Regelung in einem Vergleich mit 1170,– DM anerkannt. Dieser Vergleich wurde aber schließlich widerrufen, da die Antragsteller die Frist zur Annahme des Vergleichs bis zum 4. 3. 1953 verstreichen ließen.[360] Nur für den Verschleuderungsschaden des Hausrats erhielt Dr. Else Marcus am 21. 3. 1963 noch 1850,– DM.[361]

360 StAN WB III a 1055.

361 StAN WB III N 11814.

Dr. Sigmund May

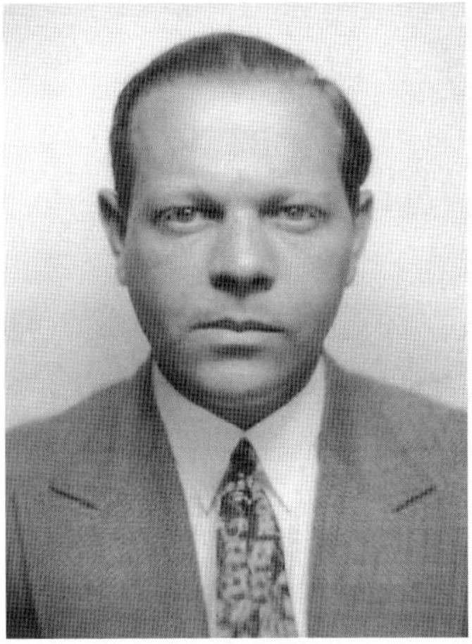

Dr. May wich zunächst nach Berlin aus und fand nach seiner Auswanderung in den USA ein erfülltes Leben.

Der am 14. 7. 1897 in Nürnberg geborene Dr. med. Sigmund May war Arzt für Innere Krankheiten mit einer Praxis in der Königstraße 25. Offenbar hatte er in München studiert, wurde dort am 21. 2. 1918 (1922 ?) approbiert und schrieb 1923 seine Dissertation über psychogene Störungen bei Hirngeschädigten. Nach Nürnberg zog er am 19. 6. 1923, um sich als Facharzt für Innere Krankheiten niederzulassen. Er war ledig und wohnte in der Meuschelstr. 7.[362]

Am 30. 6. 1933 gab er seine Praxis auf und meldete sich am selben Tag polizeilich nach Berlin ab. Die Fortsetzung seines Lebenslaufs lässt sich im Gedenkbuch „Berliner jüdische Kassenärzte und ihr Schicksal im Nationalsozialismus" von Rebecca Schwoch verfolgen:[363] In Berlin führte er seine Praxis am Kurfürstendamm 26 als Internist fort, wanderte aber am 1. 7. 1936 endgültig in die USA aus und lebte in New York.

Schon im selben Jahr soll er seine amerikanische Lizenz und Zulassung erworben haben, außerdem wurde er Mitglied der American Medical Association. Am Long Island Hospital in New York City war er als Internist tätig, außerdem betreute er die „900 Bewohner eines großen modernen Altersheimes". Aus dieser Erfahrung publizierte er 1968 einen ärztlichen Ratgeber über die Kunst des Altwerdens mit dem Titel: „The Crowning Years", der 1972 auch in Deutsch unter dem Titel „Der Weg zum glücklichen Alter: ein Hausbuch" erschien.[364] Jeglicher Bezug zur jüdischen Geschichte fehlt darin.

362 StadtAN C 21/X Nr. 6; Rieger/Jochem, Jüdische Ärzte, 2009, S. 194.

363 Schwoch, Berliner jüdische Kassenärzte, 2009, S. 590.

364 May, Der Weg, 1972.

Eine unbekannte Meta Sternberger, geborene May (Nichte?), stellte am 22. 6. 1960 in seinem Namen einen Entschädigungsantrag, der in seinem weiteren Verlauf nicht mehr erhalten ist.[365] Am 22. 5. 1970 ist Dr. May in New York gestorben.[366]

365 Die Entschädigungsakten im Landesentschädigungsamtes München, BayLEA EG 99491, EG 121497 und BEG 23622, enthalten nur den Schriftverkehr über einen Aktenaustausch. In der Akte BayLEA Nr. 36062, EG 99491 werden Ansprüche bei der Rummelsberger Diakonie e. V. erwähnt. Eine Anfrage am Krankenhaus Rummelsberg ergab, dass dort und im Erziehungsheim Auhof bei Hilpoldstein (Rummelsberger Dienste für Menschen mit Behinderung) nach Ablauf der Archivierungsfrist von 10 Jahren keine Personalakten von Dr. Sigmund May mehr vorhanden sind.

366 Bildnachweis: StadtAN C21_VII_100_May_Sigmund.Dr_02.

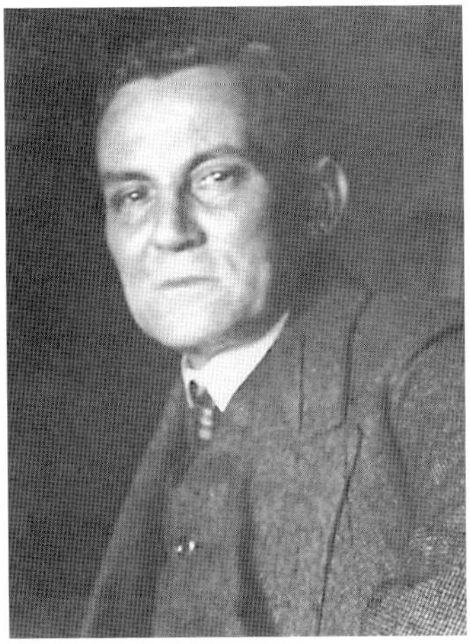

Dr. Gabriel Meier

Sein hohes Alter schützte ihn nicht vor der Deportation.

Sanitätsrat Dr. med. Gabriel Meier, genannt Gustav Rothmann, stammte aus der ehemals preußischen Provinz Posen und wurde am 5. 12. 1866 in Tremessen (heute Trzemeszno) geboren. In Nürnberg hatte er seit seinem Zuzug im Jahr 1898 eine Praxis als Allgemeinarzt in der Regensburger Str. 43, mit seiner Frau ein einem Kind wohnte er in der Adlerstr. 33/I.[367]

Die Erfahrungen der Familie in den Anfangsjahren der Diktatur sind nicht überliefert. Aufzufinden ist nur eine Auflistung der eingereichten Wertsachen aus dem Leihamt der Stadt der Reichsparteitage, Unschlittplatz 7a: Unter dem Namen „Rothmann, Gustav, Sanitätsrat" wird am 27. 3. 1939 und 9. 5. 1939 bescheinigt: „Auf Grund der Verordnung vom 21. II. 1939 liefere ich ab: 1 goldene Sprungdeckeluhr, goldene Schlüsseluhr, goldene Uhrkette, goldenen Brillantring, silbernen Schöpflöffel, goldene Damen-Schlüsseluhr." Der Auszahlungswert betrug 59,60 RM. Der Formulartext lautet weiter: „Der nach Abzug der gesetzlichen Gebühren usw. verbliebene Restbetrag soll zu meinen Gunsten auf ein Konto bei der (Devisenbank) Bayer. Staatsbank in Nürnberg Nr. [...] eingezahlt werden." Die Überweisung auf das Sperrkonto erfolgte am 5. 4. 1941.[368]

Inzwischen war Dr. Gabriel Meier verwitwet. Am 29. 11. 1941 ist er fast 75-jährig mit dem ersten Massentransport aus Nürnberg nach Riga-Jungfernhof, Außenlager Ghetto Riga, verschleppt worden. Amtlich galt er als „verschollen".[369]

367 Rieger/Jochem, Jüdische Ärzte, 2009, S. 197. Auf der Passkarte, StadtAN C21/VII, Nr. 131, hat er mit Gustav Rothmann unterschrieben.

368 StAN OFD – Bund, Rep. 274/I Nr. 9076.

369 StadtAN C 21/X Nr. 8; Jochem/Kettner, Gedenkbuch, 1998, S. 289, Nr. 1719; Rieger/Jochem, Jüdische Ärzte, 2009, S. 197; www.bundesarchiv.de/gedenkbuch/directory.html, www.jewishgen.org/yizkor/nuremberg/nur010.html. Bildnachweis: StadtAN C21_VII_131_Rothmann_Gustav_1.

Dr. Karl Meyer

Als junger, früher Auswanderer fiel es Dr. Meyer leicht,
in Palästina seinen Arztberuf fortzuführen.

Dr. med. Karl Meyer aus Nürnberg, geb. am 12. 5. 1898, schloss 1923 seine Dissertation und sein Studium in Berlin ab. Am 13. 7. 1925 kehrte er in seine Heimatstadt zurück, um sich hier niederzulassen. In der Gibitzenhofstr. 89 hatte er seine Kinderarzt-Praxis und war gleichzeitig angestellter Arzt bei der Stadt. Aus seiner Entlassung am 31. 3. 1933 und dem Kassenentzug zog er die Konsequenz auszuwandern, gab am 19. 6. 1933 seine Praxis auf und meldete sich am 4. 7. 1933 nach Palästina ab.[370]

In Jerusalem erhielt er die ärztliche Lizenz Nr. 1248 für seine Niederlassung in der 16 Yeshaya St., später in der 8 Keren Kayemet St. In Jerusalem ist er an einem unbekannten Datum gestorben.[371]

370 StadtAN C 21/X Nr. 6; Rieger/Jochem, Jüdische Ärzte, 2009, S. 194; Windsheimer, 100 Jahre Klinikum, 1997, S. 168. Zur Entlassung aus städtischen Diensten vor dem 7. 4. 1933 siehe S. 42 f. Anm. 138.

371 Seidler, Jüdische Kinderärzte, 2007, S. 351.

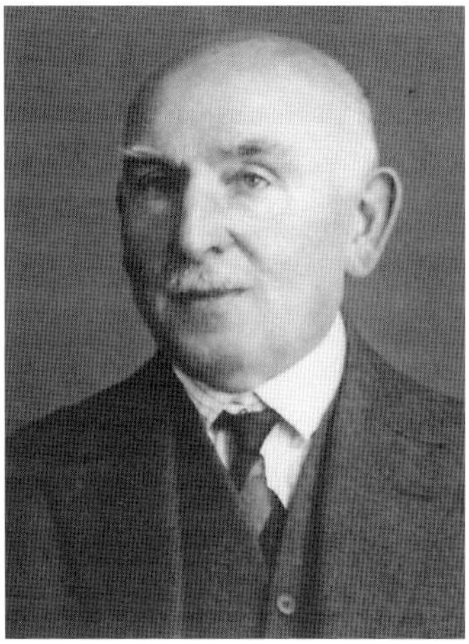

Dr. Gustav Mohr

Am Ende seines Berufslebens war Dr. Mohr von den ersten Verdrängungsmaßnahmen betroffen.

Sanitätsrat Dr. med. Gustav Mohr war zu Beginn der Nazizeit 64 Jahre alt und gab schon am 1. 8. 1933 seine Praxis auf. Geboren am 4. 4. 1865 in Gochsheim bei Schweinfurt hatte er in Würzburg studiert, wo er Mitbegründer der jüdischen Studentenvereinigung „Salia" war, legte 1887 seine Dissertation vor und erhielt 1889 seine Approbation.[372]

Am 7. 10. 1889 zog er nach Nürnberg und war hier Allgemeinarzt und Kinderarzt in der Sulzbacherstr. 22, darüber hinaus errichtete er in Nürnberg eine der ersten Mütterberatungsstellen. Er wohnte mit seiner Frau und zwei Kindern in der Pirckheimerstr. 51. Seine ärztliche Praxis stellte er ab dem 1. 8. 1933 ein.[373] Dreieinhalb Jahre später, am 29. 12. 1936, siedelte er nach Freiburg in die Uracherstr. 53 um. Dort starb er am 25. 5. 1937.[374]

372 Ebenda.

373 StadtAN C 21/X Nr. 6; Rieger/Jochem, Jüdische Ärzte, 2009, S. 194.

374 Seidler, Jüdische Kinderärzte, 2007, S. 352. Bildnachweis: StadtAN C21_VII_108_Mohr_Gustav. Dr_01.

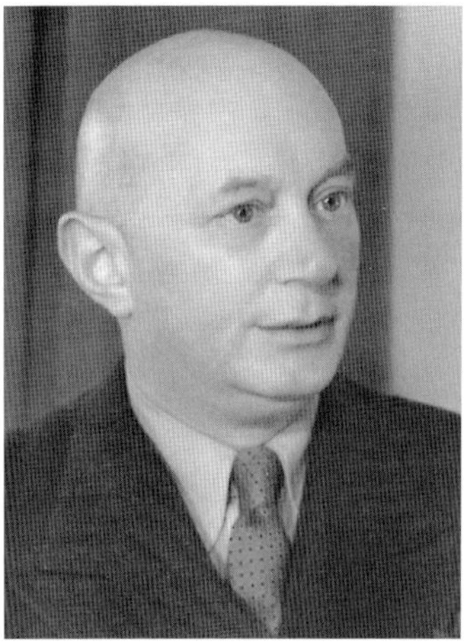

Dr. Emil Mosbacher

Trotz der Vertreibung und des Verlustes von Familienangehörigen verlor Dr. Mosbacher nie seine liebenswürdige Art und seine ethische Grundhaltung.

Die Schilderung des Lebenslaufs von Dr. med. Emil Mosbacher mit dem Schwerpunkt in den USA verdanken wir seiner Tochter Marianne Mosbacher-Flack, die in New York lebt. Sie hat dem Autor 2011 Auskunft über das Leben der Familie in Nürnberg und den USA gegeben und 2012 den Lebenslauf ihres Vaters aufgezeichnet.[375]

Dr. Mosbacher war ein außerordentlich geachteter und beliebter Arzt in Nürnberg. Vor Beginn der Nazi-Herrschaft hatte er schon fast 20 Jahre in Nürnberg praktiziert. Er stammte aus Fürth, wo er als Jüngster von sieben Kindern am 7. 6. 1886 geboren wurde. Die ausgedehnte Familie Mosbacher lebte schon seit Mitte des 19. Jahrhunderts in Fürth: Sein Vater wurde 1849 in Erschau geboren und starb 1917 in Fürth; seine Mutter war Fürtherin, geboren 1851, die bis zu ihrem Lebensende 1917 in Nürnberg lebte.

Für Bewerbungen an amerikanischen Krankenhäusern nach seiner Emigration fasste er 1939 seinen beruflichen Werdegang zusammen und schrieb (eigene Übersetzung):

> „Ich besuchte das Humanistische Gymnasium [in Fürth] und studierte an den Universitäten Graz, München, Berlin und Heidelberg. Bestand mein erstes Examen in München mit ‚sehr gut'; mein Staatsexamen in Heidelberg mit ‚gut'. Promivierte mit ‚summa cum laude'. Ich praktizierte in verschiedenen Krankenhäusern, arbeitete wissenschaftlich am Hygieneinstitut in Erlangen (Serologie) und am Paul-Ehrlich-Institut in Frankfurt. Ich war ein Jahr lang Assistent an der Universitätsklinik in Wien (unter Prof. Wertheim) und über drei Jahre an der Klinik in Frankfurt (unter Prof. Walthard)."

375 Siehe unter www.rijo.homepage.t-online.de/pdf_2/EN_NU_JU_mosbacher.pdf.

Sieben wissenschaftliche Veröffentlichung über gynäkologische Probleme wie Uterusruptur, Wehentätigkeit und das Placenta-Synzytiotoxin von 1911[376] werden von ihm gesondert erwähnt. Er fährt fort:

> „Ich wurde für eine wissenschaftliche Laufbahn vorgeschlagen, musste aber aus wirtschaftlichen Gründen ablehnen. Von 1914 bis zu meiner Auswanderung spezialisierte ich mich auf dem Gebiet der Gynäkologie in Nürnberg. Von Nürnberg aus hatte ich eine Anbindung an das Martha-Maria-Krankenhaus (methodistisch), das Theresien-Krankenhaus (katholisch) und das Jüdische Krankenhaus. Ich hatte eine großen Praxis für Gynäkologie und Geburtshilfe."

Im Nachlass findet sich ein Zeugnis des Direktors der Universitäts-Frauenklinik Zürich Prof. M. Walthauer, früher Universitäts-Frauenklinik Frankfurt, vom 2. 11. 1921 über seine Ausbildung zum Facharzt für Gynäkologie. Darin werden die Stationen seiner Tätigkeit, drei der wissenschaftlichen Veröffentlichungen und ein Kongressvortrag vom Jahre 1913 erwähnt. Er wurde für eine höhere Stellung und für eine Habilitation empfohlen für den Fall, dass er länger an der Frauenklinik geblieben wäre. Prof. Walthauer bescheinigte ihm: „Ich halte Herrn Dr. Mosbacher für befähigt, einem Krankenhause vorzustehen."

Dr. Mosbacher war Gynäkologe und Geburtshelfer in einer großen Praxiswohnung am Frauentorgraben 67 seit seinem Umzug aus Frankfurt am 15. 3. 1914.[377] 1936 praktizierte er in der Rothenburgerstr. 19.[378] Er gehörte zu den Belegärzten im Theresien- und Martha-Mariakrankenhaus, die 1934 auf Betreiben einiger „arischer" Kollegen gekündigt wurden, weil sie Juden waren (siehe S. 56). Es blieb ihm nur noch seine Belegarzttätigkeit am Jüdische Krankenhaus in Fürth. Seine Reputation war so groß, dass prominente Nazis ihre Frauen auch noch lange nach dem Behandlungsverbot für jüdische Ärzte im Jahre 1935 zu ihm schickten. „Viele Nürnberger Kinder sind mit seiner Hilfe zur Welt gekommen."

Seine erste Ehefrau Anna Mosbacher, geborene Schweizer, geb. am 2. 8. 1891 kam ebenfalls aus Fürth.[379] Sie heirateten am 4. 6. 1913. Dr. Mosbacher nahm als Sanitätsoffizier am Ersten Weltkrieg an verschiedenen Standorten, auch in Belgien und Frank-

376 bibnet.org/vufind/Record/careum50975.

377 Rieger/Jochem, Jüdische Ärzte, 2009, S. 194.

378 StadtAN C 21/X Nr. 6; www.lbi.org/digibaeck/results/?qtype=pid&term=1770097.

379 Sie war die Tochter der Fabrikbesitzer Emil und Dina Schweizer, geborene Obermeyer; fuerthwiki.de/wiki/index.php/Brillenfabrik_Abraham_Schweizer.

reich, teil und wurde 1917 mit den Eisernen Kreuz II. Klasse ausgezeichnet. Er war von dem Blutvergießen abgestoßen und versuchte sich so oft wie möglich krank zu melden, erzählte er später seiner Tochter.[380] Aus der ersten Ehe stammte ein Sohn, Sigmund Mosbacher, geboren 1923.[381] Seine Frau Anna hatte im Januar 1926 eine Fehlgeburt, sie starb am 15. 6. 1926.

Am religiösen Leben nahm Dr. Mosbacher aktiv teil, so wurde er am 20. 5. 1936 in den Finanzausschuss und am 1. 8. 1936 in den Synagogenausschuss der neu-orthodoxen Gemeinde Adas Israel Nürnberg gewählt.[382] Eine Zeit lang war er Vorsitzender der Gemeinde. Trotz ihrer orthodoxen Ausrichtung war Dr. Mosbacher politisch progressiv, unterstützte die SPD und die Weimarer Republik und war Anhänger einer sozial orientierten Medizin.

Am 6. 9. 1931 heiratete er in zweiter Ehe Rose Neumann, geboren am 1. 5. 1899 in Würzburg.[383] Zum Zeitpunkt der Geburt der gemeinsamen Tochter Lore Marianne in Nürnberg am 16. 8. 1933 waren wieder judenfeindliche Aktionen geplant. Das Ehepaar kannten einige Gestapo-Leute, die sie vor solchen „Aktionen" warnten, und suchten rechtzeitig Zuflucht im Marta-Maria-Krankenhaus. Sie konnten dort nach der Geburt so lange bleiben, bis die Gefahr vorüber war. Zur Vorsicht hatten sie außerdem ein Telefonsignal vereinbart, mit dem sie ihren Ehemann warnen konnte, nicht nach Hause zu kommen. Einer der Brüder von Herrn Mosbacher, Hugo Mosbacher, hatte diese Vergünstigungen nicht, er wurde aufgegriffen und zusammengeschlagen, bevor man ihn in ein Internierungslager einwies, wahrscheinlich nach Dachau. Er und seine Frau sind später in Auschwitz umgekommen.

Nach der Geburt der Tochter Marianne kümmerte sich ein Kindermädchen, Fräulein Irene, um den Haushalt, da Frau Mosbacher in der Praxis helfen musste. Das Kindermädchen durfte nach den Nürnberger Gesetzen auch nach 1935 bei ihnen bleiben, weil sie über 45 Jahre alt war. Sie war eine Nazi-Gegnerin und gläubige Katholikin. Sehr viel später erfuhr die Familie, dass sie unter unbekannten Umständen kaltblütig auf der Straße erschossen worden ist.

Marianne war sie noch zu jung, um in die Schule zu gehen, und ist mit Anfeindungen nicht in Berührung gekommen. Im Gegensatz zu ihrem Mann mit seinem

380 www.rijo.homepage.t-online.de/pdf_2/EN_NU_JU_mosbacher.pdf.

381 www.ikg-nuernberg.de/index.php?pageid=gem_hist; www.rijo.homepage.t-online.de/pdf/DE_NU_JU_adas.pdf.

382 Nürnberg-Fürther Israelitisches Gemeindeblatt (1936) 16, S. 55, 91, 167.

383 Ihre Eltern waren der Versicherungsvertreter Josef Neumann und seine Ehefrau Jettchen, geborene Strauß.

unerschütterlichen Optimismus hatte Frau Rose Mosbacher schon seit der Machtübernahme geahnt, wohin die politische Entwicklung gehen würde. Dr. Mosbacher selbst konnte nicht glauben, dass normale Menschen zu solchen Taten fähig waren, die den Juden ständig angedroht wurden. Seine Ausnahmeerlaubnis als „Frontkämpfer" zur Behandlung jüdischer Kassenpatienten (S. 46 f.) war schon 1935 nach Erlass des Reichsbürgergesetzes erloschen, sodass er danach nur noch Privatpatienten hatte. Doch erst als sich 1937 die Lage weiter verschlechterte, so schreibt seine Tochter, bemühte er sich doch um die Auswanderungsformalitäten. Zunächst dachte sie an Uruguay oder Palästina, auch wollten sie anderen Familienmitgliedern die Ausreise ermöglichen, erhielten aber keine „affidavits of support" (Bürgschaften). Endlich fand sich die entfernt mit den Mosbachers verwandte Familie Meyer in Chicago, die für sie bürgte und Visa besorgte, sodass sie ihre Ausreise beantragen konnten.

Die akute Bedrohung wurde Dr. Mosbacher deutlich vor Augen geführt, als schon am 17. 8. 1938 in einem Schreiben vom der Kassenärztlichen Vereinigung sein Approbationsentzug und die Praxisschließung angekündigt wurde (siehe Dok. S. 274 und S. 81 f.). Im September 1938 war es dann so weit, dass die Papiere beschafft und die Abgaben bezahlt waren, sodass sie sich am 29. 9. 1938 abmeldeten – einen Tag vor dem sicheren Approbationsentzug. Zu diesem Zeitpunkt war es noch erlaubt, ihre eigenen Möbel, Porzellan, Silbersachen, Kleidung, Schmuck und Bücher mitzunehmen, sofern die exorbitanten Gebühren für die Ausfuhr entrichtet waren. Während der Zeit des Einpackens wurde ihre Tochter in einem Kinderheim untergebracht. Sie betont in ihrem Bericht, dass ihre Eltern sie von allen schrecklichen Erlebnissen abgeschirmt haben, die Spannung in der Familie für sie aber trotzdem spürbar war. Auch später hat man in der Familie Gespräch über die Vergangenheit möglichst vermieden.

Die weitläufige Familie Mosbacher hatte das Glück, auf dem Weg in die Emigration Familienmitglieder anzutreffen, die bereits früher ausgewandert waren. Zunächst fanden sie in Amsterdam Unterkunft bei Verwandten und konnten dort die Weiterfahrt per Schiff nach London abwarten. Die damals fünfjährige Tochter Marianne hat die Überfahrt heute noch in Erinnerung, als bei stürmischer See alle heftig seekrank wurden und sie ihre Mutter fragte, ob sie jetzt alle auf der Stelle sterben müssten. In London war man gut aufgehoben bei dem Familienangehörigen und Namensvetter Emil Mosbacher, einem distinguierten älteren Herrn, der die Tage bis zur Weiterreise in die USA überbrückte.

Das Umzugsgut konnte ein Jahr lang gelagert werden, bis die permanente Adresse in New York feststand. Der Familie war damit zwar einiges an persönlichem Besitz erhalten geblieben, sie waren aber mittellos, als sie in New York ankamen. Denn eine Versicherungsauszahlung im Wert von 20 000 $, mit der sie fest gerechnet hatten, war

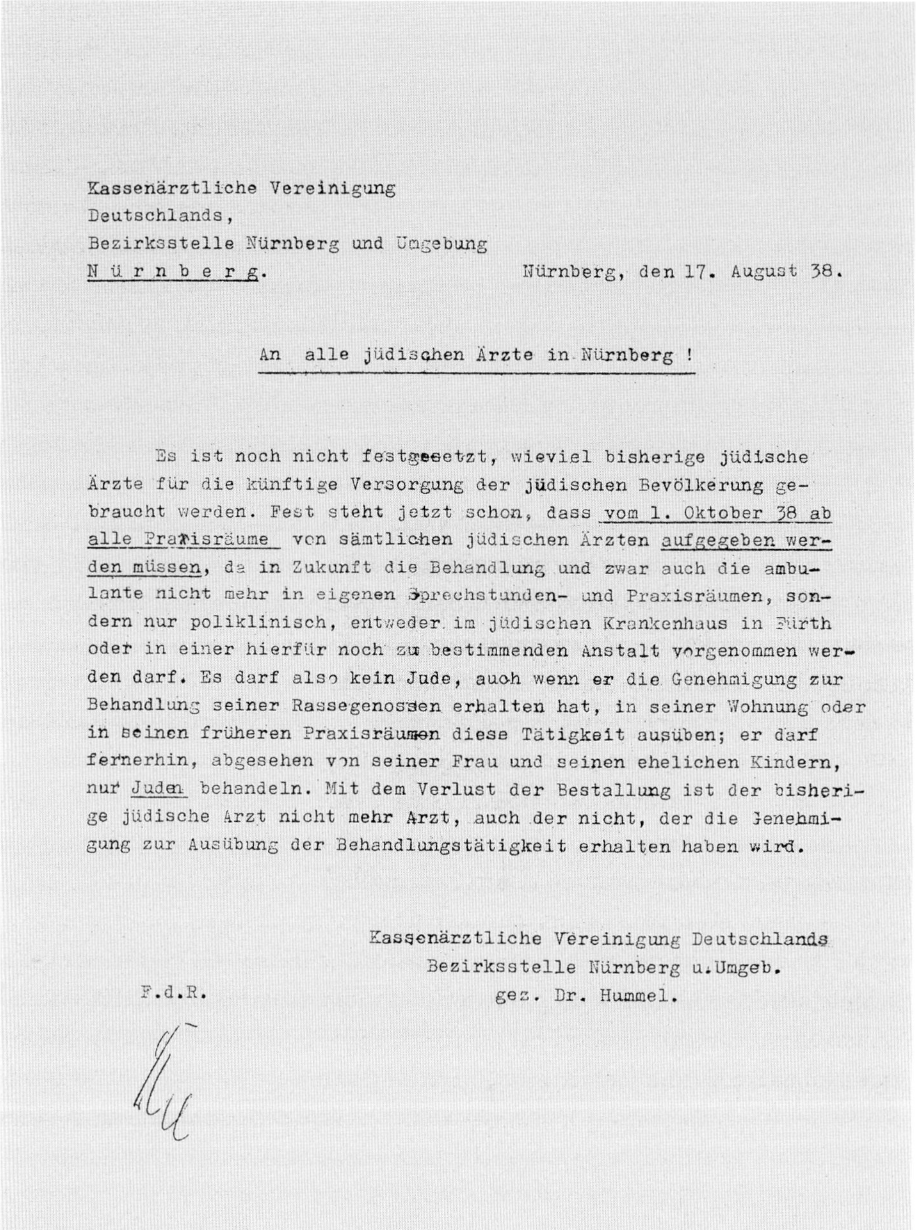

Kassenärztliche Vereinigung
Deutschlands,
Bezirksstelle Nürnberg und Umgebung
N ü r n b e r g.   Nürnberg, den 17. August 38.

An alle jüdischen Ärzte in Nürnberg !

Es ist noch nicht festgesetzt, wieviel bisherige jüdische Ärzte für die künftige Versorgung der jüdischen Bevölkerung gebraucht werden. Fest steht jetzt schon, dass vom 1. Oktober 38 ab alle Praxisräume von sämtlichen jüdischen Ärzten aufgegeben werden müssen, da in Zukunft die Behandlung und zwar auch die ambulante nicht mehr in eigenen Sprechstunden- und Praxisräumen, sondern nur poliklinisch, entweder im jüdischen Krankenhaus in Fürth oder in einer hierfür noch zu bestimmenden Anstalt vorgenommen werden darf. Es darf also kein Jude, auch wenn er die Genehmigung zur Behandlung seiner Rassegenossen erhalten hat, in seiner Wohnung oder in seinen früheren Praxisräumen diese Tätigkeit ausüben; er darf fernerhin, abgesehen von seiner Frau und seinen ehelichen Kindern, nur Juden behandeln. Mit dem Verlust der Bestallung ist der bisherige jüdische Arzt nicht mehr Arzt, auch der nicht, der die Genehmigung zur Ausübung der Behandlungstätigkeit erhalten haben wird.

Kassenärztliche Vereinigung Deutschlands
Bezirksstelle Nürnberg u.Umgeb.
F.d.R.   gez. Dr. Hummel.

Schreiben der Kassenärztlichen Vereinigung an Dr. Emil Mosbacher vom 17. 8. 1938, in dem sein Approbationsentzug und die Praxisschließung angekündigt werden.
Leo Baeck Institute, LBIAR-2012-87

von den deutschen Behörden konfisziert worden. Sie starteten ihr neues Leben mit 40,– $ in der Tasche.

Trotz ihrer glücklichen Ankunft in New York am Pogromtag 9. 10. 1938 begleitete sie das zwiespältige Gefühl, dem Terror zwar entgangen zu sein, aber Familie und Freunde aufgegeben zu haben, die sich erfolglos um die Ausreise bemühten. Während die Kinder zunächst bei verarmten, aber liebevollen Verwandten unterkamen, bezogen die Eltern ein schäbig möbliertes Zimmer in dem traditionellen Einwandererviertel Jackson Heights, Queens, und erhielten auch die benötigten affidavits durch ihre verwandte Familie in Chicago. Bei ihren Besuchen betrachtete man sie als etwas exotische Wesen aus dem alten Europa. Niemand hatte eine Vorstellung, was Hitler den Juden antat. Es gab in der Zeit der Depression nur wenige Berichte in der amerikanischen Presse, und in der Öffentlichkeit meldeten sich amerikanische Isolationisten ebenso wie Hitler-Anhänger zu Wort.

Nach dem Umzug in ein größeres Appartement in Kew Gardens, New York City, setzte Dr. Mosbacher alles daran, seine Lizenz als Arzt zu bekommen. Mit mehreren ausgewanderten Kollegen studierte er ein Jahr lang die englischsprachige Medizin und hatte während dieser Zeit kein Einkommen. Ihre Verwandten aus Chicago unterstützten sie zwar, trotzdem lebten sie in ärmlichen Verhältnissen. Andere Auswanderer mussten nach ihrer Ankunft sogar auf der Straße schlafen. 1939 gelang es noch, ihre Großmutter aus Deutschland nachkommen zu lassen. Sie zogen in den Stadtteil Forest Hills um. Rose Mosbacher musste sich erst an Hausarbeit gewöhnen, ihre Tochter ging noch in den Kindergarten und ihr Stiefbruder Sigmund, jetzt Stephen, verdiente sich etwas Geld mit dem Einpacken und Austragen von Lebensmitteln. Er war sehr intelligent, beendete die High School bereits mit 16 Jahren und studierte in Toledo, Ohio. Als amerikanischer Soldat ist er noch am 2. 4. 1945 in Deutschland gefallen.[384] Mit Erschütterung nahm die Familie den Tod des Sohnes auf.

Für seine Ausbildung bewarb sich Dr. Mosbacher in verschiedenen Krankenhäusern für eine Assistenzstelle. Zwei Empfehlungsschreiben vom Jahr 1939 lassen ahnen, welche bemerkenswerte Persönlichkeit Dr. Mosbacher war. Es heißt darin im Original:

> „2. 2. 1939: I take great pleasure in recommending Dr. Mosbacher for any position of trust in the obstetric field, as he has the most excellent qualifications both from a professional standpoint and from personal character. The doctor is one of the most gentlemanly individuals I have ever had the pleasure to meet, and his good reputation

384 Jochem/Kettner, Gedenkbuch, 1998, S. 456. Leo Baeck Institute, LBIAR-2012-87.

has preceded his arrival in this country. He enjoyed the trust and confidence and, I might say, affection of all those whom he served in the community where he practiced. I am certain that he will prove himself entirely worthy."

„7. 2. 1939: Today, I met and spent a very pleasant two hours with Doctor Emil Mosbacher. Doctor Mosbacher, a German refugee, is an educated gentleman of the finest characteristics, whose family has lived for three hundred and ninety years in Nuremberg. His preliminary and medical education was exceptionally fine, and his standing as the most prominent obstetrician in Nuremberg has been unquestioned for many years.
His practice was tremendous with the finest kind of people. The mere fact that the Nazi Government did not force him to leave Germany until two and a half months ago expresses, it seems to me, his standing in the community and the force of public opinion.
Doctor Mosbacher is a thoroughly educated, cultured gentleman with all of the corresponding attributes, and I have not the slightest hesitation in vouching for him in every way – personally, socially, and professionally."

Auf Anraten von Verwandten zog die Familie 1940 nach Bestehen des medizinischen Examens nach Toledo/Ohio um, weil es in New York zu viele Ärzte gab. Der Aufbau einer fachärztlichen Praxis war äußert mühsam, manche Kollegen waren misstrauisch gegenüber Fremden und antisemitisch eingestellt. In medizinischen Fakultäten gab es damals sogar einen Begrenzung (Quote) für jüdische Studenten. Dr. Mosbacher hatte nur wenige Patienten, hinzu kamen die Sorgen über die Nachrichten aus Deutschland und die Angst um die zurückgebliebenen Familienangehörigen.

Nach Pearl Harbour am 7. 12. 1941 haben sich Vater und Sohn gleich bei der Armee gemeldet, Dr. Mosbacher wurde wegen seines Alters aber nicht angenommen. Durch den Einzug vieler Ärzte in die Armee wurde 1942 eine ärztliche Praxis in Toledo frei, die er zusammen mit Wohnhaus übernehmen konnte. Als Allgemeinarzt in einer Arbeitergegend war er sehr beschäftigt, hatte aber auch genügend Patientinnen in seinem Fachgebiet aus allen Schichten der Bevölkerung. Die gesellige Familie Mosbacher entwickelte sich allmählich zu einem Treffpunkt für Freunde und Bekannte, Amerikaner und Emigranten, dazu kamen seine ältere Tante, seine Schwester Klara und einige Kusinen, und im Haus und Garten hielten sich ständig Besucher auf wie in einem Feriendomizil. Alles in allem war es aber doch ein provinzielles Milieu und bedeutete für ihn einen Abstieg im Vergleich zu seiner Stellung in Nürnberg.

Ein alter Freund und Kollege aus Nürnberger Zeit, Dr. Leopold Seidenberger, dem ebenfalls die Flucht nach New York gelungen war, überredete die Familie schließlich 1949, aus der Provinz wieder nach New York zurückzukehren. In ihrer früheren Gegend Forest Hills konnte er dort eine kleine Allgemeinpraxis und in Central Park South eine frauenärztliche Praxis aufmachen. 1954 kaufte er ein Haus in Kew Gardens, wo er bis 1964 eine kleinere Praxis betrieb, dann aber wegen einer Makuladegeneration seine Berufstätigkeit aufgeben musste. Mehrmals reiste er nach Europa, vorwiegend nach Italien und in die Schweiz, auch einmal nach Deutschland, doch kehrte er nie wieder nach Nürnberg zurück.[385]

In seinen letzten Jahren entwickelte er eine große Liebenswürdigkeit und Milde, schreibt seine Tochter. Er musste wegen eines sauerstoffabhängigen Emphysems gepflegt werden und starb am 31. 5. 1973 nach einem weiteren Umzug in ein neues Haus in Forest Hills. Nach seinem Tod erhielt seine Frau Rose eine Rente über 1200,– $ monatlich als Entschädigungsleistung vom Landesentschädigungsamt München. Sie verbrachte ihre Zeit bis zu ihrem Tod am 7. 4. 1997 in ihrer Wohnung und im Altersheim für Holocaust-Überlebende, dem Margaret Tietz Nursing Center in Jamaica, Queens, New York.

Tochter Marianne heiratete im Juni 1953 Peter Flack, der selbst auf dem letzten Kindertransport aus Deutschland über Belgien nach England entkommen konnte und später seine Mutter dort wiedertraf, während sein Vater nach Frankreich geflohen war, dort verraten und von der Gestapo in das Sammellager Drancy verschleppt wurde. Er hat Auschwitz nicht überlebt. Das Ehepaar Flack, das heute in der Park Avenue in New York lebt, hat zwei Töchter, die mit ihren Familien in Pennsylvania und New York leben. In New York gehen Mr. und Mrs. Flack jedes Jahr in Schulen als Zeitzeugen, um die Schüler über die jüdische Vergangenheit in Deutschland aufzuklären. Die Ermordung so vieler Angehöriger in den Konzentrationslagern ist ein Abbild der Schoa in der Großfamilie Mosbacher.

Marianne Mosbacher-Flack empfindet große Dankbarkeit gegenüber ihren amerikanischen Verwandten, die ihrer Familie die Flucht aus Deutschland in die USA ermöglicht haben. Dieser Familienzweig hatte am Ende des 19. Jahrhunderts in Chicago eine Anwaltskanzlei gegründet, die sehr erfolgreich war und heute weltweit operiert. Über viele Jahre ihrer Jugendzeit in Amerika hat Marianne Mosbacher-Flack ihre Ferien bei ihnen in Chicago verbracht, Geschenke und Unterstützung bekommen und erinnert sich nach ihren eigenen Worten „voller Wehmut an ihre Großzügigkeit und Güte".[386]

385 www.rijo.homepage.t-online.de/pdf_2/EN_NU_JU_mosbacher.pdf.

386 Bildnachweis: StadtAN C21_VII_108_Mosbacher_Emil.Dr_04_Foto.

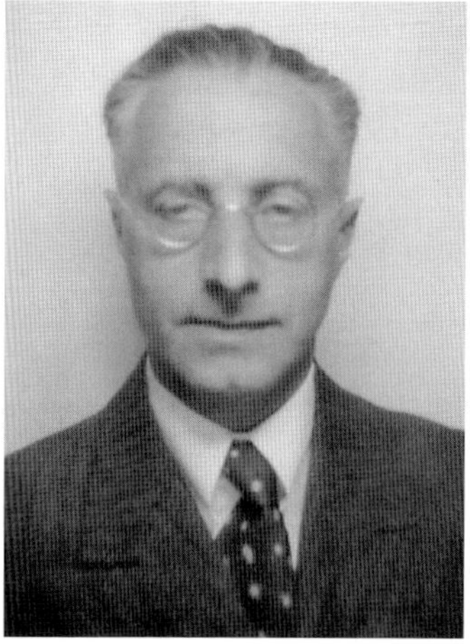

Dr. Ernst Müller

Die Familie machte eine Odyssee durch, bevor sie in Amerika Sicherheit fand.

Dr. med. Ernst Müller aus Schmalkalden, geb. am 26. 2. 1893, war Frauenarzt und sowohl Leiter als auch Besitzer einer Privatklinik in Nürnberg. Nach seinem Zuzug aus Schmalkalden am 12. 3. 1920 wohnte er mit seiner Ehefrau Lieselotte, geborene Hirschmann, geb. am 1. 2. 1906 in Nürnberg, und seinen beiden Söhnen Rolf (geb. 13. 10. 1926) und Ullrich (geb. 1. 3. 1931) in der Lindenastr. 37.[387] 1934 bescheinigte ihm die Bayerischen Landessiedlung, dass er „den Krieg als Freiwilliger an der Front unter Auszeichnung mitgemacht und sich hierbei Beschädigungen zugezogen [hat], durch die er in seiner körperlichen Betätigung behindert ist". Die Art der Beschädigungen wird nicht genauer ausgeführt.

Seine langjährige „Gehilfin", Frau L. K., erklärte später eidesstattlich: „Dass das Einkommen des Herrn Dr. Myller beträchtlich war, weiss ich, da er eine sehr gut gehende Praxis hatte. Ich kann bestätigen, dass er in den Jahren 1930 bis 1933 circa 20 000,– bis 25 000,– Mark verdiente und dass er in 1933 bis zur Auswanderung beträchtlich weniger verdiente." Im Entschädigungsentscheid wird festgestellt, dass sein Einkommen 1930 noch 24 000,– RM betragen hatte, 1933 noch 20 242,– RM und im ersten Halbjahr 1934 „unter 2300,– RM". Vom Kassenarztverbot war er wegen seines Einsatzes im Krieg ausgenommen, schied aber am 12. 7. 1934 aus der Bayerischen Ärzteversorgung aus und erhielt eine Rückzahlung von 9806,– RM.

Die „Bayerische Landessiedlung", eine landeseigene Gesellschaft zur Förderung des Siedlungswesens mit einer Abteilung für Auswandererberatung, stellte am 5. 6. 1934 fest,

387 StadtAN C 21/X Nr. 6; Rieger/Jochem, Jüdische Ärzte, 2009, S. 195.

„daß er die ernsthafte Absicht hat, mit seiner Familie – Ehefrau und zwei minderjährigen Kindern – nach Griechenland auszuwandern, da er als Nichtarier seine Existenz nicht aufrechterhalten kann, obgleich als Kriegsteilnehmer zu den Krankenkassen zugelassen. Nachdem seine vielfachen Bemühungen um Gründung einer neuen Existenz – zuerst in Palästina, dann in Spanien – infolge unüberwindlicher Schwierigkeiten gescheitert sind, bietet sich ihm jetzt die Gelegenheit, zusammen mit einem früheren griechischen Studienkollegen die Errichtung einer Privatklinik in Athen zu betreiben. Voraussetzung ist die Ablegung des griechischen Staatsexamens, die erst nach zwei Jahren möglich ist, und ferner die Beibringung eines größeren Kapitals zur Errichtung der Klinik. Es wird die Freigabe von 50 000,– RM aus seinem Vermögen für die Auswanderung befürwortet und weiter hervorgehoben: Sein Gesuch verdient deshalb besondere Berücksichtigung. Auch wird durch seinen Wegzug von Nürnberg eine bedeutende Praxis für einen nichtarischen Facharzt frei. Schließlich dürfte die Errichtung einer guten Fachklinik unter deutscher Leitung in Griechenland dem Ansehen des Deutschtums dort förderlich sein!"[388]

Die Privatklinik wurde nicht verkauft, sondern nur aufgelöst. Für die Reichsfluchtsteuer, die ein Viertel des steuerpflichtigen Vermögens ausmachte, waren 25 000,– RM aufzubringen, für die Ausreise 5000,– RM und laut „Auskunft des Spediteurs Hamacher in Nürnberg vom 11. 5. 1956 [...] für den Umzug etwas über 10 000,– RM".

Am 16. 7. 1934 fuhr die Familie Müller zusammen mit Frau Lina Kaht mit der Bahn 1. Klasse über die Schweiz nach Athen.

Im Entschädigungsbeschluss wird später folgender Sachverhalt festgestellt und am 1. 8. 1956 vom Münchener Anwalt Dr. Hans Raff bestätigt: „Nach der Auswanderung habe er zunächst in Athen vom Sommer 1934 bis August 1935 wieder studiert, mithin kein Einkommen erzielt und sei dann in einem Krankenhaus in Athen tätig gewesen. Aus dieser Tätigkeit habe er in Drachmen ein jährliches Einkommen im Gegenwert von ca. US-$ 1000,– bis 1500,– erzielt."

Aber die Flucht war noch nicht zu Ende. Der weitere Weg wird am 11. 7. 1967 von seiner Ehefrau Lieselotte ausführlich geschildert:

„Als sich die deutschen Armeen im Weltkrieg Ende April 1941 bei der Eroberung Griechenlands Athen näherten und wir als Juden gewärtig sein mussten, liquidiert

388 BayLEA 4196, BEG 10620.

zu werden, sind wir im letzten Augenblick diesem Schicksal entronnen. Am 27. oder 28. April 1941 wurde mein Mann durch die britische Gesandtschaft, die zu seinen Patienten gehörte, vertraulich informiert, dass wenige Stunden später ein letzter Convoy aus Piräus, dem Hafen von Athen, auslaufen würde. Die Engländer erklärten sich bereit, uns (meinen Mann, mich und unsere beiden Söhne Rolf und Ullrich) mitzunehmen. Wir liessen unser ganzes nicht unbeträchtliches Vermögen, sowie die Klinik im Stich und flohen. Durch Entgegenkommen der griechischen Regierung und unter Bezahlung enorm hoher und völlig ungerechtfertigter Gebühren erhielten wir in Athen unsere Pässe innerhalb weniger Stunden. Ich weiss zwar nicht, wie viel wir dafür bezahlen mussten, erinnere mich aber, dass es grosse Summen waren und dass mein Mann seine wertvolle goldene Taschenuhr im letzten Augenblick noch weggab, um alle Formalitäten der überstürzten Abreise innerhalb weniger Stunden erledigen und bezahlen zu können.
Am gleichen Tag, also am 27. oder 28. April 1941, fuhr meine Familie, im Rahmen des angegeben Convoys, auf dem Schiff ‚Warshowa' 1. Klasse nach Palästina. Mein Mann bezahlte die 4 vollen Personenkarten in US-Dollar, die er in Athen zu einem grossen Überpreis kaufen musste.
Wir kamen nach etwa 10-tägiger Reise durchs Mittelmeer am 8. Mai 1941 mit unserem Gepäck in Haifa an, fuhren mit einem Taxi, das wir in Pal.-L bezahlten, nach Tel Aviv wo meine Mutter, Frau Stefan Hirschmann wohnte. Sie hatte als alleinstehende Witwe und ebenfalls Flüchtling aus Deutschland nur eine kleine Wohnung, so dass wir nur die ersten zwei Wochen bei ihr wohnen konnten. Dann zogen wir zu viert in ein mittleres Hotel, in der Strandstrasse in Tel Aviv und mussten dort für Unterkunft und Verpflegung viel bezahlen.
Wir waren uns völlig klar, dass wir Palästina nur als Zwischenaufenthalt benützen wollten und versuchten sofort nach unserer Ankunft alles nur Mögliche, um ein Visum für USA zu bekommen. Da mein Mann auch Arzt der US-Botschaft in Athen gewesen war, gelang uns durch die Hilfe des dortigen Botschafters Anfang August 1941 das Visum für uns alle vier zur Einreise in die USA zu bekommen. Da wir von Athen nur eine beschränkte Summe Geld mitnehmen durften, war mein Mann in Tel Aviv gezwungen, seine in Athen abgeschlossene hohe Lebensversicherung schnellstens zurückzukaufen, um Passagekosten zu bezahlen. Ich kann nicht genau sagen, wieviel er als Gegenwert für die Lebensversicherung erhielt, glaube mich aber erinnern zu können, dass er 3000,– effektive US-$ von der Lebensversicherung ausbezahlt erhielt, welcher Betrag für die 4 Fahrkarten von Haifa nach New-York sowie alle Nebenspesen verbraucht wurden. Wir mussten nun von Jerusalem mit

der Eisenbahn nach Ismailia in Ägypten reisen, von wo unser Schiff abfuhr. Ausser den Eisenbahnkosten mussten wir in Ägypten viel Geld für den Transport unseres Gepäcks vom Bahnhof Ismailia durch die Wüste bis zum gleichnamigen Hafen bezahlen. Wir fuhren nun von Ismailia mit dem ägyptischen Schiff Kawsar oder Kansar Anfang August 1941 dort ab und kamen nach vielen, durch die Kriegslage bedingten Umwegen über Ost- und Süd-Africa am 6. Oktober 1941 in New York an. Auf der Reise waren wir bei dem langen Aufenthalt, den das Schiff sowohl in Ost- und Süd-Africa nahm, gezwungen, oft mehrere Tage an Land zu verbringen und uns auf eigene Kosten zu verpflegen. Bei der Ankunft in New York mussten wir noch vier Mal Kopfsteuer in Höhe von je $ 8,– bezahlen, sodass wir nahezu mittellos in New York ankamen."

Die Schiffsreise ging in der Touristenklasse von Ismailia/Ägypten über Ostafrika nach Südafrika, von dort durch den Südatlantik nach Brasilien, Westindische Inseln und schließlich New York. Ihr Anwalt Dr. Hans Raff ergänzt am 10. 1. 1968:

„Außerdem schreibt mir meine Mandantin dazu, daß damals Reiseroute und die verschiedenen Aufenthaltsorte während des Krieges größtes Geheimnis waren, so daß die Familie Myller keine Visen für die durchreisten Länder bekam oder brauchte. Sie wußten nie, wie lange sie an einem Ort blieben oder ob sie aussteigen durften. Zum Beispiel ist in Südafrika nur die Familie Myller an Land gegangen; die sämtlichen anderen Passagiere durften nicht vom Schiff. Und am 15. 9. 1967: Es war offenbar ein ägyptisches Schiff mit ägyptischer Flagge und einem ägyptischen Schiffsarzt. Auch wurde bei jeder Gelegenheit die ägyptische Nationalhymne gespielt. [...], außerdem hat ihr ihre sehr begüterte Mutter, Frau Hirschmann, die, wie bereits ausgeführt, in Palästina lebte, beträchtliche Beträge geliehen."

In New York wohnten sie 450 East 63rd St., NY City. In einem Schriftsatz des Bayerischen Landesentschädigungsamts heißt es, dass Dr. Müller „zwecks Niederlassung als Arzt erneut das Medizinstudium 1942 bis 1943 aufgenommen habe und daher in dieser Zeit ein Einkommen nicht habe erzielen können. Danach habe er in den nachstehend aufgeführten Jahren folgendes Einkommen erzielt: 1942 bis 1943 keine Verdienste, da Studium; 1943 Einkommen $ 500,–; 1944 1200,–; 1945 2000,–. Von 1946 bis zu seinem Tode stieg das Einkommen dann langsam auf normale Höhe an, er habe bis zu seinem Tode aus einer Berufstätigkeit ein ausreichendes Vermögen erzielt". Einzelheiten der Berufstätigkeit sind nicht vermerkt.

Am 23. 10. 1953 stirbt Ernest Myller in New York. Ihr jüngerer Sohn Ullrich war im Koreakrieg (25. 6. 1950 – 27. 7. 1953) gefallen. Seine Frau stellt am 3. 12. 1953 den Entschädigungsantrag bei der BayLEA, vertreten durch ihren Anwalt Dr. Hans Raff, München.

Sie erhält insgesamt 50 730,– DM Entschädigungen für verlorenes Kapital, für die Reichsfluchtsteuer, den Goodwill der Klinik und für Versicherungsschaden sowie eine Rente von 100,– DM monatlich. Frau Lieselotte Myller geht am 7. 1. 1964 eine zweite Ehe ein. Sie heißt jetzt Lieselotte Kahn und wohnt 1185 Park Avenue, New York. Nach ihrer Heirat werden die Rentenzahlungen eingestellt.[389]

389 BayLEA 4196, BEG 10620, StadtAN C 21/X Nr. 6. Bildnachweis: StadtAN C21_VII_105_Müller_Ernst.Dr_02.

Dr. Wilhelm Müller

Dr. Müller hat in einer „Mischehe"
den Krieg überlebt.

Die Verfolgungsgeschichte ist bei Dr. med. Wilhelm Müller nicht zu rekonstruieren. Bemerkenswert ist aber, dass er in einer sogenannten nichtprivilegierten Mischehe den Krieg in Nürnberg überstand. Als nichtprivilegierte bzw. „einfache Mischehe" wurde im nicht amtlichen Sprachgebrauch eine Ehe zwischen einer „deutschblütigen" Ehefrau und einem jüdischen Ehemann bezeichnet.[390] Sie bewahrte jüdische Ehemänner vor der Deportation, wenn christlich getaufte Kinder zu versorgen waren. Dies ist für Dr. Müller aber nicht belegt.

Geboren am 21. 11. 1865 in Herleshausen bei Eschwege (Hessen) zog Dr. Müller am 4. 7. 1891 nach Nürnberg in die Rankestr. 62. Er war Allgemeinarzt mit einer Praxis in der Bogenstraße 35/II, die seit dem 10. 7. 1914 ebenfalls seine Wohnadresse war.[391] An einem unbekannten Datum erhielt er den bis 1918 in Deutschland verliehenen Ehrentitel Sanitätsrat. Am 18. 5. 1922 heiratete er in Nürnberg die Katholikin Elisabeth Brand, geb. am 23. 9. 1892 in Nürnberg.

Anfang 1933 war er bereits 67 Jahre alt. Auffällig sind seine mehrmaligen Umzüge, die bis zum Kriegsende unter äußerem Druck zustande gekommen sein könnten: Von 1934 bis 1951 hat er seine Wohnung vier Mal gewechselt.[392] Er scheint Ende 1936 seine Praxis aufgegeben zu haben, denn ab 1937 ist er nur noch mit seiner Privatadresse im

390 Zu privilegierten Mischehen siehe Frau Dr. Anna Rodler und Frau Dr. Hildegard Potzler.

391 Rieger/Jochem, Jüdische Ärzte, 2009, S. 195; Adressbuch 1933, IV, S. 416; StadtAN C 21/IX Nr. 735.

392 In den Jahren 1934–1936 ist seine Praxiswohnung mit Bogenstr. 35 und 1937–1938 ist seine Privatadresse mit Rankestr. 41 vermerkt (Adressbücher IV). Im Krieg, ab 13. 11. 1942, lautet seine Anschrift Hochstr. 15 und ab 26. 10. 1944 Fritz-von-Röth-Str. 33. Nach Kriegsende wohnte er vom 14. 7. 1945 bis 1. 8. 1951 in der Hertastr. 8/I (StadtAN C 21/IX Nr. 735).

Nürnberger Adressbuch zu finden.[393] 1936 ist sein Name im Adressbuch und 1937 im Reichsmedizinalkalender mit einer Kennzeichnung als jüdischer Arzt versehen, 1938 erscheint er in einer Liste von Ärzten, denen die Approbation entzogen wurde (S. 82), und im Adressbuch von 1939 enthält sein Vorname den Zusatz Israel.[394] Sogar 1942 ist er im Adressbuch noch mit Dr. med., Sanitätsrat, eingetragen.[395] Seine letzte Adresse vom 1. 8. 1951 bis zu seinem Tod am 22. 2. 1961 war unverändert die Rankestr. 62/I in Nürnberg. Seine Ehefrau verstarb am 9. 2. 1975 in Nürnberg.[396]

393 Adressbuch 1937, I, S. 449.

394 Ebenda 1936, I, S. 441, IV, S. 41; Lautsch/Dornedden, Verzeichnis der deutschen Ärzte, 1937, S. 468; Adressbuch 1939, I, S. 449.

395 Adressbuch 1942, I, S. 453.

396 StadtAN C 21/IX Nr. 735.

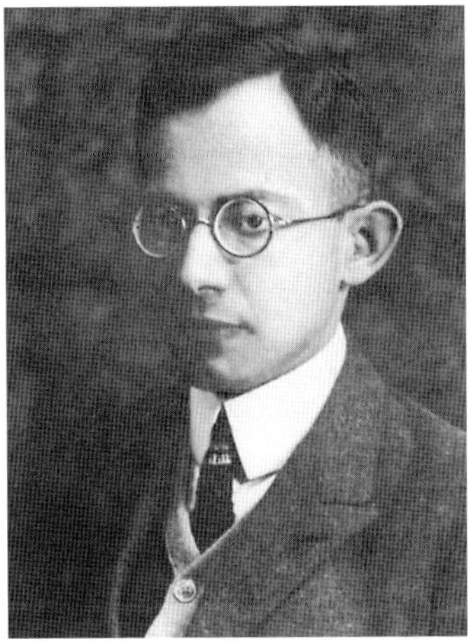

Dr. Pinkus Philip Münz
Dr. Alfred Münz

Dr. Pinkus Philip Münz und sein Sohn Dr. Alfred Münz (Bild) wurden gemeinsam deportiert.

Beide Ärzte hatten ihren Nürnberger Wohnsitz nach einer langen Berufstätigkeit zwar schon 1932 aufgegeben, werden aber als Shoa-Opfer hier mit einbezogen.

Sanitätsrat Dr. med. Pinchas (Pinkus) Philip Münz stammte aus einer alten Rabbiner-Familie im damaligen österreichischen Kronland Galizien und wurde am 9. 1. 1864 in Tarnów (Westgalizien) geboren. Er war Allgemeinarzt und Autor allgemeinverständlicher medizinischer Ratgeber. Im Juli 1892 wurde er approbiert und hatte in Nürnberg eine Praxiswohnung in der Hochstr. 22/0, besaß aber seit 1903 einen zweiten Wohn- und Praxissitz in Bad Kissingen. In der Wintersaison von November bis April lebte und praktizierte er in Nürnberg, während er in den Sommermonaten als Badearzt in Bad Kissingen tätig war. Um 1900 wird er als Mitglied der Naturhistorischen Gesellschaft Nürnberg erwähnt. Sein Vater, der Rabbiner und Schriftsteller Dr. phil. Lazar Münz, wohnte vor seinem Tod 1921 bei ihm in Nürnberg.[397]

Am 24. 9. 1932 gab Dr. Pinkus Philip Münz seine Nürnberger Wohnung auf und blieb bis 1938 Allgemeinarzt und Leiter seiner Kurpension in Bad Kissingen, Theresienstraße 7, die wegen seiner vielfältigen Verdienste für die Stadt nach 1938 bestehen blieb. Die Publikationen von Dr. Philip Münz zwischen 1896 und 1926 umfassen Artikel, Bücher und Vorträge über rituelle Beschneidung, jüdische Speisegesetze, Ernährungsberatung, Arteriosklerose und Harnanalyse. Durch seine Initiative eröffnete 1905 die „Israelitische Kinderheilstätte" und 1927 das „Israelitische Kurhospiz für arme Israeliten" in Bad Kissingen, bis im März 1938 der Betrieb untersagt wurde. Sein Einsatz als

397 StadtAN C 21/X Nr. 6; Rieger/Jochem, Jüdische Ärzte, 2009, S. 195; de.wikipedia.org/wiki/Philipp_M%C3%BCnz.

Feldarzt im Ersten Weltkrieg schützte ihn vor dem Entzug der Kassenzulassung, 1938 war er aber vom Approbationsentzug genauso betroffen wie alle jüdischen Ärzte.[398]

Mit seiner Frau Martha Münz, geborene Sauerbach, geb. 1871 in der Region Rheinhessen, hatte er zwei Söhne, die beide in Nürnberg geboren wurden: Alfred am 27. 7. 1897 (s. u.) und im Jahr 1900 Heinrich, der Zahnarzt in Berlin wurde und vor dem Krieg in die USA auswandern konnte. Aus dem Reichsarztregister wurde Dr. Philip Münz am 30. 9. 1938 ausgetragen. Nachdem seine Frau 1939 gestorben war, zog er am 21. 7. 1939 zusammen mit seinem älteren Sohn Alfred nach Berlin an den Kurfürstendamm 22, später in die Marburger Straße 12.[399]

Sein Sohn Dr. med. Alfred Münz hatte nach dem Krieg sein Medizinstudium erst 1920 in Würzburg beginnen können. Er schloss es mit der Approbation am 1. 3. 1925 ab und promovierte 1927 mit dem Thema „Über den Einfluss von Thoraxdeformitäten auf Lunge und Herz". Als Allgemeinarzt teilte er sich in Bad Kissingen und bis 1932 in Nürnberg die Praxis mit seinem Vater, behielt nach seiner Anerkennung als Kriegsteilnehmer aber ebenso wie sein Vater seine Approbation bis 1938.[400]

Nach dem Umzug aus Bad Kissingen am 21. 7. 1939 harrten sie zusammen bis 1943 in Berlin aus, für eine Auswanderung war es zu spät. Dr. Philip Münz und Dr. Alfred Münz wurden gemeinsam am 13. 1. 1943 in das Ghetto Theresienstadt deportiert. Philip Münz starb am 15. 8. 1944 in Theresienstadt, sein Sohn wurde am 29. 9. 1944 in das KZ Auschwitz verschleppt, wo er bald umkam.[401] Seit dem 15. 5. 2012 erinnern zwei Stolpersteine in Bad Kissingen an Vater und Sohn Dr. Münz.[402]

398 Ebenda; www.alemannia-judaica.de/bad_kissingen_einrichtungen.htm.

399 de.wikipedia.org/wiki/Philipp_M%C3%BCnz.

400 Informationen durch Frau Marianne Tolksdorf und Frau Barbara Thiele, Bad Kissingen.

401 StadtAN C 21/X Nr. 6; Jochem/Kettner, Gedenkbuch, 1998, S. 235, Nr. 1397; 2002 S. 73, Nr. 2360; Rieger/Jochem, Jüdische Ärzte, 2009, S. 195; www.bundesarchiv.de/gedenkbuch; de.wikipedia.org/wiki/Philipp_M%C3%BCnz.

402 www.badkissinger-stolpersteine.de. Bildnachweis Dr. Alfred Münz: StadtAN C21_VII_107_Muenz_Alfred_1.

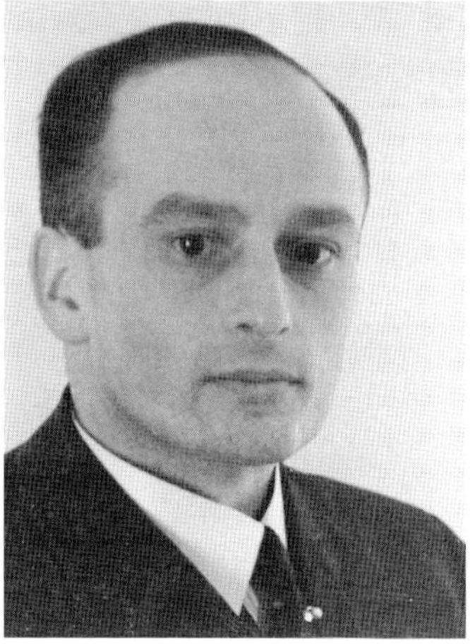

Dr. Stephan Musliner

Dr. med. Stephan Musliner war ein weiterer Kinderarzt, der nach dem Entzug seiner Kassenzulassung aufgab und Nürnberg verließ.

Geboren wurde Dr. Musliner am 28. 9. 1898 in Millrichstadt/Unterfranken. Nach seinem Zuzug aus Berlin wohnte er in der Fürtherstr. 25a und zuletzt Fürtherstr. 10.[403] In dem Entschädigungsverfahren erwähnt er aus seinem Werdegang nur so viel, dass er sich „nach einer gründlichen fachärztlichen Ausbildung" am 3. 8. 1931 in der Zufuhrstr. 15/III als Facharzt für Säuglings- und Kinderkrankheiten niederließ und ab April 1932 den schulärztlichen Dienst in Vertretung von Dr. Steinhardt übernahm.[404]

In den Anfangsjahren seiner kassenärztlichen Tätigkeit 1931 und 1932 verdiente er nur etwa 5000,– RM im Jahr, hätte aber nach seinen eigenen Worten bei einer ungestörten Entwicklung seiner Praxis mit einem Endeinkommen von 25 000,– RM rechnen können. Doch auch er war von der Entlassung aus seiner schulärztlichen Tätigkeit und vom Entzug der Kassenzulassung betroffen. Am 15. 6. 1933 erhielt er folgenden Entscheid des Kassenärztlichen Vereins zugeschickt: „Nach den Angaben Ihres Fragebogens ist Ihre Abstammung als nichtarisch zu bezeichnen. Sie haben sich erst 1931 in Nürnberg niedergelassen und am Weltkrieg nicht teilgenommen (siehe Dok. S. 288)."[405] Am 14. 11. 1933 kündigte das Bayerische Oberversicherungsamt endgültig sein kassenärztliches Vertragsverhältnis mit folgendem Wortlaut:

> „Die Kassenärztliche Vereinigung Nürnberg hat mitgeteilt, dass Sie ab dem 1. Juli 1933 auf Grund der Verordnung über die Zulassung von Aerzten zur Tätigkeit bei

403 StadtAN C 21/X Nr. 6; Adressbuch 1934, IV, S. 37.

404 BayHStA BEG 50333, Nr. 4147; Adressbuch 1933, I, S. 419; 1934, I, S. 436. Siehe Dr. Ignatz Steinhardt.

405 BayHStA BEG 50333, Nr. 4147.

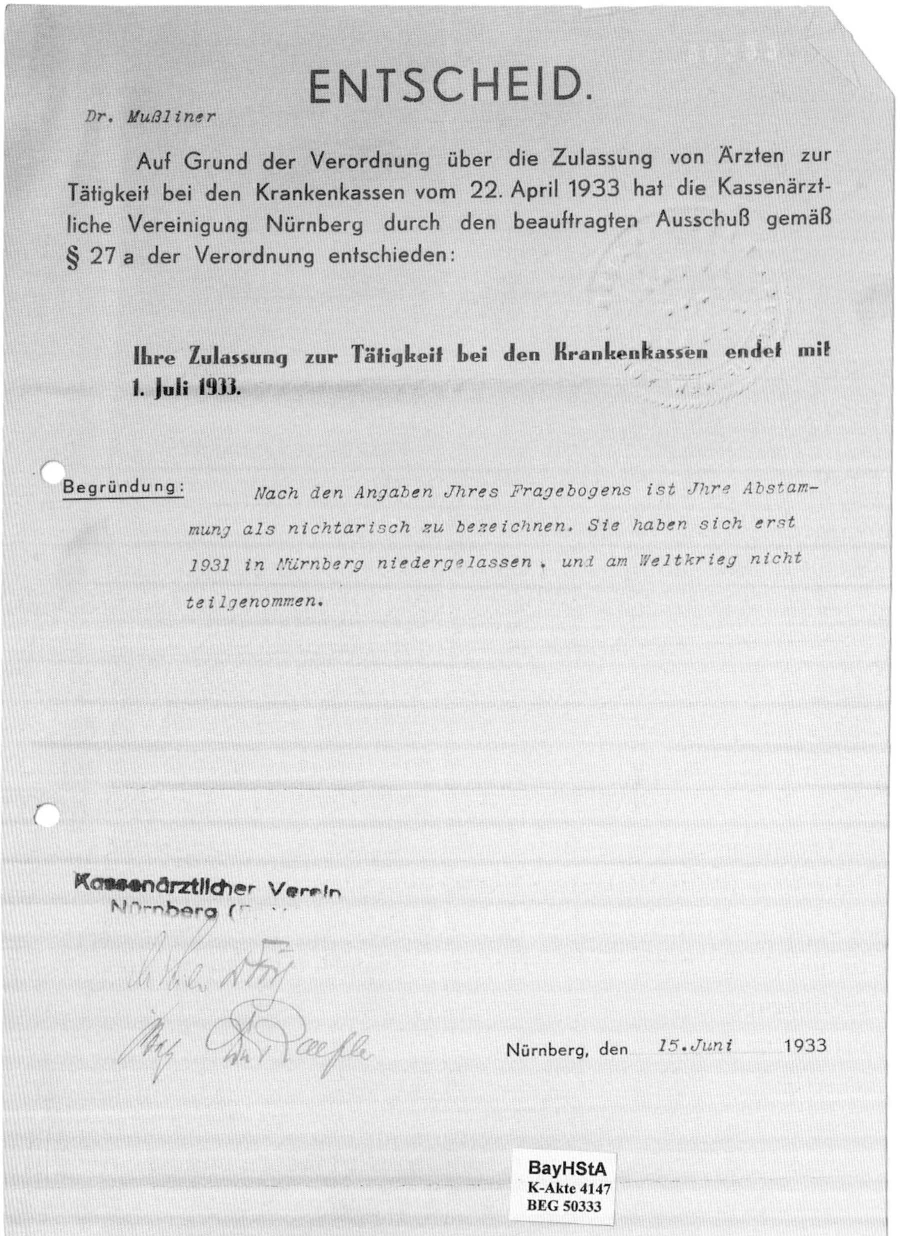

ENTSCHEID.

Dr. Mußliner

Auf Grund der Verordnung über die Zulassung von Ärzten zur Tätigkeit bei den Krankenkassen vom 22. April 1933 hat die Kassenärztliche Vereinigung Nürnberg durch den beauftragten Ausschuß gemäß § 27 a der Verordnung entschieden:

Ihre Zulassung zur Tätigkeit bei den Krankenkassen endet mit 1. Juli 1933.

Begründung: Nach den Angaben Jhres Fragebogens ist Jhre Abstammung als nichtarisch zu bezeichnen. Sie haben sich erst 1931 in Nürnberg niedergelassen, und am Weltkrieg nicht teilgenommen.

Kassenärztlicher Verein
Nürnberg

Nürnberg, den 15. Juni 1933

BayHStA
K-Akte 4147
BEG 50333

Mitteilung des Kassenärztlichen Vereins an Dr. Stephan Musliner über den Entzug der Kassenzulassung am 15. 6. 1933.

BayHStA LEA 50333, Nr. 4147

den Krankenkassen vom 22. 4. 1933 als Kassenarzt ausscheiden mussten und hat Ihre Streichung aus dem Arztregister Nürnberg beantragt. Gemäß § 11 Abs. 2 Ziffer 5 der Zulassungsordnung werden Sie aus dem Arztregister Nürnberg gestrichen."

Mit der Rücknahme der Kassenzulassung fiel sein Verdienst 1933 in einen Bereich, in dem eine fünfköpfige Familie nicht mehr zu unterhalten war. „Wegen der Aussichtslosigkeit der wirtschaftlichen Lage jüdischer Ärzte" gab er am 15. 5. 1934 seine ärztliche Praxis auf und wanderte in die Vereinigten Staaten aus.

Die Familie „benutzte zur Überfahrt von Cherbourg nach New York die ‚Aquitania'" der Cunard-Reederei in der dritten Klasse. Zu diesem Zeitpunkt konnte er noch „gewisse Instrumentarien und einen Teil seiner wissenschaftlichen Bibliothek" mitnehmen. Seine Adresse in New York war 359 Fort Washington Ave., die 1957 auch im Antrag auf Entschädigung angegeben ist. Offenbar gelang es ihm, seinen Beruf fortzuführen, doch erst 1940 erreichte er wieder ein steuerpflichtige Einkommen von 1900 $, das bis 1955 dann auf 8780 $ anstieg. Er erwähnt im Antrag seine fünfköpfige Familie, ohne anzugeben, wann seine Kinder geboren wurden.

In seinem Entschädigungsantrag beim Bayerischen Landesentschädigungsamt weist er am 28. 3. 1957 einen Schaden im beruflichen Fortkommen durch den Kassenentzug nach. Seine Ansprüche für die Zeit der Berufsbeschränkung von 10 Monaten und der Berufsverdrängung von 86 Monaten werden mit einer Kapitalentschädigung von 9700,– DM befriedigt, wobei der errechnete Betrag von 48 500,– RM im Verhältnis 10:2 in DM. umgerechnet wird.[406] Die Anspruchsberechtigung wurde nach § 9 Abs. 5 BEG nur bis zum 30. 6. 1941 anerkannt, „da er als Angehöriger des Jahrganges 1898 erfahrungsgemäß mit Beginn des Russlandfeldzuges, spätestens am 1. 7. 1941 zum Wehr- und Kriegsdienst herangezogen worden" und somit der Berufsschaden auch ohne Verfolgung eingetreten wäre. Einen Goodwill der Praxis erkannte das Entschädigungsamt nicht an. Das weitere Leben der Familie Musliner geht aus den Akten nicht hervor.[407]

406 Umrechnung nach § 11, Abs. 1 BEG und § 18 der 3. DV-BEG im Verhältnis 10:2, BayHStA BEG 50333, Nr. 4147, S. 18.

407 Bildnachweis: StadtAN C21_VII_109_Musliner_Stephan_1.

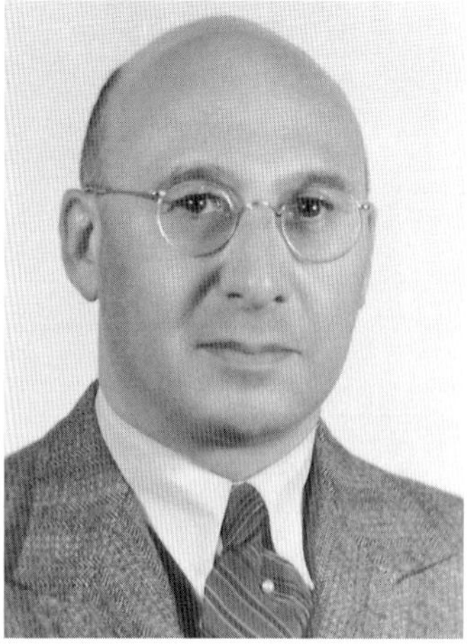

Prof. Dr. Ernst Nathan

Der Chef der Nürnberger Hautklinik war auch nach seiner Auswanderung ein bedeutender Dermatologe in New York.

Prof. Dr. med. Ernst Wilhelm Nathan war der prominenteste jüdische Arzt in Nürnberg. Sein Lebensweg ist in vielen Publikationen über das Schicksal Nürnberger Juden erwähnt und steht für den gnadenlosen Ausschluss jüdischer Bürger unabhängig von ihren Verdiensten.

In Darmstadt wurde er als Sohn des Kaufmanns Siegfried Nathan und Mathilde, geb. Katz, am 23. 5. 1889 geboren und besuchte dort das humanistische Neue Gymnasium. Nach dem Studium in Gießen, München und Berlin legte er 1912 in Gießen das Staatsexamen ab, dort promovierte er auch zum Dr. med. Er arbeitete zunächst wissenschaftlich am Institut für experimentelle Therapie in Frankfurt unter Prof. Paul Ehrlich, während des Krieges wurde er als Assistent am Reserve-Lazarett in Frankfurt eingesetzt. Er wechselte 1914 an die dermatologische Universitätsklinik in Frankfurt-Sachsenhausen, wo er als Assistent und Oberarzt tätig war, habilitierte sich 1918 und wurde 1922 zum außerordentlichen Professor ernannt.[408]

Sein Lehrer und Klinikleiter war der angesehene Syphilisforscher Prof. Karl Herxheimer, nach dem die Herxheimer-Jarisch-Reaktion benannt ist; mit seiner Ehefrau wurde Prof. Herxheimer am 27. 8. 1942 nach Theresienstadt deportiert und starb dort am 6. 12. 1942 an Dysenterie und Hunger; seine Frau wurde in Auschwitz ermordet.[409]

Die Nürnberger Zeit von Prof. Nathan begann am 1. 9. 1923, als er zum oberärztlichen Leiter der Dermatologischen Abteilung des Allgemeinen Städtischen Kranken-

408 StadtAN C18/II Nr. 11134; Rieger/Jochem, Jüdische Ärzte, 2009, S. 195; Eppinger, Jüdische Dermatologen, 2001, S. 234; Debus, Abteilung Haut, 2010, S. 271.

409 Drexler/Kalinski/Mausbach, Ärztliches Schicksal, 1990, S. 20–21; Eppinger, Jüdische Dermatologen, 2001, S. 276, 285, 335.

hauses berufen wurde. Gleichzeitig übernahm er von seinem Vorgänger Dr. Epstein die Tätigkeit in der Beratungsstelle für Geschlechtskrankheiten und bis 1929 die Leitung der neu geschaffenen Poliklinik für Geschlechtskrankheiten am Paniersplatz. Seit 1923 war er außerdem Mitglied des wissenschaftlich orientierten Ärztlichen Vereins Nürnberg (S. 363), in deren Festschrift er 1927 eine Arbeit über die Scharlacheosinophilie veröffentlichte.[410] 1929 wurde er zum Stadtobermedizinalrat und Vorstand der Dermatologischen Klinik ernannt.

> „Auch hier profilierte er sich mit zahlreichen Arbeiten auf den Gebieten der experimentellen Biologie, Serodiagnostik, Syphilis, Pathologie und Therapie von Hauterkrankungen, besonders unter immunbiologischen und chemisch-biologischen Aspekten. Neben seinen Pflichten im Städtischen Krankenhaus nahm er auch einen Lehrauftrag an der Universität Erlangen wahr."[411]

Am 5. 3. 1926 heirate er Lotte Berlin; mit ihrem Sohn Robert, geb. am 26. 8. 1928, wohnten sie in der Wetzendorfer Straße 1, später Obere Pirckheimerstr. 56.[412]

Als Klinikleiter gelang es ihm, Grundlagenforschung, klinische Versorgung und soziale Fürsorge in vorbildlicher Weise miteinander zu verbinden. Nicht nur erweiterte die Stadt 1929 die venerologische Abteilung von 100 auf 142 Betten, auf seinen Antrag hin wurde auch eine eigene Krankenhausfürsorgerin für die weiblichen Geschlechtskranken eingestellt, die für wirtschaftliche und gesundheitliche Beratungen, für Berufsumschulung und Unterbringung nach der Entlassung zuständig war.[413] In einem späteren Schreiben vom 1. 7. 1974 äußert er sich über die Jahre, „in denen die Hautklinik wuchs und zu einem weithin wissenschaftlich bekannten Institut wurde. Ungefähr 70 klinische und wissenschaftliche Arbeiten wurden [...] in diesen 10 Jahren veröffentlicht." Im Juni 1964 erinnert er sich, „dass die Jahre unvergessen sind, während derer ich im Krankenhaus als Vorstand der Hautklinik ärztlich und wissenschaftlich gearbeitet habe, und die zu den glücklichsten Jahren meines Lebens gehört haben, bis

410 Nathan, Über Blutbilduntersuchungen, in: Festschrift des Ärztlichen Vereins Nürnberg, 1927, S. 235–239. Festschrift des Ärztlichen Vereins Nürnberg, Mitglieder-Verzeichnis, 1927, S. 19. Beiträge in der Medizinischen Gesellschaft, 1926, S. 6, 20, 22.

411 Rieger, Jochem, 2010, www.rijo.homepage.t-online.de/pdf/DE_NU_JU_nathan.pdf.

412 StadtAN C 21/X Nr. 6; Rosenberg, Spuren und Fragmente, 2000, S. 132; Eppinger, Jüdische Dermatologen, 2001, S. 234.

413 Debus, Abteilung Haut, 2010, S. 271.

alles, was ich dort klinisch und wissenschaftlich aufgebaut hatte, jäh unterbrochen und zerstört wurde."[414]

Bereits im Oktober 1923 hatte Julius Streicher, der spätere Gauleiter für Mittelfranken, in einem Stürmer-Artikel den leitenden jüdischen Ärzte des Krankenhauses mit ihrer Entlassung gedroht:

> „Wundern muss man sich, daß von den Stadträten deutschen Blutes kein einziger den Mut findet, gegen die schandbare Verknoblauchung unserer Stadt anzukämpfen. Einen Trost haben wir noch: Die Herren Dr. Veithe und Nathane werden an dem Tag aus ihrem neuen Amtsbereich herausgeholt, an welchem die Hakenkreuzfahne auf dem Luppe-Haus [Rathaus] weht. Der Tag mag näher sein als manche denken. [...]"[415]

Streicher machte seine Drohung wahr und setzte 1933 seine Absetzung als Klinikleiter durch. Schon am 31. 3. 1933 forderte ihn der Stadtrat auf, „seinen Urlaub sofort anzutreten", am 7. 4. 1933 verlor er seine Anstellung „aus rassischen Gründen" als Vorstand der Hautklinik unter Berufung auf § 3 des Gesetzes zur Wiederherstellung des Berufsbeamtentums (S. 26, 42 f.), das erst am selben Tag erlassen worden war. Nach einer Notiz der Tageszeitung Fränkischer Kurier vom 1. 4. 1933 beruhte die Dienstenthebung auf einer Vorschrift der bayerischen Gemeindeordnung, sie war aber disziplinarisch und fachlich nicht begründet und gleichermaßen ungesetzlich wie bei Dr. Julius Mainzer.[416] Vor allem verpasste er damit knapp die Vollendung seiner zehnjährigen Dienstzeit.[417]

414 StadtAN C 18/II Nr. 11134.

415 „Verjudung des Krankenhauses", Der Stürmer 1 (1923) 16, „im Oktober" 1923; Vasold, Das Städtische Krankenhaus, 1998, S. 771, Anm. 31; Debus, Abteilung Haut, 2010, S. 272. Dr. Adolf Veith war von 1923 bis zu seinem Tod 1933 der Leiter der Röntgenabteilung. In einer Festschrift des Ärztlichen Vereins Nürnberg (S. 363), dessen Mitglied er seit 1914 war, berichtete er 1927 über seine Gutachtertätigkeit als Röntgenfacharzt: Veith, Aus der Gutachtermappe eines Röntgenfacharztes, in: Festschrift des Ärztlichen Vereins Nürnberg, 1927, S. 225–229. In dem Artikel wird eine schwere Erkrankung angedeutet, von der er sich „fern von seinem Arbeitsorte" zu erholen versuche, ebenda S. 225. Festschrift, Mitglieder-Verzeichnis, 1927, S. 20.

416 StadtAN AvPer 709, 100 (1933) 91, S. 11. Bayerischen Gemeindeordnung, GVBl. für den Freistaat Bayern vom 24. 10. 1927, Art. 102, S. 315. Zu Dr. Mainzer siehe S. 261 f.

417 Vasold, Das Städtische Krankenhaus, 1998, S. 773; StadtAN AvPer 709, Fränkischer Kurier 100 (1933) 91, S. 11 vom 1. 4. 1933; Müller, Geschichte der Juden, 1968, S. 214. Nicht der von Arnd Müller 1968 aus dem Fränkischen Kurier zitierte Art. 3, sondern der Art. 89 der Bayerischen Gemeindeordnung vom 24. 10. 1927 enthält die Vorschriften zur Regelung des Ruhegeldes nach zehnjähriger Dienstzeit: Bayerische Gemeindeordnung, GVBl. für den Freistaat Bayern vom 24. 10. 1927, Art. 89, S. 313. Siehe S. 44, Anm. 129, S. 261 f. und Anm. 355. Ebenso Berufsbeamtengesetz § 8.

Eine Dienstbeschwerde gegen die Verfügung, die nach der bayerischen Gemeindeordnung zulässig gewesen wäre, ist nicht belegt.[418]

Auf seine Fachkenntnisse wollte man jedoch nicht gleich verzichten, hatte er doch kurz vorher einen Fall von echten Pocken „sofort richtig erkannt, so daß er auch die richtigen Sicherungsmaßnahmen für die ganze Bevölkerung anordnen konnte", wie es am 3. 4. 1933 in einem Bericht an die Klinikdirektion Kh/D hieß.[419] Aus Verantwortung gegenüber der Klinik hatte er sich bereit erklärt, den am 1. 4. 1933 eingetroffenen neuen Oberarzt Dr. Guttenberg bis zum 22. 8. 1933 in den Dienst einzuweisen.[420] In der internen Bewerberliste für seine Nachfolge waren Mitglieder der NASDAP und NSDÄB durch eine rote Markierung besonders hervorgehoben, der neue Leiter Prof. Birnbaum konnte hingegen keine Mitgliedschaft in NS-Organisationen nachweisen.[421]

Prof. Nathan bemühte sich noch Anfang April um die Aufnahme in den Kassenärztlichen Verein, die offenbar abgelehnt wurde.[422] Am 1. 9. 1933 wurde er schließlich in den dauernden Ruhestand versetzt ohne Ruhegehalt nach zehnjähriger Tätigkeit.[423] Es blieb ihm nur noch übrig, seine Wohnung in der Wetzendorfer Straße 1 als Privatpraxis zu nutzen, die er bis zum 30. 9. 1938 aufrechterhielt.[424] Dann war auch er vom Berufsverbot durch den „Approbationsentzug" betroffen und damit jeglicher Einkommensquelle beraubt.[425]

Er entschloss sich mit seiner Familie zur Auswanderung in die USA, die ihm am 29. 3. 1939 gelang. Die näheren Umstände sind nicht überliefert, jedoch sind vier sehr freundschaftliche Briefe von seiner Frau Lotte Nathan an ihre langjährige Hausangestellte und Köchin Käthe Müller in Nürnberg erhalten geblieben.[426] Am 14. 7. 1939 schrieb sie, dass sie nach einer sehr stürmischen Fahrt in New York gut angekommen seien und vier Wochen lang in einem Hotel gewohnt hätten. Ihr Sohn sei bei ihrer

418 Bayerische GO, GVBl. 1927 für den Freistaat Bayern vom 17. 10. 1917, Art. 89, S. 313, und Art. 100, S. 315; Woerner, Kommentar, 1931: zu Art. 881 siehe S. 662, zu Art. 898 und 8910 siehe S. 677.

419 StadtAN C 18/II Bd. 2, C 23/I.

420 StadtAN C 32/I Nr. 254; Windsheimer, 100 Jahre Klinikum, 1997, S. 167; Vasold, Das Städtische Krankenhaus, 1998, S. 772.

421 StadtAN C18/I Nr. 489, Bd. 9.

422 Bayer. Ärztezeitung 36 (1933) 14, S. 169.

423 StadtAN C18/I Nr. 489, Bd. 9; Bayerischen Gemeindeordnung, GVBl. für den Freistaat Bayern Nr. 25 vom 24. 10. 1927, Art. 89, S. 293.

424 StadtAN C 21/X Nr. 6; Lautsch/Dornedden, Verzeichnis der deutschen Ärzte, 1937, S. 468.

425 StadtAN C 23/I Nr. 208; Windsheimer, 100 Jahre Klinikum, 1997, S. 167; Müller, Geschichte der Juden, 1968, S. 214.

426 Im Besitz der Enkelin Frau E. D. in Nürnberg.

Schwägerin untergekommen und ginge zur Schule, er sei trotz seiner Faulheit sogar versetzt worden. Ihre Lifts einschließlich Flügel, Wohn- und Schlafzimmer kamen schon nach drei Wochen an, sodass sie sich im Norden der Stadt in einer neuen Vierzimmerwohnung zusammen mit ihren Bruder einrichten konnten. „Mein Mann arbeitet sehr viel, und die Examen werden von Mal zu Mal schwerer." In den ersten zwei Jahren hatten sie kein Einkommen und mussten für ihren Lebensunterhalt Anleihen über 3200 $ aufnehmen. Sie wohnten zunächst in der Seaman Ave., NY 34. „Trotz aller Schwierigkeiten sind wir sehr gern hier und Robert ist überhaupt begeistert." Aus Deutschland hörten sie, dass die Ausreise nach England von Manne (?) und ihrer Mutter bevorstand. Auch nach dem Krieg riss der Kontakt zur Haushälterin nicht ab, im Dezember 1947 kündigen sie ein Lebensmittelpaket an. Der Brief endet mit „Herzlichst Ihr alter Dr. Ernst Nathan".

Gerhard Jochem, Nürnberg, macht über die weiteren Jahre in New York folgende Angaben: „Nach seiner erzwungenen Auswanderung hatte Prof. Nathan innerhalb kurzer Zeit zwei Schicksalsschläge zu verkraften: Zunächst starb sein einziger Sohn am 19. August 1946 im Alter von nur 18 Jahren durch einen Unfall. Zwei Jahre später, am 21. August 1948, verlor er ‚nach 4 ½ Jahren schwerstem Leiden', wie es in der Todesanzeige hieß, seine einundvierzigjährige Frau Lotte. Vom Tod seiner Mutter Mathilde, geborene Katz (geb. am 10 5. 1867 in Gießen), nach ihrer Deportation von Darmstadt-Mainz am 27. 9. 1942 im KZ Theresienstadt am 5. 4. 1943 erfuhr er erst nach Kriegsende im November 1945. In ihrer nachträglichen Todesanzeige im AUFBAU werden sein Schwager Eugen Rothenberger und seine Schwester Dr. Margaret Rothenberger (früher Gießen) genannt."[427]

In den Briefen bis März 1948 von Frau Lotte Nathan kam immer wieder ihre Trauer über den Verlust ihres Sohnes zum Ausdruck, der als groß gewachsen und gut aussehend, gescheit und humorvoll geschildert wird und zu dem sie ein enges Verhältnis gehabt hatten. „Robert war sehr glücklich hier und wir mit ihm." 1940 kam ihre Schwester aus England, 1942 heiratete ihr Bruder, sie selbst musste sich endlosen Operationen unterziehen und verlor bis zu ihrem Tod ständig an Gewicht. Über die politischen Nachrichten verliert sie kein Wort, nur einmal schreibt sie: „Manchmal kommt mir alles wie ein wüster Traum vor, aber leider weiß ich, dass es nur zu wirklich ist."

Prof. Nathan konnte nach Bestehen des amerikanischen Staatsexamens Ende 1940 in New York wieder als Dermatologe arbeiten, hielt Fachvorträge und hatte einen Lehrauftrag an der Skin-and-Cancer-Unit der New York University inne. Am 31. 1. 1945

427 Rieger, Jochem, 2010, www.rijo.homepage.t-online.de/pdf/DE_NU_JU_nathan.pdf.

wurde er naturalisierter Bürger der USA, seine zweite Frau Betty heiratete er am 14. 9. 1949. Die neue Adresse war 200 East 66th Street, NY 21.

1953 berechnete die Stadt Nürnberg für sein entgangenes Einkommen in der Zeit von 1933 bis 1945 einen Verlust von 45 734,55 RM, das nach § 3 des Bayerischen Entschädigungsgesetzes im Verhältnis 10:2 umgerechnet eine Entschädigung von 9146,91 DM ergab. Nach Intervention seines Nürnberger Anwalts Dr. Sienz stand ihm vom Landesentschädigungsamt ab Mai 1956 außerdem ein Ruhegeld von 1032,69 DM monatlich zu. Nach einem Besuch in Nürnberg in den 60er-Jahren äußerte er in einem Dankesschreiben für Geburtstagsglückwünsche der Stadt seine Bewunderung über den Wiederaufbau Nürnbergs.

Prof. Nathan verstarb nach jahrzehntelanger ärztlicher Tätigkeit in New York im November 1981. Zur Erinnerung an ihn richtete seine Witwe Betty Nathan den „Dr. Ernst Nathan Fund for Dermatological Research" und den „Dr. Ernst Nathan Fund for Biomedical Research" ein. Betty Nathan starb am 18. 1. 1983.[428]

Zu seinen Ehren wurde am 23. 5. 1995 eine Gedenktafel im Innenhof der Hautklinik des Klinikums Nürnberg Nord angebracht.[429] Am 30. 9. 1998 folgte die Umbenennung eines Teilabschnitts der Flurstraße und damit der Adresse des Klinikums Nürnberg Nord (KNN) in Prof.-Ernst-Nathan-Straße auf Initiative der Regionalgruppe der IPPNW in Nürnberg.[430]

428 StadtAN C 18/II, Nr. 11134; Rieger, Jochem, 2010, www.rijo.homepage.t-online.de/pdf/DE_NU_JU_nathan.pdf.

429 Damals Haus 19, inzwischen umgesetzt in den Innenhof der Häuser 14/16/17 vor Haus 16.

430 www.ippnw-nuernberg.de/aktivitaet3.html; www.klinikum-nuernberg.de/DE/aktuelles/knzeitung/2009/200903/ausstellung_ns.html. Bildnachweis: StadtAN C21_VII_109_Nathan_Ernst_2.

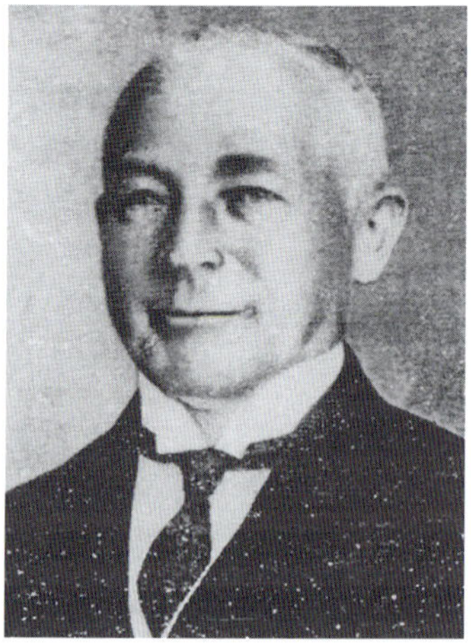

Dr. Sigmund Neuburger

Dr. Neuburger verwand die verleumderischen Angriffe auf ihn nicht und wählte zusammen mit seiner Ehefrau den Freitod.

Geboren in Weimersheim, Bezirksamt Weißenburg, am 10. 9. 1867, ließ sich Dr. med. Sigmund Neuburger in Nürnberg als Spezialarzt für Augenkrankheiten in der Karolinenstraße 8 nieder.[431] Er erhielt das König-Ludwig-Kreuz am 25. 8. 1916 und war seit dem 27. 12. 1928 Sanitätsrat.[432] Über seine Privatwohnung, in der er mit seiner Frau Frieda, geb. Gern, zusammenlebte, und seine persönlichen Verhältnisse ist nichts bekannt.

1936 erschien in der dritten April-Ausgabe der Wochenzeitung Der Stürmer ein Hetzartikel mit Bild (siehe Abbildung) gegen Dr. Neuburger, in dem er wegen angeblicher sexueller Belästigung von Frauen diffamiert wurde, mit folgendem Wortlaut:

> „Jud Neuburger. Der sonderbare Augenarzt
> Trotz der Nürnberger Gesetze mach der Jude immer wieder Versuche in die Gesellschaft deutscher Frauen und Mädchen zu kommen. Hat sich der Jude einmal das Vertrauen eines deutschen Mädchens erschlichen, dann hat er die Gelegenheit die Gebote seines Geheimgesetzbuches Talmud in die Tat umzusetzen. Hier steht geschrieben: ‚Es darf der Jude die Nichtjüdin mißbrauchen.' (Maimonides jad chasaka 2. 3.)
> In der Stadt der Reichsparteitage führt der Jude Sigmund Neuburger eine Praxis als Augenarzt. Er ist heute 69 Jahre alt. Dennoch treibt ihn sein Blut immer wieder zu deutschen Frauen und Mädchen. Mit Vorliebe macht er sich an Verkäuferinnen

431 Adressbuch1936, IV; Rohrbach, Jüdische Augenärzte, 2011, S. 79.

432 StadtAN C 21/X Nr. 6; Rieger/Jochem, Jüdische Ärzte, 2009, S. 195.

der Warenhäuser heran. Mit Geschenken und Süßigkeiten sucht er das Vertrauen der Mädchen zu gewinnen. Er ladet sie zu einem Besuche in seiner Praxis ein und erbietet sich auch leichte Hautkrankheiten zu behandeln. Warum der Augenarzt (!) Dr. Neuburger plötzlich auch Spezialist für Hautkrankheiten geworden ist, ist nicht schwer zu erraten. Im gegebenen Falle wäre er auch zum Ohren- und Darmspezialisten geworden. ‚Der Zweck heiligt die Mittel!' So sagt sich Jud Neuburger. Der Endzweck diese ‚liebevollen Behandlung' aber ist R a s s e n s c h a n d e. Ist der unstillbare Trieb des Juden nach Verbrechen an nicht jüdischen Frauen.
Die Nürnberger Polizei kennt die Judenfrage. Und deshalb hat sie für die ‚Hilfsbereitschaft' des Neuburger kein Verständnis. Sie bedeutete dem Juden seiner ‚Sympathien' für deutsche Verkäuferinnen zu entsagen. In einem anderen Falle würde sie durch geeignete Maßnahmen die deutschen Verkäuferinnen vor dem Juden zu schützen wissen."[433]

Kurz darauf, am 28. 4. 1936, beging Sigmund Neuburger mit seiner Ehefrau Selbstmord durch Vergiften.[434]

433 Der Stürmer 14 (1936) 17, „im April" 1936.

434 Jochem/Kettner, Gedenkbuch, 1998, S. 243, Nr. 1445; Rieger/Jochem, Jüdische Ärzte, 2009, S. 195. Bildnachweis: StadtAN „Der Stürmer" April 1936, AvPer 627.8.

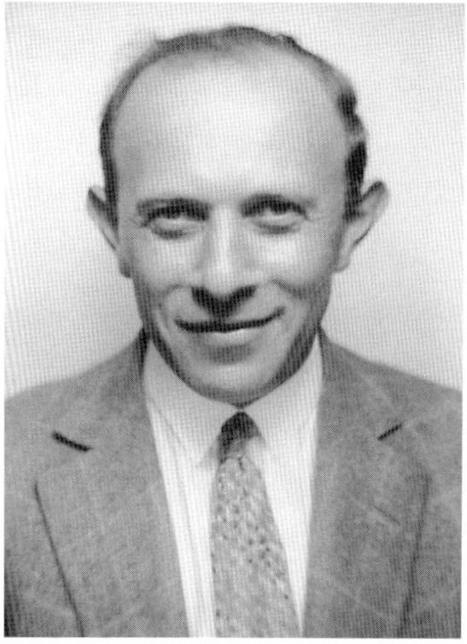

Dr. Willy Neuland

Dr. Neuland konnte sich in die USA absetzen und dort wieder auf seinem Fachgebiet arbeiten.

Dr. med. Willy Neuland wurde am 16. 1. 1891 in Bayreuth geboren, sein Medizinstudium absolvierte er in München, Jena, Würzburg und Berlin. 1915 wurde er als Arzt approbiert, drei Jahre später erwarb er seinen Doktortitel in Bonn. Seine klinische Ausbildung erhielt er offenbar in Berlin und zog am 20. 2. 1922 nach Nürnberg, Heideloffplatz 5. In der Glockenhofstr. 41 eröffnete Dr. Neuland 1922 seine Praxis als Kinderarzt.[435] Seine Mitgliedschaft in der Deutschen Gesellschaft für Kinderheilkunde wurde 1935 gestrichen.[436]

Am 12. 1. 1937 gelang ihm die Flucht in die USA,[437] wo er die Lizenz als Arzt erwerben und wieder als Pädiater arbeiten konnte. Seine Wohnadresse war 4700 Broadway, New York City. Dort ist er „vor 1956" gestorben. Weitere Angaben sind nicht verfügbar.[438]

Der Bruder von Dr. Willy Neuland war der spätere bayerische Senator Fritz Neuland und Vater von Charlotte Knobloch, der langjährigen Präsidentin der „Israelitischen Kultusgemeinde München und Oberbayern". Sie war von einer Hausangestellten der Familie als ihr eigenes uneheliches Kind ausgegeben worden und hat dadurch im mittelfränkischen Arberg den Holocaust überlebt.

435 StadtAN C 21/X Nr. 6; Adressbuch1936, IV, S. 43; Hadrich, Dornedden, Verzeichnis der deutschen Ärzte, 1935, zit. nach Seidler, Jüdische Kinderärzte, 2007, S. 352.

436 Seidler, Jüdische Kinderärzte, 2007, S. 352.

437 StadtAN C 21/X Nr. 6; Rieger/Jochem, Jüdische Ärzte, 2009, S. 195.

438 Bildnachweis: StadtAN C21_VII_110_Neuland_Willy_2a.

Dr. Ludwig Obermeyer

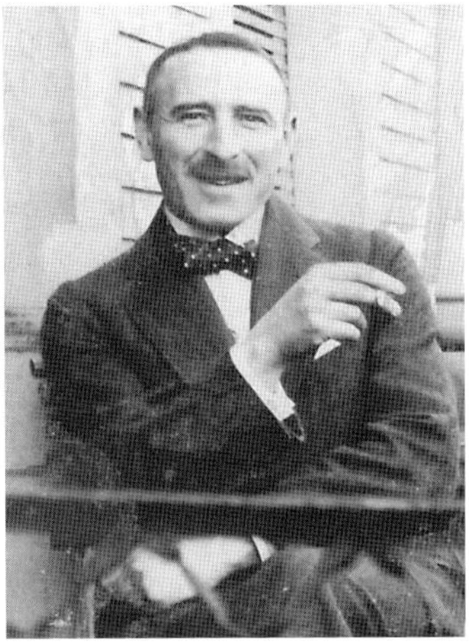

Der drohende Approbationsentzug gab den Ausschlag für seine Emigration nach Palästina.

Dr. med. Ludwig Obermeyer, am 27. 8. 1882 in Fürth geboren, war Allgemeinarzt in der Tafelfeldstraße 42.[439] Seinen Wohnsitz verlegte er am 24. 3. 1910 nach Nürnberg und lebte mit seiner Frau Lina, geb. 12. 1. 1892, und zwei Kindern in der Schreyerstr. 5.[440] Seine Kassenpraxis behielt er bis Anfang September 1938, als der Approbationsentzug drohte. Das Mitgliederverzeichnis der Ärztlichen Bezirksvereinigung und KV (S. 414) gibt 1936 seine Praxisadresse mit Weidenkellerst. 6 an, im Reichsmedizinalkalender von 1937 ist er mit seiner Praxisadresse Hefnersplatz 4 vermerkt.[441] Am 1. 9. 1938 wird im Ärzteblatt für Bayern die Aufgabe seiner Kassenpraxis bekannt gegeben.[442]

Am 27. 9. 1938, drei Tage vor dem zu erwartenden Approbationsentzug, ist die Familie nach Palästina ausgewandert. Zur Entschädigungssache, die sie am 24. 6. 1960 angestrengt hatte, liegt keine weitere Korrespondenz vor.[443]

439 Adressbuch 1933, IV, S. 38; 1934, IV, S. 35: Tafelfeldstr. 42; 1936, IV, S. 42: Weidenkellerst. 6; 1937, IV, S. 40 und 1938, I, S. 462: Hefnersplatz 4.

440 Ebenda, 1938, I, S. 462.

441 StadtAN C 21/X Nr. 7; Lautsch/Dornedden, Verzeichnis der deutschen Ärzte, 1937, S. 486.

442 Ärzteblatt für Bayern, 5 (1938) 22, 1. 9. 1938, S. 354.

443 StadtAN C 21/X Nr. 7; Rieger/Jochem, Jüdische Ärzte, 2009, S. 195; StAN Kriminalpolizeiinspektion Nürnberg, Nr. 2041. Bildnachweis: StadtAN C21_VII_112_Obermeyer_Ludwig_2.

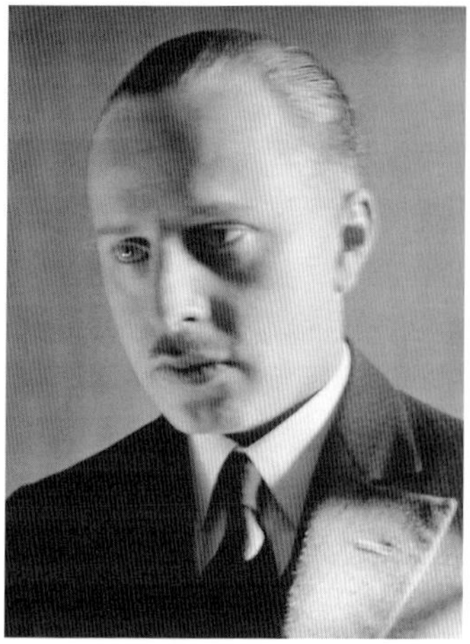

Dr. Robert Odenwald

Dr. Odenwald wanderte 1936 in die USA aus und praktizierte wieder als Arzt.

Dr. med. Robert Odenwald wurde am 25. 6. 1899 in Karlsruhe geboren. Nach seinem Zuzug am 24. 4. 1928 aus Berlin-Lankwitz war er seit dem 1. 10. 1928 als Facharzt für Nervenleiden in Nürnberg niedergelassen, seine Praxis lag am Hauptmarkt, Eingang Obstgasse 2 (Eisenbachhaus). Eine weitere Praxisadresse mit Wohnung bis März 1936 wird mit Theresienplatz 7 angegeben, 1937 ist er im Reichsmedizinalkalender nicht mehr erwähnt. Angaben über seine Frau und ein Kind fehlen.[444]

Auch als getaufter Jude erlebte er die Diskriminierung nach 1935 und seinen wirtschaftliche Abstieg. Handschriftlich gibt er Auskunft im Fragebogen des Landesentschädigungsamts (siehe Dok. S. 301):

> „Niedergelassen: 1929 in Nürnberg. Praxis völlig aufgegeben Aug 36. Kassen offiziell genommen 1935. Seit dem 1. Febr. 33 und ganz besonders nach dem 1. 4. 33. habe ich vom ersparten Kapital und vom Geld der Eltern meiner Frau fast durchweg gelebt. Ich hatte als Kunden nur einige wenige jüdische Arbeiter.
> Als bekannt wurde, dass [ich] getauft war, hatte [ich] gar keine jüdischen Kunden mehr. Die Christen kamen auch nicht mehr zu mir, da ich in deren Augen Jude war. Ich wurde von allen Seiten boykottiert, und dies bereits bevor mir offiziell die Kassen genommen wurden.
> Im Jahr, ich glaube es war 1935, ist mir auch durch Not erzwungene Vernachlässigung in Herzogenrath ein Kind gestorben."

444 Lautsch/Dornedden, Verzeichnis der deutschen Ärzte, 1937, S. 468; C 21/X Nr. 7; Rieger/Jochem, Jüdische Ärzte, 2009, S. 196.

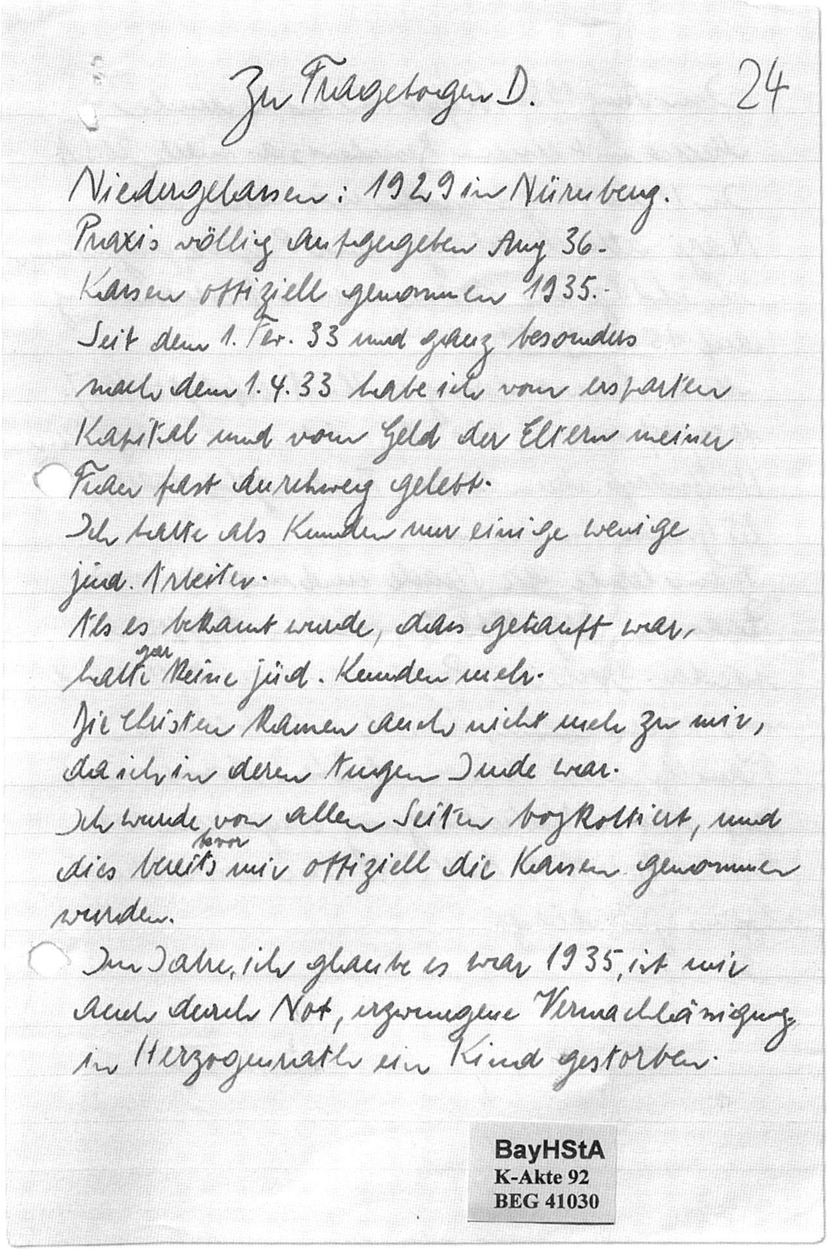
Zu Fragebogen D. 24

Niedergelassen: 1929 in Nürnberg.
Praxis völlig aufgegeben Aug 36.
Kassen offiziell genommen 1935.
Seit dem 1. Febr. 33 und ganz besonders nach dem 1.4.33 habe ich vom ersparten Kapital und vom Geld der Eltern meiner Frau fast durchweg gelebt.
Ich hatte als Kunden nur einige wenige jüd. Arbeiter.
Als es bekannt wurde, dass getauft war, hatte gar keine jüd. Kunden mehr.
Die Christen kamen auch nicht mehr zu mir, da ich in deren Augen Jude war.
Ich wurde von allen Seiten boykottiert, und dies bereits bevor mir offiziell die Kassen genommen wurden.
Im Jahre, ich glaube es war 1935, ist mir auch durch Not, erzwungene Vernachlässigung in Herzogenaurach ein Kind gestorben.

Bericht von Dr. Robert Odenwald im Entschädigungsantrag an das Landesentschädigungsamt über seine Zwangslage in Nürnberg.
BayHStA LEA 27319

Am 21. 8. 1935 wurde im Fränkischen Kurier die Nürnberger Ärztetafel vom Ärztlichen Bezirksverein veröffentlicht, in dem es heißt: „Dr. Odenwald ist [...] wegen Sabotierung des Gesetzes zur Verhütung erbkranken Nachwuchses von der kassenärztlichen Tätigkeit ausgeschlossen." Eine Bestrafung wird nicht erwähnt, doch wird es seinen Entschluss zur Auswanderung beschleunig haben. „Am 8. 1. 1937 wurde er von Amts wegen abgemeldet."

Seine Auswanderungssituation ergibt sich aus der notariell beglaubigten Erstattungsforderung vom 23. 5. 1960 im Entschädigungsantrag: „Auswanderung für 3 Personen – Fahrt, Transportieren für medizinische Instrumente und Apparate, Möbel, Kleider u. s. f. In 12 grossen Kisten. [...] In Hamburg wurden mir durch die Nazis alle Unterlagen und Papiere abgenommen. Ich schätze die Kosten meiner Auswanderung auf 15 000 Dollar."

Da er nur ein Besuchsvisum für die USA besaß, musste er nach den amerikanischen Bestimmungen wieder ausreisen und mit einem Einwanderungsvisum über eine Landesgrenze erneut einreisen. Der Grenzübertritt aus Mexiko fand Anfang 1937 statt, für die Fahrtkosten von New York nach Mexiko und zurück musste er selbst aufkommen.

Im handschriftlichen Bericht erklärt er weiterhin:

> „1936/37 war ich Krankenwärter und unbezahlter Hülfsarzt. Mein höchstes Taschengeld waren 25 Dollar im Monat. In der Stadt Passeic in New Jersey machte er ein Voluntariat am St. Mary's Hospital. Dann lernte [ich] die Sprache und machte mein Examen. Dez. 1938 ließ [ich] mich in Suffern [New York] nieder. Doch die Praxis war so unbedeutend im ersten Jahre, dass ich mit meiner Familie nicht davon leben konnte und auf fremde Unterstützung angewiesen war." „Kein Einkommen in 1936 und die Kosten für Examen (Schulden). Kein Einkommen in 1937 und Kosten für die Eröffnung einer medizinischen practice. [...] Erst ab Dez. 1939 hatte ich eine ausreichende Lebensgrundlage."

In dem Entschädigungsantrag vom 8. 8. 1956 machte er die Verdrängung aus dem Erwerbsleben geltend und die Beschränkung seiner Tätigkeit von 1933 bis August 1936. Durch den Verlust der kassenärztlichen Tätigkeit sei ihm ein Schaden von 8–10 000,– RM entstanden; Entschädigungszahlungen von 600,– DM werden am 20. 7. 1960 nur für die Auswanderungskosten erwähnt. Seine Anschrift in den USA lautete bei Antragstellung 1726 Eye Street, Washington D. C., wo er im Juli 1965 auch gestorben ist.[445]

445 BayHStA LEA 92, BEG 41030. Bildnachweis: StadtAN C21_VII_113_Odenwald_Robert_1.

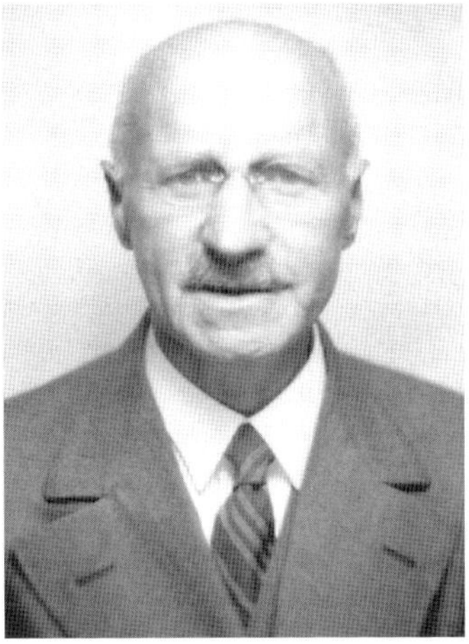

Dr. Dr. Martin Oettinger

Martin Oettinger ist mit seiner Frau in Theresienstadt umgekommen.

Dr. med. Martin Oettinger war ein praktischer Arzt und Chirurg in der Sulzbacher Straße 94. Der Reichsmedizinalkalender von 1937 gibt Mommsenstr. 37 an.[446] Er wurde am 28. 3. 1879 in Neumarkt (Oberpfalz) geboren und zog am 12. 10. 1911 nach Nürnberg. Mit seiner Ehefrau Lilli, geborene Lehmann, geb. am 16. 6. 1890 in München, und ihrem Sohn Hans Walter wohnte er in der Lindenastr. 26.[447] Ihr Sohn stellte gleich nach dem Regimewechsel im Alter von 17 Jahren einen Auswanderungsantrag in die Schweiz und erhielt – da er kein Einkommen hatte – ohne Abgaben die notwendige steuerliche Unbedenklichkeitsbescheinigung zur Erlangung eines Reisepasses.[448]

Mehrere Zeugenaussagen aus der Nachkriegszeit geben Aufschluss über das Schicksal der Familie. Nach Aussage des Hausbesitzers L. P. vom 21. 3. 1963 „war die Praxis nicht sehr gut besucht und ich habe mich gefragt, wie die Familie Oettinger lebt. Nach meiner Meinung war Dr. Oettinger leidend. Man kann ihn jedenfalls als alten Mann bezeichnen, obwohl er ja erst um die 50 Jahre war. [...] Vom Ärztl. Kreisverband konnte in Erfahrung gebracht werden, dass Dr. Ö. bis 1933 abgerechnet hat", am 1. 1. 1934 wurde die Praxis aber abgemeldet.

Über die Vorgänge in der Pogromnacht führte die Kriminalpolizei Nürnberg 1960 Ermittlungen durch und berichtete an das Entschädigungsamt:

446 Lautsch/Dornedden, Verzeichnis der deutschen Ärzte, 1937, S. 468.

447 StadtAN C 21/X Nr. 7; Rieger/Jochem, Jüdische Ärzte, 2009, S. 196.

448 StAN FA Ost 7401.

„Aussage von Frau M. H. vom 14. 9. 1960: ‚Mein verstorbener Mann Rudolf H. und ich sind im Jahre 1937 in das damals neuerbaute Anwesen Nürnberg, Güntherstr. Nr. 5, eingezogen. Kurze Zeit nach uns zog Dr. Oettinger und seine Frau in dieses Anwesen ein. Dr. Oettinger und seine Frau bewohnten damals eine Dreizimmerwohnung mit Küche und Bad. Die Oettingers waren zu damaliger Zeit schon ältere Leute. [...]'
Aussagen von Frau M. P. vom 21. 9. 1960: ‚Soviel mir noch bekannt ist, war Dr. Oettinger ein pensionierter städt. Arzt. Er und sie waren anständige, gebildete Leute und dürften meiner Ansicht nach gut eingerichtet gewesen sein.'
Aussage des Nachbarn F. L.: ‚In der Pogromnacht lag ich schon im Bett, als ich plötzlich großen Lärm im Hause hörte. Ich stand auf und ging auf die Treppe. Dort sah ich, daß SA-Leute die Betten aufschlitzten und wild die Wohnungseinrichtung zerstörten. Das Ausmaß der Zerstörung habe ich allerdings nicht gesehen. [...]'
Aussagen zur Pogromnacht von Frau M. P.: ‚In der Kristallnacht hörte ich den Nachtstunden in meinem Schlafzimmer, das sich über der Wohnung der Fam. Dr. Oettinger befand, mehrmals lautes Rumsen. Ich hatte das Gefühl, als ob im Haus etwas eingestürzt sei. Einen Tag nach der Kristallnacht sah ich auf dem Balkon der Fam. Oettinger einen meterhohen Haufen Kristallglas- u. Porzellanscherben.
Einige Tage später sah ich eine größere Menge Bettfedern vom Balkon der Fam. Oettinger herunterfliegen. Vermutlich wurden in der Pogromnacht auch die Betten der Fam. Oettinger aufgeschlitzt.'
Weitere Aussage von Frau M. H.: ‚Soviel ich mich erinnern kann, sind die Eheleute Oettinger 1939 nach Nürnberg, Prinzregentenufer Nr. 7 verzogen. Und von der Hausmeisterin A. S.: Im Jahre 1940 wurde das Anwesen Prinzregentenufer 7 von einer Dienststelle der Wehrmacht bezogen. Die jüdischen Bewohner des Hauses mussten zuerst ausziehen.'“[449]

Mit dem letzten Massentransport aus Nürnberg wurde das Ehepaar Oettinger nach Theresienstadt deportiert. Es ist davon auszugehen, dass Martin Oettinger am 22. 3. 1943 in Theresienstadt umkam und seine Frau in Auschwitz ermordet wurde.[450] Der Suchdienst des Roten Kreuzes gab ihrem Sohn Walter H. Oettinger in New York am 1. 10. 1947 die Auskunft, dass seine Eltern am 10. 9. 1942 mit dem Transport Nr. II/25-343 von Nürnberg nach Theresienstadt deportiert worden seien. Sein Vater sei

449 StAN Kriminalpolizeiinspektion Nürnberg, Nr. 2051.
450 Rieger/Jochem, Jüdische Ärzte, 2009, S. 196.

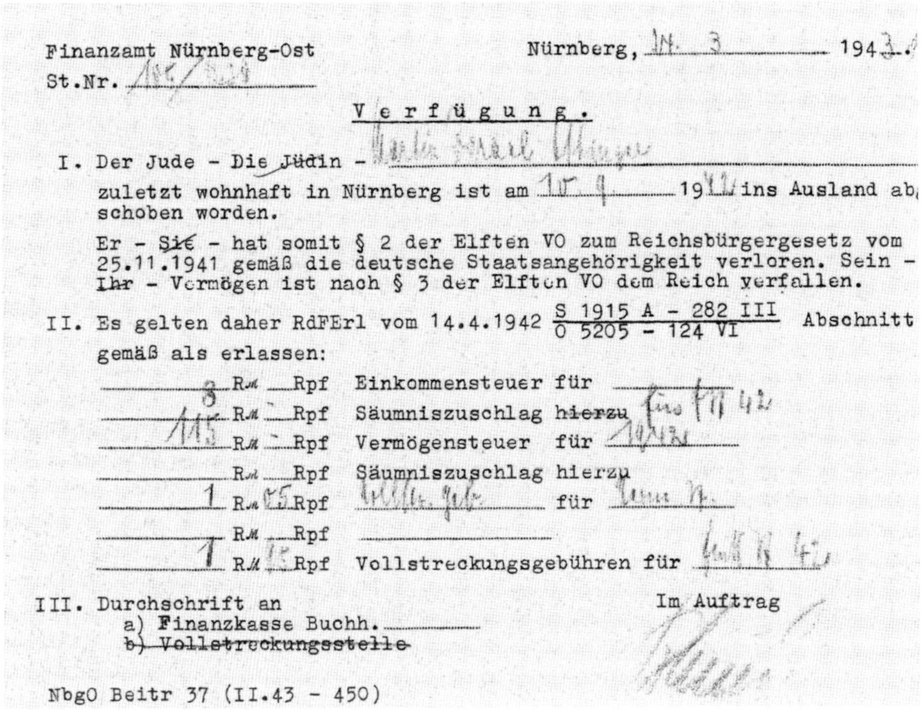

Finanzamt Nürnberg-Ost Nürnberg, ______ 1943

St.Nr. ______

V e r f ü g u n g .

I. Der Jude – ~~Die Jüdin~~ – ______

zuletzt wohnhaft in Nürnberg ist am ______ 19__ ins Ausland ab-
schoben worden.

Er – ~~Sie~~ – hat somit § 2 der Elften VO zum Reichsbürgergesetz vom 25.11.1941 gemäß die deutsche Staatsangehörigkeit verloren. Sein – ~~Ihr~~ – Vermögen ist nach § 3 der Elften VO dem Reich verfallen.

II. Es gelten daher RdFErl vom 14.4.1942 $\frac{\text{S 1915 A - 282 III}}{\text{O 5205 - 124 VI}}$ Abschnitt
gemäß als erlassen:

______ RM ___ Rpf Einkommensteuer für ______

______ RM ___ Rpf Säumniszuschlag ~~hierzu~~ ______

______ RM ___ Rpf Vermögensteuer für ______

______ RM ___ Rpf Säumniszuschlag hierzu

1 RM ___ Rpf ______ für ______

______ RM ___ Rpf ______

1 RM ___ Rpf Vollstreckungsgebühren für ______

III. Durchschrift an Im Auftrag

a) Finanzkasse Buchh.

~~b) Vollstreckungsstelle~~

NbgO Beitr 37 (II.43 – 450)

Verfügung des Finanzamts Nürnberg-Ost über den Einzug des Restvermögens von Martin „Israel“ Oettinger am 24. 3. 1943.

StAN WB III N 9542

am 22. 3. 1943 in Theresienstadt gestorben und am 24.–25. 3. 1943 eingeäschert worden. Seine Mutter wurde am 9. 10. 1944 mit dem Transport EP-1129 nach Auschwitz transportiert und wahrscheinlich in Auschwitz-Birkenau vergast.[451]

Das Theresienstädter Gedenkbuch vermerkt: „Mit transport II/25, Train Da 512 from Nuernberg […] to Theresienstadt, Ghetto, on 10/09/1942 deportiert“. Dr. Oettinger „perished im Jahr 1943 in Terezín, Camp“. Lilli Oettinger wurde „mit transport Ep from Theresienstadt, Ghetto, Czechoslovakia, to Auschwitz Birkenau, Camp, on 09/10/1944“ deportiert.[452]

451 StAN WB III N 9542, S. 34.

452 Häftlingsliste des Lagers Theresienstadt, Theresienstädter Gedenkbuch Band III, Die Opfer der Judentransporte, 2000; www.yadvashem.org/wps/portal/IY_HON_Welcome; www.jewishgen.org/yizkor/nuremberg/nur009.html; www.bundesarchiv.de/gedenkbuch/directory.html.

Am Tag seiner Einäscherung stellte das Finanzamt Nürnberg-Ost eine Verfügung aus, nach der „Martin Israel Oettinger am 10. 9. 1942 ins Ausland abgeschoben worden" ist. Nach der 11. VO zum Reichsbürgergesetz habe er seine deutsche Staatsangehörigkeit verloren, sein Vermögen sei dem Reich verfallen, daher gelten seine Vermögenssteuer von 115,– RM, ein Säumniszuschlag von 1,05 RM und die Vollstreckungsgebühr von 1,95 RM als erlassen [sic] (siehe Dok. S. 305).[453]

Nach dem Krieg tritt ein nicht näher bezeichneter Verwandter von Martin Oettinger, geb. am 29. 8. 1892 in Uffenheim, aus New York als Antragsteller für die Rückerstattung von entzogenem Vermögen und Zwangsverkäufen auf.[454] Am 8. 7. 1938 war das Grundstück Nürnberg Galgenhof für 38 666,– RM plus Hypothek von 14 933,– RM an die Brauereibesitzer L. und L. V. abgegeben worden. Durch Beschluss vom 17. 10. 1951 wurde die Rückgabe des mit einer Hypothek belasteten Grundstücks für 7000,– DM ausgeglichen. Weitere 2000,– DM erhielt er am 19. 6. 1964 für den Verlust an Eigentum und Vermögen, zu denen auch Sammlerstücke wie alte Münzen gehörten.[455] Für die Zerstörung der Wohnungseinrichtung kam es am 22. 9. 1972 zu einem Vergleich über 650,– DM.[456] Das Verfahren wurde am 25. 5. 1977 eingestellt, da es vom Antragsteller nicht weiter betrieben wurde.[457]

453 StAN WB III N 9542.

454 Ebenda. Das Verwandschaftsverhältnis ist unklar.

455 StAN OFD – Bund, Rep. 274/I Bd. 3, Nr. 8859.

456 StAN WB III N 9542.

457 StAN WB III N 6127. Bildnachweis: StadtAN C21_VII_113_Oettinger_Martin_2.

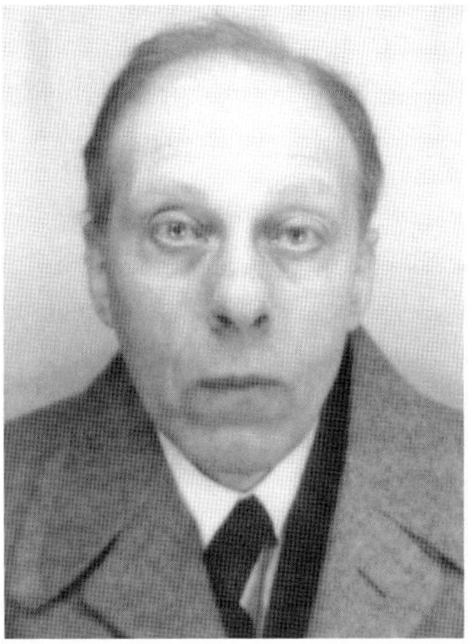

Dr. Karl Piorkowsky

Dr. Karl und Edith Piorkowsky wurden 1941 deportiert und kamen im KZ Riga-Jungfernhof um.

Dr. med. med. Karl Piorkowsky, der am 14. 11. 1883 in Leipzig geboren wurde, war in Nürnberg Facharzt für Haut- und Geschlechtskrankheiten. 1908 approbierte er und kam am 20. 1. 1909 aus Berlin nach Nürnberg. Seine Ehefrau Edith Piorkowsky, geborene Grabowski, stammte aus Kattowitz/Oberschlesien und wurde dort am 18. 9. 1890 geboren. Mit ihrem Sohn Franz Emil, geboren am 7. 5. 1920 in Nürnberg, wohnten sie in der Kaiserstraße 37 in einer großen Wohnung, die gleichzeitig die Praxisräume enthielt.[458]

Es liegt eine notariell beglaubigte Aussage von Frau B. A. vom 11. 9. 1961 in den Entschädigungsakten vor:

> „Die Familie Dr. Karl Piorkowsky hat im Haus meiner Großeltern, Nürnberg, Kaiserstrasse 37, lange Jahre gelebt. Es handelte sich um sehr große Wohnungen mit 8 – 9 Räumen, ohne Nebenräume. Die Wohnung der Familie Piorkowsky war – besonders für damalige Verhältnisse – luxuriös eingerichtet.
> Ich erinnere mich, daß der Salon, das Wohnzimmer und das Esszimmer mit z. T. antiken Möbeln, echten Teppichen und wertvollen Bildern ausgestattet war; auch die Schlafzimmer waren sehr gut möbliert. Mir ist eine Statue und eine sehr große Bibliothek mit Original-Zeichnungen noch in Erinnerung.

458 StadtAN C 21/X Nr. 7; Rieger/Jochem, Jüdische Ärzte, 2009, S. 196; Eppinger, Jüdische Dermatologen, 2001, S. 234; Krischel u. a., Urologen, Bd. 2, 2011, S. 71; www.bundesarchiv.de/gedenkbuch/directory.html.

Das Sprechzimmer war mit vielen, zu der damaligen Zeit noch wenig bekannten Gräten ausgestattet. Auch das Wartezimmer war sehr geräumig und gut möbliert. Im Jahre 1938 konnte Herr Dr. Karl Piorkowsky seine Arztpraxis nicht mehr ausüben und musste in eine kleinere Wohnung umziehen: Wahrscheinlich hat er den größten Teil der Möbel verkauft und den Rest anderswo eingestellt; dieser Rest dürfte anläßlich seiner Deportation beschlagnahmt worden sein.“[459]

Ihr Sohn berichtete, dass die „Praxis in den Jahren der Machtergreifung schwer gelitten“ habe. Am 10. 3. 1938 – noch vor dem Approbationsentzug für jüdische Ärzte – musste Dr. Piorkowsky seine ärztliche Tätigkeit einstellen. Die genauen Gründe werden nicht genannt. 1937 vermerkt der Reichsmedizinalkalender noch die Praxiswohnung Kaiserstr. 37, nach der Praxisaufgabe 1938 mussten sie aber in eine 2-Zimmer-Wohnung in der Adlerstr. 33, bei Herz, umziehen.[460] Ihrem Sohn konnten sie noch zur Auswanderung verhelfen, er entkam im September 1938 nach England.

Aus finanzieller Not mussten sie persönliche Gegenstände weit unter Wert versetzen. Beispielsweise wird die Ablieferung von Teilen der „Wohnungseinrichtung, Uhrgehäuse, Alt-, Bruch- und Gebrauchssilber“ vom 3. 3. 1939 in der Pfandleihanstalt Nürnberg erwähnt. Die Erlöse waren jeweils 250,–, 244,–, 86,– und 2,50 RM. Für die Zwangsablieferung gab es keine Quittung, sodass der Nachweis später nicht möglich war.[461] Der Vermögensentzug wurde auch bei Kleinbeträgen bürokratisch durchgesetzt: Für eine abgelieferte Silbertasche, Fleischbesteck, goldene Damenuhr und goldenen Ring wurden 6,12 RM auf ein Sperrkonto überwiesen, 1,22 RM ging an das Reich.[462]

Am 29. 11. 1941 wurde das Ehepaar von Nürnberg nach Riga-Jungfernhof, dem Außenlager des Ghettos Riga, deportiert, wo die meisten Opfer an Hunger, Kälte und Seuchen starben oder in die Vernichtungslager verschleppt wurden. Karl und Edith Piorkowsky wurden am 31. 12. 1945 in der Nürnberger Einwohnermeldekartei für tot erklärt.[463]

459 StAN WB III N 1997.

460 Lautsch/Dornedden, Verzeichnis der deutschen Ärzte, 1937, S. 469; Rieger/Jochem, Jüdische Ärzte, 2009, S. 196.

461 StAN WB III N 1997.

462 StAN OFD – Bund, Rep. 274/I Bd. 3, Nr. 8908.

463 StadtAN C 21/X Nr. 7; Jochem/Kettner, Gedenkbuch, 1998, S. 260, Nr. 1543–1544; 2002, S. 46, Nr. 1543; Rieger/Jochem, Jüdische Ärzte, 2009, S. 196; www.jewishgen.org/yizkor/nuremberg/nur009.html.

Ihr Sohn in England, der sich in Francis Bartholomew Pulteney umbenannt hatte, stellte am 13. 10. 1960 einen Entschädigungsantrag. Seine Eltern seien „deportiert worden und in der Deportation umgekommen".[464] Ein Vermögensnachweis gelang zunächst nicht, da keine Belege und Zeugen aufzufinden waren und das Anwesen Kaiserstraße 37 „total zerstört" worden ist.[465] Auf die Zeugenaussage von Frau B. A. 1961 vor dem Notar Dr. G. F. in München erhielt er am 30. 12. 1963 eine Entschädigung von 600,– DM für Hausrat und 2550,– DM für Wertgegenstände. Er verzichtete auf weitere Ansprüche.[466]

464 StAN WB III N 1997.

465 StAN Kriminalpolizeiinspektion Nürnberg, Nr. 2180.

466 StAN WB III N 12383. Bildnachweis: StadtAN C21_VII_118_Piorkowsky_Karl_1.

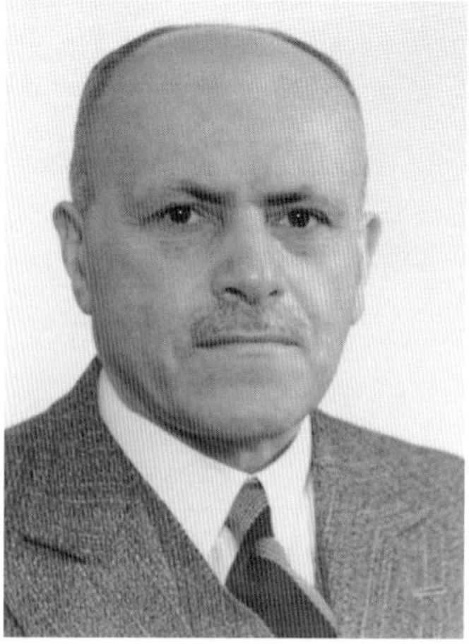

Dr. Albert Regensburger

Nach den vorliegenden Steuerakten gelang ihm nach einem jahrelangen Auswanderungsversuch noch in der Kriegszeit die Flucht in die USA.

Geboren wurde Dr. med. Albert Regensburger am 4. 7. 1881 in Ichenhausen bei Günzburg/Bayern, er zog am 1. 4. 1910 nach Nürnberg. Hier war er Arzt für Innere Krankheiten, speziell des Herzens und der Gefäße, und Partner von Dr. Theodor Goldenberg in einer Gemeinschaftspraxis in der Vorderen Ledergasse 28/I.[467] Die Praxis verfügte über ein Laborzimmer und ein Röntgenzimmer, außerdem hatten sie eine angestellte Assistentin und eine Sprechstundenhilfe. Dr. Regensburger und seine Ehefrau Frida Regensburger, geborene Holzinger, geb. am 27. 2. 1894 in Fürth, hatten einen Sohn Max, der am 23. 9. 1922 geboren wurde. Die Privatadresse Fürtherstr. 9a war auch die Praxisadresse.[468]

Am 19. 9. 1933 stellte die Ermittlungsstelle des Landesfinanzamts Nürnberg bei einer Steuerprüfung fest, dass zwar ein „Krankenjournal mit Krankengeschichten und die berechneten Beträge" vorhanden waren, z. B. 5,– RM für eine Sprechstunde, aber die „Aufschreibungen über die angeblichen Zahlungseingänge" unvollständig waren und das Einkommen aus Kapitalvermögen nicht versteuert waren. Es handele sich um „offensichtlich absichtliche Steuerverkürzung", die nachgezahlt werden sollte. Wegen der besonderen Bedingungen der Praxisgemeinschaft reichte Dr. Regensburger am 1. 12. 1933 Einspruch gegen eine Nachzahlung ein, das Endergebnis ist nicht vermerkt.[469]

Offenbar waren bei dem Ehepaar bald darauf Auswanderungspläne gereift, denn am 31. 12. 1935 wird ihnen ein Kontokurrentkredit eingeräumt, um Forderungen der

467 StadtAN C 21/X Nr. 7; Rieger/Jochem, Jüdische Ärzte, 2009, S. 196; Dr. Goldenberg S. 202.
468 Ebenda; Lautsch/Dornedden, Verzeichnis der deutschen Ärzte, 1937, S. 469; StAN FA West 182.
469 StAN FA West 182.

Devisenstelle des Finanzamts in Höhe von 14 779,– RM abzudecken. An Vermögen werden Wertpapiere und ein Drittanteil eines Anwesens am Bahnhofsplatz in Fürth erwähnt. Die Regelung der Abgaben und Beantragung der notwendigen Papiere muss sich über zwei Jahre hingezogen haben, erst am 29. 10. 1937 erhalten sie vom Finanzamt West, Camerariusstr. 4, eine erste Mitteilung über die „Ausstellung einer steuerlichen Unbedenklichkeitsbescheinigung für Personen, die auszuwandern beabsichtigen". Ein Verbot seiner ärztlichen Tätigkeit durch den Approbationsentzug am 30. 9. 1938 wird nicht extra erwähnt, betraf ihn aber wie alle jüdischen Ärzte. Die Auswanderung wurde allmählich umso dringlicher, da er nur noch von seinem Vermögen leben konnte.

Inzwischen waren aber die Vorschriften für finanzielle Abgaben immer restriktiver geworden. So wurden am 2. 11. 1938 seine Wertpapiere bei der Deutschen Bank in Höhe von 13 265,19 RM verpfändet und an das Finanzamt West abgetreten. „Da sie jedoch Eigentum eines Juden sind, kann ein Verkauf nach den derzeitigen Bestimmungen vorerst nicht stattfinden." Bald darauf erhielt er vom Finanzamt West am 25. 11. 1938 ein Sicherheitsbescheid an seine Adresse Fürtherstr. 9a, in dem ihm nach § 7 der Reichsfluchtsteuervorschriften eine Abgabe von 13 000,– RM auferlegt wird. „Die Sicherheit ist binnen 2 Wochen zu leisten." Ein Einspruch sei möglich, würde aber „seine Vollstreckung nicht aufhalten".[470] Für abgelieferten Schmuck und Wertgegenstände beim Leihamt der Stadt Nürnberg, 22 Artikel insgesamt, wurden 286,20 RM auf ein Konto gutgeschrieben, das ihnen nicht zugänglich war, 81,01 RM nahm das Reich ein.[471]

Noch 1940 gibt er eine Vermögenssteuer-Erklärung ab. Um die Steuerbeträge aufzubringen, verkauft er seinen Anteil am Fürther Anwesen am 17. 4. 1940 für 24 500,– RM an Otto W. aus Herzbruck bei Hersbruck. Noch am selben Tag beantragt er eine steuerliche Unbedenklichkeitsbescheinigung für die Ausstellung eines Reisepasses und die Freigabe des Umzugsguts. Die Steuerschuld war ihm am 10. 4. 1940 gestundet worden, bis die Verkaufssumme für das Fürther Anwesen ausgezahlt war.

Endlich am 15. 8. 1940 wird die Familie „polizeilich abgemeldet nach USA (New York)",[472] nachdem der Betrag von 9352,– RM für die Reichsfluchtsteuer an das Finanzamt überwiesen worden war. Der Weg seiner Ausreise ist nicht bekannt, Entschädigungsakten fehlen. Sein Auswandererguthaben bei der Deutschen Bank betrug am

470 StAN FA West 181.

471 StAN OFD – Bund, Rep. 274/I Bd. 3, Nr. 8957.

472 Nach StadtAN C 21/X Nr. 7 am 10. 8. 1940.

Geheime Staatspolizei
Staatspolizeistelle Nürnberg-Fürth

51/739

Nr.295/I.

Nürnberg 1, Abholfach 210
Fernsprecher: Nr. 25541 und 27741
Postscheckkonto Nürnberg Nr. 35696

Nürnberg, den 17.Februar 1941.

Finanzamt Nürnberg West
Eingang: 20.FEB.1941

57

An

das Finanzamt Nürnberg-West,

N ü r n b e r g - 4,

Camerariusstr.

Betrifft: Sicherstellung des Vermögens des Juden Dr.Albert Israel R e g e n s b u r g e r,geb.4.7.1881 in Ichenhausen, seiner Ehefrau Frieda Sara,geb.Holzinger,geb. 27.2.1894 in Fürth und des Sohnes Max Israel,geb.23.9. 1922 in Nürnberg, zuletzt in Nürnberg, Fürtherstr.9a.

Gegen die vorgenannten Juden ist das Ausbürgerungsverfahren eingeleitet, das Vermögen ist gemäss Erlass des Reichssicherheitshauptamtes in Berlin polizeilich sicherzustellen.

Zur Durchführung der Sicherstellung bitte ich Sie um Mitteilung, aus welchen Grundstücken das mir von Ihnen benannte Grundvermögen in Höhe von RM 25 333.-- besteht und wo sich das „sonstige Vermögen" in Höhe von RM 12 460.-- befindet. Ferner bitte ich um Angabe des Bevollmächtigten der Juden Regensburger.

I.A.

Vermögenseinzug nach der Auswanderung von Dr. Albert „Israel" Regensburger am 17. 2. 1941.

StAN FA West 181

25. 10. 1940 noch 1042,68 RM. Nach der Ausreise lief der Automatismus Ausbürgerung, Aberkennung der Staatsangehörigkeit (19. 12. 1942) und Beschlagnahmung des Vermögens ab. Die Gestapo erkundigt sich in einem Schreiben vom 17. 2. 1941 beim Finanzamt nach dem Verbleib der restlichen Vermögenswerte, um sie für das Reich zu beschlagnahmen (siehe Dok. S. 312).[473]

473 StAN FA West 181. Bildnachweis: StadtAN C21_VII_123_Regensburger_Albert_1a.

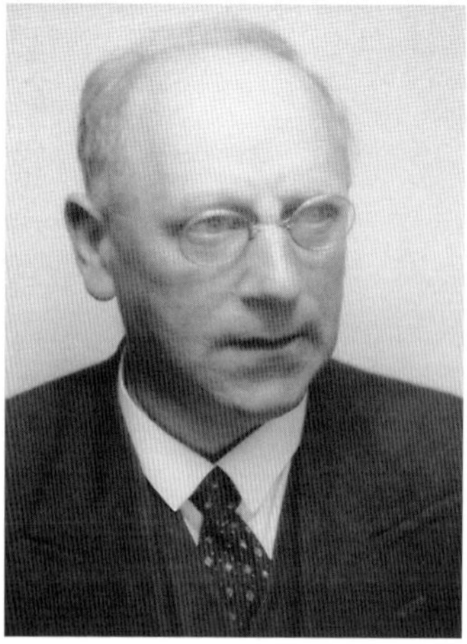

Dr. Moritz Reichsthaler

Während die Tochter rechtzeitig flüchten konnte, ist das Ehepaar Reichsthaler im KZ umgekommen.

Dr. med. Moritz Reichsthaler wurde in Leipzig am 19. 12. 1880 geboren. In Nürnberg arbeitete er als Praktischer Arzt und Geburtshelfer in der Humboldtstraße 143. Mit seiner Ehefrau Grete (Gretchen) Reichsthaler, geborene Podzahradsky, geb. am 28. 10. 1888, wohnt er bis August 1933 in der Humboldtstr. 143, dann in der Praxiswohnung Glockenhofstr. 25. Ihre Tochter Klara wurde am 16. 10. 1921 geboren.[474]

Nach dem Verlust der Kassenzulassung ließen die Einnahmen schnell nach, da er keine Privatpatienten hatte. Im späteren Entschädigungsantrag der Tochter wird der Verlauf zusammengefasst:

> „Der Verstorbene sei als prakt. Arzt und Geburtshelfer in Nürnberg tätig gewesen. Nach der Machtübernahme sei seine Praxis wegen seiner Abstammung immer mehr zurückgegangen. Nachdem ihm die Zulassung zur Ortskrankenkasse entzogen worden sei, habe er schließlich seine Praxis ganz aufgeben müssen."

In der Pogromnacht 9.–10. 11. 1938 sei die Wohnung geplündert, und es sei „viel zerstört" worden. Daraufhin zog die Familie in das Maxfeld 173 um.[475] Seit dem 30. 9. 1938 war auch seine Bestallung erloschen. 1941 waren sie „auf Grund der Polizeiverordnung über die Kennzeichnung von Juden v. 1. 9. 1941 verpflichtet, v. 19. 9. 1941 bis zu ihrer Deportation am 29. 11. 1941 den Judenstern zu tragen".

474 StadtAN C 21/X Nr. 7; Lautsch/Dornedden, Verzeichnis der deutschen Ärzte, 1937, S. 469; Rieger/Jochem, Jüdische Ärzte, 2009, S. 196.

475 BayHstA LEA 29689, BEG 18617.

Dr. Moritz Reichsthaler und seine Frau Grete wurden am 29. 11. 1941 nach Riga-Jungfernhof, dem Außenlager des Ghettos Riga, deportiert. Sie seien „nicht mehr zurückgekommen" und galten als „verschollen".[476] Ihr Todestag wird mit 15. 2. 1942 angegeben.[477] Die Wohnungseinrichtung wurde 14 Tage nach der Deportation von der Gestapo abgeholt, eingelagert und beschlagnahmt. Nach ihrer Verschleppung beschlagnahmte die Gestapo am 31. 3. 1942 ihr Vermögen und zog es am 11. 6. 1942 ein.[478]

Das Comité International de la Croix-rouge gibt am 2. 3. 1956 Auskunft über die Verschleppung von Grete und Moritz Reichsthaler an das Landesentschädigungsamt München:

> „In unseren Unterlagen sind nur folgende Angaben enthalten:
> 1. Dr. Reichsthaler, Moritz, letzter Wohnort: Nürnberg, wurde am 29. November 1941 von der Gestapo München nach Jungfernhof bei Riga evakuiert. (In der Transportliste erscheint auch Reichsthaler, Grete).
> 2. In einer Liste, ausgestellt am 23. August 1946 von der Polizeidirektion (Einwohnermeldeamt) Nürnberg, ist vermerkt: Dr. med. Reichsthaler, Moritz, geboren am 19. 12. 1880 in Leipzig, Staatsangehörigkeit: (staatenlos) Juden, verzogen 17. 11. 1941 Riga (erscheint mit Gretchen)."[479]

Die Israelitische Kultusgemeinde stellte am 28. 4. 1957 eine Deportationsbescheinigung aus: „Dr. Moritz Reichsthaler u. seine Ehefrau Grete, zuletzt wohnhaft in Nürnberg wurden am 29. 11. 1941 von Nürnberg Langwasser nach dem KZ. Lager Riga-Jungfernhof deportiert. Von diese Deportation sind sie nicht mehr zurückgekehrt, mit ihrer Vernichtung muss gerechnet werden." Ihre Tochter Klara Waelder, geborene Reichsthaler, äußert sich am 6. 8. 1957: „Meine Eltern sind im Jahre 1941 in die Direktion Riga deportiert worden. Ich war damals schon im Ausland und sie sind nach den mir bekannten Tatsachen schon nach ein paar Monaten später umgekommen."

Noch 1941 wird von ihr eine Einkommensteuererklärung abgegeben, die Beitreibung wird aber am 7. 5. 1942 niedergeschlagen, da „Schuldner ins Ausland verzogen" ist.[480]

476 StadtAN C 21/X Nr. 7; Jochem/Kettner, Gedenkbuch, 1998, S. 272, Nr. 1620, S. 273, Nr. 1621; Rieger/Jochem, Jüdische Ärzte, 2009, 196; www.bundesarchiv.de/gedenkbuch/directory.html; www.jewishgen.org/yizkor/nuremberg/nur010.html.

477 BayHStA LEA 29689, BEG 18617; Rieger/Jochem, Jüdische Ärzte, 2009, S. 196.

478 StAN FA Ost 7607–7610.

479 BayHStA LEA 18617.

480 StAN FA Ost 7604.

Sie konnte am 17. 5. 1939 noch rechtzeitig nach Frankreich emigrieren[481] und schreibt:[482]

„Um der rassischen Verfolgung zu entgehen, habe ich Deutschland im Mai 1939 verlassen. Ich habe bis zu dieser Zeit bei meinen Eltern gelebt und meine Absicht war gewesen, denselben Beruf wie mein Vater zu wählen, d. h. Ärztin zu werden. Ich bin in die höhere Töchterschule gegangen.
Nachdem ich mittellos in Frankreich war, war es mir natürlich nicht möglich zu studieren. Ich wurde von einem Onkel aufgezogen und als Frankreich dann von den Deutschen besetzt wurde, habe ich mich unter einer falschen Identität als Dienstmädchen engagiert. (Selz – 128, Ave. de Suffreu á Paris).
Nice, le 31 Octobre 1954
Waelder“

Nach dem Krieg lässt sie sich in Nizza, 5 Avenue Ernst Lasalle, nieder und stellt von dort als direkte Erbin einen Antrag an die Wiedergutmachungsbehörde.[483] „Wegen Hingabe von Wertpapieren im Annahmewert von 21 900,– RM“ wird am 4. 5. 1953 eine Zahlung von 2000,– DM geleistet und am 8. 7. 1959 für Sonderabgaben 4780,– DM. Weitere Schadensansprüche sind nicht vermerkt. Der Verbleib der Tochter wird nicht erwähnt.[484]

481 StAN FA Ost 7604, 7605.

482 BayHStA LEA 18617.

483 StAN Kriminalpolizeiinspektion Nürnberg, Nr. 2299a.

484 BayHStA LEA 18617. Bildnachweis: StadtAN C21_VII_124_Reichsthaler_Moritz_1b.

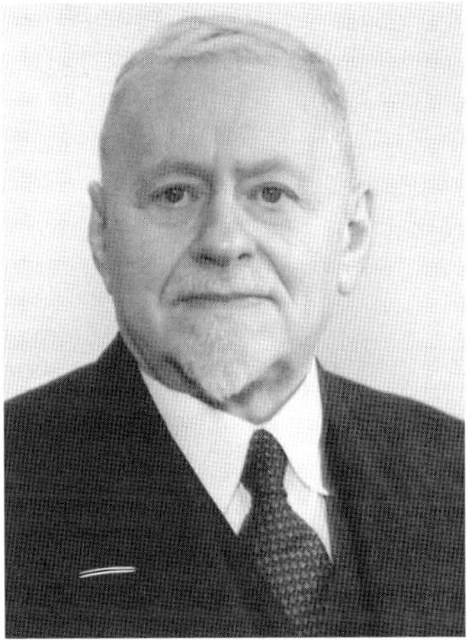

Dr. Adolf Reis

Durch die späte Auswanderung nach England verlor Dr. Reis sein gesamtes Vermögen.

Von Dr. med. Adolf Reis ist bekannt, dass er am 11. 9. 1869 in Mannheim geboren ist und am 3. 11. 1898 von Berlin nach Nürnberg kam. Mit seiner Frau Josefine (Betty), geb. am 5. 4. 1869, wohnte er in der Glockenhofstr. 4, später in ihrem eigenes Haus Pilotystr. 15. Ihre beiden Töchter waren Elisabeth und Hildegard.

In der Lorenzerstr. 1/I ließ er sich um 1900 als Nervenarzt nieder.[485] Er war Kriegsrenten-Empfänger und erhielt als Frontkämpfer nach einem Einspruch beim Reichsinnenministerium seine entzogene Kassenzulassung 1934 wieder zurück, wurde aber zum 1. 4. 1934 von der Rechnungserstattung der Privatversicherung Deutscher Ring ausgeschlossen.[486] Am 17. 4. 1934 gab er im Alter von 65 Jahren seine ärztliche Tätigkeit auf.[487]

Die Vermögenserklärung von 1938 enthält neben den Kontoeinlagen noch den Hausbesitz Pilotystraße 15 und Wertpapiere. Nach Entrichtung der vielfältigen Abgaben wanderte er mit seiner Frau am 6. 3. 1939 über Holland nach England aus und wurde amtlich am 17. 3. 1939 nach Radlett (England) abgemeldet.[488] Ihre Adresse in England war Radlett, Herfordshire, Loom Lane 16, im nördlichen Außenbezirk von London mit einer großen jüdischen Bevölkerung.[489]

485 StadtAN C 21/X Nr. 7; Adressbuch 1932, I, S. 291, und III, S. 31; 1933, I, S. 534; 1934, I, S. 499, IV, S. 35; Lautsch/Dornedden, Verzeichnis der deutschen Ärzte, 1937, S. 469; Rieger/Jochem, Jüdische Ärzte, 2009, S. 196.

486 Ring-Blätter, 3 (1934) 1, Ausschlussliste Nr. 3, siehe Leibfried/Tennstedt, Berufsverbote, 1980, S. 265.

487 Ring-Blätter 3 (1934) 3, in: Leibfried/Tennstedt, Berufsverbote, 1980, S. 269.

488 StAN FA Ost 7626.

489 StAN FA Ost 7622–7625.

Nach dem Erlass des Reichssicherheitshauptamts vom 26. 9. 1940 folgte die Ausbürgerung und auf Grund der 11. Verordnung zum Reichsbürgergesetz automatisch der Einzug des Vermögens, das zu dem Zeitpunkt noch 61 000,– RM betrug. Selbst der geringe Erlös von 25,20 RM aus der Ablieferung von 9 Wertgegenständen beim Leihamt wurde am 18. 2. 1941 noch in einem amtlichen Vorgang eingezogen.[490]

490 StAN OFD – Bund, Rep. 274/I Bd. 3, Nr. 8969. Bildnachweis: StadtAN C21_VII_125_Reis_Adolf_3.

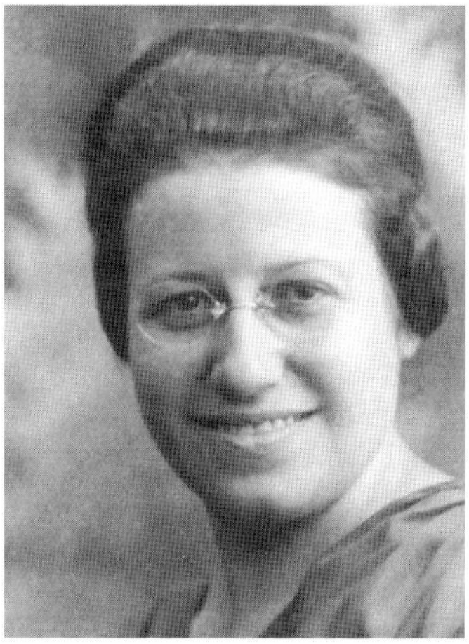

Dr. Margot Riesenfeld

Noch nach der Emigration wurde
Frau Dr. Riesenfeld verschleppt und ermordet.

Frau Dr. med. Margot Riesenfeld war die Tochter von Alfred und Jenny Riesenfeld, geborene Brauer. Sie wurde am 2. 2. 1895 in Würzburg geboren und hatte noch eine Schwester Betty, verheiratete Sussmann, und die beiden Brüder Bruno und Walter, die alle überlebten. Sie selber war ledig. Am 11. 3. 1924 ist sie nach Nürnberg gekommen, wo sie als Allgemeinärztin in der Glockenhofstraße 23 praktizierte. Auch ihre Wohnung wird mit Glockenfeldstr. 23/0 bei Burkmann angegeben.[491]

Nach dem Entzug der kassenärztlichen Zulassung für alle jüdischen Ärzte zog sie die Konsequenzen und wanderte am 4. 7. 1933 nach Holland aus. Die Kassenärztliche Vereinigung Bayerns teilte am 6. 6. 1962 über die Abrechnung des Jahres 1933 mit, dass sie „im 2. Quartal noch einen geringen Betrag abgerechnet hat". Der Umzug nach Amsterdam war mit Praxiseinrichtung und Auto möglich. Bereits am 18. 7. 1933 konnte sie ihre neue Praxis eröffnen. „In Amsterdam hatte sie bei ihrer Einwanderung keine Schwierigkeiten, eine Praxis zu eröffnen, weil sie 1922/23 in Holland die holländische Sprache erlernt und das holländische medizinischen Examen abgelegt hatte." Sie wohnte in Amsterdam-Zuid, Scheldestraat 187.

Über die Ereignisse nach dem Einmarsch der deutschen Truppen gibt ein Schreiben vom 29. 1. 1962 Auskunft:

> „Es war [ihr] bei ihrer Einwanderung nach Holland gelungen, sich eine gute Arztpraxis zu schaffen, da sie die holländische Sprache beherrschte. Als die Deutschen

491 StadtAN C 21/X Nr. 7; Rieger/Jochem, Jüdische Ärzte, 2009, S. 196; StAN Kriminalpolizeiinspektion Nürnberg, Nr. 2386; www.bundesarchiv.de/gedenkbuch/directory.html; www.jewishgen.org/yizkor/nuremberg/nur010.html.

in Holland einzogen, unterlag auch Frau Dr. Riesenfeld den Beschränkungen der sogenannten nichtarischen Ärzte. Sie durfte nur noch Juden behandeln. Der Hauptteil ihrer Patienten blieb fort, so dass die Praxis bis auf ein Minimum zusammenschmolz, das nicht einmal die Unkosten deckte.
Frau Riesenfeld versuchte aus Holland herauszukommen. Dies gelang ihr aber nicht. Da sich niemand fand, der das Geld für ein Cuba-Visum aufbringen konnte."

Am 27. 6. 1943 wurde sie festgenommen und im KZ Westerbork inhaftiert. 1958 berichtet der Suchdienst des Internationalen Roten Kreuzes: „Am 20. 7. 1943 nach Sobibor anhand der Transportliste des Lagers Westerbork. Ein Todesnachweis liegt nicht vor." Drei Tage später, am 23. 7. 1943, soll sie im Vernichtungslager Sobiór ermordet worden sein.[492] „Die Feststellung des Todesdatums beruht nicht auf Aussagen von Augenzeugen oder Lagerdokumenten, sondern auf Schlussfolgerungen allgemeiner Art. [...]"[493]

Ihre drei Geschwister lebten in den in USA und Australien. Wann sie ausgewandert sind, ist nicht bekannt. Ihr Bruder Walter Riesenfeld, geb. 9. 8. 1901 in Würzburg, wohnte in Clarksburg, New Jersey, und stellte für die Erbengemeinschaft den Entschädigungsantrag. Die Ansprüche betrafen „Schaden an Freiheit, Eigentum, Vermögen und beruflichem Fortkommen, auch das Sterntragen 1. 6. 42. – 27. 6. 43". Anerkannt wurde aber nur die Judenvermögensabgabe von 6600,– RM, der Goodwill für die in Nürnberg aufgegebene Arztpraxis und „Entschädigung für Umzug nach Amsterdam 200,– DM plus Nutzungsentschädigung für Auswanderungskosten von 10,– DM".

Dagegen war nach der Entscheidung des BayLEA vom 31. 5. 1961 „gemäß §46 Abs. 2 BEG der Anspruch auf Entschädigung für Schaden an Freiheit nur vererblich, wenn der Verstorbene von seinen Ehegatten, seinen Kindern, seinen Enkeln oder seinen Eltern beerbt wird. Der Antrag der Geschwister ist unbegründet."

Zum Antrag auf Entschädigung für Schaden im beruflichen Fortkommen stellt der Steuerberater J. B. in Berlin am 29. 1. 1962 fest:

„Frau Dr. Riesenfeld hatte bis 1933 eine Praxis in Nürnberg, die sehr gut florierte. Als ihr die Kassenzulassung entzogen wurde, ging sie Mitte 1933 nach Amsterdam, wo sie bis zu ihrer Deportation blieb. Frau Dr. Riesenfeld ist also die Praxis zweimal zerschlagen worden: a) in Nürnberg, b) in Amsterdam."

492 StadtAN C 21/X Nr. 7; Jochem/Kettner, Gedenkbuch, 1998, S. 279, Nr. 1656; Rieger/Jochem, Jüdische Ärzte, 2009, S. 196; www.bundesarchiv.de/gedenkbuch/directory.html.

493 BayHstA 30353, BEG 73566.

Das Entschädigungsamt argumentiert am 11. 7. 1962,

„die Verfolgte habe bis 1933 in Nürnberg eine Arztpraxis ausgeübt. Als man ihr die Kassenzulassung entzogen habe, sei sie etwa Mitte 1933 nach Holland ausgewandert, wo sie etwa ab 18. 7. 1933 in Amsterdam wieder eine Arztpraxis eröffnet habe. [...] Der Schaden im beruflichen Fortkommen der Verfolgten [ist] nicht im Zuge einer im Reichsgebiet nach dem Stande vom 31. 12. 37 begonnenen Verfolgung entstanden und berechtigt daher nach § 64 Abs. 1 S. 1 BEG zu keiner Entschädigung."

Sie habe in Holland aus einer neu eröffneten Praxis ein Einkommen erzielen können, „welches dem Einkommen aus ihrer früheren Praxis gleichkam. Der Anspruch für Schaden im beruflichen Fortkommen wird abgelehnt."[494]

494 Ebenda. Bildnachweis: StadtAN C21_VII_129_Riesenfeld_Margot_1.

Dr. Anna Rodler

Frau Dr. Anna Rodler ist in Theresienstadt umgekommen.

Die Laborärztin Dr. med. Anna Rodler und ihr nicht jüdischer Ehemann Dr. Karl Adam Rodler, Facharzt für Haut- und Geschlechtskrankheiten und Urologie, betrieben gemeinsam ein Institut für medizinische Untersuchungen in der Karolinenstraße 51.[495] Sie war als Rahel Anna Ruth Zipkin am 16. 1. 1878 in Kojetanoff bei Minsk geboren worden, besuchte die Oberschule in ihrer Heimatstadt, studierte in Bern Medizin und erwarb 1902 die Schweizer Approbation. „Ihre Dissertation in Bern schrieb sie unter dem Vornamen Rachel. Im Reichsarztregister der Kassenärztlichen Vereinigung Berlins wird ihr Mädchenname mit Zepiers angegeben.“[496] Offenbar ist sie zum evangelischen Glauben konvertiert. Im Ersten Weltkrieg wurde sie für besondere Verdienste um die Wohlfahrt des Landes mit dem bayerischen König-Ludwig-Kreuz ausgezeichnet.

Am 19. 3. 1908 heiratete sie in Berlin Karl Adam Rodler. Er war ein Sohn des katholischen Apothekers Karl Rodler aus Nürnberg, Nadlersgasse 22, und seiner evangelischen Ehefrau Margarethe Rodler, geb. Käppner.[497] Der Hausverwalter F. H.

495 Adressbuch 1934, IV, S. 35, 37; 1936, I, S. 532; 1937, I, S. 532; 1938, I, S. 526: Dr. med. Anna Rodler-Zipkin.

496 web.fu-berlin.de/aeik/HTML/rec00792c1.html.

497 StadtAN C 27/IV Nr. 26, Eintrag 169. Die Nadlersgasse existierte bis 1903, das Grundstück Nadlersgasse 22 wurde dann Teil der Adresse Ludwigstr. 25/27: StadtAN C7/I Nr. 4574 Bl. 265. Die Bezeichnung von Dr. Karl Adam Rodler als jüdischen Arzt durch Sven Eppinger (Eppinger, Jüdische Dermatologen, 2001, S. 5, 234), Lucia L. Damskis (Damskis, Zerrissenen Biografien, 2009, S. 238) und bei Mathis Krischel (Krischel u. a., Urologen, 2011, S. 74) wird in den Meldekarten jüdischer Einwohner bis 1945 StadtAN C21/X, dem Geburtsregister des Standesamts StadtAN C 27/IV und dem Entschädigungsakt BayHstA EG 68053 nicht bestätigt. Ein Übertritt zum jüdischen Glauben ist nicht vermerkt.

ihres Hauses Wodanstr. 79 beschrieb ihre berufliche Lage am 10. 3. 1958 mit den Worten: „Herr Dr. med. Carl Rodler hatte als Spezialarzt für Haut- und Harnleiden mit Röntgeninstitut bis zu seinem Ableben im Jahre 1935 in seinen Praxisräumen in Nürnberg, Karolinenstraße Nr. 15 II, zusammen mit seiner Ehefrau, welche als weit über Nürnberg hinaus bekannte Leiterin eines Instituts für medizinischen Untersuchungen berühmt war, gewirkt."[498] Das Ehepaar wohnte zuerst in Behringersdorf, seit 14. 10. 1934 in der Lenbachstr. 4, und besaß weitere Immobilien in Nürnberg.[499]

Nach den Nürnberger Rassengesetzen war ihr Ehestatus eine sogenannte privilegierte „Mischehe mit Kind ohne weitergehende Bindung zum Judentum (Mischling 1. Grades)", die dem jüdischen Ehepartner einen Zeitaufschub zum Überleben sicherte. Ihre Tochter Johanna, geb. am 20. 12. 1909, hatte eine leichte geistige Behinderung und brauchte einen Vormund, konnte ihren Alltag aber selbstständig bewältigen. Sie brauchte als Mischling 1. Grades keinen Judenstern zu tragen. Da starb unerwartet der Ehemann von Frau Dr. Rodler am 13. 10. 1935.[500] Die Bewahrung vor der Verfolgung war auf einmal ungewiss geworden, denn nun fehlte der rechtliche Schutz durch den „arischen" Ehemann, und sie hatte ein zwar unversorgtes, aber geistig leicht behindertes Kind. Eine Passkarte als Hinweis auf eine geplante Auswanderung existiert nicht.[501]

Über die judenfeindliche Haltung ihrer Umgebung schreibt der Hausverwalter ihres Hauses Wodanstr. 79 am 10. 3. 1958:

> „Nach dem Tod des Herrn Dr. med. Rodler hat Frau Dr. Anna Rodler ihr Institut in ihr Haus an der Lenbachstr. 4 verlegt und weiter betrieben. Soviel mir noch erinnerlich, konnte sie ihre Tätigkeit noch bis 1938 ausüben, nach welcher Zeit die Praxis immer mehr zurückging, da Frau Dr. Anna Rodler jüdischer Abstammung war und damals immer stärker einsetzende Boykotthetze ihrem Schaffen ein Ende bereitete. Anschliessend wurde Frau Dr. Anna Rodler in gemeiner Weise immer stärker schikaniert und besonders von einem Mitbewohner des Hauses Lenbachstrasse 4, welcher Major in der Heimat war, schriftlich und tätlich bedroht, sodass sie sich in ihrem eigenen Haus kaum mehr blicken lassen konnte und sich niemand mehr zu ihr hintraute."

498 BayHstA LEA 30414, EG 68053.

499 Nürnberg, Wodanstr. 79 und Behringersdorf, Am Brühl 6.

500 StadtAN C 21/X Nr. 7; StadtAN C 27/II Nr. 2150, Eintrag 2137; BayHstA LEA 30414, EG 68053.

501 Im Adressbuch ab 1936 ist Dr. Karl Adam Rodler nicht mehr erwähnt.

Nach der Aussage von Zeugen „ist das Berufsverbot im Jahre 1935 ausgesprochen worden. Das Berufsverbot ist besonders in Nürnberg straff gehandhabt worden“. In der Pogromnacht 1938 wurde „die Praxiseinrichtung, die wertvolle Fachbibliothek und sonstige Einrichtung geplündert, das Haus Lenbachstraße 4 wurde enteignet“, am 16. 11. 1938 auch die beiden anderen Grundstücke. Ihr Vermögen ging weiterhin durch den Zwangsverkauf von Wertpapieren, die für die Judenvermögensabgabe verwendet werden mussten, schrittweise verloren.

Dipl. Kfm. C. U., der Betreuer der Tochter Johanna, äußert sich am 15. 3. 1953 über den Wert der Wohnungseinrichtung und ihren Verbleib. Die „wertvolle und gediegene Einrichtung“ des Stilherrenzimmers, Musikzimmers, Barock-Esszimmers, Schlafzimmers, Mädchenzimmers und Küche habe einem geschätzten Gesamtwert von 80 000,– RM gehabt.

> „Die Wohnung im eigenen Grundstück war der Mutter meines Mündels weggenommen worden, die Möbel wurden dann zunächst in der alten Kongresshalle gelagert, die Mutter erhielt aber hierzu keinen Zutritt mehr. Soweit die Möbel nicht verteilt worden sein dürften, sind solche durch Kriegsschaden zerstört worden, da die Kongresshalle später abbrannte. Einen Einfluss auf anderweitige Unterbringung hatte die Mutter eines Mündels nicht mehr, die Möbel waren beschlagnahmt.“

Der Betreuer C. U. schildert am 15. 3. 1953:

> „An einem Samstag Mittag, als mein Mündel gerade eine Besorgung machte, wurde die Mutter von der Gestapo abgeholt. Es handelte sich um eine Abholung in der Wodanstr. 79/II, wo die Mutter meines Mündels in ihrem eigenen Hause bei einem Mieter Unterschlupf gefunden hatte. Die momentane Abwesenheit meines Mündels wurde von der Gestapo absichtlich ausgenutzt, um eine hilfeflehende Intervention meines Mündels auszuschalten. Die Mutter meines Mündels wurde dann in einen Eisenbahnwaggon verladen. Bekannte meines Mündels konnten dann noch erreichen, dass die im Waggon verladene Mutter meines Mündels noch aus dem ausfindig gemachten Eisenbahnwaggon heraussehen konnte, um mein Mündel nochmals zu sehen. Irgendwelche Vorbereitungen konnte die Mutter meines Mündels nicht mehr treffen.“[502]

502 BayHstA LEA 30414, EG 68053.

Es war der letzte Transport aus Nürnberg am 17. 1. 1944, mit dem sie nach Theresienstadt deportiert wurde. Dort ist sie am 15. 4. 1944 umgekommen.[503] Das Comité International De La Croix-Rouge gibt am 11. 11. 1960 die Auskunft: „Dr. Rodler, Anna, wurde am 17. Januar 1944 zum Ghetto Theresienstadt evakuiert“ und „ist am 15. April 1944 im Ghetto Theresienstadt verstorben“.[504]

Die überlebende Tochter Johanna Rodler wurde in den 50er-Jahren nach einem längeren Gutachterstreit wegen „angeborener leichter Geistesschwäche entmündigt“ und durch ihren Vormund C. U. vertreten. Ihr Entschädigungsantrag als Alleinerbin ihrer Mutter vom 24. 3. 1950 wurde anerkannt, denn „die Verstorbene war Jüdin im Sinne der NS-Rassenlehre. Es wird daher vermutet, dass der Schaden durch nationalsozialistische Gewaltmaßnahmen verursacht worden ist“. Der Schaden an Freiheit wird mit dem Verbot der Berufsausübung (30. 9. 1938–18. 9. 1941), das Tragen des Judensterns (19. 9. 1041–16. 1. 1944) und die Haft im KZ Theresienstadt (17. 1. 1944–51. 4. 1944) begründet. Weitere Ansprüche werden geltend gemacht aufgrund des Berufsverbots als Ärztin, die Abgabe von Judenvermögen, Plünderung Lenbachstr. 4 (mit einem Verlust im Werte von 20 000,– RM) und Enteignung der Wohnungseinrichtung, die „von der Gestapo beschlagnahmt und in Nbg. Kongresshalle gelagert und dort geplündert“ wurde.[505] Gesamtschaden 90 000,– RM.

Als „Wiedergutmachung für ihre in Theresienstadt verstorbene Mutter“ wurde ihr am 17. 1. 1958 eine Entschädigung von 3700,– DM für entrichtete Judenvermögensabgabe von 18 500,– RM (Umrechnung 10:2 in DM) zugebilligt, 7500,– DM für Hausrat und eine Waisenrente von 150,– DM/Monat plus 300,– DM für Freiheitsschaden.[506] 20 Prozent des Aktienwertes wurde mit 1365,38 DM entschädigt. Als Ersatz für eingezogene Wertpapiere und geraubten Hausrat erhielt sie zusammen 13 843,12 DM.[507] Ihr weiteres Leben ist nicht aufgezeichnet.

503 Rieger/Jochem, Jüdische Ärzte, 2009, S. 197; StadtAN C 21/X Nr. 7. Die Meldekarte wurde 1960 nach der Mitteilung des Sonderstandesamts Arolsen angelegt.

504 StadtAN C 21/X Nr. 7; Jochem, Kettner, Gedenkbuch, 2002, S. 48, Nr. 1666; Rieger/Jochem, Jüdische Ärzte, 2009, S. 197; BayHstA LEA 30414, EG 68053; www.bundesarchiv.de/gedenkbuch/directory.html; www.jewishgen.org/yizkor/nuremberg/nur010.html.

505 Staatarchiv Nürnberg III N 2841 und III N 1456.

506 StAN WB III N 1456.

507 BayHstA LEA 30414, EG 68053.

Dr. Heinrich Rosenfeld
Dr. Hildegard Potzler

Dr. Rosenfeld ist alleine ausgewandert und ein Jahr später verstorben.
Seine Tochter überlebte den Krieg.

Dr. med. Heinrich Rosenfeld wurde am 20. 2. 1889 in Schopfloch bei Dinkelsbühl geboren und zog am 1. 11. 1904 von Schwabach aus nach Nürnberg, wo er als Facharzt für Innere Krankheiten eine Praxis in der Karolinenstraße 5 hatte. Mit seiner Ehefrau Bertha Rosenfeld und seinen beiden Kindern wohnte er in der Bayreutherstr. 8. Am 5. 10. 1933 hat er sich abgemeldet nach Rochester, USA.[508]

Aus wenigen Hinweisen in den Gerichtsakten der Jahre 1948/49 ist zu entnehmen, dass Dr. Rosenfeld die Auswanderung zunächst für sich allein betrieben hatte, aber am 3. 11. 1934 an einem unbekannten Ort starb. Seine Frau wurde nach Theresienstadt deportiert, überlebte das Ghetto jedoch und kehrte nach Nürnberg, Wielandstr. 6, zurück. Ein längerer Rechtsstreit mit ihrer Tochter Hildegard über Schmuck mit Erinnerungswert, den sie ihr vor der Deportation zur Verwahrung hinterlassen hatte, wurde gerichtlich mit einem Vergleich beendet.[509]

Ihre Tochter war Praktische Ärztin in der Gleißbühlstr. 1. Sie wurde als Hildegard Rosenfeld am 29. 1. 1900 in Nürnberg geboren. Am 9. 8. 1924 hatte sie den Orthopäden Dr. Christian Potzler, der evangelisch war, geheiratet und sich evangelisch taufen lassen. Sie wohnten und arbeiteten ab 1930 in der gemeinsamen Praxiswohnung Gleißbühlstr. 1/I.[510] Als Ehepartnerin in einer sogenannten privilegierten Mischehe gehörte Hildegard Potzler zu den wenigen Personen, die den Krieg in Nürnberg überstanden haben.[511]

508 StadtAN C21/II Nr. 282, S. 32, Eintrag 146; Rieger/Jochem, Jüdische Ärzte, 2009, S. 197; StAN Kriminalpolizeiinspektion Nürnberg, Nr. 2423.

509 StAN WB III N 8217, N 8218, N 2893, N 3733, N 9554, N 9594, III a 1404.

510 StAN C 21/IX Nr. 1307; Adressbuch 1934, IV, S. 35; 1936, IV, S. 42.

511 Ärzteblatt für Bayern, 5 (1938) 24, 1. 10. 1938, S. 374; StAN WB III a 1404; siehe dazu S. 101 f.

Noch in den letzten Kriegstagen im März 1945 waren sie in die Burgschmietstr. 46/48/II umgezogen, waren ab Juli 1949 in der Lohengrinstr. 10 gemeldet und wohnten ab 20. 9. 1957 in der Labenwolfstr. 5/III.[512] Nach dem Krieg war Dr. Christian Potzler einige Jahre in der Abrechnungsstelle der Ärztlichen Bezirksvereinigung tätig.[513] Als Ergebnis eines Entschädigungsverfahrens wurden seiner Frau 1965 kleinere Summen für den Entzug von Bankguthaben, Wertpapieren und für Sonderabgaben ausgezahlt.[514] Sie starb laut Eintrag in ihrem Geburtsregister am 9. 9. 1980 in der Diakonie Neuendettelsau.[515]

512 StadtAN C 21/IX Nr. 1307.

513 Ebendort.

514 StAN WB III N 8217.

515 StadtAN C 27/IV Nr. 1032, Eintrag 504.

Dr. Ludwig Rosenthal

Seine Ehefrau und mehrere Verwandte von Dr. Rosenthal
wurden im KZ ermordet.

Von Dr. med. Ludwig Rosenthal ist überliefert, dass er Allgemeinarzt in der Bucher Straße 19 war und am 11. 4. 1933 seine ärztliche Praxis in Nürnberg aufgegeben hat. Er wurde am 9. 1. 1869 in Magdeburg geboren, am 1. 9. 1896 zog er nach Nürnberg. Er war mit Clara Rosenthal, geborene Behrend, geb. am 5. 8. 1866, verheiratet und wohnte am Kaulbachplatz 15. Ihr Sohn, Ludwig Wilhelm Rosenthal, konnte 1937 (oder 1936) alleine nach England emigrieren. Am 18. 3. 1936 ist Dr. Rosenthal im Alter von 67 Jahren in Nürnberg verstorben. Clara Rosenthal wurde am 10. 9. 1942 nach Theresienstadt deportiert und ist dort umgekommen.[516]

Ihr Sohn stellte später einen Entschädigungsantrag wegen Vermögensverlustes, in dem knapp festgestellt wird:

> „Antragsteller musste als Jude Deutschland im August 1936 verlassen, Mutter des Antragstellers, nämlich Cecilie [Clara?] Rosenthal wurde deportiert und kam um; Mutter Cecilie [Clara?] Rosenstahl war geboren am 5. November 1866 [5. 8. 1866 ?]. Deren Schwester Helene Heimann, Witwe, wurde auch deportiert und kam um. Eine Vergütung wurde, soweit bekannt, nie für die entzogenen Grund- und bewegliche Teile gegeben."[517]

Ludwig Wilhelm Rosenthal war im August 1937 nach Salford in England ausgewandert. Später wird eine Anschrift in San Francisco genannt. Als einziger Erbe hatte

516 StadtAN C 21/X Nr. 7; Rieger/Jochem, Jüdische Ärzte, 2007, S. 197; Jochem/Kettner, Gedenkbuch, 1998, S. 286, Nr. 1702; www.jewishgen.org/yizkor/nuremberg/nur010.html; www.bundesarchiv.de/gedenkbuch/directory.html.

517 StAN WB III N 6130, III a 2801.

er Anspruch auf die Rückerstattung von zwei Grundstücken in der Blumentahlstr. 7. Sein Onkel und seine Tante Albert und Helene Heimann, geb. Felsenstein, hatten die Grundstücke im Rahmen der „Holz-Aktion“ für 60 000 RM an die Fuhrunternehmer W. und C. V. verkauft. Der Erlös wurde aber 1938 beschlagnahmt und die Grundstücke am 20. 9. 1940 zwangsweise weiterverkauft, die Beträge gingen auf das Gestapo-Konto 70323. Entsprechend dem Wiederverkaufswert von 36 909,27 RM wurde am 22. 5. 1957 in einem Vergleichsverfahren eine Entschädigung an den Alleinerben geleistet. Für beschlagnahmte Aktien und die Zwangsabgabe von Juwelen und Schmuck kam es außerdem am 10. 11. 1953 zur Auszahlung von 16 000,– DM.

Helene und Albert Heimann wurden 1943 deportiert und kamen im KZ um.[518]

518 StAN WB III a 2801.

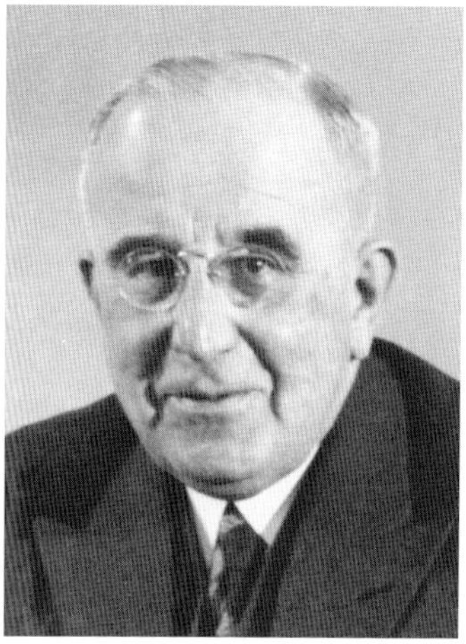

Dr. Max Schild

Den Entschädigungsakten sind mehr Angaben über die finanziellen als über die privaten Lebensumstände zu entnehmen.

Sanitätsrat Dr. med. Max Schild, geb. am 23. 3. 1867 in Marktbreit, Bezirksamt Kitzingen in Unterfranken, war Arzt für Augenkrankheiten/HNO mit einer Praxis am Königstorgraben 3.[519] Mit seiner Ehefrau Ida Schild, geborene Kaufmann, geb. etwa 1878, den zwei Söhnen Wilhelm und Gerhart und einer Tochter lebten sie am Laufertorgraben 22, wo sie von 1896 bis Oktober 1933 gemeldet waren.[520]

Zu seiner beruflichen Lage wird nur erwähnt, dass er ab dem 1. 7. 1937 seine ärztliche Tätigkeit eingestellt hat und am 14. 11. 1938 in den Einwohnermeldekarteien als „abgemeldet in die USA (Chicago)“ geführt wurde.[521] Zur Begründung wird angeführt, „er habe infolge von Verfolgungsmaßnahmen gegen die Juden nach Amerika auswandern müssen“.[522]

Ein großer Teil seines Vermögens wurde eingezogen. In dem „Antrag auf Rückerstattung von Vermögen“ vom 1. 9. 1948 beim Zentralmeldeamt, Bad Nauheim, schilderte er die Umstände seines Vermögensverlustes. Seine „gesamten Wertpapiere und ein beträchtlicher Betrag an barem Geld befand sich“ auf einem Auswanderersperrkonto. „Am 6. Oktober 1938 hatte die Zollfahndungsstelle Nürnberg von meinem offenen Depot bei der Bayerischen Staatsbank in Nürnberg RM 40 000 und von meinem Festgeldkonto ebendaselbst RM 27 295, zusammen also RM 67 295 gesperrt.“ Aus diesem Guthaben durfte er noch 21 235,– RM behalten.

519 StadtAN C 21/X Nr. 8; Lautsch/Dornedden, Verzeichnis der deutschen Ärzte, 1937, S. 469; Rohrbach, Jüdische Augenärzte, 2011, S. 79.

520 BayLEA 883, EG 49446; Rieger/Jochem, Jüdische Ärzte, 2009, S. 197.

521 StadtAN C 21/X Nr. 8.

522 BayLEA 883, EG 49446.

„Am 18. Oktober 1938 hat der Oberfinanzpräsident Nürnberg (Devisenstelle) die Abgabe von RM 25 600 als unentgeltliche Abgabe für Exportförderungszwecke decretiert. Diese Summe wurde nachträglich um RM 1800,– erhöht, als der Zollfahndungsbeamte A. in scheinbar wohlwollender Weise uns veranlasste, noch ein Klavier und ein photographischen Vergrößerungsapparat unserem Möbiliar zuzugesellen [...]"

Von dem Erlös der Wertpapiere bei der Bayerischen Staatsbank im Wert von 14 502,70 RM wurden 95 Prozent einbehalten und 1939 nach seiner Auswanderung dem Reichswirtschaftsministerium gutgeschrieben.[523]

Die Spedition Brasch & Rothenstein stellte am 31. 12. 1938 für die Schiffsfracht nach New York 3631,– RM in Rechnung.

„Diese Forderung belief sich deshalb so hoch, weil wir auf Veranlassung der Gestapo (herbeigeführt durch den Gauleiter Julius Streicher, unseren angrenzenden Nachbar) unsere Wohnung binnen weniger Stunden in der Nacht vom 11./12. November 1938 räumen mussten. Der Spediteur hatte unsere Habseligkeiten in zwei Möbelwagen in der Nacht auf seinen Lagerplatz zu verbringen und dort zu lagern. Da wir Nürnberg verlassen mussten, wurden unsere Habseligkeiten mehrere Tage später wieder eingeladen und auf die Bahn gebracht. Wir hatten alle vorschriftsmäßigen Bedingungen erfüllt, aber gleich nach unserer Abreise kam das Sühnegesetz heraus. Daraufhin beschlagnahmte das Finanzamt Nord in Nürnberg unseren Lift in Hamburg und er musste dort für Monate gelagert werden, bis aus meinem Konto bei der Bayerischen Staatsbank in Nürnberg die Sühneabgabe bezahlt war, wozu ich von New-York aus unverzüglich Auftrag gab. Ungefähr im August 1939 beauftragte ich die Bayerische Staatsbank in Nürnberg RM 14 502,70 für mich nach Amerika zu transferieren. Da die Deutsche Golddiscontobank in Berlin das nur zum Kurs von 5 % ausführte, erlitt ich einen Verlust von RM 13 775,–."

Der genaue Tag der Überfahrt wird nicht erwähnt. Die Familie wohnte in 5476 Everet Ave., Chicago 15. Zunächst betrieb Dr. Schild selbst das Entschädigungsverfahren und nach seinem Tod seine Ehefrau. Am 26. 4. 1950 ist Dr. Max Schild verstorben.

Am 25. 2. 1950 ging der Antrag auf Entschädigung beim Landesentschädigungsamt München ein: wegen Vermögensverlusten (Hingabe von Wertpapieren s. o.),

523 Drecoll, Fiskus, 2009, S. 283.

Judenvermögensabgabe von 28 500,– RM (erstattet 5788,– DM), Reichsfluchtsteuer 28 940,– RM (erstattet 5700,– DM), Dego-Abgabe 27 400,– RM, Exportförderungsabgabe RM 25 600,– (erstattet 5480,– DM), Sühneabgabe, die Speditionskosten von 3631,– RM u. a., insgesamt 106 648,90 RM.[524]

Die Klage seiner Frau vor der Wiedergutmachungskammer beim Landgericht Nürnberg-Fürth auf Rückerstattung des Transferschaden von 13 775,– RM (95 Prozent vom Erlös der Wertpapiere, s. o.) wurde am 16. 5. 1955 abgewiesen, da es sich „nicht um Rückerstattungsforderungen, sondern um Wiedergutmachungsansprüche" handelt und die Antragstellerin eine Rückerstattung noch vor der Verweisung an die zuständige Kammer verlangte. „Die Antragstellerin will ja nicht die Wertpapiere, sondern den Kursverlust von 95 % wieder haben. Die Rechtsprechung in der Frage der Zuständigkeit hinsichtlich von Transferschäden hat sich erst in jüngster Zeit allmählich in bestimmten Bahnen entwickelt", heißt es in der Entscheidung vom 16. 5. 1955. Für den „besonders schweren Transferverlust" wie in diesem Fall wurden am 8. 3. 1956 daher 2755,– DM erstattet.

Der Anwalt P. Cromwell, London und Nürnberg, bekräftigt die übrigen Entschädigungsansprüche am 17. 1. 1956 und erwähnt dabei: „Die Lage meiner Mandantin hat sich weiter dadurch verschärft, dass nicht nur ihr Sohn, Wilhelm, der sie dauerhaft ernährt hat, am 12. Januar 1955, sondern auch ihre erwachsene Tochter am 25. September 1955 gestorben ist."

Am 16. 9. 1964 kam es im Generalkonsulat der Bundesrepublik Deutschland in Chicago zu einer Verhandlung zwischen dem Konsul und Frau Schild über ihre Witwenrente.

> „Infolge meines hohen Alters bin ich nicht genau unterrichtet, welche Wiedergutmachungsansprüche für meinen im Jahre 1950 verstorbenen Ehemann, Sanitätsrat Dr. Max Schild, gestellt worden sind. […] Die Angelegenheiten wurden von meinem Sohn, Gerhart Schild, erledigt. Leider ist mein Sohn zu Beginn dieses Jahres verstorben. Mein ältester Sohn Wilhelm ist schon im Jahre 1955 verstorben. Ich habe deswegen keine unmittelbaren Familienangehörigen mehr und bin nunmehr der Unterstützung meines jüngsten Sohnes verlustig gegangen. Mein Sohn hat bisher meine Unterbringungskosten im Self Help Home for the Aged zum Teil getragen. Ich selbst beziehe lediglich von der Bayerischen Versicherungskammer in München – Ärzteversorgung – eine monatliche Rente von rund $ 31.50. […] Die Unterbringungskosten im Altersheim betragen monatlich $ 250.00."

524 BayLEA 883, EG 49446.

Die Entscheidung der Wiedergutmachungsbehörde III vom 14. 1. 1963 lautete: „Die Antragstellerin ist 88 Jahre alt, ihre Söhne, die zu ihrem Lebensunterhalt beigesteuert haben, sind verstorben." Bedürftigkeit läge also vor. Wegen der Entziehung von Wertpapieren im Wert von 14 502,70 RM war ein Schadensersatz von 10 996,– DM zu leisten. Eine Kapitalentschädigung wegen Berufsbeschränkung zwischen dem 31. 1. 1933 und dem 30. 6. 1937 wurde ebenfalls als begründet anerkannt und der Alleinerbin Ida Schild alternativ eine Witwenrente von 441,– DM zugesprochen. Ihr Tod am 20. 1. 1966 wurde der Behörde durch die Schwiegertochter Gerda Schild mitgeteilt.[525]

525 BayLEA 883, EG 49446. Bildnachweis: StadtAN C21_VII_138_Schild _Max_1.

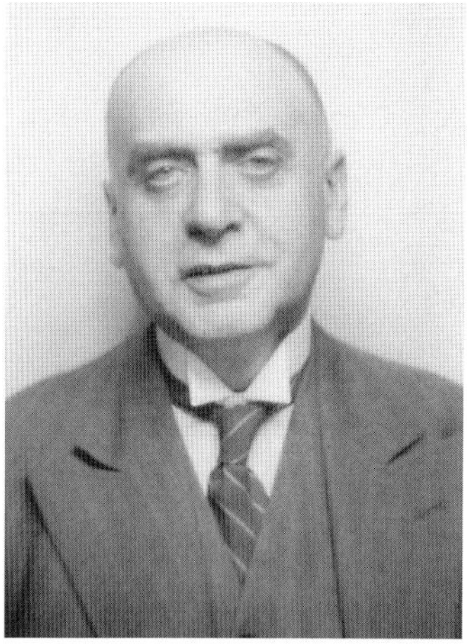

Dr. Eugen Schlesinger

Vor den Deportationen beging Dr. Schlesinger Selbstmord.

Der HNO-Arzt Dr. med. Eugen Schlesinger, geboren am 12. 12. 1876 in Breslau, lebte seit 1902 mit seiner Frau Meta, geborene Neumann, geb. am 9. 1. 1879 in Breslau, und ihrem gemeinsamen Sohn Hans in Nürnberg. Ein Entzug der Zulassung zu den gesetzlichen Krankenkassen 1933 ist nicht belegt, zum 1. 4. 1934 wurde er aber von der Rechnungserstattung der Privatversicherung Deutscher Ring ausgeschlossen.[526] Seine Praxis in der Karolinenstraße 6[527] musste er am 30. 9. 1938 aufgeben, als seine Bestallung erloschen war. Am 18. 11. 1938 meldete er sich mit seiner Frau nach Wiesbaden ab und lebte dort in der Weinbergstr. 21.

Auch sein Sohn Hans hatte Medizin studiert und war schon promovierter Arzt, als er 1936 schwer erkrankte und einen Hirnschaden davontrug. Er wurde in die südhessische Landesheilanstalt Weilmünster eingeliefert. In dieser Anstalt wurden psychisch kranke und behinderte Menschen systematisch unterversorgt, zwangssterilisiert und durch Nahrungsentzug und überdosierte Medikamente umgebracht. Zusätzlich funktionierte sie als Zwischenanstalt für die nahe gelegene Vernichtungsstätte Hadamar bei Limburg. Nach 1941 lebten keine jüdischen Patientinnen und Patienten mehr in Weilmünster, auch Dr. med. Hans Schlesinger kehrte nicht zurück.

Sein Vater Dr. Eugen Schlesinger nahm sich am 19. 11. 1940 in Wiesbaden das Leben.[528]

526 Ring-Blätter, 3 (1934) 1, Ausschlussliste Nr. 3, siehe Leibfried/Tennstedt, Berufsverbote, 1980, S. 265.

527 Adressbuch 1934–1938, IV.

528 StadtAN C 21/X Nr. 8; Jochem/Kettner, Gedenkbuch, 1998, S. 298, Nr. 1772; Rieger/Jochem, Jüdische Ärzte, 2009, S. 198; www.bundesarchiv.de/gedenkbuch/directory.html.

Seiner Witwe wurde 1941 mitgeteilt, ihr Sohn Hans sei in der Irrenanstalt Cholm bei Lublin (im besetzten Polen) gestorben. Sie musste nachträglich die Pflege- und Einäscherungskosten selbst aufbringen und beantragte am 13. 5. 1941 die Freigabe von 225,– RM, da ihr Konto durch eine Sicherungsanordnung gesperrt war. Für den Lebensunterhalt hatte sie 500,– RM monatlich zur Verfügung, darüber hinausgehende Ausgaben mussten von der Behörde genehmigt werden.

Am 11. 6. 1942 ist Meta Schlesinger ab Frankfurt/Main in das Vernichtungslager Sobibór deportiert worden. Weitere Nachrichten von ihr fehlen. Wiedergutmachungsunterlagen zu der Familie sind nicht vorhanden.[529]

529 HHStAW (Hessisches Hauptstaatsarchiv Wiesbaden), Akte der Devisenstelle Frankfurt, Abt. 519/3 Nr. 7746; www.bundesarchiv.de/gedenkbuch/de965879. Bildnachweis: StadtAN C21_VII_140_Schlesinger_Eugen_1a_Foto.

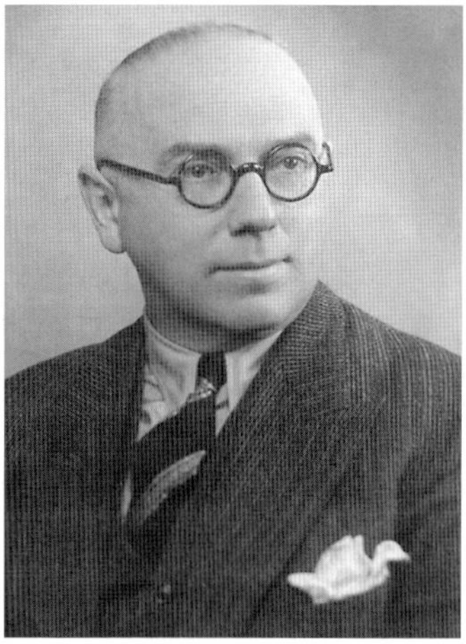

Dr. Max Schmeidler

Nach der Auswanderung nach Uruguay konnte Dr. Schmeidler seinen Beruf nicht mehr ausüben.

Der Lebensweg von Dr. med. Max Schmeidler ist von Münchener Historikerin Lucia Linda Damskis ausführlich geschildert worden, daher soll seine Geschichte nur in einer Übersicht zusammengefasst werden.[530]

Dr. Max Schmeidler, geboren am 31. 3. 1891 in Karlsruhe, hatte vor dem Ersten Weltkrieg sein Studium begonnen und 1915 sein Staatsexamen in Berlin abgelegt. 1916 war er als Oberarzt der Reserve an der Front eingesetzt. Er wurde kriegsverletzt und war 1918 mit Auszeichnung entlassen worden. Nach seiner Approbation 1917 konnte er 1918 bis 1919 als Assistenzarzt am Städtischen Krankenhaus Nürnberg und 1919 bis 1920 als Sanatoriumsarzt arbeiten. 1920 ließ er sich als Allgemeinarzt und Sportarzt in Nürnberg mit einer Praxis in der Pillenreutherstr. 28/I nieder,[531] bis 1933 war er außerdem Vertrauensarzt sämtlicher Kaufmännischer Krankenkassen, bei Versicherungen und Hotels.

Durch die vielseitigen Tätigkeiten lag sein Einkommen „mehr als doppelt so hoch wie ein seiner Stellung nach vergleichbares Beamtengehalt".[532] Umso mehr traf ihn 1933 die Kündigung seiner Vertrauensarzttätigkeiten wie auch seiner Kassenzulassung auf der Grundlage der „Verordnung über die Zulassung von Ärzten zur Tätigkeit bei den Krankenkassen" vom 22. 4. 1933.

> „Er verlor seine Zulassung wegen angeblich fehlender Fronttätigkeit, eine angesichts der Kriegsverdienste des Arztes vollkommen an den Haaren herbeigezogene

530 Damskis, Biografien, 2009, S. 11, 68–72, 119–120, 176–177, 181, 183, 210–211, 238.

531 Adressbuch 1924, S. 490.

532 Damskis, Biografien, 2009, S. 177.

Begründung, wie später auch die Zentrale des Ärztevereins in Leipzig eingestehen musste. Trotz einer erfolgreichen Revision hatte Dr. S. ab 1933 kaum mehr nennenswerte Einnahmen, da sich die eingeschüchterten Patienten nach dem zeitweiligen Verbot kaum noch in seine Praxis wagten."[533]

Durch den Rückgang der Praxis war er 1934 gezwungen, seine Wohnung Meuschelstr. 38/III, die er mit seiner Frau Dora und seiner 1928 geborenen Tochter bewohnte, aufzugeben und in die Pillenreutherstr. 22 zu ziehen. Seine Praxisadresse wird mit Pillenreutherstr 48 angegeben.[534] Ab 1937 bereiteten sie die Auswanderung vor. Um die hohen Kosten aufzubringen, mussten sie einen großen Teil ihres Besitzes weit unter Wert verkaufen, darunter „eine vornehm gediegene Wohnungseinrichtung und eine ungewöhnlich große Bibliothek", außerdem waren sie gezwungen, Wertgegenstände und Schmuck abzuliefern. Bei einem Devisenumtausch erlitten sie einen Verlust von 85 Prozent durch die Abgabe an die Golddiskontbank. Ein erneuter Umzug Anfang 1938 in die Wohnung ihres Anwalts Dr. Löwenthal ist durch die vorschriftsmäßige Meldung der Post an das Finanzamt belegt.[535]

Trotz ihrer zunehmenden Verarmung verließen sie Deutschland erst nach dem Tod seiner Schwiegereltern Anfang 1938. Die Auswanderungspläne nach Brasilien hatten sich wegen fehlender Einreisevisa zerschlagen, sodass sie nach Uruguay auswichen und im April 1838 mit der Bahn über Paris und Bordeaux und von dort mit dem Schiff nach Montevideo ausreisten. Das Ärzteblatt für Bayern meldet am 1. 10. 1938, Dr. Max Schmeidler sei im Mai 1938 nach Uruguay ausgewandert.[536] Die Kosten der Auswanderung hatten sein gesamtes Vermögen aufgezehrt, der Rest wurde nach Aberkennung seiner deutschen Staatsbürgerschaft am Ende 1940 beschlagnahmt.

Die Wiederaufnahme seiner ärztlichen Tätigkeit in Uruguay schien so aussichtslos, dass er nach einem Sprachstudium zunächst eine Druckerei betrieb, die aber in der Wirtschaftskrise von 1939–1942 nur Verluste einbrachte, und sich später als Kaufmann während der Inflationszeit in den 60er-Jahren mühsam durchschlug. Eine vielsagende

533 Drecoll, Fiskus, 2009, S. 285.

534 StadtAN C 21/X Nr. 8; Adressbuch 1924, S. 490; 1933, I, S. 537; 1934, I, S. 557, IV, 35; Nürnberg-Fürther Israelitischen Gemeindeblatt (1936) 16, S. 133; Lautsch/Dornedden, Verzeichnis der deutschen Ärzte, 1937, S. 469; Rieger/Jochem, Jüdische Ärzte, 2009, S. 198; Damskis, Biografien, 2009, S. 68.

535 Damskis, Biografien, 2009, S. 69, 70.

536 Ärzteblatt für Bayern, 5 (1938) 24, 1. 10. 1938, S. 373.

Bemerkung von ihm aus dem Jahr 1967 wird von Axel Drecoll und Lucia Linda Damskis zitiert:

„Das Fazit meines Lebens ist, dass ich mich stets bemüht habe, durch ehrliche Arbeit mein Brot zu verdienen. Dass heute die Verhältnisse stärker sind als meine physischen und psychischen Kräfte, dafür kann ich nichts."[537]

Jahrelang bemühte er sich beim Entschädigungsamt um die Anerkennung seiner Ansprüche. Im Mai 1962 nutzte er sogar eine Reise nach Deutschland, um persönlich beim Landesentschädigungsamt in München wegen einer Rente aus Versicherungsschaden und der Entschädigungssumme für den Zwangsverkauf seiner Wohnungseinrichtung vorzusprechen. Er war auf die beantragten Wiedergutmachungszahlungen angewiesen und schrieb 1972 an das Entschädigungsamt Ober- und Mittelfranken: „So wende ich mich heute an Sie, mit der Bitte, mir zu helfen. Vielleicht können Sie von Amts wegen mir zu Recht verhelfen. Sie tun ein gutes Werk. Ich bin alt, und kampfesmüde [...]" Zumindest ein Goodwill für seine erfolgreiche Nürnberger Praxis wurde ihm zugestanden, aber erst 1974 erhielt er eine Rente wegen des Berufsschadens. Nach den ständigen Bedrohungen als Jude in Deutschland, dem mühseligen Neuanfang während der Wirtschaftskrise der 50er-Jahre in einem fremden Land mit ungewohnt heißem Klima erkrankte Dr. Schmeidler schwer und starb 1985 in Montevideo/Uruguay.[538]

537 Drecoll, Fiskus, 2009, S. 287; Damskis, Biografien, 2009, S. 120.

538 BayLEA BEG 44248; StAN FA Nürnberg Ost 7772; StAN WB III N 11717; nach Damskis 2009, Biografien, S. 119 f. Bildnachweis: StadtAN C21_VII_141_Schmeidler_Max_1.

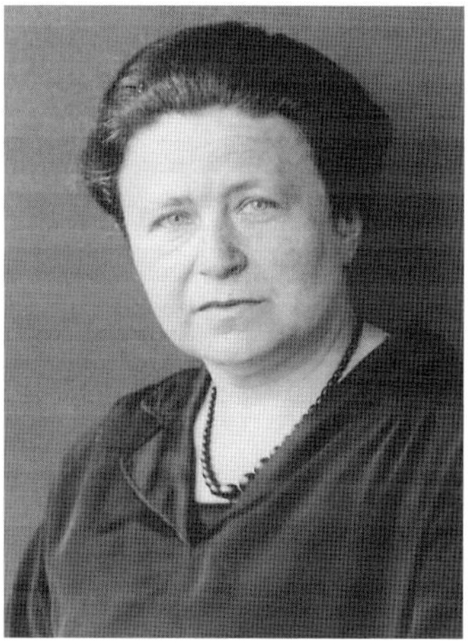

Dr. Anna Schützer

Die Kinder- und Frauenärztin Dr. Schützer musste mehrmals politischen Verfolgungen ausweichen.

Frau Dr. med. Anna Schützer, Kaufmannstochter aus Straßburg, wo sie am 3. 9. 1886 geboren wurde, hatte in Nürnberg seit ihrem Umzug am 8. 5. 1919 mehrere Anstellungen in der Gesundheitsvorsorge neben ihrer eigenen Praxiswohnung als Kinder- und Frauenärztin in der Rosenaustr. 12/II.[539] Ihr soziales Engagement hat sie offenbar „zeitlich so stark beansprucht, daß ihr eine selbständige Praxisausübung nur noch im kleinsten Rahmen möglich war". Sie blieb ledig.[540]

Ihre Schwester Frieda, geb. am 24. 1. 1888, schreibt über sie am 2. 5. 1957 aus Tel Aviv:

> „Ich bin als Tochter der jüdischen Eheleute Leon Schützer und Rosa, geb. Simonsohn am 24. 1. 1888 in Straßburg/Elsass geboren. Meine Schwester Anna, die ebenso wie ich die Städtische Höhere Mädchenschule in Straßburg besuchte, hat in der Hauptsache an der Universität in Straßburg Medizin studiert und dort auch ihre Approbation erhalten. Sie hat dann noch anschließend einen Spezialkurs bei Prof. Freund, Leiter der Hebammenschule in Straßburg, absolviert und danach als Volontärassistentin bei Prof. Czerny in Berlin gearbeitet, um sich Spezialkenntnisse auf dem Gebiet der Kinder- und Säuglingspflege anzueignen.
>
> Danach hat die als Frauen- und Kinderärztin in Straßburg praktiziert und wurde von dort im Jahre 1918 nach der Annektierung Elsass-Lothringens durch Frankreich

539 StadtAN C 21/X Nr. 8; Rieger/Jochem, Jüdische Ärzte, 2009, S. 198.; web.fu-berlin.de/aeik/HTML/rec00874c1.html.

540 BayLEA 2258, BEG 283. Beitrag von „Frl. Schützer" in der Medizinischen Gesellschaft, 1925, S. 20.

von den Franzosen ausgewiesen. Sie ging nach Nürnberg und hat dort wiederum als Spezialärzten für Frauen und Kinder praktiziert. Sie schuf sich einen guten Namen und hatte sehr viel zu tun. Ihre Praxis und ihre Wohnung waren zuletzt in Nürnberg, Rosenau-Straße 12. Sie wurde dann auch Vertrauensärzten der Stadt Nürnberg und hat als solche regelmäßig Sprechstunden im Rathaus in Nürnberg abgehalten. Sie war ausserdem ärztlich im Knopfschen Kinderheim, bei der Postkrankenkasse und bei der Mutterberatungsstelle in Nürnberg tätig.
Sie richtete sich in der vorgenannten Adresse eine grosse und gut möblierte Wohnung ein – soweit ich mich erinnere waren es 6 Zimmer – und fuhr einen eigenen grossen Opelwagen. Genaue Ziffern über das Einkommen meiner Schwester in Nürnberg kann ich nicht angeben. Es muss ihr aber wirtschaftlich sehr gut gegangen sein. Sie hat jährlich zwei Auslandsreisen von je einem Monat Dauer unternehmen können."[541]

Später, am 31. 7. 1961, fügt sie noch hinzu: „Meine Schwester hatte in Nürnberg eine Wohnung mit 6 Zimmern, es können auch 7 gewesen sein. [...] Ich weiss nur, daß die ganze Wohnung einen gehobenen Lebenszuschnitt hatte und sich auch echte Teppiche, ferner Bilder, eine Bibliothek etc. in ihr befanden. Die Praxisräume, bestehend aus dem Ordinationszimmer und einem Wartezimmer, waren ebenfalls gut eingerichtet." Dies bestätigt ihre Nürnberger Nachbarin Frau G. D. in der Zeugenaussage vom 28. 10. 61: „Hier im Hause hatte sie eine Privatpraxis als Kinderärztin. Ihre Wohnung war gutbürgerlich eingerichtet."[542] Sie erzielte ein geschätztes jährliches Durchschnittseinkommen von 10 000,– RM.

Am 15. 3. 1933 wurde sie vom Wohlfahrtsamt der Stadt Nürnberg fristlos entlassen. Noch in derselben Nacht vom 18. 3. 1933, als der sozial-liberale Oberbürgermeister Dr. Hermann Luppe verhaftet wurde, verließ Dr. Anna Schützer Nürnberg und kehrte nicht wieder zurück. Von Amts wegen wurde sie am 24. 7. 1933 abgemeldet. Ihre Abreise war offenbar vorbereitet gewesen. Ihre Schwester Frieda erklärt 1961 die Zusammenhänge:

„Ich weiss aus Berichten meiner Schwester, dass sie sich schon im Jahre 1932 durch den Nationalsozialismus bedroht fühlte und, als sie, soweit ich mich nach ihren Berichten erinnere, [...] erfuhr, dass der Oberbürgermeister Luppe verhaftet worden

541 Ebenda.

542 StAN Kriminalpolizeiinspektion Nürnberg, Nr. 2751.

sei – ihr Anstellungsvertrag bei der Stadt Nürnberg war von Luppe unterzeichnet worden – verliess sie Nürnberg fluchtartig unter Hinterlassung der Wohnungseinrichtung, des Autos und des Instrumentariums der Praxis. Sie kam praktisch nur mit einem kleinen Koffer hier [in Palästina] an. Unterwegs hat sie sich noch etwa 10 Tage in Italien aufgehalten."

Die Nachbarin Frau G. D. sagt am 9. 2. 1962 dazu aus: „Dr. Schützer hatte seinerzeit ihre Wohnungseinrichtung einem Treuhänder zum Verkauf überlassen. Sie selbst soll ein Rundreisebillett genommen haben, blieb dann aber in Palästina. Sie soll ja auch ihre ärztlichen Instrumente mitgenommen haben." Kommentar des Zeugen M. D.: „Frau Dr. Schützer hat Nürnberg rechtzeitig verlassen [...]" Am 25. 3. 1933 wurde sie im Arztregister gelöscht und am 24. 07. 1933 in der Einwohnermeldekartei eingetragen: „abgemeldet nach Palästina".[543] In Jerusalem wohnte sie in der Abessynian Street, Beth Olim Hannah.

Ihre Schwester folgte ihr 1936 aus Berlin nach, wo sie in der Kufsteinerstr. 18 gewohnt hatte. Sie fährt in ihrem Bericht vom 2. 5. 1957 fort:

„Hier im Land hat sie sich in Israel als Frauen- und Kinderärztin niedergelassen. Als ich im Jahre 1936 ankam, hatte sie ihre Wohnung und Praxis in der Prophetenstr. in Jerusalem. Sie klagte damals über Mangel an Arbeit. Es waren unverhältnismäßig viele Ärzte ins Land gekommen und sie hatte sehr wenig zu tun und sie hat dann, um sich zu ernähren, Nachtwachen und andere Arbeiten, die normalerweise Krankenschwestern ausführen, übernommen.
Es ging ihr wirtschaftlich so schlecht, dass sie, als sich ihr im Jahre 1945 eine Stelle im Jüdischen Krankenhaus in Bagdad bot, sich zur Annahme derselben entschloss. In Bagdad hat sie, die damals schon 60 Jahre alt war, stark unter dem Klima gelitten und hat, in der Hoffnung sich zu verbessern, eine Stelle in einem Regierungshospital übernommen. [1. 7. 1945 ?] Etwa vom Jahre 1947 an muss sie sich [in Bagdad] schon sehr unsicher gefühlt haben, denn sie liess mir über gemeinsame Verwandte in Paris mitteilen, dass sie keine direkte Korrespondenz von Palästina aus wünsche.
Bei Ausbruch der jüdisch-arabischen Feindseligkeiten wurde sie [in Bagdad] verhaftet, und da sie nicht ohne weiteres den Polizisten Folge leistete, wurde sie bei der Verhaftung schwer misshandelt. Sie war dann bis Anfang 1950 teils in Polizeihaft und teils als Folge der erlittenen Verletzungen im Krankenhaus. Am 9. 3. 1950 kam

543 StadtAN C 21/X Nr. 8.

sie dann über Rom wiederum hierher [nach Jerusalem]. Sie litt noch sehr unter den erduldeten Misshandlungen, erholte sich dann allmählich wieder und übernahm wiederum ärztliche Arbeit im Altersheim Malben in Pardess Hannah, der Fürsorgeorganisation für Alte und Gebrechliche."

Anna Schützer stellte am 25. 5. 1950 den Antrag auf Entschädigung wegen Berufsschadens. Zur Begründung führte sie an, sie sei „zur Auswanderung gezwungen worden, da sie als Jüdin und Politische in ihrem Leben bedroht" war.

Zu diesem Zeitpunkt war sie schon schwer herzkrank und litt an Angina pectoris. „Am 4. 3. 1952 ist sie am Herzschlag gestorben", teilte ihre Schwester Frieda Schützer mit. Sie wohnte inzwischen in Tel Aviv in der Yarkon Street 82 und stellte am 22. 1. 1957 über das Auswärtige Amt noch einmal einen Antrag auf Wiedergutmachung. „Nachdem die Geschädigte selber unterm 25. Mai 1950 beim dortigen Landesentschädigungsamt bereits einen solchen Antrag eingereicht hat, hätte es eigentlich gemäß Abs. 4 a. a. O. eines neuerlichen Antrages nicht mehr bedurft", heißt es am 4. 5. 1954 vom Städtischen Besoldungs- und Versorgungsamt Nürnberg und dann vom Landesentschädigungsamt München: Frau Frieda Schützer sei Alleinerbin und selbst „Jüdin im Sinne der ehemaligen NS-Rassengesetzgebung und von der Zuerkennung des ererbten Entschädigungsanspruchs nicht ausgenommen". Nach einem Vergleichsverfahren wurden die Ansprüche wegen Berufsschadens mit 18 861,– DM abgegolten, eine Entschädigung des Verlustes an Eigentum wurde ebenso wie eine Rente am 16. 7. 1962 abgelehnt.[544]

544 BayLEA 2258, BEG 283. Bildnachweis: StadtAN C21_VII_139_Schuetzer_Anna_1.

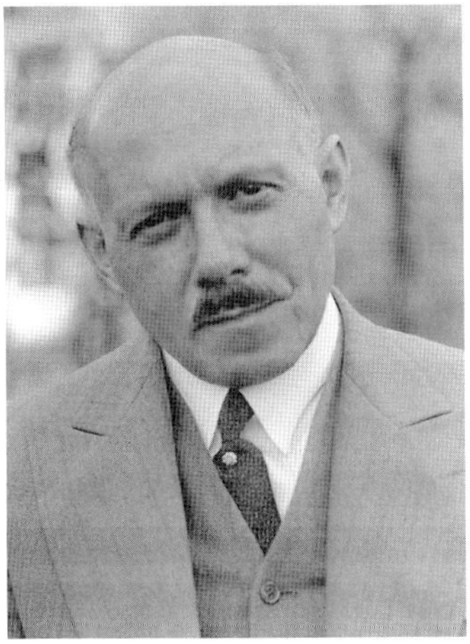

Dr. med. Max Schwab

Kurz nach seiner Scheidung verließ Dr. Schwab 1938 Deutschland.

Dr. med. Max Schwab, der am 23. 4. 1880 in Würzburg geboren wurde, wird in den Meldekarten jüdischer Einwohner[545] als praktischer Arzt und in den Adressbüchern von 1933 bis 1938 als Frauenarzt geführt.[546] Er kam 1907 nach Nürnberg, seit 1927 lag seine Praxis in der Tiergartenstr. 46/I, seit dem 27. 7. 1937 in der Steinbühlerstr. 10[547] und zuletzt Am Plärrer 3/2.[548] Wegen eines ehrengerichtlichen Verfahrens erfuhr er 1923 öffentlich antisemitische Angriffe in einem Stürmer-Artikel.[549]

Die Ehe mit seiner evangelischen Frau Vera Schwab, geborene Heß, geschiedene Joerger, wurde 1937 aufgelöst, und am 21. 4. 1938 wurde er nach New York abgemeldet.[550] Noch nach seiner Auswanderung erschien sein Name in der Mitteilung über den Entzug der Bestallung in der Oktoberausgabe des Bayerischen Ärzteblatts von 1938.[551] Sei weiteres Leben bleibt im Dunkeln.

545 StadtAN C21/IX Nr. 8.

546 Adressbuch 1933, IV, S. 40; 1934, IV, S. 35, 36; 1936, IV, S. 43; 1937, IV, S. 41; 1938, I, S. 608.

547 StadtAN C21/IX Nr. 8; C23/I Nr. 254; Lautsch/Dornedden, Verzeichnis der deutschen Ärzte, 1937, S. 469.

548 Ärzteblatt für Bayern, 5 (1938) 24, 1. 10. 1938, S. 374.

549 Der Stürmer 1 (1923) 16, „im Oktober" 1923.

550 StadtAN C21/IX Nr. 8.

551 Siehe S. 82; Ärzteblatt für Bayern, 5 (1938) 24, 1. 10. 1938, S. 374. Bildnachweis: StadtAN C21_VII_148_Schwab_Max_Foto_2.

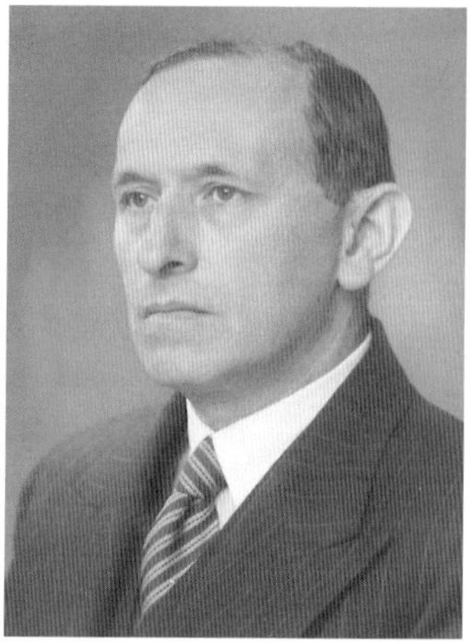

Dr. Leopold Seidenberger

Dr. med. Leopold Seidenberger ist kurz vor Kriegsausbruch ausgewandert, gefolgt von seiner Ehefrau.

Der am 29. 1. 1886 in Nürnberg geborene Facharzt für Innere Medizin und Röntgendiagnostik zog am 12. 7. 1920 aus Leipzig zurück in seine Geburtsstadt und hatte seine Praxis in der Blumenstr. 1. Mit seiner christlichen Ehefrau Käthe, geborene Hufmeister, geb. am 20. 6. 1893 in Nürnberg, wohnte er in der Blumenstr. 3.[552] Das Ehepaar war kinderlos, es wird aber ein Unterhalt für die Kinder Lotte und Else Seidenberger erwähnt.[553] „Seine Frontkämpfertätigkeiten und hohen Kriegsauszeichnungen von 1914–1818" werden besonders anerkannt.[554] Nach dem 30. 9. 1938 war er als Krankenbehandler zugelassen (S. 85).[555]

Das Ehepaar hatte am 10. 12. 1936 ein Haus in der Blumenstr. 6 für 47 000,– RM von ihrem jüdischen Vorbesitzer Strauss gekauft, das aber „wegen der Eigenschaft des Ehemannes als Jude" enteignet wurde, „indem der Gauleiter-Stellvertreter Holz als Eigentümer eingetragen wurde. Sie mussten im Zuge der Arisierungsmaßnahmen des ehemaligen Gauleiter-Stellvertreters Karl Holz am 6. 12. 1938 das Grundstück für 1/10 des Einheitswertes, das waren 7240,– RM, verkaufen". Die Übertragung wurde nach Eingreifen der Göring-Kommission im Januar 1941 wieder rückgängig gemacht. Frau Seidenberger ließ das Anwesen am 9. 10. 1940 für 56 000,– RM an Frau E. S. verkaufen, der Erlös lag aber auf dem Sperrkonto Nr. 70322 der Gestapo

552 StadtAN C 21/X Nr. 8; Rieger/Jochem, Jüdische Ärzte, 2009, S. 198; Lautsch/Dornedden, Verzeichnis der deutschen Ärzte, 1937, S. 469.

553 StAN FA Ost 7890.

554 StAN WB III a 1738

555 StAN Rep. 213/16, Gesundheitsamt Schwabach, Nr. 131.

Nürnberg-Fürth bei der Sparkasse der Stadt Nürnberg und wurde nur ihr „nach und nach freigegeben".[556]

Diese Arisierung lief bei kleineren Objekten ähnlich ab: „Ich hatte etwa im Mai 1938 einen Olympia-Opelwagen Cabriolet für etwa R. M. 1800,– gekauft und ihn wenig gefahren, als ich im November 1938 auf die Arbeitsfront in Nürnberg geholt wurde, wo ich ein Schriftstück unterzeichnen musste, demzufolge ich den Wagen gegen ein geringes Entgelt der Arbeitsfront bzw. einer von ihr bestimmten Person zu geben hatte. Ich konnte mich dem im Streicher-Nürnberg nicht widersetzen."[557]

Aus den Steuererklärungen der Jahre 1938 und 1939 geht hervor, dass Leopold Seidenberger die Auswanderung plante und am 15. 2. 1939 neben einer Rate der Judenvermögensabgabe über 5425,– RM die Reichsfluchtsteuer von 18 314,– RM zahlte. Am 26. 8. 1939 verließ er Nürnberg. In einem Schreiben des Polizeipräsidenten an das Finanzamt Nürnberg Ost wird am 28. 8. 1939 mitgeteilt: Dr. Seidenberger „wurde heute nach England mit Familie abgemeldet", wobei Frau Seidenberger erst später nachfolgte.[558] Über England setzte er seine Auswanderung in die USA fort und eröffnete eine Praxis in seiner Wohnung 82-01 Britton Ave, Elmhurst, Long Island, New York, bevor er sich ein Haus in 108–18, 68th Ave., Forest Hills kaufte, in dem er auch praktizierte.

Seine Frau ist nach seiner Auswanderung zunächst zu ihrem Bruder nach Stralsund umgezogen, der Landwirt war und dort in der Nähe ein Gut besaß. Sie bestätigt dem Finanzamt am 19. 11. 1939 schriftlich, alle Raten der Judenvermögensabgabe seien bezahlt worden. Noch am 15. 10. 1940 wird beim Finanzamt Nürnberg Ost die Begleichung u. a. der Reichsfluchtsteuer von 7241,– RM vermerkt.[559] Offenbar nach dem Hausverkauf am 9. 10. 1940 folgte Käthe Seidenberger ihrem Mann in die USA.[560] „Bettelarm" kam sie in den USA an.

Dr. Seidenberger hatte nach 1944 eine Gemeinschaftspraxis in Manhattan zusammen mit Dr. Mosbacher. Sie wohnten nahe beieinander in Forest Hills und waren gut befreundet. Dr. Seidenberger „was a delightfully witty and cultivated man", wie die Tochter von Dr. Mosbacher erinnert; seine Frau gab in ihrem Haus Klavierunterricht.[561]

Aus den USA ließen die Seidenbergers am 14. 10. 1948 durch Rechtsanwalt Justizrat Dr. Ernst Seidenberger einen Rückerstattungsantrag an das Zentralanmeldeamt Bad

556 StAN WB III a 1738.

557 StAN WB III N 1815; Wollenberg, Enteignung, 1989, S. 177.

558 StAN FA Ost 7888, 7890–7892; Rieger/Jochem, Jüdische Ärzte, 2009, S. 198.

559 StAN FA Ost 7890.

560 Mitteilung von Marianne Seidenberger, New York, Nichte von Dr. Seidenberger.

561 Persönliche Mitteilung von Frau Marianne Mosbacher-Flack, New York.

Nauheim stellen. Die Wiedergutmachungskammer III beim Landgericht Nürnberg-Fürth erkannte den Verkauf des Hauses an Frau E. S. als Enteignung an und entschied, das Trümmergrundstück (nach den Bombenangriffen am 2. 1. 1945 und 20./21. 2. 1945) sei zu gleichen Teilen im Eigentum von Leopold und Käthe Seidenberger verblieben. Sie sei wie ihr Ehemann als Verfolgte anzusehen, wenn sie, „bei dem jüdischen Ehemann ausharrend, dessen kulturelles und wirtschaftliches Schicksal geteilt hat. [...] [Einen] Vermögensverlust hätte sie nur vermeiden können, wenn sie der Nazipolitik, die darauf ausging, in solchen Fällen das Eheband zu zerstören, nachgegeben hätte".[562]

Weitere Entschädigungsanträge wegen Goodwill der Praxis, Entzug von Bankguthaben und Wertpapieren im Wert von 32 100,– RM, Mietforderungen und Zerstörungsschaden gingen 1965 bei der Zweigstelle Nürnberg des Landesentschädigungsamts ein und wurden genehmigt, für das konfiszierte Auto z. B. bewilligte man am 25. 2. 1960 einen Schadensersatz von 700,– DM.[563]

562 StAN WB III a 1738.

563 StAN WB III N 1815; III N 11174–11178; N 12143; BLVW 4172, 5322. Bildnachweis: StadtAN C21_VII_151_Seidenberger_Leopold_1.

Dr. Leonhard Sommer

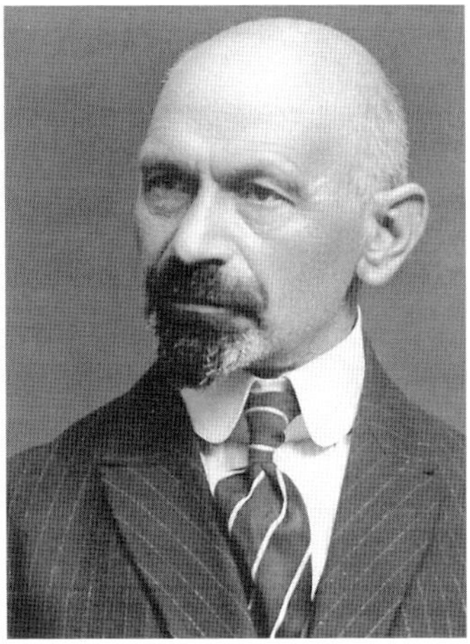

Auch Dr. Sommer musste die geglückte Auswanderung mit einem Vermögensverlust bezahlen.

Am 1. 1. 1905 zog Dr. med. Leonhard Sommer, der am 20. 2. 1872 in Freudenberg, Bezirksamt Wertheim am Main geboren war, nach Nürnberg. Seine Praxis als Allgemeinarzt hatte er Am Hefnerplatz 10, vor der Ausreise wird die Praxisadresse Weidenkellerstr. 6 angegeben.[564] Er selbst schreibt am 6. 2. 1961: „Meine Praxis war diejenige eines praktischen Arztes. [...] Ich habe meine Praxis in Nürnberg seit 1904 ausgeübt."[565] Im Krieg war ihm am 25. 8. 1916 das König-Ludwig-Kreuz für besondere Verdienste in der Heimat verliehen worden.

Mit seiner Frau und seinen beiden Kindern Ernst und Charlotte Babette wohnte er am damaligen Schlageterplatz 16 (Marienplatz).[566]

> „Ich habe seit vielen Jahren in dem gleichen Bezirk gelebt, der um den Kulturverein herum am Ring lag. Es waren hier vorwiegend Häuser mit guten Privatwohnungen. Ich gehörte der Maimonides-Loge in Nürnberg an, von der eine Anzahl von Mitgliedern meine Privatpatienten waren."

Die Ausübung der Praxis war von 1933 bis zum Verbot 1938 nur unter erschwerten Bedingungen möglich: Im Juli 1933 entfiel die Zulassung zu den gesetzlichen Krankenkassen, und zum 1. 4. 1934 wurde ihm die Abrechnung mit der Privatver-

564 StadtAN C 21/X Nr. 8; Rieger/Jochem, Jüdische Ärzte, 2009, S. 198; Lautsch/Dornedden, Verzeichnis der deutschen Ärzte, 1937, S. 469.

565 BayHStA LEA 3563, BEG 27976.

566 BayHStA LEA 3566, BEG 30174.

sicherung Deutscher Ring gekündigt.[567] Das Jahreseinkommen hatte vor 1933 noch 14–15 000,– RM betragen, davon machte die Kassenabrechnung bis zu 8000,– RM aus.

Im Entschädigungsantrag vom 19. 2. 1950 ist von Schäden durch Plünderung und Zerstörung die Rede, und der Zeitwert beschlagnahmter Wertgegenstände wird einzeln aufgelistet. Weiter berichten sie: „Ölgemälde und Perserteppich wurden von Beauftragten der Polizei abgeholt. Juwelen wurden auf Zwang der Behörden an Juwelier F., Nürnberg, zu einem unverhältnismäßig geringen Nominalpreis verkauft. Die Möbelstücke wurden am 10. November 1938 beschlagnahmt und später abgeholt." Allein die konfiszierten Wertpapiere waren 34 936,– RM wert.

Vor der geplanten Ausreise waren 9231,– RM für die Judenvermögensabgabe, 17 923,75 RM für die Dego, 25 091,– RM für die Exportförderungsabgabe und 1962,– RM für die Speditionsfirma Brasch & Rothenstein aufzubringen. Die Familie wurde am 2. 2. 1939 „abgemeldet nach London". Sie fuhren mit der Bahn II. Kl. nach Hoek van Holland und von dort mit einer Schiffspassage I. Kl. nach London, wo sie in London W 14, 1 Palace Mansions, wohnten. Dr. Sommer äußert sich später, er habe 67-jährig in England nicht mehr „in seinem Beruf Fuß gefasst". Beide Kinder wurden jedoch Ärzte in England. Dr. Ernst Sommer war Allgemeinarzt und Dr. Charlotte Hirsch, geborene Sommer, wurde Kinderchirurgin, beide in London.[568]

Der Antrag auf Entschädigung von Dr. Sommer ging am 14. 2. 1950 über die Zentralanmeldestelle Bad Nauheim beim Landesentschädigungsamt ein, vertreten von der United Restitution Organisation München, Theresienstr. 11. Das behinderte berufliche Fortkommen wird am 18. 2. 1958 mit 7200,– DM entschädigt und neben einer Kapitalentschädigung von 6000,– DM für die zurückliegende Zeit ab 1957 eine Rente ausgezahlt, die sich von 600,– DM monatlich auf 730,– DM im Jahr 1963 steigert. Die Sonderabgaben Juva und Dego werden am 5. 1. 1962 mit 5440,34 DM entschädigt.

Dr. Leonard Sommer ist am 7. 3. 1965 in London gestorben. Er überlebte seine Ehefrau, die schon am 31. 8. 1948 verstarb, fast 17 Jahre.[569] Nach ihrem Tod stellten ihre Kinder Erbansprüche aus den Entschädigungsleistungen, denen auf einer Sitzung der Widergutmachungsbehörde III in Fürth am 7. 2. 1955 stattgegeben wurde. Obwohl der Verlust von Wertpapieren bei der Bayerischen Vereinsbank, Gemälden, Möbeln und einem Perserteppich nicht nachgewiesen werden konnte, wurden 5787,– DM erstattet. Die letzte Auszahlungsanordnung datiert vom 6. 10. 1961.[570]

567 Ring-Blätter 3 (1934) 1, Ausschlussliste Nr. 3, siehe Leibfried/Tennstedt, Berufsverbote, 1980, S. 265

568 Persönliche Mitteilung von Prof. Paul Weindling, Oxford.

569 BayHStA LEA 3563, BEG 27976. Hier Todesdatum von Mina Sommer am 25. 10. 1955 angegeben.

570 BayHStA BEG 30174, Nr. 3566. Bildnachweis: StadtAN C21_VII_154_Sommer_Leon_4.

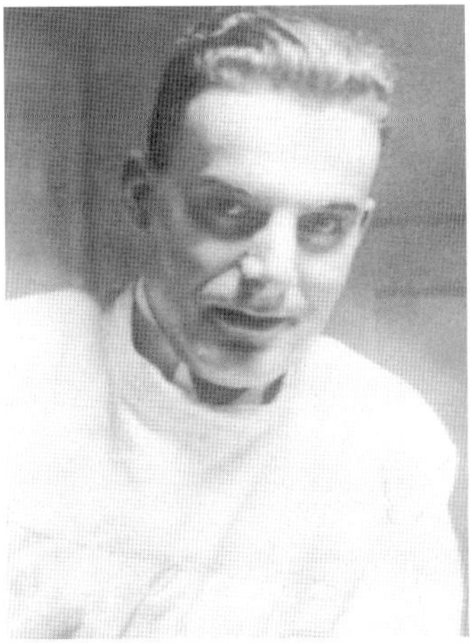

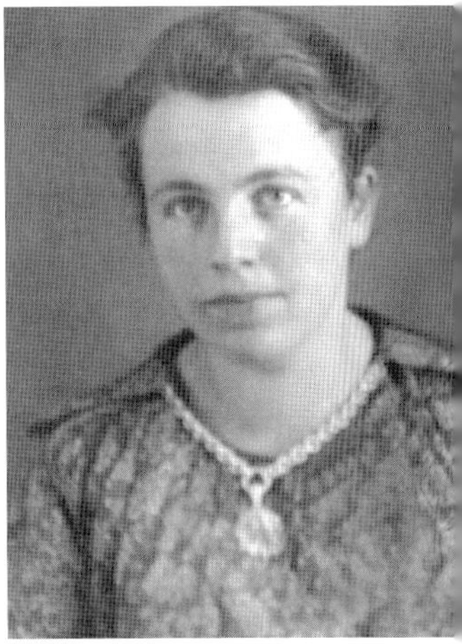

Dr. Eugenie Steckelmacher-Wallersteiner Dr. Siegfried Steckelmacher

Das bekannte Arztehepaar suchte in Palästina ein neues Leben.

Dr. Eugenie und Dr. Siegfried Steckelmacher waren prominente Ärzte in Nürnberg, beide mit eigener Praxis und Personal. Frau Dr. med. Eugenie Steckelmacher, geborene Wallersteiner, geb. am 23. 9. 1890 in Stuttgart, studierte in Erlangen, München, Berlin und Heidelberg und schloss ihr Medizinstudium dort 1914 mit Staatsexamen und Doktorarbeit ab. In Nürnberg hatte sie seit 1917 ihre Kinderarztpraxis im Spittlertorgraben 7.[571] Ihr Ehemann Dr. med. Siegfried Steckelmacher, am 11. 1. 1890 in Mannheim geboren, zog am 14. 9. 1917 nach Nürnberg und eröffnete seine nervenärztliche Praxis im selben Haus wie seine Frau.[572] Sie heirateten zwischen 1914 und 1917.[573] Mit ihrem Sohn Wolfgang und ihrer Tochter Eva wohnten sie von 1919 bis 1933 in der Mörikestr. 10 in Erlenstegen.[574]

Über ihre Lebensverhältnisse äußert sich der Stadtrat Dr. H. H. rückblickend am 18. 4. 1955. Er kannte das Ehepaar Dr. Steckelmacher schon aus der Zeit nach dem Ersten Weltkrieg.

> „Ich war damals berufsmäßiger Stadtrat in Nürnberg. Herr Dr. Steckelmacher war ein sehr bekannter Nervenarzt in Nürnberg mit umfangreicher Praxis; Frau Dr. Steckelmacher war Kinderärztin mit ebenfalls großer Praxis. Sie leitete auch eine städtische Mütter- und Säuglings-Beratungsstelle und hat sich gerade in dieser letzteren Tätigkeit große Verdienste erworben.

571 StadtAN C 21/X Nr. 9; Seidler, Jüdische Kinderärzte, 2007, S. 353.

572 StadtAN C 21/X Nr. 9; Rieger/Jochem, Jüdische Ärzte, 2009, S. 198 f.; StAN C 25/I Nr. 883a.

573 web.fu-berlin.de/aeik/HTML/rec00913c1.html.

574 BayHstA LEA 220, EG 99285.

Das Ehepaar Steckelmacher hatte in Nürnberg-Erlensteg ein großes Haus gemietet; außerdem hatte Dr. Steckelmacher umfangreiche Praxisräume in der Stadt am Spittlertorgraben gehabt. Das Ehepaar hatte ein eigenes Auto und Personal sowohl für die Wohnung wie auch für die Praxis. Zweifellos gehörte das Ehepaar Steckelmacher zu den sehr gut verdienenden Ärzten in Nürnberg. Darauf war auch ihr Lebensstandard eingerichtet.
Die Eheleute Steckelmacher haben sich sehr bald nach der Machtübernahme entschlossen, mit ihren Kindern Nürnberg zu verlassen und nach dem Lande Israel auszuwandern. In Nürnberg, wo der berüchtigte Julius Streicher regierte, waren sie ihres Lebens nicht mehr sicher. Meine Frau hat die Eheleute Steckelmacher noch einmal in Nürnberg besucht. Bald darauf haben sie Nürnberg verlassen."

Es war der 12. 9. 1933, als sie gemeinsam mit ihren Kindern Nürnberg den Rücken kehrten und nach Palästina auswanderten, „um evtl. Verfolgungsmaßnahmen aus rassischen Gründen zu entgehen".[575] Sie gaben am 15. 10. 1950 eine gemeinsame Stellungnahme ab:

„4. Im Jahre 1933 wurde uns als Juden die Kassenarztpraxis und damit die Existenzgrundlage entzogen; ein anderer Grund für die Entziehung der Kassenpraxis bestand nicht.
5. Nachdem wir unsere Berufstätigkeit in Deutschland nicht mehr ausüben konnten, waren wir gezwungen, mit unseren minderjährigen Kindern Wolfgang und Eva auszuwandern und wir sind im Jahre 1933 nach Palästina eingewandert.
6. Unser gemeinsames Einkommen aus ärztlicher Praxis in Nürnberg vor unserer Auswanderung betrug im Jahre durchschnittlich 20 000 RM.
7. In den ersten sechs Jahren der Ausübung unserer ärztlichen Praxis in Palästina überstieg unser monatliches gemeinsames Einkommen nicht den Betrag von 14 Pfund, der nicht zur Bestreitung des Lebensunterhalts für unsere Familie ausreichte. Erst seit dem Jahre 1939 konnten wir einen angemessenen Lebensunterhalt verdienen. Jedoch blieb unser Einkommen hinter dem in Deutschland erzielten zurück und es besteht auch keine Aussicht, in der Zukunft ein gleichwertiges Einkommen zu erzielen."[576]

575 StAN Kriminalpolizeiinspektion Nürnberg, Nr. 2963.
576 BayHStA LEA 220, EG 99285.

In Ramoth Hashawim/Israel ließen sie sich nieder. Einen Antrag auf Entschädigung stellten sie am 2. 10. 1957 und machten Schaden an beruflichem Einkommen sowie die Reisekosten Nürnberg–Triest und Triest–Palästina über 282,20 RM und den Möbeltransport von 2 x 1500,– RM geltend, der am 24. 1. 1958 mit 356,– DM entschädigt wurde. Seit 1961 erhielt Dr. Steckelmacher eine Rente von 600,– DM. Er ist am 11. 10. 1962 an Krebs gestorben. Frau Dr. Eugenie Steckelmacher-Wallersteiner erhielt keine Witwenrente, sondern ihre eigene Rente von 735,– DM. Sie ist 1972 in Ramoth Hashavim in Israel verstorben.[577]

577 BayHStA LEA 220, EG 99285. Bildnachweis: StadtAN C21_VII_159_Steckelmacher_Sigfried_2 und C21_VII_159_Steckelmacher_Wallensteiner_Eugenia_1.

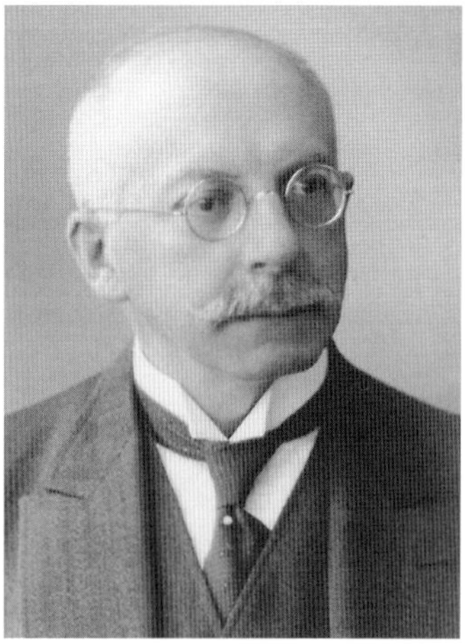

Dr. Berthold Stein

Während von Dr. Stein nur wenige Lebensdaten bekannt sind, ist der Entschädigungsantrag seiner Schwester erhalten.

Dr. med. Berthold Stein, geboren am 3. 10. 1874 in Bayreuth, lebte seit dem 12. 1. 1903 in Nürnberg. Vom 22. 9. 1909 bis 23. 3. 1934 wohnte er in der Karolinenstr. 47/II, dann hintereinander in der Marienstr. 1, Fürtherstr. 65 und ab 9. 12. 38 in der Rosenaustr. 9. Er war Arzt für Magen-, Darm- und Stoffwechselkrankheiten in der Karolinenstraße 47.[578] 1937 gibt der Reichsmedizinalkalender die Praxisadresse Marienstr. 1 an.[579] Seine ärztliche Tätigkeit hat er am 20. 8. 1937 eingestellt. Erst am 27. 4. 1939 wurde er „abgemeldet nach London".[580] Er lebte in Dartmouth und arbeitete wieder eine Zeit lang als praktischer Arzt. Dort ist er am 1. 10. 47 verstorben.

Seine Schwester Anna Krug, geb. Stein, die am 8. 2. 1883 in Ernsbach bei Forchtenberg/Hohenlohekreis geboren wurde, wanderte mit ihrem Ehemann Leopold Krug in die USA nach Richmond, Virginia, aus und stellte am 15. 2. 1965 einen Entschädigungsantrag als Erbin ihres Bruders. Durch seine jüdische Abstammung sei Dr. Berthold Stein zur Auswanderung gezwungen worden. Dies wird am 24. 7. 1967 vom Entschädigungsamt bestätigt: „Der Zeitpunkt der Auswanderung nach England ist hier nicht bekannt, jedoch dürfte er während der nationalsozialistischen Gewaltherrschaft im Zusammenhang mit Verfolgungsgründen ausgewandert sein." Sie machte Entschädigungen wegen Vermögensschadens und Sonderabgaben geltend, die nicht näher bezeichnet sind.

578 Adressbuch 1936, IV, S. 44; 1937, IV, S. 44; 1938, I, S. 643.

579 Lautsch/Dornedden, Verzeichnis der deutschen Ärzte, 1937, S. 469; StAN Kriminalpolizeiinspektion Nürnberg, Nr. 2977; Rieger/Jochem, Jüdische Ärzte, 2009, S. 199.

580 StadtAN C 21/X Nr. 9.

Der Antrag wurde am 21. 8. 1967 „als unzulässig“ abgelehnt, da er verspätet eingereicht worden war. Die Frist war am 1. 4. 1958 abgelaufen. „Antragstellerin hat schuldhaft die rechtzeitige Anmeldung von Entschädigungsansprüchen versäumt, während der Ehemann [Leopold Krug] wegen seiner eigenen Verfolgung rechtzeitig Entschädigungsansprüche geltend gemacht hat.“ Bis zu ihrer erneuten Heirat als Mrs. Anna Stern erhielt sie eine Witwenrente „nicht aus eigenem Recht“, sondern aus einem Härte-Fond, nachdem ihr erster Ehemann gestorben war.[581]

581 BayHStA LEA 284, BEG 92246. Bildnachweis: StadtAN C21_VII_158_Stein_Berthold_2.

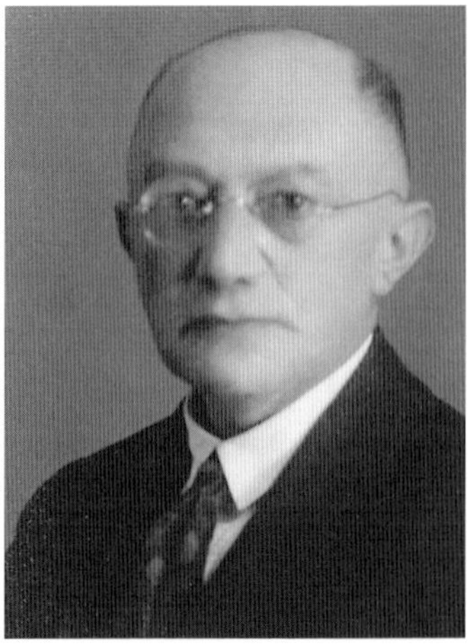

Dr. Fritz Steinhard

Am Ende seiner Praxistätigkeit zog Dr. med. Fritz Steinhard nach München und entkam noch rechtzeitig in die USA.

Geboren am 14. 7. 1873 in Nürnberg hatte er als Arzt für Innere Krankheiten seine Praxis in der Steinbühlerstr. 12 I.[582] Am 12. 12. 1912 heiratete er Selma Kahn, geb. am 10. 5. 1882, ihr Sohn Walter wurde am 9. 6. 1916 geboren. Durch seinen Dienst als Oberarzt am Garnisonslazarett Nürnberg von 1914–1919 fiel er unter die Ausnahmeregelung des Gesetzes zur Wiederherstellung des Berufsbeamtentums. Seit dem 1. 10. 1923 war er Mitglied der Bayerischen Ärzteversorgung.[583] Seine ärztliche Tätigkeit gab er am 27. 10. 1933 auf und bezog Ruhegeld.[584]

Am 26. 2. 1934 hat er sich von Nürnberg nach München umgemeldet. Nach einem fünfjährigen Aufenthalt in München, wo die Familie seit dem 1. 3. 1934 in der Karolinenstr. 4 gewohnt hatte, wanderte er am einem unbekannte Tag des Jahres 1939 mit seiner Familie in die USA aus. Erst am 16. 3. 1940 wird er amtlich abgemeldet.[585]

Ein Antrag auf Entschädigung wegen ausgebliebener Versorgungsleistungen datiert vom 14. 3. 1950, doch am 7. 10. 1950 ist Dr. Steinhard 77-jährig in New York gestorben. Der Sohn Walter Steinhard, der 36–20 Bowne St., Flushing, New York wohnte, übernahm als Erbe die weitere Korrespondenz. Ihm wurde die Entschädigung für rückständige Versorgungsleistungen vom 1. 1. 1942 bis 30. 10. 1950 zugestanden, und Frau Selma Steinhard erhielt seit dem Tod ihres Mannes Witwengeld.[586]

582 Adressbuch 1933, I, S. 607; 1934, I, S. 630, IV, S. 37.

583 BayLEA 521, EG 78080.

584 StadtAN C 21/X Nr. 9; Rieger/Jochem, Jüdische Ärzte, 2009, S. 199.

585 Jäckle, Schicksale, 1988, S. 126 f.

586 BayLEA 521, EG 78080. Bildnachweis: StadtAN C21_VII_158_Steinhard_Fridrich_2.

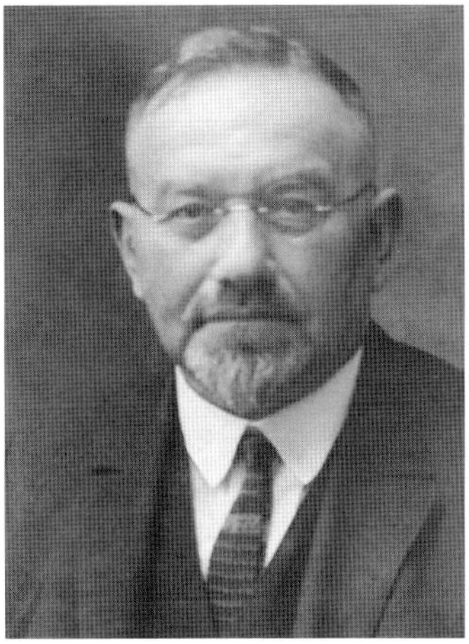

Dr. Ignatz Steinhardt

Nach seinem frühen Tod wurde seine Witwe ein Opfer der Shoa.

Der Sanitätsrat Dr. med. Ignatz Steinhardt gehörte zu den sozial engagierten Kinderärzten. Er wurde am 17. 11. 1869 in Floss (Oberpfalz) geboren und ließ sich am 14. 4. 1896 von Berlin kommend in der Bucher Straße 10 nieder.[587] Neben seiner Praxis betreute er mehrere Schulen als Stadtschularzt. Sein Spezialgebiet waren Sprachstörungen bei Kindern. Sein Kollege Dr. Stephan Musliner musste ihn im April 1932 offenbar wegen einer Erkrankung im schulärztlichen Dienst vertreten.[588] Am 2. 1. 1933 verstarb er nur 60-jährig in Nürnberg.

Dr. Steinhardt war verheiratet mit Henriette Johanna Steinhardt, geborene Wertheimer, geb. am 26. 2. 1882 in Homburg v. d. Höhe (Provinz Hessen-Nassau). Das Ehepaar hatte zwei Kinder, deren Schicksal unbekannt ist. Nach 1933 erlebte Frau Steinhardt die zunehmende Judenfeindlichkeit, von der aber keine Einzelheiten überliefert sind, einzig die Abgabe von Wertsachen beim Pfandleihamt am 13. 3. 1939 ist belegt.[589] Im selben Jahr musste sie aus ihrer Wohnung Bucherstr. 7 in das Judenhaus Obere Turnstr. 1 umziehen. Am 24. 3. 1942 wurde Henriette Steinhardt in das Ghetto Izbica deportiert und galt als „verschollen".[590]

587 StadtAN C 21/X Nr. 9; Rieger/Jochem, Jüdische Ärzte, 2009, S. 199; Adressbuch 1933, I, S. 607.

588 Siehe Dr. Stephan Musliner.

589 StAN OFD – Bund, 274/I Nr. 9272.

590 Jochem/Kettner, Gedenkbuch, 1998, S. 335, Nr. 1998; www.bundesarchiv.de/gedenkbuch/de974037; www.jewishgen.org/yizkor/nuremberg/nur011.html. Bildnachweis: StadtAN C21_VII_158_Steinhard_Ignaz_2.

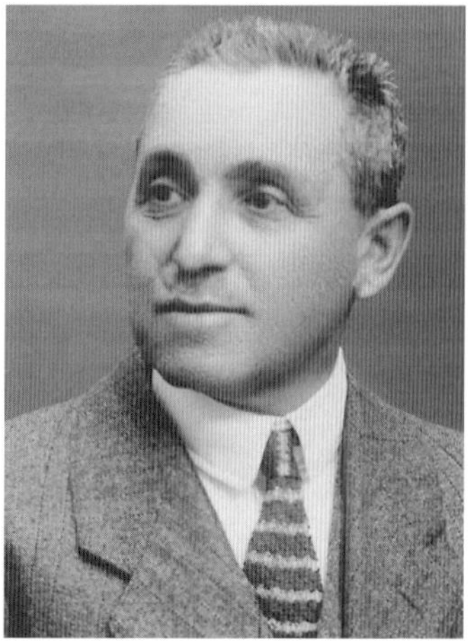

Dr. Ludwig Steinheimer

Dr. Steinheimer schaffte die Ausreise erst kurz vor Kriegsbeginn, allerdings ohne seine Tochter und ihren Ehemann.

Sanitätsrat Dr. med. Ludwig Steinheimer war kein praktizierender Arzt, sondern Ärztlicher Geschäftsführer von Standesorganisationen: seit 1914 des Ärztlichen Bezirksvereins und seit 1927 der Kassenärztlichen Vereins in der Zeltnerstraße 7. Seine Absetzung war ein Beispiel für die Entfernung leitender Beamter und Angestellten aus dem Berufsleben ohne rechtliche Grundlage. Die beiden Standesvertretungen wurden 1935 mit der Reichsärzteordnung in NS-Organisationen überführt (S. 37).

Über seine Ausbildung ist wenig bekannt. Er wurde am 29. 7. 1865 in Niederwerrn (Bezirksamt Schweinfurt) geboren. Im Jahr 1888 hatte er „7 Monate und 12 Tage" lang seinen Militärdienst abgeleistet, war Heeresangehöriger im Ersten Weltkrieg gewesen und nahm 1914, 1915 und 1917 an Gefechtshandlungen seiner Truppe teil.[591]

Mit seiner Ehefrau Frida Steinheimer, geborene Secklmann, geb. am 25. 5. 1871 in Amberg, ist er am 19. 10. 1889 nach Nürnberg gezogen. Sie lebten von 1931–1933 in der Zeltnerstr. 7 und ab 1933 in der Bucherstr. 20 A mit ihren Töchtern Lotte, geb. am 4. 5. 1896, und Lise, geb. am 9. 12. 1898.[592] Seine Tochter Lotte war die spätere Ehefrau des Oberlandesgerichtsrats Hugo Ehrenberger,[593] ihre Schwester Lisel war in zweiter Ehe mit dem Arzt Dr. Theodor Engel verheiratet und schon im September 1933 mit ihm nach Palästina ausgewandert.[594] Dr. Steinheimer hatte sich im

591 BayLEA 554, BEG 58066.

592 StadtAN C 21/X Nr. 9; Rieger/Jochem, Jüdische Ärzte, 2009, S. 199; StAN FA Nord 8015.

593 Siehe S. 358.

594 StAN FA Nord 8015. Siehe S. 167 f., 358.

„Hilfsverein deutscher Juden“ engagiert, eine der wichtigsten Organisationen zur jüdischen Selbsthilfe.[595]

In den Prozessakten zum Wiedergutmachungsverfahren von 1955 wird folgender Tatbestand festgehalten: „Der Kläger, geboren am 29. Juli 1865, ein Jude, war als ärztlicher Geschäftsführer vom 1. Februar 1914 an für den Ärztlichen Bezirksverein Nürnberg (ÄBN) und vom Jahre 1927 an auch für den Kassenärztlichen Verein Nürnberg (KVN) bis zum 23. März 1933, dem Tage der Einsetzung eines Kommissars für die beiden Standesvereine, tätig.“[596] Schon im Februar 1933, lange vor dem Erlass des Berufsbeamtengesetzes vom 7. 4. 1933, hatte ihn der Vorsitzende der ärztlichen Standesorganisationen Deutscher Ärztevereinsbund und Hartmannbund Dr. Alfons Stauder in sein Nürnberger Büro bestellt und ihn aufgefordert, unbefristeten Urlaub zu nehmen.[597] Am 23. 3. 1933, dem Tag des Nürnberger Treffens mit Vertretern des NSDÄB (S. 29), wurde er abgelöst und am 1. 7. 1933 trotz seines Frontkämpfer-Status pensioniert.[598]

Über die Jahre nach seiner Pensionierung und die Umstände der späten Auswanderung am 18. 7. 1939 geben die Prozessakten eine indirekte Auskunft. „Er empfing bis zum Juli 1933 sein volles Gehalt und von da an von den beiden Vereinen und später von der Beklagten [Kassenärztliche Vereinigung Deutschlands, S. 33, 37] 4 Jahre lang ein Ruhegehalt von 730,80 RM im Monat. Seit Juli 1937 gewährte die Beklagte nur noch 300 RM im Monat ohne eine Anerkennung einer Rechtspflicht.“ Er erstritt sich eine Rente von 128,10 RM und ein Ruhegeld samt Zinsen für die Zeit vom 1. 7. 1937 bis 31. 1. 1938 von 3015,74 RM.

Am Tag nach der Pogromnacht, am 10. 11. 1938, beantragte er Reisepässe, um nach Palästina auszuwandern. Im Fragebogen für Auswanderer vom 20. 12. 1938 gab er ein Jahreseinkommen von 11 444,– RM und ein Vermögen von 61 312,– RM an. Daraus errechnete sich die Reichsfluchtsteuer von 24 594,– RM. Zur Sicherheit wurden 14 600,– RM einbehalten,[599] außerdem war nach dem Oktober 1938 eine Judenvermögensabgabe in 5 Raten fällig: Drei Raten beliefen sich auf 10 950,– RM, die letzte ging am 20. 12. 1939 ein. Die steuerliche Unbedenklichkeitsbescheinigung, am 15. 2. 1939 beantragt, erhielt er am 24. 2. 1939.[600] In den späteren Entschädigungsanträgen ist

595 Rosenberg, Spuren und Fragmente, 2000, S. 46.

596 BayLEA 554, BEG 58066.

597 Kater, Ärzte als Hitlers Helfer, 2000, S. 301; Damskis, Biografien, 2009, S. 31.

598 Siehe S. 26, 34; StAN FA Nord 8015.

599 StAN FA Nord 8014.

600 StAN FA Nord 8015.

weiterhin von Wertgegenständen, Wohnungseinrichtung, Pelze und Kleidung die Rede, die eingezogen wurden. Am 20. 3. 1939 lieferte er 16 Wertsachen, darunter Broschen, Ringe und Besteckssilber, beim Pfandleihamt ein und erhielt dafür 41,40 RM.[601] „Durch Beschlagnahme habe er sein Wertpapierdepot sowie Bankguthaben bei der Dresdner Bank verloren", wird in der Entschädigungsakte vermerkt.[602] Ab 1938 hatte er kein steuerpflichtiges Einkommen mehr, die Zinsen aus seinen Vermögensresten betrugen gerade noch 20,88 RM monatlich.[603]

„Er ist am 18. 7. 1939 aus Gründen der Rasse nach Palästina ausgewandert." Ein Aktenvermerk vom 4. 1. 1967 erwähnt, dass „Dr. Steinheimer bis nach Italien das Flugzeug benützt" hat. Die Orient Shipping Agency hat 1957 die damaligen Auswanderungskosten für vier Personen mitgeteilt. Offenbar ist er mit seiner Ehefrau von Italien nach Jerusalem gereist, wo ihn seine Tochter Lise bereits erwartete. Sie war schon 1933 mit ihrem Ehemann Dr. Theodor Engel nach Jerusalem emigriert.[604]

Seine Tochter Lotte blieb mit ihrem Ehemann Hugo Ehrenberger in Nürnberg zurück. Die Eltern hatten ihnen schon 1938 ihre Wohnung in der Bucherstr. 20 A/4 samt Einrichtung überlassen und wohnten bis zu ihrer Auswanderung im Siedlungswerk Bierweg 12. Nach der Auswanderung nahm Oberlandesgerichtsrat i. R. Hugo Ehrenberger die Interessen seines Schwiegervaters wahr und wies das Finanzamt Nord am 6. 12. 1939 darauf hin, dass die Auszahlungen des gerichtlich erstrittenen Ruhegeldes der KVD seit September 1939 ausgeblieben sind. Der angeforderte „Kriegszuschlag" könne daher nur auf der Basis seiner Bezüge nach der Auswanderung berechnet werden: den Zinsen aus dem verbliebenen Vermögen (s. o.) und die regelmäßig ausgezahlte Arztrente der Bayerischen Versicherungskammer – Ärzteversorgung – von 128,– RM monatlich. Als im Februar 1940 auch diese Überweisungen eingestellt wurden, setzte er sich noch für die Rentenzahlung an seinen Schwiegervater ein und versuchte am 26. 2. 1940, die Reduzierung des „Kriegszuschlags" zu erreichen, ohne zu ahnen, was ihm selbst bevorstand.[605]

Lotte Ehrenberger, geb. Steinheimer, und Hugo Ehrenberger wurden 1941 deportiert und sind an einem unbekannten Ort zu einer unbekannten Zeit umgekommen.

Die Adresse von Dr. Steinheimer in Jerusalem war Abessynian Street 25. Schon am 10. 12. 1940 ist er dort gestorben. Seine Ehefrau, Tochter und Enkelin waren testa-

601 StAN OFD – Bund, Rep. 274/I Bd. 3, Nr. 9277.

602 BayLEA 554, BEG 58066.

603 StAN FA Ost 8013.

604 StadtAN C 21/X Nr. 2. Siehe S. 168.

605 Ebenda.

mentarisch als Erben eingesetzt und stellten am 2. 3. 1950 den Entschädigungsantrag wegen Schadens an Eigentum und Vermögen. Nachdem auch Frau Frida Steinheimer am 5. 6. 1945 verstarb, waren Tochter Lisa, verheiratete Engel, und Enkelin Anne(liese), verheiratete Hermann, die in den USA in Long Island wohnte, Erben zu gleichen Teilen und Klägerinnen im Entschädigungsverfahren.

Laut Urteil vom 19. 9. 1955 erhielten die Erben von der Wiedergutmachungsbehörde III in Fürth 8868,80 DM für Verlust von Vermögensschäden und nach Einspruch 750,– DM für Wertpapiere „im Sinne des Rückerstattungsrechts" sowie zusätzliche Entschädigungszahlungen für Sonderabgaben. Am 4. 1. 1967, 17 Jahre nach Antragstellung, wurden für die Auswanderungskosten in Höhe von 2020,– RM der Gegenwert einer Bahnfahrt nach Italien anerkannt und 550,– DM erstattet.[606]

606 BayLEA 554, BEG 58066. Bildnachweis: StadtAN C21_VII_158_Steinheimer_Ludwig_2.

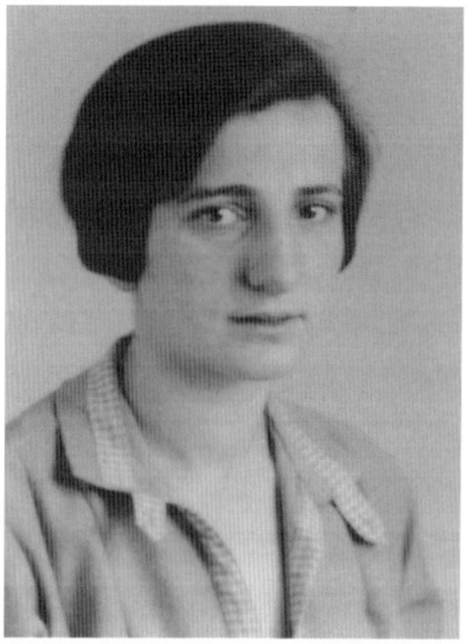

Dr. Bertha Stern

Dr. Stern hat eine doppelte Auswanderung und zweimal die ärztliche Zulassung bewältigt.

Die Informationen sind dem Standardwerk über jüdische Kinderärzte von Eduard Seidler zu verdanken.[607]

Frau Dr. med. Bertha Stern wurde am 12. 12. 1898 in Nürnberg geboren und erhielt zunächst eine Ausbildung als Erzieherin vor ihrem Medizinstudium in Heidelberg, Frankfurt und München. In München schrieb sie 1927 ihre Dissertation und erhielt 1928 die Approbation. Die klinische Ausbildung als Kinderärztin absolvierte sie u. a. im Städtischen Krankenhaus Nürnberg und Universitätsklinikum München. In Nürnberg ließ sie sich als Kinderärztin in der Glockenhofstr. 28 nieder, 1933 ist sie im Reichsmedizinalkalender aufgelistet.

Am 14. 8. 1933 meldete sie sich nach Italien ab, wiederholte 1934 ihr medizinisches Examen an der Universität Bari und emigrierte später in die USA, wo sie 1941 erneut die medizinische Lizenz erwarb. Sie hat in den USA wieder als Pädiaterin gearbeitet. Ihre Adresse war 253 Alexander St., Rochester N. Y., später in Kings Park, New York. Sie ist vor 1973 in Rochester, N. Y., gestorben.[608]

607 StadtAN C 21/X Nr. 9; Seidler, Jüdische Kinderärzte, 2007, S. 351.

608 Bildnachweis: StadtAN C21_VII_160_Stern_Bertha_1.

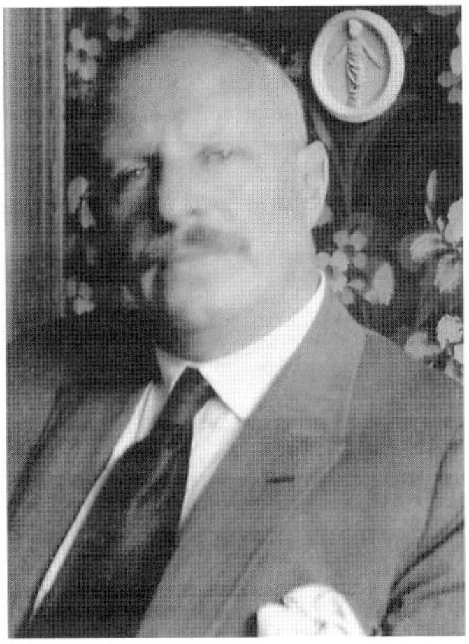

Dr. Willi Straus

Dr. Willi Straus nutzte seine Verbindungen nach England zu einer frühen Auswanderung.

Er war am 5. 11. 1873 in Nürnberg geboren worden, promovierte 1896 nach seinem Medizinstudium und ließ sich 1904 in Nürnberg als Frauenarzt nieder. Vom 1. 7. 1910 bis zum 15. 8. 1933 hatte er eine Praxis in der Essenweinstraße 4 als Teil seiner 6-Zimmerwohnung. In Nürnberg heiratete er am 10. 6. 1910 die Engländerin Edith Samuel, geb. am 2. 9. 1884 in London, die ebenfalls jüdischer Herkunft war. Ihr 1912 geborener Sohn Edgar konnte später Auskunft über ihre Lebensverhältnisse geben. Den Verdienst seines Vaters Anfang 1933 schätzte er mit „kaum weniger als 15 000,– RM" ein.[609]

Eineinhalb Jahre nach ihrer Verheiratung war seine Frau mit ihrem Sohn nach England zurückgekehrt und kam erst nach dem Ersten Weltkrieg 1919 wieder nach Nürnberg. Edgar Straus schrieb dazu 1959 auf Deutsch: „Meine Mutter konnte sich [...] [wegen der] Kriegs- und Nachkriegsumstände in Deutschland eigentlich nie eingewöhnen. Sie war im Jahr 6 Monate bei Ihren Eltern in London. Die deutschen Verhältnisse blieben ihr fremd. Bei Ausbruch des Dritten Reichs entschlossen sich meine Eltern mit Rücksicht auf den Verlust der Kassenpraxis und anderer Umstände, Deutschland zu verlassen und nach England zu ziehen." Nach Entzug der Kassenzulassung lösten sie ihren Haushalt in Nürnberg auf und wurden „am 15. 8. 1933 abgemeldet nach London".[610]

Da in Schottland ein Ärztemangel herrschte und die Zulassungen nicht beschränkt waren, ließ sich Dr. Straus zunächst in Edinburgh nieder, um dort den medizinischen Abschluss nachzuholen. Schon 1934 konnte er das medizinische Staatsexamen ablegen,

609 BayHStA LEA 3529, BEG 82503.

610 StadtAN C 21/X Nr. 9; Rieger/Jochem, Jüdische Ärzte, 2009, S. 199.

das ihn zu Niederlassung auch in England berechtigte. In London konnte er zwar wieder eine Praxis als Facharzt eröffnen, doch wurde er als Deutscher angesehen und hatte nur einen geringen Verdienst. Auch wegen seines Alters von 70 Jahren gab er 1943 seine Berufstätigkeit auf und zog sich mit seiner Ehefrau auf das Land in Somerset in den Ruhestand zurück. 1947 erhielt er die britische Staatsbürgerschaft.[611] Seine Adresse war Paynes Farm, North Curry/Taunton, Somerset, wo er am 22. 2. 1955 starb.

Nach seinem Tod lebte seine Frau abgeschieden auf dem Land und hatte keinerlei Kontakt nach Deutschland. Diese erschwerte Lage gab sie als Grund an, warum sie erst am 24. 3. 1959 einen Antrag auf Entschädigung „wegen Schadens an Eigentum, Vermögen, Sonderabgaben, Geldstrafen und beruflichem Fortkommen" beim Bayerischen Landesentschädigungsamt stellte. Die Frist war aber bereits am 1. 4. 1958 abgelaufen „gemäß § 189 Abs. 1 BEG in der Fassung BGBl. 57 I S. 663". Auch ihr Sohn, der 1942 mit der britischen Armee nach Indien geschickt worden war und erst im September 1957 nach England zurückkam, war über die Anspruchsberechtigung nicht informiert gewesen.

Über einen Londoner Anwalt holte sie den Antrag am 24. 3. 1959 nach, den sie noch mit Edith „Sarah" Straus unterschrieb, doch die Verspätung von einem Jahr reichte für eine Ablehnung des Antrags aus. Erst das Bayerische Oberlandesgericht gab dem Antrag in einem Revisionsverfahren am 7. 11. 1960 statt. Ein schuldhaftes Versäumnis wurde in ihrem Fall mit dem Argument abgelehnt, dass sie von der Berichterstattung in der englischen Presse über Entschädigungsmöglichkeiten und Antragsfristen in ihrem Dorf keine Kenntnis hatte, da sie zurückgezogen gelebt habe, keine Unterstützung von ihrem Sohn erfuhr und nach zwei Schlaganfällen 1952 und 1955 an Altersdemenz litt. Die Entscheidung müsse auf die Umstände des Einzelfalls abgestellt werden.

In Erbengemeinschaft mit ihrem Sohn Edgar Stuart Straus erhielt sie eine Kapitalentschädigung von 28 844,– DM zugesprochen und eine Witwenrente von 420,– DM, die 1963 auf 441,– DM anstieg. 1963 zog sie nach Croyden bei London und starb dort am 2. 2. 1964.[612]

611 Persönliche Mitteilung von Prof. Paul Weindling, Oxford.

612 BayHStA Lea 3529, BEG 82503. Bildnachweis: StadtAN C21_VII_161_Straus_Willy_2.

Dr. Max Strauß

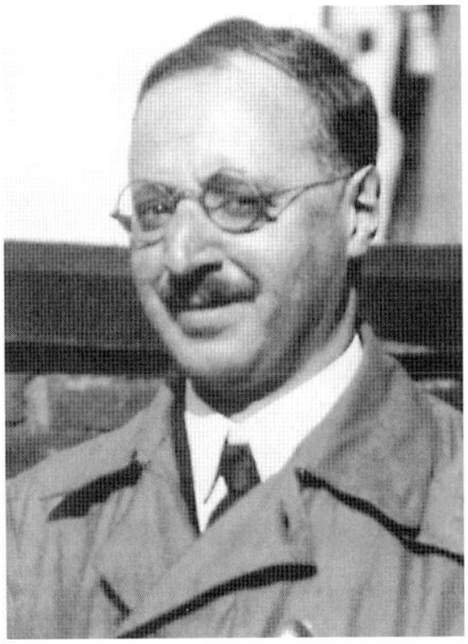

Dr. Strauß wurde als Vorsitzender des Ärztlichen Vereins frühzeitig abgesetzt und emigrierte.

Der am 9. 3. 1877 in Kronach geborene Sanitätsrat Dr. med. Max Strauß kam am 20. 9. 1907 aus Greifswald nach Nürnberg. Er war Spezialarzt für Chirurgie und Orthopädie mit einer Niederlassung in der Karolinenstraße 29.[613] Mit seiner Frau Alice Strauß, geborene Kocherthaler, zog er 1934 mit einem Kind in die Marienstr. 3, die ihm 1936 auch als Praxis diente.[614] Seit 1916 sind Steuerakten von ihm vorhanden, die aber keine persönlichen Hinweise enthalten.[615]

Seit 1907 war er Mitglied des Ärztlichen Vereins Nürnberg, 1918 übernahm er zunächst die Aufgabe eines Bibliothekars im Verein, 1922 wurde er zusätzlich zum 2. Vorsitzenden und 1925 zum Ersten Vorsitzenden gewählt. In der Festschrift zum 75-jährigen Bestehen schildert er die Geschichte des Ärztlichen Vereins seit seiner Gründung im Jahr 1852. Er war aus einer ärztlichen Vereinigung hervorgegangen, die sich „Lokalverein" nannte und an einem wissenschaftlichen und praktischen Erfahrungsaustausch interessiert war. Noch 1927 betonte Dr. Strauß, der Verein diene „ausschließlich wissenschaftlichen und kollegialen Zwecken", während der Ärztliche Bezirksverein Nürnberg standespolitische Aufgaben hatte (S. 28).[616] In der Festschrift mit 29 medizinischen Fachartikeln steuerte Dr. Strauß neben der Geschichte des Vereins

613 StadtAN C 21/X Nr. 9; Rieger/Jochem, Jüdische Ärzte, 2009, S. 199.

614 Adressbuch1934, 1936, dort als praktischer Arzt eingetragen.

615 StadtAN C 21/X Nr. 9; StAN FA Ost 8091.

616 Strauß, Zur Geschichte des Ärztlichen Vereins Nürnberg, in: Festschrift des Ärztlichen Vereins Nürnberg, 1927, S. 1–16, hier S. 2 f., 8 f., 13, 15 f. Festschrift des Ärztlichen Vereins Nürnberg, Mitglieder-Verzeichnis, 1927, S. 17, 20. Im Jahr 1879 entstand die Medizinischen Gesellschaft und Poliklinik zu Nürnberg als zweiter wissenschaftlicher Verein, der mit dem Ärztlichen Verein

zwei weitere Aufsätze aus seinem Fachgebiet bei.[617] Die jüdische Tradition des Vereins brach ab, als man im März 1933 begann, alle jüdischen Mitglieder auszuschließen.[618]

Seine langjährige Tätigkeit im Ärztlichen Verein gefährdete ihn eher als dass sie ihn vor Nachstellungen schützte. Es ist zu vermuten, dass er – im Alter von 56 Jahren – im Rahmen der ersten Verdrängungsmaßnahme am 26. 3. 1933 aus dem Ärztlichen Verein ausgeschlossen wurde (S. 34 f., 413). Seine Rentenzahlungen wurden nach einer Abfindung 1936 eingestellt. Der unausweichliche soziale Abstieg veranlasste das Ehepaar zur Auswanderung. In der Unbedenklichkeitsbescheinigung zum Erwerb der Auswanderungspapiere bestätigt das Finanzamt, dass „gegenwärtig keine Reste an Steuern, Zuschlägen, Strafen, Gebühren und Kosten" vorlägen. Am 21. 11. 1936 wurden sie polizeilich abgemeldet mit dem Ziel USA (New York).

Ihr erster Wohnsitz war 313 West 99th St., New York, dann 322 Cental Park W. 92. St., New York 14, und seit 1940 60 Custer Ave., Newark, New Jersey.[619] Von New York aus versuchten sie, einen Teil ihres Vermögens zu retten und beauftragten Anton K. in Nürnberg am 18. 8. 1937, vom Auswanderer-Sperrguthaben der Dresdner Bank 15 000,– RM auf ihr New Yorker Konto überweisen zu lassen. Die dazu benötigte Genehmigung von der Devisenstelle des Finanzamts wurde nicht erteilt und auch bei einem erneuten Antrag durch ihren Anwalt Dr. Max Friedmann am 22. 2. 1938 verweigert mit der Begründung, ein Rückstand beim Finanzamt von nur 20,60 RM stünde noch aus. Der Betrag wäre zu begleichen gewesen, da der Erlös aus einer Lebensversicherung bei der Allianz und Stuttgarter Versicherung auf einem Sperrkonto der Devisenstelle festgehalten wurde, wie ihr Anwalt schrieb. Erst am 3. 4. 1940 fragt die Dresdner Bank erneut beim Finanzamt wegen der Unbedenklichkeitsbescheinigung nach. Nun aber wird die Auszahlung von der Devisenstelle untersagt, weil die „Aberkennung der deutschen Reichsangehörigkeit im Gange" sei.[620] 1941 verlieren sie ihre Ansprüche endgültig aufgrund der 11. Verordnung zum Reichsbürgergesetz (S. 97 f.).

eng verbunden war: Strauß, Zur Geschichte, in: Festschrift des Ärztlichen Vereins Nürnberg, 1927, S. 8 f., 13; Windsheimer/Molketeller, Gesund und leistungsfähig, 1993, S. 135.

617 Strauß, Wie erzielen wir möglichst rasche und möglichst vollständige Arbeitsfähigkeit der Unfallverletzten?, in: Festschrift des Ärztlichen Vereins Nürnberg, 1927, S. 201–208; Strauß, Zur Kenntnis der Myositis ossificans traumatica, in: Festschrift des Ärztlichen Vereins Nürnberg, 1927, S. 209–211. Weitere Beiträge stammen von Dr. Ascher, Dr. Grießmann (2 Artikel), Prof. Nathan und Dr. Veith.

618 Windsheimer, 100 Jahre Klinikum Nürnberg, 1997, S. 168.

619 StAN FA Ost 8090.

620 StAN FA Ost 8091.

Die Entschädigungsakten geben einen Eindruck von der Höhe des finanziellen Verlustes unter Berücksichtigung der gewöhnlichen Umrechnung von 1:10 zur Reichsmark: 20 805,– DM Entschädigung erhielt er am 24. 3. 1965 allein für den Verlust an Wertpapieren und 19 400,– DM für Transferschaden durch verhinderte Überweisungen von gesperrten Konten sowie kleinere Beträge für eine einbehaltene Lebensversicherung und für Eigentumsschäden.[621] In New York konnte Dr. Strauß wieder als Chirurg arbeiten und traf dabei auch auf frühere Patienten aus Nürnberg.[622]

621 StAN WB III N 8989-8991, 9716, 13134.

622 Bildnachweis: StadtAN C21_VII_161_Strauß_Max_2.

Dr. Albert Treumann

Sein natürliches Lebensende bewahrte
ihn vor der Deportation.

Sanitätsrat Dr. med. Albert Treumann, der 15. 6. 1864 in Mühlhausen bei Höchstadt a. d. Aisch geboren wurde, zog am 21. 10. 1891 nach Nürnberg und eröffnete eine Allgemeinpraxis am Frauentorgraben 37. Mit seiner Ehefrau Paula Treumann, geborene Rosenfeld, wohnte er „Contumazgarten 4 part." und hatte 1936 dort auch seine Praxis. Ihren Sohn verloren sie im letzten Kriegsjahr 1918.[623] Seine Frau starb bereits 1931.

Im Alter von 68 Jahren gab er seine Kassenpraxis auf. Er bezog seit dem 1. 1. 1933 eine Monatsrente von 1200,– RM, die ab 1936 auf 350,– RM vermindert wurde, von der Bayerischen Versicherungskammer sowie eine Leibrente von 250,– RM von der Nürnberger Lebensversicherung. Am 1. 7. 1938 stellte er seine ärztliche Tätigkeit ein.[624] Dr. Treumann war eigentlich wohlhabend und besaß ein aufgerundetes Gesamtvermögen von 152 000,– RM, auf seine Wertpapierdepots konnte er ab dem 1. 8. 1938 aber nicht mehr zugreifen. Dazu gehörte ein Depot bei der Bayerischen Vereinsbank im Wert von 52 525,29 RM, doch auch dieses Konto wurde gesperrt. Am 1. 12. 1938 beantragt er daher, die Zinsen aus einem weiteren Guthaben bei der Dresdner Bank gutzuschreiben, die er für den Lebensunterhalt brauchte, da er „allein auf der Welt ohne Angehörige", alt und hinfällig sei, „Ergebenst Dr. Albert Israel Treumann".[625]

Pflichtschuldig lieferte er 1938 die geforderten Aufstellungen über seinen Besitz ab, darunter Essbesteck, Bilder und Hochzeitsgeschenke, und reichte am 14. 3. 1939 neun

623 StadtAN C 21/X Nr. 9; Rieger/Jochem, Jüdische Ärzte, 2009, S. 200.

624 Ärzteblatt für Bayern, 5 (1938) 22, 1. 9. 1938, S. 332.

625 StAN FA Nürnberg West 199.

aufgelistete Wertsachen beim Städtischen Leihamt ein, für die er 30,60 RM erhielt, aber nicht verwenden konnte.[626] Die letzte Rate der Judenvermögensabgabe, die sich auf insgesamt 30 400,– RM belief, zahlte er am 11. 11. 1939 ein. Es wird eine Reichsfluchtsteuer von 32 000,– RM erwähnt, die darauf schließen lässt, dass auch eine Auswanderung geplant war, zu der es aber nicht mehr kam. Die ersten Deportationen hatten schon begonnen, als er am 16. 4. 1942 in Nürnberg starb.[627]

626 StAN OFD – Bund, Rep. 274/I Bd. 3, Nr. 9358.

627 StadtAN C 21/X Nr. 9; Rieger/Jochem, Jüdische Ärzte, 2009, S. 200.

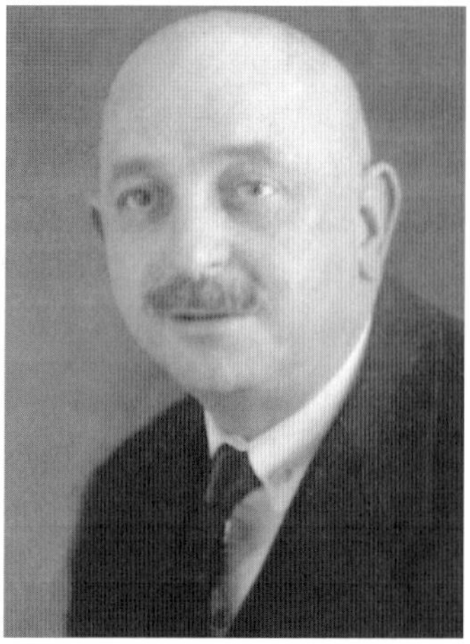

Dr. Fritz Wachtel

Dr. Wachtel und seine Frau folgten ihrem Sohn in die USA.

Dr. med. Fritz Wachtel aus Marksuhl bei Eisenach, wo er am 27. 2. 1877 geboren wurde, war als Arzt für Augenkrankheiten und HNO vom 7. 11. 1902 bis zum 5. 1. 1938 in der Königstr. 29 gemeldet.[628] Er erhielt seine Bestallung am 29. 11. 1901, zog am 7. 11. 1902 nach Nürnberg und promovierte am 15. 7. 1903. Vom 1. 10. 1923 bis zum 31. 12. 1937 war er Mitglied in der Bayerischen Ärzteversorgung. Mit seiner Ehefrau Berta, geborene Haijmann, geb. am 17. 10. 1888, und ihrem Sohn Hans, geb. am 9. 6. 1909, lebten sie in der Marienstr. 23/I. Ihr Mädchenname wurde im Entschädigungsantrag aus den USA später mit Hayman angegeben.[629]

In diesem Antrag vom 28. 4. 1954 schildert sie den Verfolgungsvorgang: „Mein am 5. April 1944 verstorbener Ehemann war jahrzehntelang Facharzt für Hals-, Nasen- und Ohren-Krankheiten und hatte seine Praxis zuletzt in Nürnberg, Königstr. 29. Infolge der allgemeinen Judenverfolgung verminderte sich sein Berufseinkommen derart, so dass der Verlust jeglichen Berufseinkommens Ende 1937 zu befürchten war.“

Es existieren Vermögens- und Einkommenssteuerakten vom Finanzamt Ost aus den Jahren 1914–1937. Demnach fiel das Einkommen von 21 858,– RM in 1931 über 14 607,– RM in 1934 auf 7153,– RM in 1937. Weitere Abgaben wie die Judenvermögensabgabe und eine Reichsfluchtsteuer von 400,– RM schmälerten weiter das Vermögen.[630]

628 Ebenda; Lautsch/Dornedden, Verzeichnis der deutschen Ärzte, 1937, S. 469; Rohrbach, Jüdische Augenärzte, 2011, S. 80.

629 BayLEA 8, BEG 7610.

630 StAN FA Ost Nr. 8218, 8219, 8220.

Ihre Befürchtungen über ihre weitere Zukunft in Deutschland sind nicht überliefert. Am 5. 1. 1938 wurden sie abgemeldet nach Chicago (USA).[631]

Aus der Kostenaufstellung lässt sich der Reiseweg nachvollziehen: Für die Eisenbahnfahrt von Nürnberg nach Rotterdam für 3 Personen entstanden Kosten von 210,– RM, für die Überfahrt im Februar 1939 mit der Noordam der Holland-Amerika-Linie weitere 147,– $ pro Person. Das zurückgebliebene Vermögen wurde am 13. 2. 1941 von der Gestapo sichergestellt.[632]

Nach der Einschätzung von Frau Berta Wachtel stellten sich die Gegebenheiten so dar:

„Nachdem unser Sohn, Herr Dr. Hans Wachtel, seinen Wohnsitz bereits in Chicago hatte und uns in Deutschland durch das Fortschreiten der Judenverfolgung jede sonstige Existenzmöglichkeit genommen war, wanderten wir im Januar 1938 zu unserem Sohn nach Chicago aus. Mein Mann war damals bereits 60 Jahre alt. Er konnte sich infolgedessen nicht einem neuerlichen Medizin-Studium in USA widmen und das erforderliche Arztexamen machen, insbesondere auch wegen der Schwierigkeiten, welche ihm durch mangelnde Sprachkenntnisse erwuchsen. Wir waren deshalb für unseren Lebensunterhalt auf die Unterstützung durch unseren Sohn Hans Wachtel angewiesen. Mein Mann war bis zu seinem Ableben nicht mehr in der Lage, ein eigenes Berufseinkommen zu erzielen.“

Nach dem Tod von Dr. Wachtel am 5. 4. 1944 traten seine Witwe und sein Sohn im Entschädigungsverfahren als gemeinsame Erben auf. Dr. Fritz Wachtel war bis zu seinem Tod kein US-amerikanischer Staatsbürger, die Witwe erhielt daher den Erbschein später vom zuständigen Amtsgericht Berlin-Schöneberg. Zum Sachverhalt wurde vom Bayerischen Landesentschädigungsamt festgestellt:

„Lt. gemeinschaftlichem Erbschein des Amtsgerichts Berlin-Schöneberg vom 15. 7. 1954 wurde der Erblasser Dr. Fritz Wachtel von seiner Witwe zu 1/3, von seinem Sohn zu 2/3 des Nachlasses beerbt. Die Antragsteller machen in ihrem Entschädigungsantrag neben Schaden im beruflichen Fortkommen auch Schaden an Eigentum und Vermögen geltend und beantragen Entschädigung für Judenvermögensabgabe und für geleistete Reichsfluchtsteuer in Höhe von RM 41 783,75. [...] Dieser Anspruch

631 StadtAN C 21/X Nr. 9.

632 BayLEA 8, BEG 7610; StAN FA Ost Nr. 8220.

[…], umgestellt auf Deutsche Mark im Verhältnis 10 : 2 gemäss § 6 Abs. 2 BEG = DM 8356.75, steht den Erben im Verhältnis ihres Erbteils zu.“[633]

In einem Schreiben vom 20. 3. 1958 mussten die Anwälte Ludwig und Alfred Ostner die Erledigung beim Entschädigungsamt anmahnen:

„In obiger Sache ist über die Ärzte-Versorgungsansprüche unserer Mandantin bis jetzt immer noch kein Bescheid ergangen, […]. Es ist für den Anwalt geradezu beschämend, einer Mandantschaft im Alter von 70 Jahren immer wieder mitteilen zu müssen, dass die Sache ‚demnächst entschieden wird‘.“

Der Versicherungsschaden wurde schließlich am 4. 8. 1958 mit einer monatlichen Rente von 133,41 DM und einem Ruhegeld von 2120,– DM entschädigt, der Goodwill der Praxis mit 4500,– DM und die die Reisekosten mit 1852,20 DM. Für Schaden am beruflichen Fortkommen erhielten die Erben 16 443,– DM.

Frau Berta Wachtel, wohnhaft in 7926 South Chapel Ave., Chicago 49, Illinois, verstarb am 29. 4. 1962.[634]

633 Die Zuständigkeit des Amtsgerichts Berlin-Schöneberg lässt darauf schließen, dass Dr. Wachtel die US-Staatsangehörigkeit noch nicht erworben hatte.

634 BayLEA 8, BEG 7610. Bildnachweis: StadtAN C21_VII_170_Wachtel_Fritz_1.

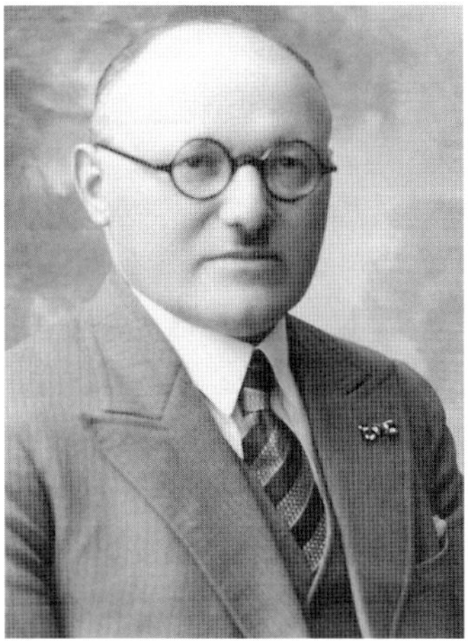

Dr. Harry Warburg

Noch zu Kriegsbeginn war es der Familie möglich, in die USA auszuwandern.

Der am 25. 7. 1881 in Nordhausen (Harz) geborene Facharzt für Chirurgie und Orthopädie/Frauenkrankheiten Dr. med. Harry Warburg praktizierte in der Allersberger Straße 62.[635] Mit seiner Frau Gertrud Warburg, geborene Phillipsborn, hatte er eine Tochter (Gretel ?) und die beiden Söhne Hans, geb. 17. 6. 1911, und Rudolf, geb. am 18. 3. 1920, der vor der Ausreise vier Semester Jura studierte. Außerdem war Dr. Warburg Mitglied der neu-orthodoxen jüdischen Gemeinde Adas Israel, deren Synagoge in der Pogromnacht niedergebrannt wurde, und der B'nai B'rith-Loge, einer aufgeklärten jüdischen Organisation mit wohltätigen Zielen, die das NS-Regime am 20. 4. 1938 auflöste.[636]

Am 4. 4. 1956 äußert er sich knapp zu seinem Lebenslauf: „Ich habe Gymnasien in Nordhausen und Fulda besucht und absolviert. Studierte Medizin an den Universitäten München, Fulda und Würzburg. Bekam Arzt Diplom in Würzburg 1906. Habe angefangen als Arzt zu praktizieren in Nürnberg im Jahre 1908. Ich praktizierte bis 1939."[637]

Eine Auflistung im späteren Entschädigungsantrag vom 18. 9. 1950 zeigt nur in groben Zügen, was der Familie widerfahren ist:

> „20. Juli 1933: während eines eintägigen Arrests, zusammen mit allen anderen Mitgliedern der Bnei Brith Loge, wurden mir RM 900,– weggenommen, am selben Tage

635 StadtAN C 21/X Nr. 9; Rieger/Jochem, Jüdische Ärzte, 2009, S. 200.
636 www.rijo.homepage.t-online.de/pdf/DE_NU_JU_adas.pdf.
637 BayHstA LEA 3681.

wurden mir Haushaltsgegenstände etc. weggenommen und Schaden durch Beschädigung von Möbel verursacht. Sept. 1938: Ein grosser Rundfunk-Empfänger wurde mir weggenommen."

„Durch Verfolgungsmaßnahmen war die Praxis auf null zurückgegangen. Im Jahre 1939 [seit dem 12. 1. 1939] habe ich alsdann auf Grund der Zulassung als Arzt für jüdische Patienten ein kleineres Einkommen gehabt", schrieb Dr. Warburg am 20. 9. 1950 über seine Einkünfte. Laut Steuererklärung vom 8. 11. 1939 umfassten die Entgelte als jüdischer Krankenbehandler 3439,– RM.[638] Wegen des Verdienstausfalls hatte er 1938 seinen 3/16 Anteil einer Ackerparzelle in Nordhausen, Töpferstr. 25, an die Besitzergemeinschaft und verschiedene Effekten von seinem Depot bei der Dresdner Bank verkaufen müssen.[639]

Für die Auswanderung waren hohe Summen zu entrichten, u. a. die Judenvermögensabgabe (Juva) und die Reichsfluchtsteuer.[640] Sein Erlös von 74, 70 RM, den er für die vorschriftsmäßige Einlieferung von 16 Teilen Schmuck und Wertsachen beim Leihamt erhalten hatte, wurde als Beitrag zur Deckung der Juva einbehalten.[641] Vor der Auswanderung fand noch eine Betriebsprüfung statt mit dem Ergebnis, dass keine Feststellungen gemacht wurden, „die gegen die steuerliche Beweiskraft dieser Aufzeichnungen sprechen", sodass ihnen am 31. 8. 1939 bescheinigt wurde: „Gegen die Ausreise nach U. S. A. des Dr. Harry Warburg [...] und seiner Ehefrau [...] bestehen, soweit es sich um Einkommens-, Umsatz-, Vermögens- und Reichsfluchtsteuer handelt, keine Bedenken."[642]

Noch am 9. 11. 1939 gelang die Auswanderung, sie wurden beim Polizeipräsidenten Nürnberg-Fürth „in die USA (New York) abgemeldet". In der Reisekostenaufstellung verstecken sich einige Stationen der Ausreise: Der Wert des Inhaltes des Lift-Vans von 450,– RM, Fahrkarten von Nürnberg nach Southampton für 1687,– RM, Schiffspassage des Ehepaars und ihres jüngeren Sohns – jetzt Ralph M. Warburg – mit der United States Lines für 759,– RM nach New York am 29. 12. 1939. Ein Gepäcktransport wurde noch zusammengestellt, doch „ein zum Transport nach U. S. A. verpackter Lift-Van wurde von den deutschen Behörden konfisziert".

638 StAN Rep. 213/16, Gesundheitsamt Schwabach, Nr. 131.

639 StAN FA Ost Nr. 8235, 8243.

640 StAN FA Ost Nr. 2838, 2840.

641 StAN OFD – Bund, Rep. 274/I Bd. 3, Nr. 9398.

642 StAN FA Ost Nr. 2837.

Ihr älterer Sohn Hans Warburg hatte einen eigenen Auswanderungsantrag nach Australien gestellt. Die Gestapostelle Ludwigstr. 36 machte am 10. 5. 1937 Mitteilung an das Finanzamt Nürnberg-Ost mit dem „Verdachtsgrund: Beantragung von Auswanderungspapieren wegen Existenzgründung". Das Schreiben ging an sechs weitere Stellen nach dem Verteiler S. 90. Der gleiche Vorgang lief am 22. 2. 1938 mit der Mitteilung über die „Vorbereitenden Maßnahmen zur Verlegung des Wohnsitzes ins Ausland" ab, nachdem der jüngere Sohn Rudolf Warburg seinen Antrag zur Auswanderung in die USA gestellt hatte. Der Verteiler war noch um das Finanzamt Augustinerstraße und die Industrie- und Handelskammer erweitert, weil er als Volontär bei einer Metallwarenfabrik gearbeitet hatte.[643]

Dr. Warburg bringt im späteren Entschädigungsantrag vor:

„Für meinen Sohn Ralph M. Warburg, der zwei Jahre Jus studierte, habe ich die mit dem Studium verbundenen Kosten bezahlt; diese Kosten waren vollkommen nutzlos, da mein Sohn jedes Weiterstudium und Ausnutzung seiner Kenntnisse unter der damaligen Regierung in Deutschland unmöglich waren."[644]

Am 8. 1. 1940 verloren sie die Staatsangehörigkeit, daher fragt ihr bevollmächtigter Konsulent Max Israel Stern am 5. 2. 1940 beim Finanzamt an, ob die Überweisung der 5. Rate der Reichsfluchtsteuer noch erfolgen kann.[645] Dies war hinfällig, denn „am 12. 7. 1940 wurde lt. Reichsanzeiger Nr. 161 ihr Vermögen beschlagnahmt und [...] ‚dem Reich für verfallen' erklärt", wie die Bayerische Bank für Handel und Industrie am 16. 2. 1949 bestätigte. Ihr Konto über 9585,– RM wurde am 10. 2. 1941 aufgelöst.

Ihre Adressen in den USA waren 391 Audubon und 700 Fort Washington Ave., New York. In den USA konnte er nicht mehr als Arzt tätig sein, sondern musste zunächst sporadisch bei der Fa. Arrow Metal Products Co. (tools and hardware) für 285,– $ und bei dem book-keeper shop King Inc. für 136,– $ pro Monat als Hilfskraft seinen knappen Unterhalt verdienen.[646]

Den Entschädigungsantrag beim Bayerischen Landesentschädigungsamt stellte er am 20. 9. 1950. „Ich beantrage Restitution des mir in Deutschland verloren gegangenen und weggenommenen Eigentums und zwar" im Wert von zusammen 14 375,– RM plus 300,– $. Er erklärt am 4. 4. 1956 eidesstattlich: „Ich kam 1939 im Dezember nach Amerika. Ich habe keine Unterlagen für Verdienste bis 1946. Ich hatte keine ständige Arbeit,

643 StAN FA Ost Nr. 2840.

644 BayHstA LEA 3681.

645 StAN OFD – Bund, Rep. 274/I Bd. 3, Nr. 9398, 9399.

646 BayHstA LEA 3681.

habe nur ab und zu gearbeitet. Nach meiner Erinnerung habe ich ungefähr verdient": 1939 und 1940 kein Verdienst, 1941–1943 $ 200,–, 1944 $ 400,–, 1945 $ 1400,–. „Seit 1946 habe ich ständig gearbeitet und diese Ziffern sind von meinen Steuererklärungen genommen": 1946 $ 2422.80 bis 1951 $ 3954,–.

Ab dem 1. 10. 1956 wurde ihm eine Rente von 600,– DM zugestanden, und am 29. 1. 1960 erhielt er für den Entzug von Wertsachen und den Lift 5000,– DM. Am 26. 9. 1961 wurden ihm für Versicherungsschaden 195,– DM und eine Rentennachzahlung von 14 689,– DM überwiesen. Seinen Antrag auf Berechnung des Goodwill entschied das Landesentschädigungsamt abschlägig, da sich die rechtliche Auffassung über den Goodwill inzwischen geändert habe:[647] „Goodwill wird bei Arztpraxen grundsätzlich abgelehnt, da sie nicht mehr an Einkünften erzielt als das regelmäßig zu erwartende Arbeitseinkommen von 11 500,– RM" – eine Annahme, die bei jüdischen Ärzten in der Regel nicht zutraf.[648]

Seine Frau starb am 26. 9. 1950. Dr. Warburg litt zunehmend an Hochdruck, Herzschwäche und Schlafstörungen. Am 20. 5. 1969 ist er in New Jersey verstorben.[649]

647 Entscheidung vom 21. 12. 1957, BayHstA LEA 3681.

648 BayHstA LEA 3681. Zur Einkommenshöhe jüdischer Praxen siehe S. 54.

649 Bildnachweis: StadtAN C21_VII_172_Warburg_Harry_2.

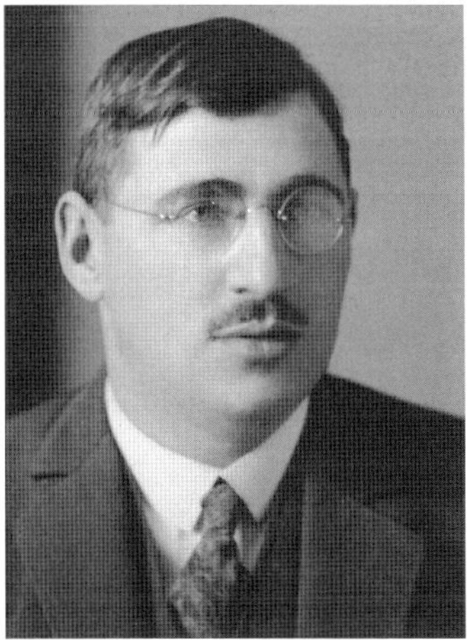

Dr. Max Weil

Dr. Max und Flora Weil und zwei ihrer Kinder wurden nach Izbica deportiert und ermordet.

Geboren am 29. 8. 1894 in Nürnberg verbrachte er hier seine Kindheit bis zum Ende seiner Schulzeit. Am 3. 2. 1921 kehrte er vom Studium zurück und eröffnete seine Facharztpraxis für Chirurgie und Orthopädie in der Dietzstr. 1.[650] Sein durchschnittlicher Jahresverdienst wurde anlässlich einer späteren Entschädigungsforderung mit 12 000,– RM angegeben. Seine Frau Flora, geborene Fröhlich, geb. am 20. 8. 1901, stammte aus Bad Mergentheim. Ihre vier Kinder kamen in Nürnberg zur Welt: Gerda am 10. 5. 1926, Herbert David am 1. 8. 1929, Lisa (Lisel) am 11. 11. 1930 und Suse Mirjam am 26. 5. 1935. Gezwungenermaßen zogen sie nach 1938 von ihrer Wohnung in der Dietzstr. 8 in die Wohnungspraxis Dietzstr. 1, vorübergehend an den Josefsplatz 20, die Mittlere Pirckheimer Str. 14a und zuletzt Zufuhrstr. 8 (s. u.).[651]

Ihre Tochter Gerda beschreibt am 6. 1. 1955 detailliert ihre Einrichtung und schildert die Zerstörung ihrer Wohnung in der Pogromnacht:

> „Zur Person: Ich heisse Rahel (Gerda) Spitzer, geb. Weil, geboren am 10. 5. 1926 in Nürnberg, jetzt Mitglied des Kibbutz Chafez Chajim bei Gederah, Israel.
> Zur Sache: Mein sel. Vater war Arzt in Nürnberg. Wir wohnten im Jahre 1938 in der Dietzstrasse. Wir hatten dort eine Fünfzimmerwohnung, davon war ein Zimmer als Sprechzimmer mit den ärztlichen Instrumenten eingerichtet. [...] Im guten Zimmer hatten wir ein grosses und ein kleines Buffet, die mit guten Kaffee-

650 StadtAN C 21/X Nr. 9; Rieger, Jochem, Jüdische Ärzte, 2009, S. 200.

651 BayHStA EG 80222, Nr. 702; www.bundesarchiv.de/gedenkbuch/directory.html.

und Ess-Servicen gefüllt waren. Ferner befanden sich darin Silberbestecke und etwas Kristall. Weitere Silberbestecke und Goldgegenstände hatten wir vorher abgeliefert, wieviel weiss ich nicht. Im Schlafzimmer hatten wir einen grossen Weisszeugschrank mit der Ausstattung, die meine sel. Mutter mitgebracht hatte. Im Wohnzimmer hatten wir noch einen Schrank und zwei Bücherschränke, die zum grossen Teil mit medizinischen Büchern gefüllt waren. [...] Ferner besassen wir in unserer Wohnung einen neuen elektrischen Kühlschrank, eine Nähmaschine, Klavier und eine entsprechende Kücheneinrichtung.

Soweit ich mich erinnern kann, kamen die Nazis in der Nacht zum 10. 11. 38. drei Mal in unsere Wohnung und plünderten. Mein Vater s. A. wurde ins Konzentrationslager genommen. Die Wohnung wurde sehr demoliert, da wir in der Nähe der Synagoge wohnten und da ausser uns noch viele andere Juden in dieser Gegend wohnten. Ein grosser Teil der Möbel wurde zerhackt, die Service wurden zerbrochen, Vorhänge zerschnitten und Federbetten aufgeschlitzt.

Wir flüchteten zu meinen in Nürnberg wohnenden Grosseltern. Nach einigen Tagen kehrten wir für kurze Zeit in unsere Wohnung zurück, dann zogen wir provisorisch zu Bekannten am Josefsplatz 20, von da aus zogen wir in die Mittlere Pirckheimer Str. 14a."[652]

Nach seiner Inhaftierung in der Pogromnacht ist Dr. Weil am 11. 11. 1938 in das Konzentrationslager Dachau deportiert worden.[653]

„Als mein sel. Vater nach 4 Wochen aus Dachau zurückkehrte, waren wir schon in dieser Wohnung. Kurz vor Kriegsausbruch zogen wir dann in eine ganz kleine Zweizimmerwohnung in der Zufuhrstr. 8. Unsere Wohnungseinrichtung, die früher fünf Zimmer gefüllt hatte, war durch die Plünderung usw. so klein geworden, dass sie in den kleinen zwei Zimmern Platz hatte. Die Praxis war für alle jüdischen Ärzte zusammen in einer besonderen Wohnung in der Heynestr. 27."[654]

Im Reichsärztekalender von 1937 war er noch als jüdischer Arzt in der Dietzstr. 1 gekennzeichnet, nach dem Approbationsentzug am 30. 10. 1938 erscheint er in einer Mitteilung der Bezirksregierung Ansbach nur noch als „jüdischer Krankenbehand-

652 StAN WB III N 1648.

653 www.bundesarchiv.de/gedenkbuch/directory.html.

654 StAN WB III N 1648.

ler“ (S. 85).[655] Am 30. 3. 1939 reichten sie für 6,75 RM einen Brilliantring, eine goldenen Uhr und eine goldenen Kette beim Leihamt ein.[656] Darüber hinaus ist die Abgabe von Wertgegenständen und Hausrat belegt, die Erlöse, die auf einem Sperrkonto lagen, wurden am 26. 3. 1942 von der Gestapo beschlagnahmt.[657]

Von den vier Kindern konnten sich nur Gerda und Lisa in Sicherheit bringen, beide gingen nach Palästina. Die Begleitumstände ihrer späten Auswanderung im Jahr 1939 werden nicht vermerkt, ihr Verbleib lässt sich aber aus ihrem Entschädigungsantrag vom 22. 3. 1958 entnehmen.[658] Lisa lebte am 8. 8. 1960 noch in Palästina und ist später in die USA ausgewandert. Ihre Adresse gibt sie mit ihrem neuen Namen Lisel Sandberg, in Knoxville, Tennessie, USA, an.[659] Ihre ältere Schwester Gerda hatte nach der Auswanderung zwischen 1955 und 1961 ein zweites Mal geheiratet und schreibt als Rahel Schulmann, geb. Weil, verwitwete Spitzer, aus Bne Brak, Israel:

> „Im X./XI. 39 wanderte ich über Italien nach Palästina aus. Wie ich später erfuhr, wurden meine lieben Eltern und Geschwister im März 1942 nach Polen verschickt, über das Schicksal der uns damals verbliebenen Wohnungseinrichtung und des von meinen lieben Eltern zurückgelassenen Vermögens habe ich nie etwas gehört.“[660]

Dr. Max Weil und seine Frau Flora sind mit ihrem zwölfjährigen Sohn Herbert David und ihrer sechsjährigen Tochter Suse Mirjam am 24. 3. 1942 von Nürnberg in das Ghetto Izbica deportiert worden und galten als „verschollen“.[661]

Die überlebenden Töchter Gerda und Lisel stellen am 11. 4. 1950 und am 6. 1. 1955 Anträge bei der Wiedergutmachungsbehörde nach dem Entschädigungsgesetz. Rahel Schulmann schreibt zur Begründung: „Außer meinem oben genannten Vater verlor ich auch meine Mutter Flora, geb. Froelich, meinen Bruder Herbert und meine Schwester Susi. Eine Schwester lebt noch in Jerusalem.“[662] Sie erhalten am 30. 3. 1961 für Schaden

655 Lautsch/Dornedden, Verzeichnis der deutschen Ärzte, 1937, S. 470; StAN Rep. 213/16, Gesundheitsamt Schwabach, Nr. 131.

656 StAN OFD – Bund, Rep. 274/I Bd. 3, Nr. 9417.

657 Ebenda.

658 StAN OFD – Bund, Rep. 274/I Bd. 3, Nr. 9418.

659 BayHStA LEA EG 80222.

660 StAN WB III N 1648.

661 Rieger/Jochem, Jüdische Ärzte, 2009, S. 200; www.bundesarchiv.de/gedenkbuch/directory.html; www.jewishgen.org/yizkor/nuremberg/nur012.html.

662 BayHStA EG 80222.

an Eigentum, Goodwill der Praxis und Zerstörungsschaden in der Pogromnacht 3140,– DM sowie am 16. 5. 1961 für entzogene Wertgegenstände und Schmuck 650,– DM und für Hausrat 2200,– DM.[663] Weitere Ansprüche auf Entschädigung für Schaden an Leben wurden abgelehnt, da die Antragstellerin beim Verfahren „nicht mehr mitgewirkt hat" und fünf Termine verstreichen ließ.[664]

663 StAN III N 1648, III N 7700.

664 BayHStA EG 80222. Bildnachweis: StadtAN C21_VII_175_Weil_Max_1.

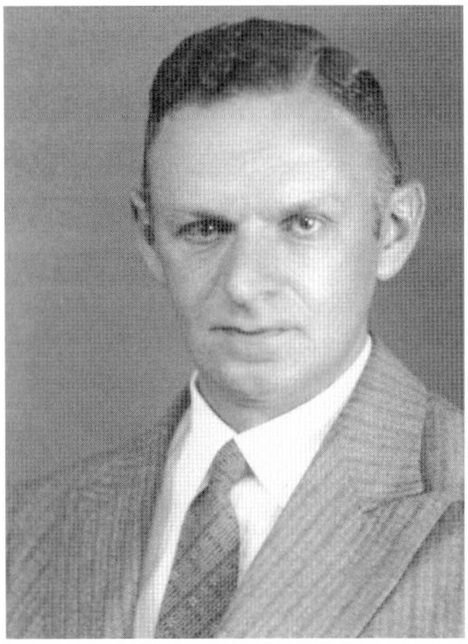

Dr. Justin Weinschenk

Familie Weinschenk verließ Deutschland frühzeitig und fing ein neues Leben in Palästina an.

Die Informationen über Dr. Weinschenk stammen mit Genehmigung der Autoren zum großen Teil aus dem Internet-Projekt „Jüdische Ärzte aus Deutschland".[665]

Die Vorfahren der Familie Weinschenk waren seit dem 17. Jahrhundert im Fränkischen ansässig. Dr. med. Justin Weinschenk wurde am 4. 4. 1898 in Nürnberg geboren, „nach der Schulausbildung diente er als Soldat im Ersten Weltkrieg an der Westfront, wo er schwer verwundet wurde. Nach dem Krieg nahm er ein Medizinstudium in München auf"[666] und zog am 21. 4. 1922 wieder in seine Heimatstadt. Er eröffnete eine allgemeinärztliche Praxis in der Bayreuther Straße 32 und arbeite zusätzlich als Bahnarzt. Mit seiner Frau Anni und seinen beiden Söhnen wohnte er in der Königstr. 57.[667] Wegen einer doppelten Abrechnung soll er einmal angezeigt und verurteilt worden sein. Seinem Bruder Sigmund Weinschenk stellte er am 31. 12. 1933 wegen eines finanziellen Verlustes 28 000,– RM zur Verfügung.[668]

Als Kriegsteilnehmer mag er noch vor der Entlassung der Beamten im April 1933 bewahrt worden sein, doch zog er nach dem Entzug der Kassenzulassung und aus der politischen Entwicklung die Konsequenzen und ergriff frühzeitig die Gelegenheit zur Auswanderung. „Als Tourist brach er 1933 zu einer Informationsreise nach Palästina auf. Ein Jahr später emigrierte er mit seiner Frau und den beiden Söhnen nach Jerusalem, wo sie zunächst in einer Pension von Jeckes unterkamen."[669] Am 6. 8. 1934

665 Siehe aerzte.erez-israel.de/weinschenk.

666 Ebenda.

667 Rieger/Jochem, Jüdische Ärzte, 2009, S. 200.

668 StAN FA Ost Nr. 8317.

669 aerzte.erez-israel.de/weinschenk.

lautete der Eintrag in der Einwohnermeldekartei: „Abgemeldet nach Palästina".[670] Im Internet findet sich ein aufschlussreicher Brief von ihm aus Jerusalem an den Nürnberger Rabbi Dr. Arnold Abraham Klein, datiert vom 24. 10. 1934, zwei Monate nach seiner Ankunft.[671]

Aus dem ins Englische übersetzten Text geht hervor, welche Schwierigkeiten die älteren Neuankömmlinge in Palästina hatten, sich eine neue Existenz aufzubauen. In dem Agrarland unter Fremdherrschaft schien ein Anfang als Landwirt erfolgversprechend zu sein, auch wenn ihm die nötigen Kenntnisse und Investitionsmittel fehlten. Er sei noch unentschieden, ob er als Bauer oder als Arzt arbeiten werde.

Sie genießen den individuellen Lebensstil und sind erleichtert, dass die Kinder sich frei in einer jüdischen Umgebung bewegen können. Es herrscht ein buntes Gemisch von Einwanderern aus allen orientalischen und europäischen Kulturen, und er fragt sich, was aus ihnen einmal werden wird. Allen Nürnbergern geht es gut, schreibt er. „Niemand lebt im Überfluss, aber ich habe niemanden getroffen, der unzufrieden ist und seine Entscheidung zur Auswanderung bereut hat. Hoffen wir, dass sich alle ihre Wünsche erfüllen werden."[672]

Die Familie ließ sich in Herzlija nieder, einer Gemeinde nördlich von Tel Aviv. Nach seiner Zulassung als Arzt fand er neue Aufgaben als Mitglied der Hagana und als Notfallarzt. „Er gehörte zu den Gründern des ‚Magen-David-Adom' (dem Pendant zum Roten Kreuz) und war Mitbegründer des Sanitätskorps in der Armee. Während des Zweiten Weltkriegs half er illegalen Einwanderern, die an der Küste vor Herzlija an Land gingen und beherbergte diese oft einige Tage zuhause. Später richtete Weinschenk in seiner Praxis auch eine kleine Entbindungsstation ein, wo Dutzende Kinder geboren wurden."[673] Dr. Justin Weinschenk ist am 10. 05. 1969 in Herzlija gestorben.[674]

670 StadtAN C 21/X Nr. 9; Rieger/Jochem, Jüdische Ärzte, 2009, S. 200.

671 www.jewishgen.org/yizkor/nuremberg2/nur019.htm.

672 Ebenda.

673 aerzte.erez-israel.de/weinschenk.

674 www.jewishgen.org/yizkor/nuremberg2/nur019.html. Bildnachweis: StadtAN C21_VII_175_Weinschenk_Justin_1a.

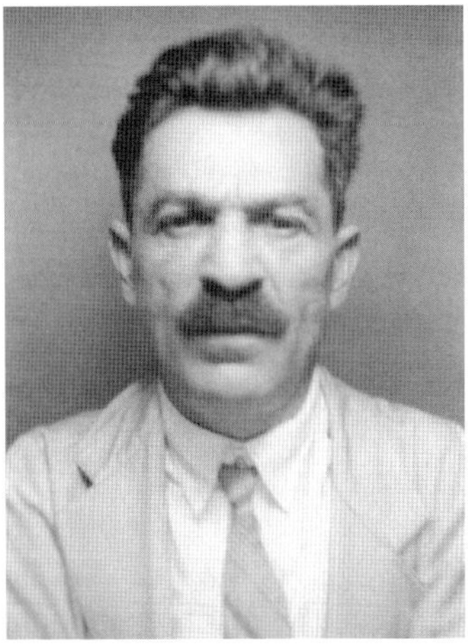

Dr. Albert Weinstock

Nach der Pogromnacht nahm sich Dr. Weinstock das Leben.

Dr. med. Albert Weinstock war Allgemeinarzt mit einer Praxis in seiner Wohnung Wiesentr. 12, außerdem seit etwa 1903 Vertrauensarzt bei der Reichsbahn und Reichspost. Er wurde am 12. 9. 1874 in Oberlutter/Hessen geboren und war Halbbruder des Arztes Dr. Emil Weinstock. Aus der ersten Ehe seines Vaters hatte er drei Geschwister: Josef, Siegfried und Sophie, und zwei Geschwister aus der zweiten Ehe: Erna und Emil. Seine Approbation erhielt er am 11. 7. 1898. Verheiratet war er mit Dora Weinstock, geborene Wirsching, die am 4. 5. 1883 in Nürnberg geboren wurde und evangelisch war. Mit ihren beiden Söhnen Otto (geb. am 21. 7. 1920) und Kurt (geb. am 12. 11. 1917) wohnten sie in der Wiesentr. 12 und nach ihrer Kündigung als Bahnarzt in der Giebitzenhofstr. 84, wo sich auch die Praxis befand.[675]

Wie auf Befehl änderte sich 1933 das Verhalten ihren Nachbarn und Bekannten zu der liberal eingestellten Familie, die auf einmal isoliert war und gemieden wurde. Ihr Sohn Otto wurde in der reformierten Kirche, der sich seine Mutter zugewandt hatte, konfirmiert, konnte noch 1938 am Humanistischen Gymnasium das Abitur ablegen, aber durfte nicht studieren. Sein Bruder Kurt hatte einen angeborenen Herzfehler, konnte die Schule nicht regelmäßig besuchen, machte aber mithilfe eines Hauslehrers sein Abitur an der Oberrealschule (heute Hans-Sachs-Gymnasium). Er starb 1951 im Alter von 34 Jahren im Städtischen Krankenhaus.[676]

675 StadtAN C 21/X Nr. 9; Rieger/Jochem, Jüdische Ärzte, 2009, S. 201; Lautsch/Dornedden, Verzeichnis der deutschen Ärzte, 1937, S. 470; BayHStA LEA 39187, EG 5825.

676 Persönliche Mitteilung von Herrn Otto Weinstock, Nürnberg.

Der Bericht über ihre Entwertung als liberale jüdische Familie und die Gewalterfahrung ist auszugsweise bereits veröffentlicht worden.[677] Nicht nur verlor Dr. Weinstock die Kassenzulassung am 22. 4. 1933, sondern ihm wurde auch als Reichsbahnarzt zum 30. 6. 1933 gekündigt. Dora Weinstock ergänzt: „Boykott jüdischer Ärzte mit Boykottplakaten und SA-Posten vor unserem Haus, ein Artikel im Stürmer, die Entlassung als Vertrauensarzt der Reichsbahn, der Entzug der Krankenkassen, das Berufsverbot als Arzt." Konten wurden als Sicherungsanordnung beschlagnahmt, Wertpapiere eingezogen und 1938 die Judenvermögensabgabe eingefordert.

Am 13. 2. 1952 bringt Frau Dora Weinstock ihre Leidensgeschichte zu Papier:

> „[...] möchte ich Ihnen eine kurze Schilderung der Verhältnisse geben, die meinem Mann letzten Endes das Leben nicht mehr lebenswert erscheinen liessen. Mein Mann zählte zu den angesehensten und tüchtigsten Ärzten, ohne überheblich zu sein. Worte vermögen nur schwach auszudrücken, wozu Menschen fähig waren einem Manne zuzufügen, der in seinem Leben nichts anderes tun wollte als seinen Mitmenschen zu helfen. Von 1933 bis zu seinem Tode riss die Reihenfolge der Demütigungen und Quälereien nicht ab. Ich beschränke mich auf die markantesten Stationen des Leidensweges meines Mannes, die ich jederzeit durch Dokumente oder Zeugen unter Beweis stellen kann. [...]
> 1933 unmittelbar nach der Machtübernahme werden die Fensterscheiben unserer Wohnung Wiesenstr. 12 durch Steinwürfe in der Nacht vollständig zertrümmert. Kündigung unserer Wohnung, nachdem der Hausbesitzer meinen Mann auf offener Strasse als Saujuden bezeichnet hat. (Hausbesitzer Herr O.)
> 1933 wird meinem Mann die innegehabte Stelle eines Vertrauensarztes, die er während 30 Jahren mit nimmermüder Hingabe versehen hatte, gekündigt.
> Anlässlich des Judenboykott-Tages wurde an dem Arztschild meines Mannes die Boykottplakette angeklebt und SS-Posten standen während des ganzen Tages vor unserem Haus. Keinem Patienten war ein Besuch gestattet. Veröffentlichungen eines gegen die Arztehre meines Mannes gerichteten Artikels in der bekannten Zeitung ‚Der Stürmer'.
> Und am Schluss jene Untat, die wohl die Krönung aller Gemeinheiten war und als die ausschlaggebendste in diesem Drama eines Lebens zu betrachten sein dürfte: der Pogrom in der Nacht vom 8. Nov. 1938.

677 Stadtarchiv, Schicksal jüdischer Mitbürger, 1965, S. 64 f.; Benz, Der Novemberpogrom, in: Benz, Die Juden in Deutschland, 1996, S. 522 f.

Gegen 2 Uhr nachts dringen in unserer Wohnung Gibitzenhoferstr. 84/II SA-Horden, die mit Autos angefahren kamen, mit vorgehaltener Pistole ein. Meinem Mann, der zu Bett lag, wurde befohlen sofort aufzustehen. Ich sowie meine beiden Söhne mussten im Schlafzimmer bleiben. Mein Mann wurde allein in das Wohnzimmer geführt und wurde verhört. Danach musste er der restlosen Zerstörung seiner Wohnung beiwohnen. Sämtliche Schränke, Lampen, Spiegel, kurz alles, wurde in einer Zerstörungswut, die geschichtlich einmalig ist, mit Äxten und Beilen zerschlagen. Die Klaviertasten wurden einzeln abgeschlagen und die Schränke umgestürzt. An dieser Zerstörung mögen sich 12 SA-Rowdies beteiligt haben, die laufend durch neue Trupps erneuert wurden, die von anderen Zerstörungszentren kamen und jeder dieser Trupps fand noch etwas Ganzes und zerschlug es dann vollends. Gegen 3 Uhr wurde dann meinem Mann, der nur notdürftig bekleidet war, befohlen sich auf die Strasse zu begeben und dort auf seinen Abtransport zu warten. Nach 1 ½stündigem Warten in eisiger Kälte auf der Strasse wurde er wieder in die Wohnung befohlen.
In der Zwischenzeit drangen 2 SA-Leute in die Schlafzimmer [ein] und fuhren dort mit ihren Zerstörungen weiter [fort] und verlangten von mir mit vorgehaltener Pistole die Herausgabe des gesamten Bargeldes sowie aller Schmuckgegenstände. Diese beiden SA-Leute zogen sofort mit ihrem Raub ab. Während der Rest die Wohnung bis 8 Uhr morgens besetzt hielt und keinem Familienmitglied das Verlassen der Wohnung gestattete, auch nicht meinem Sohn, der zur Schule musste. Bis zu dieser Stunde glich unsere Wohnung einem Bienenhaus. SA-Leute zogen ein und aus, telephonierten, nahmen mit, was ihnen nur beliebte. Nach Abzug des letzten Postens gegen 8:30 verliess ich mit meinem Mann die Wohnung, die ein Bild vollkommener Zerstörung bot. Wir begaben uns zunächst zur Schwester meines Mannes. Wie gut das war, sollte sich später zeigen. Gegen 10 Uhr drangen erneut SA-Horden in unsere Wohnung, in welcher mein Sohn Otto verblieben war, ein und wollten meinen Mann verhaften. Von diesen Horden wurden die Schränke eingetreten und mit Marmorstücken die Fenster und Spiegel, soweit noch nicht geschehen, im Zielwurf zertrümmert. Mein Sohn verriet nicht den Aufenthalt meines Mannes und so gelang uns noch am selben Tag eine Flucht nach München zu Verwandten. Diese letzte Untat hat meinem Mann das Rückgrat gebrochen. Systematisch wurde mein Mann, nachdem man ihm zunächst seine geliebte Tätigkeit, die für ihn Berufung war, genommen hatte, zu Tode gequält."

Die Wohnung seiner jüngsten Schwester Sophie blieb in der Pogromnacht vollkommen unbehelligt, sodass Albert und seine Familie zunächst dorthin flüchteten, bevor sie nach München entkommen konnten. Nach dem ersten Überfall kehrten zwei SA-Männer gegen 8 Uhr morgens in die Wohnung zurück, in dem ihr Sohn Otto allein zurückgeblieben war, und zertrümmerten weitere Einrichtungen. Dabei warfen sie mit Bruchstücken aus dem marmornen Waschtisch auf Glasgegenstände und Spiegel. Noch heute besitzt Otto Weinstock, der mit seiner Frau in Nürnberg wohnt, einen Schrank mit einem halb zertrümmerten Spiegel als Erinnerung an die Schreckensnacht.[678] Der gebrochene Spiegel hält die Gewalterfahrung bis an sein Lebensende wach.

Der befreundete Direktor P. S. aus Grosshesselohe bei Pullach gibt seinem Entsetzen Ausdruck über die Verwüstungen der Wohnung Giebitzenhofstr. 84, die sich entgegen seinen Angaben nach Mitternacht zum 10. November 1938 abgespielt haben. Zur Bezeugung des Sachschadens macht er am 14. 6. 1954 folgende Angaben zur Sache:

> „In der Nacht nach dem ‚gläsernen Donnerstag' 8./9. 11. 1938 [tatsächlich am 9./10. 11. 1938] sah ich sofort nach einigen Freunden, um zu helfen, soweit man damals überhaupt in der Lage war. Ich fuhr sofort nach Nürnberg zur Familie Dr. Albert Weinstock, und was sich da meinen Augen bot, werde ich in meinem Leben nicht vergessen können.
> Dass es Menschen gibt, die eine solche Verwüstung anrichten können, hielt ich nicht für möglich, es müssen Bestien gewesen sein, die in ihrem Hass keine Grenzen mehr sehen. Die Wohnung der Familie Dr. Weinstock bot ein Bild des Grauens. Im Wohnzimmer lagen die Scherben so hoch, dass man kaum zu gehen vermochte. Die Wohnzimmermöbel, schwer und wuchtig, waren vollständig zertrümmert, die Türen des Büffets z. B. mit dem Beil aufgeschlagen und sämtliches Porzellan, sämtliche Gläser herausgeworfen. Der Flügel oder Klavier waren so zerstört, wie man es sich kaum vorstellen kann. Mutwillig waren mit dem Beil die einzelnen Tasten der Klaviatur herausgeschlagen.
> Was an Marmor anzutreffen war, wurde zerschlagen. Die Einrichtung des Sprechzimmers war zerstört, die Bücher teilweise zum Fenster hinausgeworfen. Was an Tischen aus Edelhölzern vorhanden, war so zerschmettert, dass es nicht mehr zu leimen war. Im Schlafzimmer war der Toilettentisch samt Spiegel und Tischplatte aus Glas zerschlagen, der Kleiderschrank aufgebrochen, die Wäsche herausgeworfen, um zum Schmuck und zum Geld zu kommen, das im Schrank unter der Wäsche versteckt war.

678 Siehe Titelbild, mit freundlicher Erlaubnis von Herrn Otto Weinstock, Nürnberg.

Bei der mir zugestellten Aufstellung sind nicht erwähnt die Bilder, die zerstört wurden von den Rohlingen. Ich erinnere mich ganz genau an ein wunderbares Gemälde, das mit dem Messer zerschnitten und damit wertlos war! Überhaupt dürften auf der Aufstellung nicht alle Gegenstände aufgeführt sein, die nach meiner Erinnerung fehlten.
So weit die materielle Seite, die man wieder gutmachen kann. Ich möchte nicht versäumen, auch auf die menschliche Seite einzugehen, da sie weitaus größere Folgen hatte und n i c h t mehr gutgemacht werden kann, denn derartige Schandtaten kann man mit Geld nicht aufwiegen.
Die Leute, die ich in der Wohnung antraf, nämlich Herrn Dr. Albert Weinstock, seine Ehefrau Dora und die beiden Söhne im Alter von etwa 12 und 14 Jahren [tatsächlich 18 und 21 Jahren], waren ein Bild des Jammers und es hat mich damals selbst ganz schön Nerven gekostet, diesen armen Menschen ein klein wenig Mut zu machen.
Die Jungs waren vollständig verstört. Die SA-Rohlinge hatten die Jungen, die man doch noch als Kinder ansprechen musste, mit dem Gesicht zur Wand gestellt und mit der Pistole bedroht. Man hat sie durch die ganze Wohnung geführt immer unter der Androhung des Erschießens und sie mussten zusehen, wie man die Familienwerte und -Erinnerungen zerstörte. Frau Weinstock wurde ebenfalls mit der Pistole bedroht und zur Herausgabe des Schmucks (zum Teil alter Familienschmuck) und Geldes aufgefordert, was sie unter diesen Umständen nicht verweigern konnte. Dass Herr Dr. Weinstock nicht sanft behandelt wurde, brauche ich nicht zu erwähnen, trotzdem war er am schnellsten mindestens äußerlich gefasst, weil er um seine Angehörigen besorgt war.
Folgen: Dr. Weinstock konnte es nicht überwinden, dass man ihn, der er ein so grosses Ansehen als Arzt und Mensch in Nürnberg genossen hat, wie einen Verbrecher behandelte einzig und allein seiner Abstammung wegen. Er nahm sich das Leben."[679]

Anfang März 1939 verließ Dr. Weinstock seine Wohnung Gibitzenhofstr. 84 in Richtung Maiach und gab sich selbst eine tödliche Injektion. Einer seiner eigenen Patienten entdeckte ihn in einem Waldstück. Nach der Sterbeurkunde wurde er am 4. 3. 1939 „in der Waldabteilung Vogelherd zwischen Maiach und Hinterhof tot auf-

679 BayHStA 39187, EG 5825; Stadtarchiv, Schicksal jüdischer Mitbürger, 1965, S. 64 f.; Benz, Der Novemberpogrom, in: Benz, Die Juden in Deutschland, 1996, S. 522 f.

gefunden".[680] Er wurde im jüdischen Friedhof Schnieglingerstraße begraben. Während der Trauerfeier stahl man den beiden Jungen obendrein ihre Fahrräder.

Nach dem Tod ihres Mannes zog Frau Weinstock mit ihren Söhnen in die Gabelsbergerstr. 68 p. in eine Dreizimmerwohnung um. Kurz darauf brachte der Blockwart einen maschinengeschriebenen Zettel an der Haustür an mit der Bekanntmachung, die Familie Weinstock seien Juden und jeglicher Verkehr mit ihnen sei verboten. Die meisten, aber nicht alle Mitbewohner hielten sich an diese Aufforderung.[681]

> „Kurt Weinstock, der ältere Sohn, der an sich etwas schwach war, hat die Folgen des erlittenen Schocks nie überwinden können und starb nur [vierund]dreissigjährig, um eine gebrochene Mutter zurückzulassen. Frau Dr. Weinstock selbst hat diese grausige Nacht auch nie vergessen und sich ebenfalls nie von dem Schreck erholt. Der Sohn Otto Weinstock wird, soweit ich es beurteilen kann, auch nie froh werden, denn wer sollte so etwas vergessen können. Otto Weinstock galt als wehrunwürdig und wurde im April 1944 in die Organisation Todt eingezogen."

Er hatte sich beim Arbeitsamt zu melden, wurde mit einem Dutzend anderer „Häftlinge" unter Bewachung mit dem Zug nach Paris transportiert und in Trappes bei Versailles zu Aufräumarbeiten eines bombardierten Verschiebebahnhofs eingesetzt, der für den Nachschub an die Kanalküste von Bedeutung war. Nach dem Rückzug geriet er in Milspe/Westfalen in Gefangenschaft und wurde im zentralen Gefangenlager bei Andernach interniert. Nach seiner Entlassung als Verfolgter lief er 14 Tage lang zu Fuß nach Nürnberg, sodass er zwei Tage nach der dortigen Kapitulation bei seiner Mutter eintraf.

Dora Weinstock, die nach dem Krieg in der Hastverstr. 28 wohnte, stellte zusammen mit ihrem Sohn Otto am 22. 3. 1949 einen Entschädigungsantrag. Zur Begründung schreibt sie:

> „Mein Mann, prakt. Arzt und Bahnarzt in Nürnberg, der Jude war, beging am 4. März 1939 Selbstmord, nachdem ihm alle Existenzgrundlagen genommen worden waren. Es kommt noch hinzu, dass ich während des Krieges 3x ausgebombt wurde, mein Sohn in ein Zwangsarbeitslager nach Frankreich deportiert wurde und

680 StadtAN C 21/X Nr. 9; BayHStA LEA 39187, EG 5825; www.bundesarchiv.de/gedenkbuch/directory.html.

681 Persönliche Mitteilung von Herrn Otto Weinstock.

mir auch noch nach der Währungsreform meine kleine Arztrente gekürzt wurde, sodass ich mich in einer wirtschaftlichen Notlage befinde, zumal ich mich auch noch in ständiger ärztlicher Behandlung, infolge eines Herzleidens, befinde."

Das Verfahren zieht sich 12 Jahre lang hin, Entscheidungen verzögern sich, die gesamten Unterlagen gehen verloren und müssen neu eingereicht werden. Am 15. Juni 1951 mahnt Dora Weinstock an:

„So viel mir bekannt ist, käme mir eine Rente zu, nachdem mein Mann am 4. März 1939 durch Selbstmord aus dem Leben geschieden ist, nachdem ihm die Praxis genommen wurde, und wir am 8. November 38. alles mitmachen mussten, und so konnte mein Mann das Leben nicht mehr ertragen. [...]"

Am 13. 2. 1952 erinnert sie das Landesentschädigungsamt erneut: „Bedenken Sie doch, dass schon 6 Jahre vergangen sind, ohne dass auch nur etwas geschehen ist." Am 17. 8. 1952 beschwert sie sich schließlich beim Finanzminister persönlich über die Verschleppung ihres Verfahrens:

„Nachdem sich meine wirtschaftliche Notlage von Tag zu Tag mehr verschärft, sehe ich mich erneut gezwungen, an Sie, Herr Finanzminister zu wenden. Meine Wiedergutmachungsansprüche belaufen sich sowohl auf Zahlung einer Rente als auch auf Rückzahlung der geraubten Judenvermögensabgabe, sowie Wiedergutmachung der mir in der Pogromnacht vom 8. zum 9. Nov. 38 angerichteten ungeheuerlichen Schä den. Seit 7 !! Jahren werde ich jetzt sowohl vom Finanzministerium als auch vom Landesentschädigungsamt an der Nase herumgeführt, indem man mir immer, auf meine wiederholten Vorstellungen, mitteilt, dass ich mit der baldigen Erledigung rechnen könne, während in Wirklichkeit seit 7 !! Jahren nichts geschieht. Dieses Verhalten einer staatlichen Stelle ist empörend.
Sämtliche von mir geforderten Unterlagen wurden von mir unter grossen finanziellen Opfern beigebracht und es ist ein leichtes, diese Angaben zu überprüfen, da ich seit Geburt in Nürnberg lebe. Dass jedoch bewusst gegen eine Bearbeitung meines Falles gearbeitet wird, dürfte einwandfrei durch die Tatsache erwiesen sein, dass bereits einmal meine sämtlichen eingesandten Unterlagen im Wiedergutmachungsamt ‚verloren' gingen, obwohl ich eine Bestätigung über den Eingang erhielt. In den seit 7 Jahren gemachten Angaben einer baldigen Erledigung meines Rentenantrages sehe ich den Tatbestand einer Irreführung. Dass ein Zeitraum von 7 Jahren für die Bearbeitung einer Angelegenheit zu knapp ist, dürften Sie doch wohl selbst nicht glauben. Bedenken Sie bitte, dass ich nur mein Recht fordere und sonst gar

nichts. Während jener Personenkreis, der an diesem ganzen namenlosen Unglück Schuld trägt, heute wieder in Amt und Würden sitzt, ja sogar seine volle Pension erhält, wird mir, welche von dieser Brut vernichtet wurde, eine Wiedergutmachung verweigert. [...]"

Am Ende strengt der Sohn Otto Weinstock einen Prozess an und klagt gegen die Oberfinanzdirektion auf Rückerstattung von eingezogene Wertpapieren über 26 750,– RM und Bargeld von 500,– RM. Das Ergebnis ist, dass sie am 28. 3. 1960 als Ersatz 10 279,– DM erhalten. Am 1. 3. 1961 folgt eine Entschädigung über 5 366,58 DM für die „Hingabe von Wertpapieren".[682] Ebenso werden der „Anspruch durch Verlust an Eigentum über 10 760,– DM (umgerechnet) am 8. 1. 1938" und die „schweren Misshandlungen" durch die SA in einem Vergleich mit 5000,– DM abgegolten. Dora Weinstock ist am 4. 12. 1960 in Nürnberg verstorben.[683]

682 StAN WB III N 3100.

683 BayHStA 39187, EG 5825. Bildnachweis: StadtAN C21_VII_175_Weinstock_Adalbert_2.

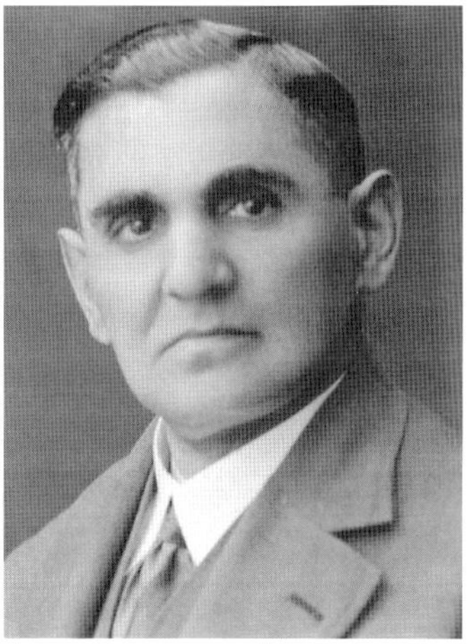

Dr. Emil Weinstock

Dr. Weinstock, seine Frau und seine Tochter wurden 1942 im KZ umgebracht.

Dr. med. Emil Weinstock, Halbbruder von Dr. Albert Weinstock, war ein vielbeschäftigter Allgemeinarzt mit einer Praxis am Hummelsteiner Weg 100. Er wurde am 29. 3. 1886 in Ansbach geboren, zog am 1. 4. 1919 nach Nürnberg und wohnte mit seiner Ehefrau Lilly Weinstock, geborene Asyl, im Hummelsteiner Weg, ab 2. 2. 1937 in Fürth, Bahnhofstr. 10/I. Sie hatten zwei Töchter, Charlotte (geb. 19. 4. 1921) und Hilde (geb. 1925).[684]

Dr. Weinstock war im Ersten Weltkrieg in Rumänien eingesetzt und mit dem EK II ausgezeichnet worden. Wegen seiner früheren Infektionen mit Rückfallfieber, Flecktyphus und Ruhr bezog er eine Kriegsbeschädigungsrente. Als er zur Behandlung von ileusartigen Erscheinungen zu einem Kuraufenthalt nach Karlsbad ausreisen wollte, hatte die Gestapostelle Nürnberg-Fürth am 2. 7. 1937 dagegen keine Einwände, der Pass wurde jedoch eingezogen, „da dort die Tochter Hilde eingetragen ist, deren Mitreise verhindert werden soll. Ein neuer Pass – nur für das Ehepaar – soll vor dem 1. 10. 1938 ausgestellt werden".[685]

Eine Patientin von Dr. Weinstock versicherte seiner Tochter Charlotte in einem späteren Brief: „Es ist auch bekannt, dass Ihr Herr Vater im Ruf stand, einer der am meisten beschäftigten Ärzte in Nürnberg gewesen zu sein [...]." In der Entschädigungsakte findet sich die Aussage eines Zeugen: „Dr. Emil Weinstock war ein angesehener Arzt in Nürnberg, welcher zur allg. Ortskrankenkassen zugelassen war und im Ruf stand, die größte Krankenpraxis in Nürnberg gehabt zu haben. Spätestens 1937 war es Dr. Weinstock als jüdischem Arzt nicht gestattet, christlich-arische Patienten zu

684 StadtAN C 21/X Nr. 9; Rieger/Jochem, Jüdische Ärzte, 2009, S. 201.
685 StAN Kriminalpolizeiinspektion Nürnberg, Nr. 977 (Nr. 42749) vom 8. 8. 1934.

behandeln. Das bedeutet den Fortfall seiner ärztlichen Praxis". Eine Beschränkung in der Berufsausübung von 1. 4. 1933–1937 wurde später bestätigt.[686]

Die Arisierung erfasste nach 1938 ihren gesamten Besitz. Ihre Depots bei der Bayerischen Landesbank Fürth im Werte von 13 300,– und 73 095,– RM sind konfisziert worden, Gold- und Silbersachen im Schätzwert von RM 20 000,– mussten abgeliefert werden. „Vom Deutschen Reich wurden enteignet und versteigert: Wohnungseinrichtung mit einem echten Biedermeierzimmer, Haushaltsgenstände, Teppiche, Bilder, Bücher, Silber, ärztliche Einrichtung und Instrumente." Das Anwesen in Fürth, Bahnhofstr. 10, das dem Ehepaar zu gleichen Teilen gehörte, „wurde im Zuge der Arisierung am 30. 6. 1941 an Frau M. S., Nürnbergerstr., zu RM 32 540,– verkauft. Der Kaufpreis wurde auf ein Sonderkonto der Gestapo gezahlt."[687]

Ihre vierzehnjährige Tochter Charlotte brachte 1935 den Mut auf, sich gegen den energischen Widerstand der Eltern einer Auswanderungsorganisation anzuschließen und mit einem Kindertransport nach England auszureisen. Ihren Eltern hatte sie vorgeworfen, die Bedrohlichkeit nicht zu erkennen und einfach abzuwarten. Für sie wird eine Überweisung von 6278,– RM an eine „Reisevereinigung der Juden in Deutschland für Abwanderung und Heimeinkauf" ausgestellt und Billettkosten von 1500,– RM für „Fahrt nach England und USA" bezahlt. In London arbeite sie als Kindermädchen bei einer Familie. Bis 1941 blieb sie in England, unterstützt von ihrem Onkel mütterlicherseits Fritz Weinstock, der in den USA reich geworden war.[688] Mit dem letzten Schiff vor der Kriegserklärung an die USA (am 11. 12. 1941) kam sie in New York an – mit 5 Dollar in der Hand.

Dr. Emil Weinstock zögerte die Auswanderung immer wieder hinaus. Er war Kriegsteilnehmer gewesen und hatte wiederholt geäußert: „Ich habe das EK II, mir passiert nichts!"[689] Am 1. 9. 1941 wurde er in Fürth inhaftiert und am 24. 3. 1942 mit seiner Ehefrau Lilly und Tochter Hilde nach Izbica deportiert, einem Durchgangslager, in dem viele Menschen umgekommen sind. Die Entschädigungsakte enthält am 14. 6. 1956 nur einen kurzen Eintrag über diese Deportation und nennt sie „Freiheitsberaubung: Dr. Emil Weinstock, seine Frau Lilly, geb. Asyl, und seine Tochter Hilde wurden 1942 ins Konzentrationslager gebracht, aus welchem sie nicht mehr zurückgekehrt sind."[690]

686 BayHstA LEA 867, BEG 11985.

687 Ebenda.

688 Persönliche Mitteilung von Herrn Otto Weinstock.

689 Ebenso.

690 StadtAN C 21/X Nr. 9; Jochem/Kettner, Gedenkbuch, 1998, S. 370, Nr. 2204; Rieger/Jochem, Jüdische Ärzte, 2009, S. 201; BayHstA LEA 867, BEG 11985; www.bundesarchiv.de/gedenkbuch; www.jewishgen.org/yizkor/nuremberg/nur004.html.

Absender: Lilly Weinstock
p. Adr. Ältestenrat
Wohnort, auch Zustell- oder Leitpostamt
Block 6) 1042
Straße, Hausnummer, Gebäudeteil, Stockwerk od. Postschließfachnummer
Izbica a/ Wieprz
Kreis Krasnystaw
Distrikt Lublin
Generalgouv.

Postkarte

12 DEUTSCHES REICH GENERALGOUVERNEMENT

Frau
Tilly Schluchterer
Fürth i/ B.
Gebhardstraße
Straße, Hausnummer, Gebäudeteil, Stockwerk oder Postschließfachnummer
(1. 40) 5 A C 154 B Din A 6

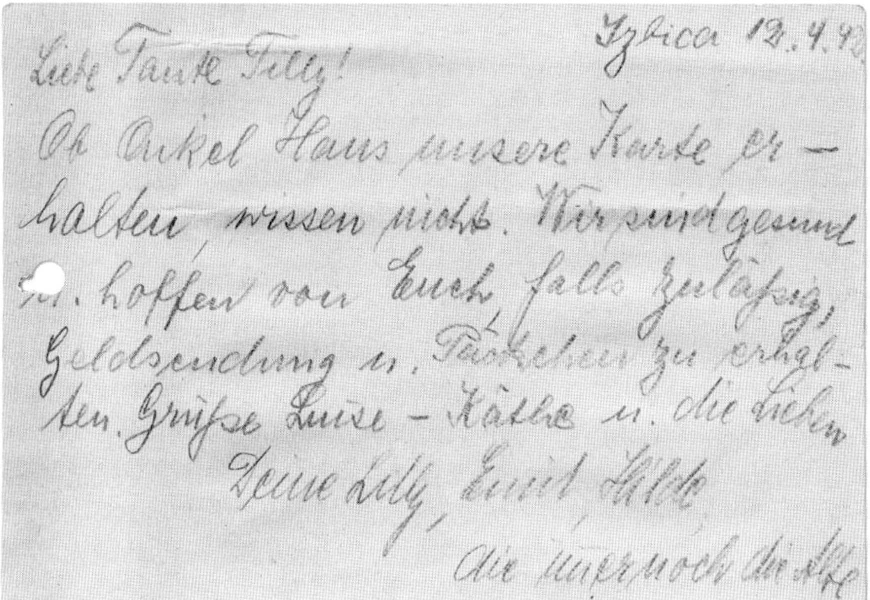
Izbica 12.4.42
Liebe Tante Tilly!
Ob Onkel Hans unsere Karte er-
halten, wissen nicht. Wir sind gesund
u. hoffen von Euch, falls zulässig,
Geldsendung u. Päckchen zu erhal-
ten. Grüße Luise – Käthe u. die Lieben
Deine Lilly, Emil [illegible]
Die nur noch die Alte

Postkarten aus dem Durchgangslager Izbica von Lilly und Dr. Emil Weinstock vom 12. 4. 1942.

BayHstA LEA 39192

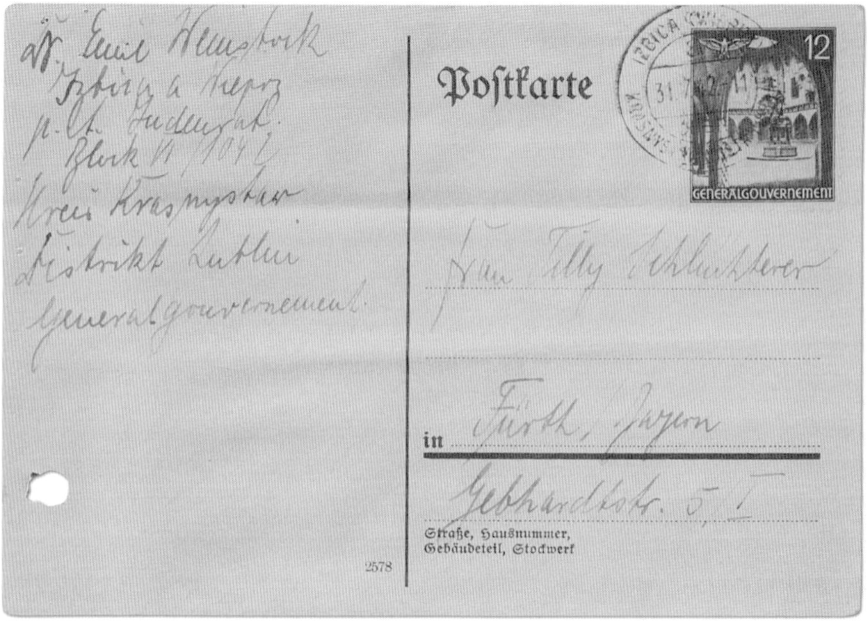

Dr. Emil Weinstock
Izbica a. Wieprz
p. A. Judenrat
Block II/1042
Kreis Krasnystaw
Distrikt Lublin
Generalgouvernement

Postkarte

12
Generalgouvernement

Frau Lilly Schlachter

in Fürth, Bayern

Gebhardtstr. 5 I

Straße, Hausnummer,
Gebäudeteil, Stockwerk

2578

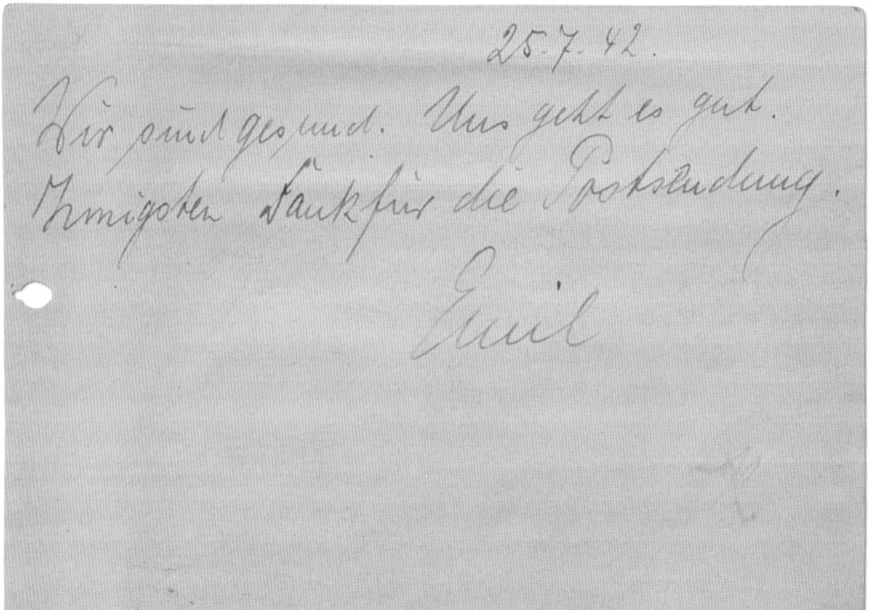

25.7.42.

Wir sind gesund. Uns geht es gut.
Innigsten Dank für die Postsendung.

Emil

Postkarten aus dem Durchgangslager Izbica von Lilly und Dr. Emil Weinstock vom 25. 7. 1942.

BayHstA LEA 39192

Zwei Postkarten, die offensichtlich zensiert waren, konnten sie noch aus Izbica an Tilly Schluchterer, Fürth i/B, Gebhardstr. 5 schreiben. Die erste trägt das Datum 12. 4. 42 und den Absender „Lilly Weinstock, pr. Adr. Ältestenrat, Block 6/1042, Izbica a/Vieprz, Kreis Krasnystaw, Distrikt Lublin, Generalgouv.":

„Liebe Tante Tilly! Ob Onkel Hans unsere Karte erhalten, wissen wir nicht. Wir sind gesund u. hoffen von Euch, falls zulässig, Geldsendung u. Päckchen zu erhalten. Grüße Luise – Käthe u. die Lieben. Deine Lilly, Emil, Hilde – die immer noch die Alte"

Eine zweite Postkarte mit einem vorgeschriebenen Standardtext stammt von „Dr. Emil Weinstock, Izbica a Vieprz p. lt. Judenrat, Block VI, 1042" mit dem Datum 25. 7. 42.: „Wir sind gesund. Uns geht es gut. Innigsten Dank für die Postsendung. Emil"[691]

In dieser Zeit wurden im Distrikt Lublin 400 000 Juden ermordet.[692]

Die überlebende Tochter Charlotte (1921–2008), die in New York mit Henry Fleck verheiratet war, stellte am 22. 3. 1950 als Charlotte Fleck, geborene Weinstock, aus New York, Forrest Hills 74, einen Entschädigungsantrag wegen Schadens an Leben und an Eigentum und Vermögen. Die Liste umfasst 85 000,– RM für Vermögensverlust und 22 238,70 RM für Wertpapiere und Bankkonten, eine Kriegsversehrten-Rente, die nicht voll ausbezahlt wurde, 2200,– RM für Judenvermögensabgabe und „Schadensersatz für die Entziehung des Deportationsgepäcks".[693]

Die Wiedergutmachungsbehörde/Bezirksfinanzdirektion Ansbach, Außenstelle Fürth, bewilligte am 22. 9. 1965 eine Entschädigung von 10 000,– DM „für Schaden an Eigentum und Vermögen, Transferschaden, Goodwill und Verschleuderungsschaden".[694] Ein Rentenantrag wurde abgelehnt, da sie „beim mutmaßlichen Ableben ihrer Eltern am 8. 5. 1945 bereits das 24. Lebensjahr vollendet" hatte.

„Aber der Alleinerbin steht für Freiheitsberaubung und Freiheitsentzug der Verfolgten vom 19. 9. 1941 bis 31. 8. 42., das sind 11 volle Monate, eine Kapitalentschädigung zu. Diese beträgt je Monat 150,– DM, insgesamt also 1650,– DM."[695] Dagegen erhob sie Einspruch: „Unmöglich kann es der Sinn der für die Freiheitsberaubung geltenden Vorschriften sein, dem seiner Freiheit Beraubten für die Zeit seiner Frei-

691 BayHstA LEA 867, BEG 11985.

692 Beginn der „Aktion Reinhardt", der systematischen Ermordung der Juden im Generalgouvernement.

693 StAN WB III N 9790.

694 StAN WB III N 13 285.

695 Beschluss vom 30. 9. 1959.

heitsberaubung entstandenen Schaden mit 150,– DM abzufinden. […]“ In einem anschließenden Vergleichsverfahren wurden weitere 4840,– DM für 28 Monate Freiheitsentzug erstritten.[696]

Bis Mai 1971 zahlte man ihr insgesamt: Für Schaden in beruflichen Fortkommen 24 332,– DM, für Schaden durch Haft 1650,– DM plus 4840,–, für Zahlung von Sonderabgaben 1695,60 DM, für Schaden an wirtschaftlichem Fortkommen 4355,– DM, für Vermögensverluste und Goodwill 10 000,– DM (s. o.) und „für Entziehung des Deportationsgepäcks der Verfolgten und ihrer minderjährigen Tochter Hilde“ in Höhe von 1200,– DM.[697] Der Erstantrag lag 21 Jahre zurück.[698]

696 Beschluss vom 3. 8. 1960 Landgericht Mannheim; BayHstA LEA 867, BEG 11985.

697 BayHstA LEA 867, BEG 11985; StAN WB III N 9790.

698 Bildnachweis: StadtAN C21_VII_175_Weinstock_Emil_1.

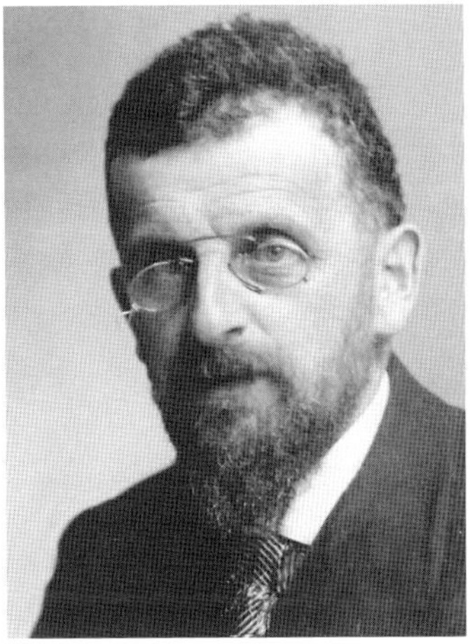

Dr. Theodor Wertheimer

Dr. Wertheimer gab 1933 seine Praxis auf und wanderte 1935 im Alter von 67 Jahren nach Palästina aus.

Der am 15. 3. 1868 in Regensburg geborene Dr. med. Theodor Wertheimer war Allgemeinarzt in der Rosenaustraße 9. Am 5. 5. 1897 war er nach Nürnberg gekommen und gab 1914 seine Adresse mit Fürtherstr. 17a, ab 1916 mit Rosenaustraße 9 an. Seit 1914 sind jährliche Steuererklärungen des Finanzamts West erhalten. In ihnen wie in den Entschädigungsakten ist die Schreibweise seines Namens mit Wertheimer angegeben.[699]

Im Jahr 1933 war er erst 65 Jahre alt, gab aber schon am 1. 4. 1933 seine Praxis auf.[700] Als Grund wird sein schlechter Gesundheitszustand genannt, der nicht näher bezeichnet ist. „Da die Krankheit des Dr. Wertheimber, welche auch zu seiner Pensionierung führte, eine Kur erforderlich machte, begab er sich zur Besserung seines Gesundheitszustandes nach der Schweiz“, schreibt sein bevollmächtigter Schwager Max Unger 1935 aus Tel Aviv in der Anlage zur Steuerklärung.[701] Da Dr. Wertheimer ledig war, handelte es sich um den Ehemann seiner Schwester.

Judenfeindliches Vorgehen musste er schon sehr früh erleben: Schon 1933 war der jüdische Vermieter seiner Wohnung Rosenaustr. 9 enteignet worden. Darüber gibt die Verwalterin des Anwesens von 1946 bis 1956, Rosa S., am 6. 4. 1961 eine Auskunft: Das „Anwesen Rosenaustraße gehörte einem Juden namens Stern. Besitzer des Anwesens war von 1933 bis 1945 ein Herr S., Polizeiangehöriger in Nürnberg. Während des 3. Reichs wurde es demselben von dem Stellvertretenden Gauleiter Holz wegge-

699 StAN FA West 8365. Im Mitglieder-Verzeichnis des Ärztlichen Vereins Nürnberg von 1927 findet sich die Schreibweise Wertheimber: Festschrift des Ärztlichen Vereins Nürnberg, 1927, S. 20.

700 StadtAN C 21/X Nr. 9; Rieger/Jochem, Jüdische Ärzte, 2009, S. 201.

701 StAN FA West 8366.

nommen.[702] Dr. Wertheimer zog daher zu seinem Schwager in das Nachbargebäude Rosenaustr. 7. Von ihm ließ er sich auch vertreten, als er am 31. 8. 1934 Einspruch gegen einen Steuerbescheid für 1933 erhob: „Mein Schwager hat außer der Pension der Ärztekammer in Höhe von jährlich 1600 R. M. nur noch etwa 200 R. M. Kapitalzinsen, sonst keinerlei Einkünfte, sodass er nicht in der Lage ist, die veranlagte Einkommenssteuer zu zahlen."

Seine Mittellosigkeit veranlasste Dr. Wertheimer, am 1. 4. 1935 nach Palästina auszuwandern. Er ließ sich unter dem Namen Wertheimber in Tel Aviv, Ness Ziona st. 3[II] nieder. Mit Genehmigung der Devisenstelle und Reichsbank wurde die ihm von der Versicherungskammer gewährte Pension nach Palästina transferiert. Die Pension betrug im Jahre 1935 monatlich 133,50 RM.[703]

In einer Anlage zur Steuererklärung des Dr. Theodor Weinheimber, Tel Aviv, mit Eingangsstempel vom 23. 4. 1936 erläutert der bevollmächtigte Rechtsanwalt Dr. R. Herz die finanzielle Situation in Palästina:

> „Dr. Weinheimber ist seit dem 1. 4. 1933 in den Ruhestand versetzt und übt keinen Beruf mehr aus. Seit seiner Pensionierung bezieht Dr. Weinheimber von der Versicherungskammer, Abteilung für Versorgungswesen (Abteilung Ärzteversorgung), in München eine Rente. [...] Die ihm gewährte Pension reichte jedoch zur Bestreitung seines Lebensunterhalts nicht aus, sodass er gezwungen war, sein Kapitalvermögen in Anspruch zu nehmen. Das Kapital ist vollkommen aufgebraucht."

Unter welchen Bedingungen er in Palästina lebte, wird in den Steuerakten nicht erwähnt. Noch im Exil blieb er ein gehorsamer Steuerzahler: Er ließ dem Finanzamt durch seinen Anwalt am 6. 11. 1935 mitteilen, dass er rückständige Steuern für die Jahre 1934 und 1935 noch begleichen werde. Sein Reineinkommen belief sich 1935 auf 1434,– RM und 1936 und 1937 auf 1602,– RM. Am 4. 10. 1939 wurde noch ein Kriegszuschlag von 13,– RM abgezogen, seit dem 23. 1. 1940 aber werden sein Ruhegeld auf einem Sonderkonto festgelegt und die Auszahlungen eingestellt. Noch 1940 reichte er eine Steuererklärung über ein Einkommen von 410,– RM ein.[704]

702 StAN Kriminalpolizeiinspektion Nürnberg, Nr. 3371.

703 StAN FA West 8366.

704 Ebenda. Bildnachweis: StadtAN C21_VII_177_Wertheimber_Theodor_1.

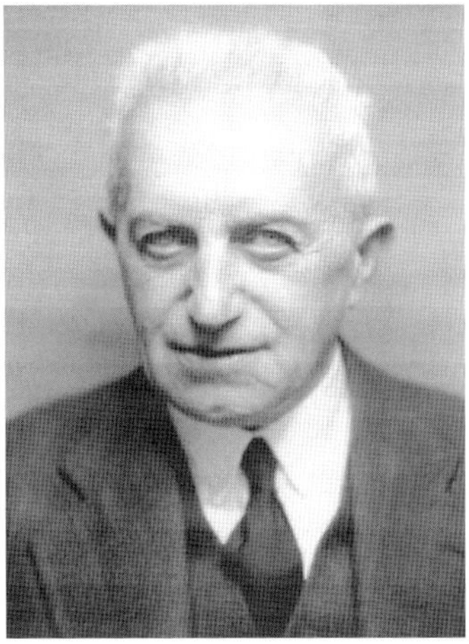

Dr. Samuel Wilhermsdörfer

Trotz seines Berufsverbots entschloss sich Dr. Wilhermsdörfer erst spät zur Ausreise.

Geboren am 22. 6. 1867 in Ansbach, Mittelfanken, war Dr. med. Samuel Wilhermsdörfer von 1913 bis 1939 Allgemeinarzt in der Landgrabenstr. 146, nachdem er am 1. 9. 1913 von Gunzenhausen nach Nürnberg gezogen war. Seine Praxis in der Adlerstr. 35 musste er spätestens 1937 mit seiner Privatwohnung zusammenlegen.[705] In den Entschädigungsakten wird er als praktischer Arzt, Chirurg und Geburtshelfer bezeichnet. Er hatte zwei Kinder mit seiner Frau Berta Wilhermsdörfer, geborene Vandewart, geb. am 19. 10. 1882.

„Am 1. 7. 1933 meldete er seine ärztliche Praxis beim Gesundheitsamt Nürnberg ab […] und erhielt von der Ärzteversorgung ein monatliches Ruhegeld in Höhe von zunächst 185,– RM." Der Grund war, dass ihn das Schiedsamts beim Oberversicherungsamt Nürnberg am 28. 6. 1933 aus dem Arztregister gestrichen hatte, nachdem ihm der Bezirksarzt von Nürnberg am 1. 6. 1933 in einem Gutachten eine erheblich herabgesetzte körperliche und geistige Leistungsfähigkeit bescheinigt hatte. Seine Ehefrau bringt 1957 in einem Landgerichtsverfahren wegen einer Entschädigungssache (s. u.) allerdings vor, „ihr Ehemann sei körperlich und geistig [durchaus] in der Lage gewesen, die Arztpraxis bis zu seinem Tode auszuüben. […] Er habe sich ab dem 1. 7. 1933 [daher nur] aus Verfolgungsgründen nicht mehr als Arzt gegen Entgelt betätigt." Der Landgerichtsdirektor stellte in diesem Verfahren von 1957 die Vermutung an, dass das „Untersuchungsergebnis zweckbedingt war", möglicherweise um ihm in seiner aussichtslosen Lage zu helfen und wenigstens die Altersversorgung zukommen zu lassen, da „er sich als jüdischer Arzt am Amtssitz des ehemaligen Gauleiters der NSDAP Julius Streicher aller Voraussicht nach nicht länger hätte halten können".[706]

705 StadtAN C 21/X Nr. 9; Lautsch/Dornedden, Reichsmedizinalkalender, 1937, S. 470.

706 BayHStA LEA 3770, EG 58179.

Erst nach dem Entzug der Approbation ab 1. 10. 1938, als er schon 71 Jahre alt war, entschloss sich die Familie zur Auswanderung, die 1939 mit hohen Abgaben und dem Entzug ihres Besitzes verbunden waren. Ihre Wertsachen mussten zu Schleuderpreisen verkauft werden, beispielsweise blieben ihnen von dem abgelieferten Schmuck und Edelmetall am 11. 2. 1939 nur unbedeutende Reste:

„Von dem Umzugsgut laut eingereichter Liste sind folgende Gegenstände zu verkaufen: an die Städtische Pfandleih-Anstalt Nürnberg der gesamte Schmuck mit Ausnahme von

2 Eheringe	M 4,–
1 Herrenuhr	M 3,–
kl. Schmuck	M 1,50

ferner das gesamte Silber mit Ausnahme von 2 Bestecken."

Die Rente wurde bis Februar 1939 ausbezahlt, aber bis zum 1. 8. 1939 nur noch gutgeschrieben und nicht mehr überwiesen.

Bevor sie mit dem Dampfer Esperia der Adriatica-Gesellschaft nach Palästina gelangten, war noch 300,– RM an die Spedition Gutmann für die Überfahrt II. Kl. und das Bordgeld zu zahlen. „Abgemeldet nach Palästina" wurden sie am 16. 3. 1939.

In Jerusalem wohnten sie in Beth Hakerem, Beth Pilpel, Hacheluz-Straße. Während des Ersten Israelisch-Arabischen Krieges 1948 leistete Dr. Wilhermsdörfer freiwillig Erste Hilfe auf einem Verbandsplatz, entwickelte aber einen „Bluthochdruck mit Arterienverkalkung" und war dadurch erheblich geschwächt und berufsunfähig. Auch als mit der Gründung des Staates Israel am 15. 5. 1948 die Niederlassungsbeschränkung als Arzt entfiel, arbeitete er nicht mehr in seinem Beruf. „Am 25. 2. 1951 ist Dr. Wilhermsdörfer in Jerusalem verstorben."

Seine Witwe, die am 19. 3. 1950 einen Antrag nach dem Entschädigungsgesetz stellte, bekam am 28. 9. 1959 für die Dego-Abgabe zur Devisenbeschaffung, die 2650,– RM betragen hatte, 530,– DM erstattet. Gegen eine Kapitalentschädigung, die die verhinderte Berufstätigkeit in Jerusalem nicht mit einbezog, legte sie Beschwerde ein. Das Landgericht München I entschied am 30. 10. 1957, dass ihr eine Entschädigung für die eingeschränkte Berufsausübung zwischen 1933 und 1937 von 44 462,– RM zwar zusteht, die im Verhältnis 10:2 abgewertet 8892,40 DM ergibt. Eine Entschädigung für entgangenes Einkommen nach seiner Auswanderung wird jedoch abgelehnt.[707]

707 Ebenda. Bildnachweis: StadtAN C21_VII_178_Wilhermsdörfer_Samuel_2.

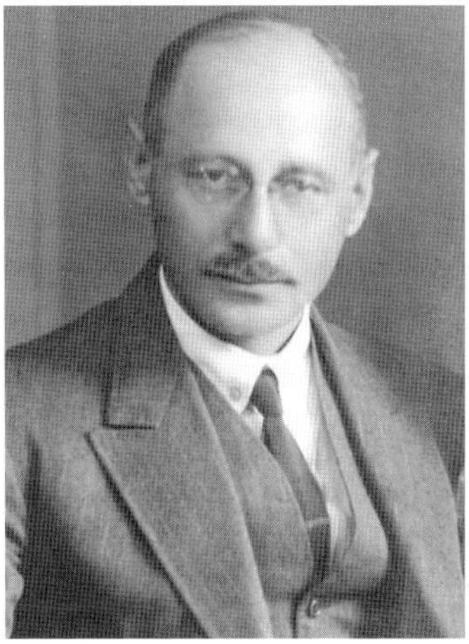

Dr. Gustav Wolf

Bella und Gustav Wolf konnten nur noch ihre Tochter, aber nicht sich selbst in Sicherheit bringen.

Dr. med. Gustav Wolf war ein Allgemeinarzt aus Bingen am Rhein, wo er am 23. 1. 1883 geboren wurde. Am 10. 12. 1907 siedelte er nach Nürnberg über. Mit seiner Ehefrau Bella, geborene Ullmann, und seiner Tochter Ida Therese, geb. am 7. 8. 1913, wohnte er in der Gugelstr. 96, musste aber am 18. 1. 1939 in die Heideloffstr. 13 (Heideloffplatz 5 ?) umziehen.[708]

Über seine Lebensverhältnisse finden sich keine Berichte, aus Steuerakten geht aber hervor, dass sein Einkommen zwischen 1937 und 1938 von 9255,– RM auf 3785,– RM abfiel. Am 1. 1. 1938 verlor Dr. Wolf die Zulassung zur Abrechnung mit den Ersatzkassen[709] und am 30. 9. 1938 seine Bestallung als Arzt wie alle jüdischen Ärzte. Als sogenannter Krankenbehandler war er laut Bescheid nur noch „zur ärztlichen Behandlung ausschließlich von Juden berechtigt".[710]

Hinzu kam eine „eitrige Infektion der linken Hand mit Ausbreitung über den linken Arm, Rücken und Nacken" nach einem ärztlichen Attest von Prof. Emil Nathan vom 16. 2. 1938. Sein Allgemeinbefinden sei erheblich beeinträchtigt und er könne seinen beruflichen Verpflichtungen nur in beschränktem Maß nachkommen, bescheinigt er ihm.

Die Auswanderung war offenbar nur für ihre Tochter geplant, sie erhielt 1936 deshalb privaten Sprachunterricht „zwecks späterem Aufenthalt im Ausland".[711] Um die Reichsfluchtsteuer von 11 466,50 RM für sie bezahlen zu können, musste am 15. 6. 1937

708 StadtAN C 21/X Nr. 9; Rieger/Jochem, Jüdische Ärzte, 2009, S. 201; Adressbuch 1936, IV, S. 42.

709 StAN FA Ost 8396.

710 StAN FA Ost 8399.

711 StAN FA Ost 8396.

die Lebensversicherung eingelöst werden.[712] Überlegungen zur Auswanderung der Eltern werden nicht erwähnt. Sie lebten weitgehend von ihrem Vermögen: In der Steuererklärung wird für das Jahr 1938 ein Gesamtvermögen von 24 758,– RM angegeben, 1941 nur noch 12 176,– RM. 1942 entrichtet Dr. Wolf 838,– RM Einkommenssteuer.[713]

Mit dem Datum vom 24. 3. 1943 wird dem Finanzamt mitgeteilt: „Der Jude Gustav Israel Wolf [...] ist 1942 ins Ausland abgeschoben worden." Er habe sein Staatsangehörigkeit gemäß der 11. VO des RBG verloren, sein Vermögen ist nach § 3 dem Reich verfallen. Zusammen mit seiner Ehefrau wurde er am 24. März 1942 in das Ghetto Izbica verschleppt und war seitdem „verschollen".[714]

Erhalten sind die Akten zu einem Entschädigungsantrag, den ihre Tochter Ida Therese Wolf als Alleinerbin am 22. 7. 1955 bei der Wiedergutmachungskammer des Landgerichts Nürnberg-Fürth gestellt hat. Offensichtlich entkam sie dem Schicksal ihrer Eltern durch die rechtzeitige Flucht nach Amerika. Ihre Anschrift war Riverside Drive, NY 25, USA. „Ich fordere den Schaden, der der Praxis meines Vaters durch den Naziboykott seit 1933 entstanden ist und weiter Goodwill für seine besonders alte und gute Praxis."[715]

Am 15. 6. 1965 erhielt Ida Wolf 5000,– DM für den erlittenen Vermögensverlust von fast 25 000,– RM.[716] Außerdem wurde die Rhein-Main-Bank AG wegen der Entziehung von Hypothekenbank-Pfandbriefen zur Zahlung von 7000,– RM (Umstellungsverhältnis 10:1) verpflichtet.[717] Als Entschädigung für das verloren gegangene Deportationsgepäck ihrer Eltern wurden ihr am 8. 9. 1966 nach einem gerichtlichen Vergleich und am Ende eines insgesamt elfjährigen Verfahrens noch 300,– DM zugestanden.[718]

712 StAN FA Ost 8398.

713 StAN FA Ost 8396.

714 StadtAN C 21/X Nr. 9; Jochem/Kettner, Gedenkbuch, 1998, S. 380, Nr. 2268; Rieger/Jochem, Jüdische Ärzte, 2009, S. 201; www.bundesarchiv.de/gedenkbuch; www.yadvashem.org; www.jewishgen.org/yizkor/nuremberg/nur012.html.

715 StAN WB III N 12 184.

716 Ebenda.

717 StAN WB III N 2132.

718 StAN WB III N 6864. Bildnachweis: StadtAN C21_VII_181_Wolf_Gustav_3.

Anhang

Lebensdaten jüdischer Ärzte

Von diesen Personen konnten nur die äußeren Lebensdaten ermittelt werden.
Belegt sind folgende Angaben:[1]

Name
Geburtsdatum und -ort, Zuzugsdatum und Wohnung
Familienstand
Fachrichtung und Praxisadresse
Beruflicher Werdegang und Verbleib

Dr. Heinrich Czarnikauer
Geb. 12. 10. 1868 in Wongrowitz (Posen), am 1909 von Altdorf nach Nürnberg, Sandstr. 2
Verheiratet, drei Kinder
Radiologe, Radiumbehandlung, Steinbühler Str. 4
Verstorben am 30. 6. 1938 in Nürnberg[2]

Dr. Wilhelm David
Geb. 12. 11. 1890 in Linz am Rhein (Koblenz), von dort am 27. 4. 1911 nach Nürnberg
Verheiratet, ein Kind
Allgemeinarzt, Stephanstr. 29
Verstorben am 23. 4. 1934 in Nürnberg[3]

1 StadtAN C 21/X Nr. 1–9; Jochem, Mitten in Nürnberg, 1998, S. 69–72; Rieger/Jochem, Jüdische Ärzte, 2009, S. 183–202; Seidler, Kinderärzte, 2007, S. 350–353; StadtAN C 23/I Nr. 254. Passfotos dieser Ärzte sind im StadtAN, C 21/VII, teilweise vorhanden.

2 Ärzteblatt für Bayern vom 1. 9. 1938, Änderungen im Verzeichnis der jüdischen Ärzte, 22 (1938) S. 332.

3 StadtAN C 25/I Nr. 883a.

Dr. Sigmund Federlein
Geb. 19. 3. 1883 in Scheinfeld (Mittelfranken), 1906 nach Nürnberg, Theodorstr. 9
Verheiratet, ein Kind
Allgemeinarzt, Scheurlstr. 2
Bestallung erloschen am 30. 9. 1938, am 5. 7. 1939 abgemeldet nach England[4]

Dr. Viktor Feith
Geb. 19. 1. 1887 in Neustadt a. d. Hardt (Pfalz), am 4. 2. 1911 nach Nürnberg, Fürther Straße 17/I[5]
Verheiratet, zwei Kinder
Internist, Fürther Straße 13
Am 15. 3. 1938 nach Davos abgemeldet. Medizinisches Examen in England[6]

Dr. Ludwig Frank
Geb. 18. 10. 1884 in Würzburg, 1910 nach Nürnberg
Verheiratet, zwei Kinder
Spezialarzt für Magen-, Darm- und Stoffwechselkrankheiten, Bankgasse 1[7]
Am 5. 6. 1934 abgemeldet nach Palästina

Dr. Karl Herz
Geb. 25. 8. 1886 in Uffenheim (Mittelfranken), am 31. 12. 1913 nach Nürnberg, Rieterstr. 35
Geschieden, ein Kind
Allgemeinarzt, Gibitzenhofstraße 79
Am 29. 10. 1935 abgemeldet nach Madras (Indien)

4 StAN OFD 274/I Bd. 3, Nr. 7882. Siehe S. 82, 84.

5 Adressbuch 1936, IV, S. 43; 1937, IV, S. 41; 1938, I, S. 148, IV, S. 44.

6 Ärzteblatt für Bayern vom 1. 9. 1938, Änderungen im Verzeichnis der jüdischen Ärzte, 22 (1938) S. 332; Dr. Viktor Feith erhielt ein Empfehlungsschreiben von Prof. Kurt Bingold für die Royal Society of Medicine, London, zur Unterstützung seiner Ausreise: StadtAN C 18/II, Nr. 8981.

7 Adressbuch 1934, IV, S. 37.

Dr. Hermann Kahn
Geb. 10. 12. 1870 in Hildburghausen (Sachsen-Meiningen), Nürnberg, Mittlere Pickheimerstr. 1
Verheiratet, ein Kind
Allgemeinarzt, Hastverstraße 21
Verstorben in Nürnberg am 5. 5. 1935. Witwe 1939 nach Montevideo verzogen

Dr. Ernst Kiefer, Sanitätsrat
Geb. 10. 10. 1863 in Breslau, in Nürnberg, Hochstr. 1
verheiratet, ein Kind
Chirurg und Orthopäde, Medicomechanisches Institut, Keßlerstraße 1
Am 8. 11. 1933 abgemeldet auf Reisen; am 6. 8. 1935 verstorben in Berlin

Dr. Otto Kohnstamm
Geb. am 23. 3. 1901 in Nürnberg, Zuzug aus Stuttgart 1931, Wohnung Theodorstr. 3/II
Familienstand unbekannt
Facharzt für Innere Krankheiten, Königstr. 21[8]
Am 9. 11. 1933 abgemeldet nach London[9]
Entschädigungsanträge als Miterbe seines 1940 verstorbenen Vaters Jacob Kohnstamm zusammen mit seinem Bruder Dr. Ernst Kohnstamm[10]

Dr. Arnold Krakenberger
Geb. 29. 10. 1870 in Reichmannsdorf (Bamberg), in Nürnberg Körnerstr. 119
Verheiratet, ein Kind
Allgemeinarzt, Treustraße 7, 1936 Körnerstr. 119
Verstorben am 4. 1. 1937 in Nürnberg

Dr. Berthold Kronacher
22. 1. 1873 in Baiersdorf (bei Erlangen), am 26. 11. 1901 nach Nürnberg
Verheiratet, ein Kind
Chirurg und Orthopäde, Frauentorgraben 43
Am 3. 8. 1934 abgemeldet nach Palästina

8 Adressbuch 1933, IV, S. 38; 1934, IV, S. 34: prakt. Arzt, Königstr. 21.
9 StadtAN C 21/X Nr. 5.
10 StAN III WB N 2462, N 8638.

Dr. Fritz Lachs
Geb. 17. 3. 1902 in Hochkirchen bei Düren (Vorname in Siegfried geändert).
Am 16. 10. 1933 aus Fürth zugezogen, Wohnung in der Fürtherstr. 23/I
Familienstand unbekannt
Neurologe und Psychiater, Fürtherstr. 23[11]
Am 4. 9. 1936 abgemeldet nach England,
verstorben am 19. 12. 1960 in Manchester[12]

Dr. Paul Landmann, Hofrat
Geb. 4. 9. 1863 in Fürth, am 1. 8. 1900 nach Nürnberg, Krelingstr. 21
Verheiratet, drei Kinder
Allgemeinarzt, Königstraße 33
Praxis aufgegeben am 11. 7. 1932; verstorben am 6. 11. 1936 in Nürnberg

Dr. Julius Levy
Geb. am 7. 2. 1902 in Nürnberg, am 1. 8. 1924 aus Berlin zugezogen,
Frommannstr. 8/II
Familienstand unbekannt
Assistenzarzt am Städt. Krankenhaus 18. 8. 1927–20. 7. 1932, anschließend
Niederlassung als Facharzt für Chirurgie in der Karolinenstr. 47[13]
Praxisaufgabe am 15. 11. 1932. Am 1. 12. 1933 abgemeldet nach Cardiff[14]

Dr. Lothar Lindner
Geb. 10. 1. 1895 in Sulzbach (Oberpfalz), am 30. 1. 1923 von München nach Nürnberg
Ledig
Arzt für Haut- und Geschlechtskrankheiten, Niederlassung 19. 9. 1924,
Heideloffstraße 25
Seit Februar 1933 in Paris

11 Ausschluss von der Rechnungserstattung der Privatversicherung Deutscher Ring am 1. 4. 1934, siehe Leibfried, Tennstedt, Berufsverbote und Sozialpolitik, 1980, S. 265. Siehe S. 49.

12 StadtAN C 21/X Nr. 5; StadtAN C 23/I Nr. 254; Adressbuch 1936, IV, S. 44.

13 Adressbuch 1934, IV, S. 34, 36.

14 StadtAN C 21/X Nr. 5.

Dr. Fritz Löwenthal

Geb. 7. 3. 1889 in Lennep (bei Düsseldorf), am 3. 1. 1919 nach Nürnberg
Verheiratet, zwei Kinder
Facharzt für Magen-, Darm- und Stoffwechselkrankheiten, Königstraße 41[15]
Bestallung erloschen am 30. 9. 1938, Juli 1939 abgemeldet nach London,
9 Homestead Park, Dollis Hill Lane NW2

Dr. Richard Mandelbaum

Geb. 25. 1. 1896 in Singen (Baden), am 1. 6. 1926 von Karlsruhe nach Nürnberg,
Theresienplatz 8[16]
Verheiratet, zwei Kinder
Frauenarzt, Rathenauplatz 16
Am 5. 10. 1936 abgemeldet in die USA, am 15. 2. 1975 verstorben in Yonkers,
New York[17]

Dr. Sigmund Mansbach

Geb. 15. 2. 1865 in Kassel, am 3. 10. 1891 nach Nürnberg
Verheiratet, ein Kind
Allgemeinarzt, Essenweinstraße 8
Verstorben in Nürnberg am 20. 11. 1934. Witwe Regina Mansbach, geb. Schwarzhaupt,
am 10. 9. 1942 nach Theresienstadt deportiert und in Auschwitz für tot erklärt

Dr. Louis Mayer, Sanitätsrat

Geb. 24. 12. 1860 in Bibra (Sachsen-Meiningen), am 8. 8. 1891 nach Nürnberg
Verheiratet, ein Kind
HNO-Arzt, Spittlertorgraben 1
Verstorben am 4. 4. 1937 in Nürnberg

Dr. Kurt Meyerhoff

Geb. am 23. 4. 1902, am 19. 12. 1931 aus Gießen zugezogen, ab 21. 1. 1932 Feldm.-Hindenburgplatz 26, ab 21. 12. 1933 Frommannstr. 17/III
Familienstand unbekannt

15 Adressbuch 1937, IV, S. 42; 1938, IV, S. 44; Ärzteblatt für Bayern, 5 (1938) 24, S. 374 vom 1. 10. 1938.

16 Ebenda 1934, 1936, IV, S. 43.

17 StAN III WB N 8012; Adressbuch 1936, IV, S. 41; 1937, I, S. 449.

Praktischer Arzt und Frauenarzt, Scheurlstr. 25[18]
Am 2. 10. 1934 Auswanderung nach New York[19]

Dr. Leonhard Rosenfeld, Sanitätsrat, Oberregierungsmedizinalrat
Geb. am 30. 5. 1865 in Nürnberg[20]
Familienstand unbekannt
Chirurg und Orthopäde, Frommannstraße 23,[21] Gründer und Leiter des Vereins für Krüppelfürsorge
Verstorben in Nürnberg am 3. 11. 1934[22]

Dr. Emil Schnebel
Geb. 1. 7. 1892 in Nürnberg, am 8. 1. 1922 von Köln nach Nürnberg
Geschieden, ein Kind
Chirurg und Orthopäde, Blumenstraße 4[23]
Am 4. 5. 1936 abgemeldet in die USA

Dr. Kurt Spaeth
Geb. am 23. 12. 1902 in Nürnberg, Zuzug am 1. 12. 1928 aus Ludwigshafen
Familienstand unbekannt
Assistenzarzt am Städt. Krankenhaus, wohl April 1933 entlassen[24]
Niederlassung als praktischer Arzt in der Schreyerstr. 16/III am 26. 4. 1933,[25]
Praxisumzug 2. 7. 1937 Am Plärrer 4a/I
Am 27. 9. 1938 abgemeldet nach New York[26]

18 Adressbuch 1934, I, S. 417, IV, S. 35; Ausschluss aus der Privatversicherung Deutscher Ring am 1. 4. 1934, siehe Leibfried, Tennstedt, Berufsverbote und Sozialpolitik, 1980, S. 265.
19 StadtAN C 21/X Nr. 6.
20 Kirchenbuchzweitschrift StadtAN C 21/II Nr. 282, S. 32, Eintrag 146. Dr. med. Ernst Rosenfeld, geb. 5. 6. 1872 in Nürnberg, verstarb am 11. 2. 1930 in Nürnberg; Rieger, Jochem, Jüdische Ärzte, 2009, S. 197.
21 StadtAN C 27/II Nr. 2133, Eintrag 2152.
22 StadtAN C 27/II Nr. 282, Eintrag 146; StAN III WB N 10533–10535; Windsheimer, Gesund und leistungsfähig, 1993, S. 135. – Siehe S. 44, 100 f.
23 Adressbuch 1936, IV, S. 43.
24 StadtAN C 23/I Nr. 254.
25 Adressbuch 1934, IV, S. 35; Ausschluss aus der Privatversicherung Deutscher Ring am 1. 4. 1934, siehe Leibfried, Tennstedt, Berufsverbote und Sozialpolitik, 1980, S. 265; Ärzteblatt für Bayern, 5 (1938) 24, S. 374 vom 1. 10. 1938. – Siehe S. 43.
26 StadtAN C 21/X Nr. 8.

Dr. Paula Steinhardt

Geb. am 18. 3. 1905 in Nürnberg, zugezogen am 1. 12. 1932 aus Berlin-Lichtenberg in die Bucherstr. 7/II[27]

Am 15. 3. 1934 Heirat mit Kurt Devries, geb. am 6. 12. 1898 in Neumarkt/Opf.

Praktische Ärztin, Bucherstr. 7/II[28]

Am 6. 10. 1934 abgemeldet nach Mailand[29]

Dr. Ida Tannenwald

Geb. 18. 6. 1896 in Thüngen (Unterfranken), 20. 10. 1923 von Würzburg nach Nürnberg, Eilgutstr. 7

Ledig

Allgemeinärztin, Tafelfeldstraße 47

Am 14. 9. 1934 abgemeldet in die USA[30]

Dr. Stephan Wurzinger

Geb. 31. 8. 1897 in Nürnberg

Familienstand unbekannt

Kinderarzt, Rothenburgerstr. 9, 1936 Fürtherstr. 22[31]

Praxisaufgabe am 1. 9. 1938, am 23. 9. 1938 in die USA emigriert[32]

27 Ebenda Nr. 9.

28 Adressbuch 1934, I, S. 630; Ausschluss aus der Privatversicherung Deutscher Ring am 1. 4. 1934, siehe Leibfried, Tennstedt, Berufsverbote und Sozialpolitik, 1980, S. 265.

29 StadtAN C 21/X Nr. 2.

30 Ausschluss aus der Privatversicherung Deutscher Ring, siehe Leibfried, Tennstedt, Berufsverbote und Sozialpolitik, 1980, S. 265.

31 Ebenda 1936, IV, S. 44, 1937, S. 42, 1938, S. 44.

32 Seidler, Kinderärzte, 2007, S. 353; Ärzteblatt für Bayern vom 1. 9. 1938, Veränderungen im Kasssenarztbestand, 22 (1938) S. 354; Ärzteblatt für Bayern, 5 (1938) 24, S. 375 vom 1. 10. 1938. – Siehe S. 82.

Deportierte jüdische Ärzte und ihre Familien[33]

Dr. David Erlanger
Zusammen mit seiner Ehefrau am 10. 9. 1942 nach Theresienstadt deportiert, dort am 28. 9. 1943 umgekommen.
Ehefrau Lina Lisa, geb. Bing, am 10. 9. 1942 nach Theresienstadt deportiert, am 18. 5. 1944 nach Auschwitz verschleppt und am 8. 5. 1945 für tot erklärt.

Dr. Hermann Frank
Am 29. 11. 1941 nach Riga-Jungfernhof deportiert, dort „verschollen".

Dr. Jakob Gugenheim
Zusammen mit seiner Ehefrau am 29. 11. 1941 nach Riga-Jungfernhof deportiert und im November 1943 in Auschwitz ermordet.
Ehefrau Johanna Karoline, geb. Kohn, am 29. 11. 1941 nach Riga-Jungfernhof deportiert und dort am 26. 3. 1942 gestorben.

Dr. Benno Jakob
Zusammen mit seiner Ehefrau am 23. 8. 1942 nach Theresienstadt deportiert, dort am 16. 2. 1943 umgekommen.
Ehefrau Ida, geb. Loeb, am 23. 8. 1942 nach Theresienstadt deportiert und dort am 1. 10. 1944 gestorben.

Dr. Theodor D. Katz
Am 13. 4. 1933 nach Dachau verschleppt und dort am 18. 10. 1933 ermordet.
Ehefrau Anna, geb. Wolf, 1941 in das „Ghetto Litzmannstadt" in Łódź deportiert, dort umgekommen.

Dr. Hermann Kronheimer
Zusammen mit seiner Familie am 14. 9. 1943 nach Bergen-Belsen deportiert, am 25. 1. 1944 nach Theresienstadt und am 28. 10. 1944 nach Auschwitz verschleppt, dort am 30. 10. 1944 ermordet.
Ehefrau Josefine, geb. Hirsch, am 30. 10. 1944 in Auschwitz ermordet.

33 Siehe auch S. 99 f.

Tochter Lina 1942 (?) nach Auschwitz verschleppt, dort am 28. 2. 1945 ermordet.
Sohn Paul Peter am 28. 8. 1942 nach Auschwitz verschleppt, dort am 31. 8. 1942 ermordet.

Dr. Baruch Latte

am 21. 4. 1943 nach Theresienstadt deportiert, am 8. 5. 1945 befreit.
Ehefrau Johanna, geb. Schmidt, am 21. 4. 1943 nach Theresienstadt deportiert, am 8. 5. 1945 befreit.

Dr. Gabriel Meier (Gustav Rothmann)

Am 29. 11. 1941 nach Riga-Jungfernhof deportiert, „verschollen".

Dr. Alfred Münz

Zusammen mit seinem Vater Dr. Pinkus Philip Münz am 13. 1. 1943 aus Berlin nach Theresienstadt deportiert und am 29. 9. 1944 in Auschwitz ermordet.

Dr. Pinkus Philip Münz

Zusammen mit seinem Sohn Dr. Alfred Münz am 13. 1. 1943 aus Berlin nach Theresienstadt deportiert und dort am 15. 8. 1944 umgekommen.

Dr. Martin Oettinger

Zusammen mit seiner Familie am 10. 9. 1942 nach Theresienstadt deportiert, dort am 22. 3. 1943 umgekommen.
Ehefrau Lilli, geb. Lehmann, am 10. 9. 1942 nach Theresienstadt deportiert, in Auschwitz ermordet.

Dr. Karl Piorkowsky

Zusammen mit seiner Ehefrau am 29. 11. 1941 nach Riga-Jungfernhof deportiert, am 31. 12. 1945 für tot erklärt.
Ehefrau Edith, geb. Grabowski, am 29. 11. 1941 nach Riga-Jungfernhof deportiert, am 31. 12. 1945 für tot erklärt.

Dr. Moritz Reichsthaler

Zusammen mit seiner Ehefrau am 29. 11. 1941 nach Riga-Jungfernhof deportiert, „verschollen".
Ehefrau Grete, geb. Podzahradsky, am 29. 11. 1941 nach Riga-Jungfernhof deportiert, „verschollen".

Dr. Margot Riesenfeld
Am 20. 7. 1943 nach Sobibór deportiert, dort am 23. 7. 1943 umgekommen.

Dr. Anna Rodler
Am 17. 1. 1944 nach Theresienstadt deportiert, dort am 15. 4. 1944 umgekommen.

Dr. Max Weil
Zusammen mit seiner Familie am 24. 3. 1942 nach Izbica deportiert, „verschollen".
Ehefrau Flora, Sohn Herbert David und Tochter Suse Mirjam am 24. 3. 1942 nach Izbica deportiert, „verschollen".

Dr. Emil Weinstock
Zusammen mit seiner Familie am 24. 3. 1942 nach Izbica deportiert, „nicht mehr zurückgekehrt".
Ehefrau Lilly, geb. Asyl, und Tochter Hilde am 24. 3. 1942 nach Izbica deportiert, „nicht mehr zurückgekehrt".

Dr. Gustav Wolf
Zusammen mit seiner Ehefrau am 24. 3. 1942 nach Izbica deportiert, „verschollen".
Ehefrau Bella, geb. Ullmann, am 24. 3. 1942 nach Izbica deportiert, „verschollen".

Arztwitwe Regina Mansbach
Am 10. 9. 1942 nach Theresienstadt deportiert und in Auschwitz für tot erklärt.

Arztwitwe Bertha Rosenfeld
Nach Theresienstadt deportiert, zurückgekehrt.

Arztwitwe Clara Rosenthal
Am 10. 9. 1942 nach Theresienstadt deportiert, dort umgekommen.

Arztwitwe Meta Schlesinger
Am 11. 6. 1942 ab Frankfurt/Main in das Vernichtungslager Sobibór deportiert. Ihr Sohn Dr. med. Hans Schlesinger kehrte aus der Landesheilanstalt Weilmünster nicht zurück.

Arztwitwe Henriette Johanna Steinhardt
Am 24. 3. 1942 nach Izbica deportiert, „verschollen".

Auswertung

Die 500 000 Juden, die bei der Volkszählung am 16. 6. 1933 im Reichsgebiet (ohne das Saargebiet) erfasst wurden, stellten nur eine Minderheit von 0,76 Prozent der Gesamtbevölkerung dar.[34] In den ärztlichen Berufen waren sie in den Großstädten mit 15–16 Prozent aller Ärzte aber überproportional häufig vertreten,[35] bei den Hautärzten mit 32 Prozent[36] und den Kinderärzten sogar mit mehr als 50 Prozent.[37] Zu den geschätzten 6000 jüdischen Ärzten und medizinischen Wissenschaftlern in Deutschland Anfang 1933 müssen noch fast 2000 hinzugerechnet werden, die nach den Rassengesetzen als „nichtarisch" angesehen wurden.[38] Im Juni 1933, als die Emigration schon eingesetzt hatte, lebten noch 5557 jüdische Ärzte in Deutschland, nach dem Reichsmedizinalkalender 1937 waren es noch 4220 und zum Zeitpunkt des Approbationsentzugs 1938 nur noch 3152, von denen 709 widerruflich als sogenannte Krankenbehandler tätig sein durften, davon 29 in Bayern.[39] Der geschätzte Bedarf von 4900 Neuzulassungen von 1933 bis 1936 stimmte in der Größenordnung mit der Anzahl der vertriebenen jüdischen Ärzte überein, beide Gruppen waren nahezu gleich groß und umfassten etwa zehn Prozent der gesamten Ärzteschaft des Jahres 1932.[40]

34 Aly/Roth, Die restlose Erfassung, 1984, S. 55–60, hier S. 56; Benz, Die Juden in Deutschland, 1989, S. 733; Wietog, Volkszählungen, 2001, S. 80.

35 Kümmel, Ausschaltung, in: Kudlien, Ärzte, 1985, S. 62, 76 sowie Anm. 24 und 48; Kröner, Emigration von Medizinern, 1989, S. 2; Benz, Dimensionen des Völkermords, 1991, S. 23; Toellner, Ärzte, in: Bleker/Jachertz, 1993, S. 11: 12 Prozent; Kater, Ärzte, 2002, S. 54. Erfassung aller niedergelassenen Ärzte siehe Reichsarztregister BArch 9347.

36 Eppinger, Jüdische Dermatologen, 2001, S. 274.

37 Seidler, Kinderärzte, 2007, S. 9; dazu auch Krischel et al., Urologen, 2011, S. 9. In Nürnberg waren es 65 Prozent, s. u. S. 416.

38 Jütte, Ausmaß der Vertreibung, in: Jütte, 2011, S. 83.

39 Broszat, Bayern in der NS-Zeit, 1977, S. 428; Leibfried, Stationen der Abwehr, 1982, S. 11, 14. Nach Aly/Roth, Die restlose Erfassung, 1984, S. 59: 6488 praktizierende Ärzte im Jahr 1933; Kümmel, Ausschaltung, in: Kudlien, Ärzte, 1985, S. 76; Kröner, Emigration von Medizinern, 1989, S. 15; Fahrenbach, Ausgegrenzt und vertrieben, 1992, S. 171, 175–177; Plum, Wirtschaft und Erwerbsleben, in: Benz, 1996, S. 291; Schwoch, Ärztliche Standespolitik, 2001, S. 255–278; Grenville, Juden, 2003, S. 237: 5830 im Jahr 1933; Drecoll, Die Entjudung, in: Baumann, 2004, S. 43, 44, 46–51; van Kann, Zahl der Ärzte, 1942, S. 300: 1938 noch 3670; zu Krankenbehandler in Bayern mit München siehe Leibfried, Tennstedt, Berufsverbote und Sozialpolitik, 1980, S. 301.

40 Aly/Roth, Die restlose Erfassung, 1984, S. 59. Siehe S. 28.

Ähnlich die Proportionen in Nürnberg: 8266 Bürger bezeichneten sich Anfang 1933 als jüdisch,[41] bei der Volkszählung ein halbes Jahr später wurden von 410 438 Einwohnern noch 7502 als „Israeliten" eingestuft.[42] Dies entspricht einem Bevölkerungsanteil von 1,8 Prozent,[43] während im März 1933 die jüdischen Ärzte 14 Prozent aller Nürnberger Ärzte ausmachten.[44] Von den 200 Mitgliedern des Ärztlichen Vereins Nürnberg waren 80 Juden.[45]

Schon 1933 gaben 63 Ärzte – darunter nicht nur jüdische, sondern auch politisch Verfolgte – ihre Praxen in Nürnberg auf, während es in den Jahren davor nur zehn bis zwölf jährlich waren.[46] Zwischen 1933 und 1937 ging ihre Zahl auf über die Hälfte zurück: Der Volkswirt und Statistiker des Hartmannbundes bzw. der KVD Dr. rer. pol. Julius Hadrich (1891–1983)[47] registrierte im März 1934 noch 135 jüdische Ärzte und Zahnärzte in Nürnberg.[48] 1937 sind im Reichsmedizinalkalender nur noch 60 der 462 Nürnberger Ärzte durch einen Doppelpunkt vor ihrem Namen als jüdisch markiert, von denen zehn nicht mehr praktizierten.[49] Auch Arnd Müller vermerkt: „1930 waren in Nürnberg 120 jüdische Ärzte tätig, 1937 nur noch die Hälfte."[50] Lediglich 42 Ärzte waren bis zum Approbationsentzug im Adressbuch vermerkt.[51] Beamtete und

41 Müller, Geschichte der Juden, 1968, S. 219. Bei angenommenen 410 400 Einwohnern Anfang 1933 betrug der jüdische Bevölkerungsanteil etwa zwei Prozent und lag damit weit über dem Reichsdurchschnitt.

42 www.archiv.statistik.nuernberg.de/JB/1935/Inhalt_JB_1935.htm; Broszat, Bayern in der NS-Zeit, 1977, S. 428; Zelnhefer, Der innere Feind, 1993, S. 50; nach Müller, Geschichte der Juden, 1968, S. 219, waren es 8266 jüdische Personen am 1. 2. 1933; 9500 nach Diefenbacher, Stadtlexikon, 2000, S. 483; Janetzko, Vergleich, 2012, S. 45.

43 Arnd, Deutsches Reich, in: Benz, 1991, S. 23; Schaffer, Geschichte der Juden, 1936, S. 210; Vasold, Das Städtische Krankenhaus, 1998, S. 770.

44 Hadrich, Die nicht-arischen Ärzte, 1934, S. 1245; Leibfried, Tennstedt, Berufsverbote und Sozialpolitik, 1980, S. VI; Windsheimer, 100 Jahre Klinikum, 1997, S. 168; Drecoll, Fiskus, 2009, S. 282 f.

45 Festschrift des Ärztlichen Vereins Nürnberg, Mitglieder-Verzeichnis, 1927, S. 17–20. Siehe Dr. Strauß.

46 Windsheimer/Molketeller, Gesund und leistungsfähig, in: Centrum 1993, S. 135; 100 Jahre Klinikum, 1997, S. 170; Hadrich, Die nicht-arischen Ärzte, 1934, S. 1245.

47 Schwoch, Ärztliche Standespolitik, 2001, S. 55 f., 58–62.

48 Hadrich, Die nicht-arischen Ärzte, 1934, S. 1245.

49 Lautsch/Dornedden, Verzeichnis der deutschen Ärzte, 1937, S. 467–470; Windsheimer, 100 Jahre Klinikum, 1997, S. 170; Gruner, Einleitung, in: Aly, 2008, S. 753.

50 Ohne die Zahnärzte. Müller, Geschichte der Juden, 1968, S. 229.

51 Adressbuch der Stadt Nürnberg 1938, IV Gesundheitswesen, S. 42–45. Der Eintrag im Adressbuch ist jedoch kein Beleg für einen Praxisbetrieb. Siehe auch S. 50 f., 82; zum Approbationsentzug nach Praxisaufgabe siehe S. 82.

angestellte Ärzte, die 1933 schon ausgeschieden waren, tauchten in späteren Statistiken nicht mehr auf.

Bei der Zahlenentwicklung der nicht jüdischen Ärzte machte Nürnberg eine Ausnahme: Während im Reich die Gesamtzahl der niedergelassenen Ärzte zwischen 1934 und 1943 von 50 000 auf 60 000 anstieg, fiel sie in Nürnberg kontinuierlich ab: 1932: 406, 1937: 296 und 1939: 273.[52] In den Jahren 1934 und 1935 werden im Nürnberger Statistischen Jahrbuch jeweils 341 und 338 Ärzte vermerkt.[53] Das ärztliche Mitgliederverzeichnis von 1936 mit insgesamt 303 Nürnberger Ärzten bezeichnete 57 als jüdisch, sodass sie in diesem Jahr sogar 17 Prozent der Gesamtzahl ausmachten.[54] Die Daten für Nürnberg zeigen also, dass der relative Anteil jüdischer Ärzte nur deshalb annähernd konstant blieb, weil die Zahl „arischer" Ärzte zurückging:[55]

Jahr	nicht jüdisch	jüdisch	Anteil
1933	742	135	15 Prozent
1937	402	60	13 Prozent

In der vorliegenden Abhandlung sind 133 jüdische Ärzte berücksichtigt: 107 in den Kurzbiografien (S. 113) und 26 in Form einer Liste (S. 402). Ausgeschlossen wurden fünf niedergelassene Ärzte und ein angestellter Arzt,[56] die im Jahr 1933 nicht mehr praktizierten, sowie weitere vier Ärzte, die sich teilweise im sozialen und kulturellen Bereich Verdienste erworben hatten, deren Zugehörigkeit zu Nürnberg

52 van Kann, Zahl der Ärzte, 1942, S. 300; Windsheimer/Molketeller, Gesund und leistungsfähig, 1993, S. 135 und Anm. 15; Windsheimer, 100 Jahre Klinikum, 1997, S. 170; Huerkamp, Bildungsbürgerinnen, 1996, S. 237, 309.

53 www.archiv.statistik.nuernberg.de/JB/1935/seiten/JB_1935_107.htm. Zum Vergleich: 2011 praktizierten 1256 niedergelassene Ärzte in Nürnberg bei 503 402 Einwohnern, Amt für Stadtforschung und Statistik, Nürnberg.

54 Mitglieder-Verzeichnis der Ärztlichen Bezirksvereinigung Nürnberg und Umgebung und der Bezirksstelle Nürnberg der Kassenärztl. Vereinigung Deutschlands nach dem Stand vom 1. Juli 1936, StadtAN C 23/I Nr. 254, Bd. 2.

55 Lautsch/Dornedden, Verzeichnis der deutschen Ärzte, 1937, S. 467–470.

56 Namen und Jahr der letzte Einträge im Adressbuch: Dr. Ernst Bloch (1931), Dr. Felix Ernst Frei (1931), Dr. Paul Grünfeld (1932), Dr. Alfred Kandel (1930) und Dr. Ludwig Horwitz (1932): siehe Jochem, Mitten in Nürnberg, 1998, S. 72. Der angestellte Arzt war Dr. (?) Paul Ballen, der bis 1932 am Städtischen Krankenhaus arbeite, siehe S. 43, Anm. 122; Eppinger, Das Schicksal der jüdischen Dermatologen, 2001, S. 231.

aber nicht sicher ist.[57] Dr. Erich Liebhard und Dr. Adolf Przegendza waren im Adressbuch 1936 durch einen Stern vor dem Namen als jüdische Ärzte vermerkt, in den Jahren 1937 und 1938 fehlte diese Kennzeichnung jedoch. Die Lebensgeschichte von Prof. Richard Bing wird wegen seiner besonderen Bedeutung einbezogen. Drs. Pinkus und Alfred Münz waren zwar nur bis September 1932 in Nürnberg gemeldet, werden wegen ihrer Verfolgungsgeschichte hier jedoch ebenfalls gewürdigt.

Von diesen 133 jüdischen Ärzten waren 47 Allgemeinärzte und 84 Fachärzte, zwei arbeiteten nicht in der Patientenversorgung.[58] Dreizehn unter ihnen waren Frauen.[59] Von den Fachärzten waren:

Internisten	12	Neurologen/Psychiater	7
Pädiater	18	Dermatologen	8
Gynäkologen	9	Ophthalmologen	5
Chirurgen	15	HNO-Ärzte	8
(darunter Orthopäden	9)	Radiologen	2

Manche Kollegen besaßen doppelte Facharztbezeichnungen oder Subspezialitäten, beispielsweise befanden sich unter den Internisten drei Gastroenterologen und zwei Pulmologen. Die Bezeichnung Urologe überschneidet sich bei fünf Ärzten mit dem Fachgebiet Chirurgie sowie Haut- und Geschlechtskrankheiten.[60] Einige Ärztinnen und Ärzte waren neben ihrer Praxis in sozialen Einrichtungen tätig. So wird in den biografischen Notizen von Drs. Engel, Feibelmann, Frankenburger, Maas, Mainzer, Karl Meyer, Musliner und Schützer eine Haupt- oder Nebentätigkeit in Vorsorgestellen erwähnt. Achtzehn der 26 Nürnberger Kinderärzte waren jüdisch, entsprechend 22 Prozent der jüdischen Fachärzte.[61]

57 Dr. Ferdinand Goldschmidt, Dr. Siegfried Flatau, ein nicht namentlich genannter Vertrauensarzt beim Stadttheater sowie ein unbekannter Dr. Keller. Von ihnen sind keine Entschädigungsakten vorhanden.

58 Frau Dr. Rodler war Laborärztin, Dr. Steinheimer war Geschäftsführer des Ärztlichen Bezirksvereins und des Kassenärztlichen Vereins.

59 Siehe S. 51 und Anm. 170.

60 In Nürnberg waren es die Drs. Bernkopf, Hermann Frank, Goldenberg, Katz, Piorkowsky; siehe Krischel et al., Urologen, 2011, Bd. 2, S. 94; museum.dgu.de/biographien.html. Ein weiteres Beispiel war der nicht jüdische Arzt Dr. Karl Rodler, Spezialarzt für Haut-, Harn- und Geschlechtsleiden, Adressbuch 1935, I, S. 512.

61 Seidler, Kinderärzte, 2007, S. 9, 350–353. Die Kinderärzte waren Drs. Behrmann, Robert Bing, Feibelmann, Feilchenfeld, Frankenau, Grünspecht, Hopf, Maas, Meyer, Marcus, Mohr, Musliner,

Die Abnahme der jüdischen Bevölkerung in Nürnberg erreichte 1933 mit 1476 Personen und 1938 mit 1409 Personen jeweils einen Höhepunkt, während 1935 nur 352 Personen auswanderten.[62] Dieser zweigipflige Verlauf der Auswanderung spiegelt sich auch in der Gruppe der Ärzte wider: Von den 90 ausgewanderten jüdischen Ärzten gingen 35 in den Jahren 1933/1934 ins Exil und 37 in den Jahren 1938/1939, während es 1936/1937 nur zwölf Personen waren und sieben in den übrigen Jahren. Einige wichen vor der Auswanderung in andere Städte aus wie z. B. Dr. Feibelmann nach Saarbrücken, das Ehepaar Frankenau nach Freiburg und Dr. Fritz Steinhard nach München.

Das Alter der jüdischen Ärzte betrug Anfang 1933 durchschnittlich 49 Jahre, bei den 1933 und 1934 Ausgewanderten 42 Jahre. Die 54 Ärzte, die bis zum Approbationsentzug 1938 ausgehalten haben, waren 11 Jahre älter als ihre früh emigrierten Kollegen, ein fast gleiches Alter hatten die später Deportierten.[63] 18 Ärzte entschlossen sich erst nach dem Approbationsentzug zur Flucht, und in sieben Fällen wurde die Approbation entzogen, nachdem sie schon ausgewandert waren. Aus Nürnberg sind neun Namen von Ärzten bekannt, die nach 1938 als „jüdische Krankenbehandler" noch eine Zeit lang tätig sein durften.[64] 90 Ärzten, entsprechend 68 Prozent, glückte die Auswanderung.[65] Nach dem Krieg haben 71 Ärzte oder ihre Angehörigen einen Entschädigungsantrag gestellt: 34 Anträge kamen von 38 Auswanderern aus den USA, 13 Anträge von 19 Auswanderern aus Palästina und 6 Anträge von 10 Auswanderern aus England, der Rest aus anderen Ländern.

Vier Ärzte begingen in der Spätphase Selbstmord: Dr. Frankenburger 1938, Dr. Mainzer 1939, Dr. Weinstock 1939 und Dr. Schlesinger 1940. Dr. Neuburger hatte 1936 zusammen mit seiner Ehefrau Selbstmord verübt. Dr. Hirschmann wurde 1942 im Nürnberger Untersuchungsgefängnis „tot aufgefunden".

Neuland, Eugenie Steckelmacher, Bertha Stern, Steinhardt und Wurzinger. Bei dem Kinderarzt Dr. Wilhelm Schmidt, geb.am, 15. 11. 1890, konnte keine Zugehörigkeit zum Judentum nachgewiesen werden: StadtAN C 27/IV Nr. 374, Eintrag 4377. Siehe Seidler, Kinderärzte, 2007, S. 352.

62 Müller, Geschichte der Juden, 1968, S. 252; Jochem, Kettner, Gedenkbuch, 1998, S. 442, Angaben jeweils von April bis März des Folgejahrs; Lehnert, Juden in Nürnberg, in: Lehnert, Hamburger, Wiesel, Zettl, 1993, S. 42; Kröner, Emigration von Medizinern, 1989, S. 15.

63 Anfang 1933 waren die später deapprobierten Ärzte durchschnittlich 53 Jahre und die nach 1941 deportierten 54 Jahre alt (ohne Dr. Kronheimer und Dr. Riesenfeld, die zu den früh Emigrierten gehörten).

64 Siehe S. 83 f.

65 Dies entspricht 79 Prozent der Gesamtzahl ohne die in Nürnberg Verstorbenen und die beiden Überlebenden des Krieges. Siehe auch S. 93. – Dr. Kronheimer, Dr. Latte und Dr. Riesenfeld wurden nach ihrer Auswanderung aus Holland deportiert.

Von den Opfern der Schoa überlebteten 2400 Nürnberger nicht.[66] Im Reich wurden von 1933–1945 bis zu 9000 jüdische Ärzte zur Emigration gezwungen, in den Suizid getrieben, verschleppt und ermordet.[67] 38 Personen aus den Nürnberger Arztfamilien kamen nach der Deportation um.[68] Zusammengefasst sind von den 133 Ärzten, deren biografische Daten vorliegen, zwischen 1933 und 1945

90	Personen	ausgewandert,
18	"	deportiert worden,
5	"	in den Freitod getrieben worden,
17	"	verstorben.
2	"	haben in einer „Mischehe“ überlebt,
1	"	wurde „tot aufgefunden“.[69]

66 Datenbank zum Gedenkbuch für die Nürnberger Opfer der Schoa im Stadtarchiv Nürnberg (Stand: August 2012), siehe Jochem, in: Henkel, Dietzfelbinger, 2012, S. 175.

67 Möhrle, Der Arzt im Nationalsozialismus, 1996, S. 2766.

68 Drei Verschleppte kehrten aus Theresienstadt zurück, siehe S. 101.

69 Zu Einzelpersonen siehe auch: Jochem, Kettner, Gedenkbuch, 1998 und 2002, sowie Rieger, Jochem, Jüdische Ärzte, 2009, S. 183–202. In einer „Mischehe“ überlebt haben Frau Dr. Hildegard Potzler und Dr. Wilhelm Müller. Siehe auch S. 101, 283, 326.

Verzeichnis jüdischer Ärzte aus Nürnberg und ihr Verbleib

Ascher, Ludwig	verstorben in Nürnberg nach Rückkehr aus Exil
Baer, Hermann	ausgewandert
Baer, Simon	ausgewandert
Behrmann, Solon	verstorben in Nürnberg
Bergmann, Fanny	ausgewandert
Bernkopf, Martin	ausgewandert
Bing, Richard J.	ausgewandert
Bing, Robert	ausgewandert
Bloch, Fritz	ausgewandert
Brandeis, Martin	ausgewandert
Brasch, Moritz	ausgewandert
Collin, Eugen	ausgewandert
Czarnikauer, Heinrich	verstorben in Nürnberg
David, Wilhelm	verstorben in Nürnberg
Dessauer, Adolf	ausgewandert
Dessauer, Joseph	ausgewandert
Eichenbronner, David	ausgewandert
Eisemann, Lazarus	ausgewandert
Engel, Theodor	ausgewandert
Erlanger, David	deportiert
Falk, Fritz	ausgewandert
Federlein, Sigmund	ausgewandert
Feibelmann, Moritz	ausgewandert
Feilchenfeld, Maja	ausgewandert
Feith, Viktor	ausgewandert
Feuchtwanger, Hugo	ausgewandert
Feuchtwanger, Jakob Leo	ausgewandert
Frank, Hermann	deportiert
Frank, Ludwig	ausgewandert
Frankenau, Arnold	ausgewandert
Frankenau, Hedwig	ausgewandert

Frankenburger, Alexander	Suizid
Frankenstein, Ernst	ausgewandert
Frommholz, Isidor	verstorben in Nürnberg
Gerst, Ernst	ausgewandert
Gessner, Hermann	ausgewandert
Goldenberg, Theodor	ausgewandert
Grießmann, Bruno	ausgewandert
Grünbaum, Max	ausgewandert
Grünspecht, Adolf	ausgewandert
Gugenheim, Jakob	deportiert
Guldmann, Karl	ausgewandert
Gundelfinger, Ernst	ausgewandert
Hechinger, Julius	ausgewandert
Hecht, Sigmund	ausgewandert
Heller, Willy	ausgewandert
Herz, Karl	ausgewandert
Hirschmann, Moritz	„tot aufgefunden“
Hopf, Karl	ausgewandert
Jakob, Benno	deportiert
Kahn, Hermann	verstorben in Nürnberg
Katz, Theodor Delwin	deportiert
Kiefer, Ernst	verstorben in Nürnberg
Kohnstamm, Otto	ausgewandert
Krakenberger, Arnold	verstorben in Nürnberg
Kronacher, Berthold	ausgewandert
Kronheimer, Hermann	deportiert
Lachs, Fritz	ausgewandert
Landmann, Paul	verstorben in Nürnberg
Latte, Baruch	Deportation überlebt
Lazarus, Gustav	ausgewandert
Levin, Martin	ausgewandert
Levy, Julius	ausgewandert
Lindenstein, Louis	ausgewandert
Lindner, Lothar	ausgewandert
Loew, Hugo	ausgewandert
Löffler-Weiner, Käthe	ausgewandert

Löwenheim, Moritz	ausgewandert
Löwenthal, Fritz	ausgewandert
Maas, Hermine	verstorben in Nürnberg
Mainzer, Julius	Suizid
Mandelbaum, Richard	ausgewandert
Mansbach, Sigmund	verstorben in Nürnberg
Marcus, Else Therese	ausgewandert
May, Sigmund	ausgewandert
Mayer, Louis	verstorben in Nürnberg
Meier (Rothmann), Gabriel	deportiert
Meyer, Karl	ausgewandert
Meyerhoff, Kurt	ausgewandert
Mohr, Gustav	verstorben in Nürnberg
Mosbacher, Emil	ausgewandert
Müller, Ernst	ausgewandert
Müller, Wilhelm	in „Mischehe" überlebt
Münz, Alfred	deportiert
Münz, Pinkus	deportiert
Musliner, Stephan	ausgewandert
Nathan, Ernst	ausgewandert
Neuburger, Sigmund	Suizid mit Ehefrau
Neuland, Willy	ausgewandert
Obermeyer, Ludwig	ausgewandert
Odenwald, Robert	ausgewandert
Oettinger, Martin	deportiert
Piorkowsky, Karl	deportiert
Potzler, Hildegard	in „Mischehe" überlebt
Regensburger, Albert	ausgewandert
Reichsthaler, Moritz	deportiert
Reis, Adolf	ausgewandert
Riesenfeld, Margot	deportiert
Rodler, Rahel Anna	deportiert
Rosenfeld, Heinrich	ausgewandert
Rosenfeld, Leonhard	verstorben in Nürnberg
Rosenthal, Ludwig	verstorben in Nürnberg
Schild, Max	ausgewandert

Schlesinger, Eugen	Suizid
Schmeidler, Max	ausgewandert
Schnebel, Emil	ausgewandert
Schützer, Anna	ausgewandert
Schwab, Max	ausgewandert
Seidenberger, Leopold	ausgewandert
Sommer, Leonhard	ausgewandert
Spaeth, Kurt	ausgewandert
Steckelmacher, Eugenie	ausgewandert
Steckelmacher, Siegfried	ausgewandert
Stein, Berthold	ausgewandert
Steinhard, Fritz	ausgewandert
Steinhardt, Ignatz	verstorben in Nürnberg
Steinhardt, Paula	ausgewandert
Steinheimer, Ludwig	ausgewandert
Stern, Bertha	ausgewandert
Straus, Willi	ausgewandert
Strauß, Max	ausgewandert
Tannenwald, Ida	ausgewandert
Treumann, Albert	verstorben in Nürnberg
Wachtel, Fritz	ausgewandert
Warburg, Harry	ausgewandert
Weil, Max	deportiert
Weinschenk, Justin	ausgewandert
Weinstock, Albert	Suizid
Weinstock, Emil	deportiert
Wertheimer, Theodor	ausgewandert
Wilhermsdörfer, Samuel	ausgewandert
Wolf, Gustav	deportiert
Wurzinger, Stephan	ausgewandert

Chronologie der Verfolgung und Vertreibung jüdischer Ärzte[70]

Erste Phase

18. 2. 1933	Einstellungsverbot jüdischer Ärzte beim Städtischen Krankenhaus Nürnberg, S. 36, 53
24. 3. 1933	Nürnberger Treffen: Anpassung der ärztlichen Standesorganisationen, S. 30
März 1933	Entlassung von jüdischen Verbandsvorsitzenden und Mitgliedern, S. 32, 24
März 1933	Widerrechtliche Entlassung von Beamten und Angestellten, S. 26, 43
März 1933	Ausschluss von jüdischen Mitgliedern aus dem „Bund deutscher Ärztinnen", S. 33
1. 4. 1933	Boykottaktion gegen jüdische Geschäfte, Kanzleien und Praxen, S. 40
7. 4. 1933	Berufsbeamtengesetz: Zwangspensionierung jüdischer Beamter, S. 42
17. 5. 1933	Honorarverweigerung für Behandlung jüdischer Privatpatienten, S. 49
Juni 1933	Führungswechsel in den Ärzteorganisationen, S. 33
1. 7. 1933	Inkrafttreten des Abrechnungsverbots von RVO-Kassenpatienten, S. 45
10. 8. 1933	Verbot des kollegialen Verkehrs, S. 48 f.
20. 11. 1933	Kassenentzug von nicht jüdischen Ärzten mit jüdischen Ehepartnern, S. 48
5. 2. 1934	Nürnberger Ärzteaktion, S. 38 f.
19. 4. 1934	Zulassungsverbot zum Staatsexamen für jüdische Studenten, S. 56
15. 9. 1935	Nürnberger Gesetze: Reichsbürgergesetz und Blutschutzgesetz, S. 64
14. 11. 1935	Erste VO RBG: rassische Definition des Jüdischen, S. 65
13. 12. 1935	Reichsärzteordnung: Verbot der Neuapprobation, S. 38 f.
April 1937	Kennzeichnung jüdischer Ärzte im Reichärztekalender, S. 66
1. 1. 1938	Ausschluss der privilegierten jüdischen Ärzte aus den Ersatzkassen, S. 50

70 Drexler/Kalinski/Mausbach, Ärztliches Schicksal unter der Verfolgung, 1990, S. 14–18; Benz, Die Juden in Deutschland 1933–1945, 1996, S. 739–754; Walk, Das Sonderrecht für die Juden, 1996.

Zweite Phase

9./10. 11. 1938	Pogromnacht, S. 71
28. 9. 1938	Pflegeverbot jüdischer Pflegekräfte bei nicht jüdischen Patienten, S. 83 f.
30. 9. 1938	Approbationsentzug für alle jüdischen Ärzte, S. 81
31. 1. 1939	Approbationsverbot für Zahnärzte, Dentisten, Tierärzte und Apotheker, S. 83
13. 4. 1940	Ausschluss jüdischer Patienten aus der privaten Krankenversicherung, S. 49 f.
30. 9. 1940	Überweisung der Einnahmen von „Krankenbehandlern“ auf ein Sonderkonto, S. 85
29. 11. 1941	Erster von sieben Deportationszügen aus Nürnberg, S. 99
20. 4. 1945	Kriegsende in Nürnberg. Wenige Partner aus „Mischehen“ überleben, S. 101 f.

Archive und Quellen

Bayerisches Hauptstaatsarchiv (BayHStA)

Bayerisches Landesentschädigungsamt (BayLEA; LEA)

Bundesarchiv Berlin (BArch)

Reichsarztregister BArch 9347

BArch Reich R 1501

BArch Reich R 18/26402

Deutsche Rentenversicherung Nordbayern in Nürnberg (DRV)

Hessisches Hauptstaatsarchiv (HHStAW)

Landesamt für Finanzen – Dienststelle München (LfF)

Staatsarchiv Nürnberg (StAN)

StAN Wiedergutmachungsbehörde III (WB III)

StAN Finanzamt Nürnberg-Ost, Nürnberg-West (FA)

StAN, Außenstelle Lichtenau, Bayerisches Landesamt für Vermögensverwaltung (BLVW)

StAN Oberfinanzdirektion (Bund) Nr. 15 456–15 484 (OFD)

StAN Staatspolizeistelle Nürnberg–Fürth

StAN Kriminalpolizeiinspektion Nürnberg, Abg. 1984

StAN Polizeiamt Fürth

StAN Rep. 213/16, Gesundheitsamt Schwabach, Nr. 131

Stadtarchiv Nürnberg[71] *(StadtAN)*

StadtAN C 18/I Personalamt/Allgemeine Akten

StadtAN C 18/II Personalamt/Personalakten

StadtAN C 21/II Kirchenbuch-Zweitschriften

StadtAN C 21/VII Passkarteien

StadtAN C 21/IX Einwohnermeldekarteien

StadtAN C 21/X Meldekarten jüdischer Einwohner bis 1945

StadtAN C 23/I Krankenhausverwaltung/Allgemeine Akten

StadtAN C 25/I Alte Fürsorgeregistratur

StadtAN C 27/II Standesamt/Sterbebücher-Erstschriften

StadtAN C 27/IV Standesamt/Geburtenbücher-Erstschriften

71 Siehe auch Rieger, Jochem, Jüdische Ärzte, 2009, S. 201.

StadtAN C 41/II Grab- und Sterbekarteien
StadtAN C 61 Rechtsamt
StadtAN E 39 „Stürmer"-Archiv
StadtAN F 5 Quellen und Forschungen zur Geschichte Nürnbergs
StadtAN GSI 139 Jüdische Ärzte in Ober- und Mittelfranken 1933–1939
StadtAN GSI 141 Auszug aus der „Stürmer"-Ortskartei, Schlagwort „Nürnberg" (1933–1943)
StadtAN GSI 144 Sonderaufbereitung der Volkszählung 1939, Liste für den Stadtkreis Nürnberg
Stadtbibliothek Nürnberg, Adressbücher der Stadt Nürnberg 1933–1938
Stadtarchiv Saarbrücken (StASA)

Internet

(Zuletzt eingesehen am 9. 10. 2013)

www.bundesarchiv.de/gedenkbuch/directory.html
www.jewishgen.org/yizkor/nuremberg/nur003.html
www.yadvashem.org/wps/portal/IY_HON_Entrance
www.rijo.homepage.t-online.de
www.juedische-fuerther.de
www.ikg-nuernberg.de
www.ippnw-nuernberg.de/aktivitaet3.html
web.fu-berlin.de/aeik/indices/indmain.html
www.holocaust.cz/de/victims
www.rassengesetze.de

Bildnachweis

Stadtarchiv Nürnberg C 21/VII Passkarteien: S. 116, 120, 124, 126, 129, 139, 146, 149, 152, 156, 159, 161, 164, 167, 170, 173, 175, 178, 180, 184, 186, 187, 192, 199, 200, 202, 206, 211, 212, 215, 216, 223, 225, 229, 231, 233, 234, 236, 242, 244, 249, 252, 255, 257, 258, 259, 265, 267, 269, 270, 278, 285, 287, 290, 298, 299, 300, 303, 307, 310, 314, 317, 319, 330, 334, 336, 339, 343, 344, 347, 349, 352, 354, 355, 356, 360, 361, 363, 368, 371, 375, 379, 381, 389, 395, 397, 399
Stadtarchiv Nürnberg AvPer „Der Stürmer“: S. 296
Deutsche Rentenversicherung Nordbayern: S. 189
Huntington Medical Research Institute, Pasadena, USA: S. 133
Leo Baeck Institute, LBIAR-2012-87: S. 274
Staatsarchiv Nürnberg FA Ost: S. 143, 227; FA West S. 312
Staatsarchiv Nürnberg Wiedergutmachungsbehörde III: S. 305
BayHstA München, LEA-Akten: S. 131, 195, 288, 301, 391, 392
Titelbild: Nina Höffken, www.ninahoeffken.de

Literaturverzeichnis

Aly, Götz/Roth, Karl Heinz, Die restlose Erfassung: Volkszählen, Identifizieren, Aussondern im Nationalsozialismus, Berlin 1984.

Anonymus, Das Erwachen in der Ärzteschaft, in: Ziel und Weg (1933) 3, S. 36–41.

Arnd, Ino/Boberach, Heinz, Die Juden in Deutschland, in: Wolfgang Benz (Hrsg.), Dimension des Völkermords. Die Zahl der jüdischen Opfer des Nationalsozialismus, München 1991, S. 23–65.

Ärzteblatt für Bayern, Dritte Arbeitstagung des Verein Deutsche Volksheilkunde e. V., 5 (1938) 22, S. 318.

Ärzteblatt für Bayern, Reichsärztekammer – Arztliche Bezirksvereinigung Nurnberg und Umgebung, 5 (1938) 22, S. 330.

Ärzteblatt für Bayern, Änderungen im Verzeichnis der jüdischen Ärzte im Bereich der Ärztekammer Bayern. Änderungsmeldungen, 5 (1938) 22, S. 332.

Ärzteblatt für Bayern, Veränderungen im Kasssenarztbestand des Arztregisterbezirkes Bayern. Aufgabe der Kassenarztpraxis, 5 (1938) 22, S. 354.

Ärzteblatt für Bayern, Organisations-Verzeichnis der bayerischen Ärztedienststellen. Bezirksvereinigungen bzw. Bezirksstellen, 5 (1938) 24, S. 371.

Ärzteblatt für Bayern, Änderungen im Verzeichnis der jüdischen Ärzte. Mit dem 30. September erlischt die Bestallung folgender jüdischer Ärzte, 5 (1938) 24, S. 373–375.

Ascher, Ludwig, Richter, Heinrich, Spektrographische Untersuchungen von Blutserum im Ultraviolett, in: Festschrift des Ärztlichen Vereins Nürnberg, Leipzig 1927, S. 21–36.

Auburger, Thomas, Die Staatspolizeistelle Nürnberg-Fürth, in: Henkel/Dietzfelbinger, Entrechtet. Entwürdigt. Beraubt, 2012, S. 113–121.

Baader, Gerhard, Politisch motivierte Emigration deutscher Ärzte. Berichte zu Wissenschaftsgeschichte 7, Weinheim 1984, S. 67–84.

— /Schultz, Ulrich (Hrsg.), Medizin und Nationalsozialismus. Tabuisierte Vergangenheit – Ungebrochene Tradition? Dokumentation des Gesundheitstages Berlin 1980, Bd. 1, 4. Aufl., Mainz 1989.

Bähr, Johannes/Banken, Ralf (Hrsg.), Wirtschaftssteuerung durch Recht im Nationalsozialismus: Studien zur Entwicklung des Wirtschaftsrechts im Interventionsstaat des „Dritten Reichs“, München 2006.

Bajohr, Frank, Arisierung als gesellschaftlicher Prozess. Verhalten, Strategien und Handlungsspielräume jüdischer Eigentümer und arischer Erwerber, in: Irmtrud

Wojak/Peter Hayes (Hrsg.), „Arisierung" im Nationalsozialismus. Volksgemeinschaft, Raub und Gedächtnis, Frankfurt a. M. 2000, S. 15–30.

Banken, Ralf, Das nationalsozialistische Devisenrecht als Steuerungs- und Diskriminierungsinstrument 1933–1945, in: Johannes Bähr/Ralf Banken (Hrsg.), Wirtschaftssteuerung durch Recht im Nationalsozialismus: Studien zur Entwicklung des Wirtschaftsrechts im Interventionsstaat des „Dritten Reichs", München 2006, S. 121–236.

Barkai, Avraham, Vom Boykott zur „Entjudung". Der wirtschaftliche Existenzkampf der Juden im Dritten Reich 1933–1945, Frankfurt a. M. 1987.

— Etappen der Ausgrenzung und Verfolgung bis 1939, in: Avraham Barkai/ Pôl Mendes-Flôr (Hrsg.), Aufbruch und Zerstörung 1918–1945 (Reihe „Deutsch-jüdische Geschichte in der Neuzeit IV", Bd. 4), München 1997, S. 193–224.

— /Mendes-Flohr, Paul, Aufbruch und Zerstörung 1918–1945 (Reihe „Deutsch-jüdische Geschichte in der Neuzeit IV", Bd. 4), München 1997.

Bastian, Till, Furchtbare Ärzte. Medizinische Verbrechen im Dritten Reich, 3. Aufl., München 2001.

Baumann, Angelika/Heusler, Andreas, München arisiert. Entrechtung und Enteignung der Juden in der NS-Zeit, München 2004.

Bayerische Ärztezeitung, Herrn Reichskanzler Adolf Hitler, 36 (1933) 12, S. 135.

Bayerische Ärztezeitung, An die Mitglieder des Hartmannbundes und des Ärztevereinsbundes, 36 (1933) 13, S. 147.

Bayerische Ärztezeitung, Staatsministerium des Inneren. Auflösung der Bayerischen Landesärztekammer, 36 (1933) 14, S. 159.

Bayerische Ärztezeitung, Reichskanzler Adolf Hitler und die Aerzte, 36 (1933) 15, S. 171.

Bayerische Ärztezeitung, Neuordnung im Aerztestand, 36 (1933) 15, S. 171 f.

Bayerische Ärztezeitung, Die Juden in akademischen Berufen. Aufruf der nationalsozialistischen Aerzte und Rechtsanwälte, 36 (1933) 15, S. 172.

Bayerische Ärztezeitung, Verordnung über die Zulassung von Ärzten zur Tätigkeit bei den Krankenkassen vom 22. April 1933, 36 (1933) 17, S. 187 f.

Bayerische Ärztezeitung, Die Verordnung des Reichsministers über die Zulassung von Aerzten zur Tätigkeit bei den Krankenkassen vom 22. April 1933, 36 (1933) 19, S. 204–206.

Bayerische Ärztezeitung, Umbau des ärztlichen Standes, 36 (1933) 21, S. 227 f.

Becker, Joseph/Becker, Ruth, Hitlers Machtergreifung 1933. Dokumente vom Machtantritt Hitlers bis zur Besiegelung des Einparteienstaates 14. Juli 1933, München 1983.

Benz, Wolfgang, Der Rückfall in die Barbarei. Bericht über den Pogrom, in: Walter H. Pehle (Hrsg.), Der Judenpogrom 1938. Von der „Reichskristallnacht" zum Völkermord, Frankfurt a. M. 1988, S. 13–51.

— Deportation und Ermordung, in: Manfred Treml/Josef Kirmeier (Hrsg.), Geschichte und Kultur der Juden in Bayern, Nr. 17, München 1988, S. 491–501.
— Herrschaft und Gesellschaft im nationalsozialistischen Staat. Studien zu Struktur- und Mentalitätsgeschichte, Frankfurt a. M. 1990.
— (Hrsg.), Dimensionen des Völkermords. Die Zahl der jüdischen Opfer des Nationalsozialismus, München 1991 und 1996.
— Prolog. Der 30. Januar 1933. Die deutschen Juden und der Beginn der nationalsozialistischen Herrschaft, in: Wolfgang Benz (Hrsg.), Die Juden in Deutschland 1933–1945, München 1996, S. 15–30.
— Der Novemberpogrom 1938, in: Wolfgang Benz (Hrsg.), Die Juden in Deutschland 1933–1945, München 1996, S. 499–544.
— (Hrsg.), unter Mitarbeit von Volker Dahm, Konrad Kwiet, Günther Plum, Clemens Vollnhals, Juliane Wetzel, Die Juden in Deutschland 1933–1945: Leben unter nationalsozialistischer Herrschaft, 4. unveränd. Aufl., München 1996.
— Geschichte des Dritten Reiches, 5. Aufl., München 2011.
Benzendörfer, Udo, Die Paracelsus-Dramen der Martha Sills-Fuchs im Umfeld des ‚Vereins Deutsche Volksheilkunde' Julius Streichers, in: Peter Dilg/Hartmut Rudolph (Hrsg.), Resultate und Desiderate der Paracelsus-Forschung, Stuttgart 1993, S. 163–181.
— Jüdische Ärzte in Hannover 1933 bis 1945, Wetzlar 2000.
Bing, Rudolf, Mein Leben in Deutschland vor und nach dem 30. Januar 1933, StadtAN F5 QNG 494/1, Nürnberg 1940.
Bleker, Johanna/Eckelmann, Christine, „Der Erfolg der Gleichschaltungsaktion kann als durchschlagend bezeichnet werden". Der „Bund deutscher Ärztinnen" 1933–1936, in: Johanna Bleker/Norbert Jachertz (Hrsg.), Medizin im Dritten Reich, 2. Aufl., Köln 1993, S. 87–96.
— /Jachertz, Norbert (Hrsg.), Medizin im Dritten Reich, 2. Aufl., Köln 1993.
Blume, Gisela Naomi (Bearb.)/Komitee zum Gedenken der Fürther Shoah-Opfer (Hrsg.), Memorbuch zum Gedenken an die von den Nazis ermordeten Fürther Juden 1933–1945, erweiterte Ausgabe, Fürth 1997; www.juedische-fuerther.de.
Boberach, Heinz/Thommes, Rolf/Weiß, Herrmann, Ämter, Abkürzungen, Aktionen des NS-Staates, München 1997.
Böhle, Ingo, „Juden können nicht Mitglieder der Kasse sein". Versicherungswirtschaft und die jüdischen Versicherten im Nationalsozialismus am Beispiel Hamburgs, Landeszentrale für politische Bildung, Hamburg 2003.

Bösche, Jürgen W., 1947/1997 – Bundesärztekammer im Wandel (VII): Die Reichsärztekammer im Lichte von Gesetzgebung und Rechtsprechung der Bundesrepublik Deutschland, Deutsches Ärzteblatt, 94 (1997) 21, S. A-1406–1410.

Broszat, Martin/Fröhlich, Elke/Wiesemann, Falk, Bayern in der NS-Zeit I. Soziale Lage und politisches Verhalten der Bevölkerung im Spiegel vertraulicher Berichte, München 1977.

Buchholz, Wolfhard, Die Ausgrenzung der Juden in der Tagespresse des Dritten Reiches (1933–1941): eine Dokumentation, Frankfurt a. M. 2007.

Bundesarchiv Koblenz, Liste von ermordeten Juden aus Deutschland, Gedenkbuch. Opfer der Verfolgung der Juden unter der nationalsozialistischen Gewaltherrschaft in Deutschland 1933–1945, Bundesarchiv Koblenz 1986; www.bundesarchiv.de/gedenkbuch/directory.html.

Burkhard, Hugo, Tanz mal Jude! Von Dachau bis Shanghai. Meine Erlebnisse in den Konzentrationslagern Dachau – Buchenwald – Getto Shanghai 1933–1948, Nürnberg um 1970.

Büttner, Ursula (Hrsg.), Die Deutschen und die Judenverfolgung im Dritten Reich, Frankfurt a. M. 2003.

Bytwerk, Randall L., Julius Streicher, Nazi Editor of the Notorious Anti-Semitic Newspaper Der Stürmer, 1st Cooper Sqare Press ed. with a new afterword, New York 2001.

Centrum Industriekultur (Hrsg.), Unterm Hakenkreuz. Alltag in Nürnberg 1933–1945, München 1993.

Cheng, Tsung O., Happy 100th birthday to Dr. Richard John Bing, Int. J. Cardiol. 137 (2009) 2, S. 87–101.

Clever, Ulrich, Die Geschichte der Standesorganisationen und ihre oppositionellen Alternativen, in: Gerhard Baader/Ulrich Schultz (Hrsg.), Medizin und Nationalsozialismus. Tabuisierte Vergangenheit – Ungebrochene Tradition?, Mainz 1989, S. 75–82.

Comité Internationale de Dachau/Distel, Barbara, Konzentrationslager Dachau 1933–1945. Katalog zur Ausstellung, München 2005.

Damskis, Linda Lucia, Zerrissene Biografien. Jüdische Ärzte zwischen nationalsozialistischer Verfolgung, Emigration und Wiedergutmachung, München 2009.

— Nationalsozialistische Verfolgung jüdischer Ärzte in Bayern, Kassenärztliche Vereinigung Bayerns (Hrsg.), Profund 10 (2009) S. 10–11; 11 (2009) S. 24–25; 1 (2010) S. 24–25.

Debus, Dirk, Abteilung Haut und Liebe – Die Geschichte der Hautklinik am Klinikum Nürnberg, Akt. Dermatol. 36 (2010) S. 268–277. DOI: 10.1055/s–0029–1244136.

Diefenbacher, Michael/Endres, Rudolf (Hrsg.), Stadtlexikon, 2. Aufl., Nürnberg 2000.

— /Zahlaus, Steven M., Lexikon der Nürnberger Straßennamen, Stadtarchiv Nürnberg (Hrsg.), Nürnberg 2011.

Dilg, Peter/Rudolph, Hartmut (Hrsg.), Resultate und Desiderate der Paracelsus-Forschung, Stuttgart 1993.

Diner, Dan (Hrsg.), Zivilisationsbruch. Denken nach Auschwitz, Frankfurt a. M. 1988.

Döscher, Hans-Jürgen, „Reichskristallnacht“, Frankfurt a. M. 1988.

Drecoll, Axel/Schleusener, Jan/Winstel, Tobias, Nationalsozialistische Verfolgung der jüdischen Ärzte in Bayern. Die berufliche Entrechtung durch die Vierte Verordnung zum Reichsbürgergesetz von 1938, München 1998.

— Die „Entjudung“ der Münchener Ärzteschaft 1933–1941, in: Angelika Baumann/Andreas Heusler (Hrsg.), München arisiert. Entrechtung und Enteignung der Juden in der NS-Zeit, München 2004, S. 70–86.

— Der Fiskus als Verfolger. Die steuerliche Diskriminierung der Juden in Bayern 1933–1941/42, Institut für Zeitgeschichte, Bd. 78, München 2009.

Drexler, Siegmund/Kalinski, Siegmund/Mausbach, Hans, Ärztliches Schicksal unter der Verfolgung 1933–1945 in Frankfurt am Main und Offenbach. Eine Denkschrift, Landesärztekammer Hessen (Hrsg.), Frankfurt a. M. 1990.

Drexler-Gormann, Birgit, Jüdische Ärzte in Frankfurt am Main 1933–1945. Isolation, Vertreibung, Ermordung, Frankfurt a. M. 2009.

Drobisch, Klaus/Wieland, Günther, System der NS-Konzentrationslager 1933–1939, Berlin 1993.

Deutsches Ärzteblatt, Zahnärzte, Tierärzte, Apotheker ohne Juden. Achte Verordnung zum Reichsbürgergesetz, 69 (1939) 5, S. 86.

Ebbinghaus, Angelika/Dörner, Klaus (Hrsg.), Vernichten und Heilen. Der Nürnberger Ärzteprozess und seine Folgen, Berlin 2001.

Eckart, Wolfgang Uwe, Traumatisierung durch körperliche und seelische Gewalt im Nationalsozialismus – Die Debatte um Schädigung und Entschädigung seit den 1950er Jahren, in: Robert Jütte (Hrsg.), Medizin und Nationalsozialismus. Bilanz und Perspektiven der Forschung, 2. Aufl., Göttingen 2011, S. 295–310.

— Medizin in der NS-Diktatur. Ideologie, Praxis, Folgen, Wien 2012.

Eckert, Alfred/Rusam, Hermann, Geschichte der Juden in Nürnberg und Mittelfranken, 2. verb. Aufl., Pädagogisches Institut (Hrsg.), Nürnberg 1995.

Edelheim, Margarete, Gedanken zur Auswanderung, in: Nürnberg-Fürther Israelitisches Gemeindeblatt 17 (1937) S. 77–78.

Eppinger, Sven, Das Schicksal der jüdischen Dermatologen Deutschlands in der Zeit des Nationalsozialismus, Frankfurt a. M. 2001.

Essner, Cornelia, Die Nürnberger Gesetze oder die Verwaltung des Rassenwahns 1933–1945, Padaborn 2002.

Fahrenbach, Sabine, Ausgegrenzt und vertrieben – Jüdische Ärzte 1933 bis 1945, in: Werner Röhr, Faschismus und Rassismus. Kontroversen um Ideologie und Opfer, Berlin 1992, S. 168–178.

Festschrift des Ärztlichen Vereins Nürnberg 1852–1927, zusammengestellt zur Feier des 75jährigen Bestehens des Vereins. 6. März 1927, Leipzig 1927.

Frei, Norbert (Hrsg.), Medizin und Gesundheitspolitik in der NS-Zeit, Institut für Zeitgeschichte. Sondernummer, München 1991.

— Der Führerstaat. Nationalsozialistische Herrschaft 1933–1945, 8. Aufl., München 2007.

Frickert, Gabriele, Richard J. Bing: Kardiologe und Komponist, in: Deutsches Ärzteblatt, 106 (2009) 44, S. A-2199.

Friedländer, Saul, Das Dritte Reich und die Juden, Bde. I und II, München 1998.

Fröhlich, Elke, Philip Auerbach (1906–1952) Generalanwalt für Wiedergutmachung, in: Manfred Treml/Wolf Weigand, Lebensläufe. Geschichte und Kultur der Juden in Bayern, Nr. 18, München 1988, S. 315–320.

Füllberg-Stolberg, Claus, Sozialer Tod – Bürgerlicher Tod – Finanztod. Finanzverwaltung und Judenverfolgung im Nationalsozialismus, in: Katharina Stengel (Hrsg.), Vor der Vernichtung. Die staatliche Enteignung der Juden in Nationalsozialismus, Frankfurt a. M. 2007, S. 31–58.

Genschel, Helmut, Die Verdrängung der Juden aus der Wirtschaft im Dritten Reich. Göttinger Bausteine zur Geschichtswissenschaft, Bd. 38, Göttingen 1966.

Gerst, Thomas, Kommentar: Alfons Stauder – Hier irrt die Ministerin, in: Deutsches Ärzteblatt, 104 (2007) 21, S. A-1444.

— Bitte um Verzeihung an NS-Opfer, in: Deutsches Ärzteblatt, 109 (2012) 22–23, S. A-1134 f.

Goschler, Constantin, Schuld und Schulden. Die Politik der Wiedergutmachung für NS-Verfolgte seit 1945, Göttingen 2005.

Gottwaldt, Alfred/Schulle, Diana, Die „Judendeportationen" aus dem Deutschen Reich 1941–1945. Eine kommentierte Chronologie, Wiesbaden 2005.

Gottwik, Martin, Richard Bing feiert am 12. Oktober seinen 100. Geburtstag, Cardio News (2009) 09, S. 34.

— /Ertl, Georg/Böhm, Michael, Happy birthday Richard Bing!, Clin. Res. Cardiol. 98 (2009) 12, S. 751. DOI: 10.1007/s00392-009-0086-1.

Graml, Herrmann, Reichskristallnacht. Antisemitismus und Judenverfolgung im Dritten Reich, 2. Aufl., München 1989.

Grenville, John A. S., Juden, „Nichtarier“ und „Deutsche Ärzte“. Die Anpassung der Ärzte im Dritten Reich, in: Ursula Büttner (Hrsg.), Die Deutschen und die Judenverfolgung im Dritten Reich, Frankfurt a. M. 2003, S. 228–246.

Grießmann, Bruno, Erfahrungen bei korrektiver Nasenplastik, in: Festschrift des Ärztlichen Vereins Nürnberg, Leipzig 1927, S. 94–97.

— /Schwarz, Wolfgang, Fortschritte in der Funktionsprüfung des Ohres, in: Festschrift des Ärztlichen Vereins Nürnberg, Leipzig 1927, S. 235–239.

Grote, Heinrich, Bestallungsentziehung der jüdischen Ärzte, in: Deutsches Ärzteblatt, 68 (1938) 32/33, S. 546–547.

Gruner, Wolf, Der Geschlossene Arbeitseinsatz deutscher Juden. Zur Zwangsarbeit als Element der Verfolgung 1938–1943, Berlin 1997.

— Öffentliche Wohlfahrt und Judenverfolgung: Wechselwirkungen lokaler und zentraler Politik im NS-Staat (1933–1942), München 2002.

— Einleitung, in: Ursula Büttner (Hrsg.), Die Deutschen und die Judenverfolgung im Dritten Reich, Frankfurt a. M. 2003, S. 13–50.

— Von der Kollektivausweisung zur Deportation der Juden aus Deutschland (1938–1945). Neue Perspektiven und Dokumente, in: Birthe Kundrus/Beate Meyer (Hrsg.), Die Deportation der Juden aus Deutschland: Pläne – Praxis – Reaktionen 1938–1945, 2. Aufl., Göttingen 2005, S. 21–62.

Grzonka, Peter Paul/Lenz, Carla/Schadewaldt, Hans, 75 Jahre Hartmannbund. Ein Kapitel deutscher Sozialpolitik, Verband Deutscher Ärzte (Hrsg.), Bonn 1975.

Hadrich, Julius, Die nicht-arischen Ärzte in Deutschland, in: Deutsches Ärzteblatt, 64 (1934) S. 1243–1245.

— /Dornedden, Hans (Hrsg.), Verzeichnis der deutschen Ärzte und Heilanstalten: Reichs-Medizinalkalender für Deutschland, Teil II., 56. Jg., Leipzig 1935.

Hahn, Fred, Lieber Stürmer. Leserbriefe an das NS-Kampfblatt 1924–1945, Stuttgart 1978.

Hahn, Judith/Schwoch, Rebecca, Anpassung und Ausschaltung: Die Berliner Kassenärztliche Vereinigung im Nationalsozialismus. Im Auftrag von: Kassenärztliche Vereinigung Berlin, Deutscher Ärzte-Verlag, Deutsches Ärzteblatt, Kassenärztliche Bundesvereinigung, Bundesärztekammer, Berlin 2009.

Hambrecht, Rainer, Der Aufstieg der NSDAP in Mittel- und Oberfranken (1925–1933), Nürnberger Werkstücke zur Stadt- und Landesgeschichte, Bd. 17, Nürnberg 1976.

Hamburger, Arno, Die Pogromnacht vom 9. auf den 10. November 1938 in Nürnberg, in: Jörg Wollenberg (Hrsg.), „Niemand war dabei und keiner hat's gewußt". Die deutsche Öffentlichkeit und die Judenverfolgung 1933–1945, München 1989, S. 21–25.

— Die israelitische Kultusgemeinde Nürnberg nach 1945, in: Herbert Lehnert/Arno Hamburger/Elie Wiesel/Liane Zettl, Juden in Nürnberg. Geschichte der jüdischen Mitbürger vom Mittelalter bis zur Gegenwart, Stadt Nürnberg, Presse- und Informationsamt (Hrsg.), Nürnberg 1993, S. 56–70.

Hanauske-Abel, Hartmut, Not a slippery slope or sudden subversion: German Medicine and National Socialism in 1933, in: British Medical Journal, 313 (1996) S. 1453–1463.

Haug, Alfred, Die Reichsarbeitsgemeinschaft für eine Neue Deutsche Heilkunde (1935/1936), in: Abhandlungen zur Geschichte der Medizin und der Naturwissenschaften, (1985) 50.

— „Neue Deutsche Heilkunde". Naturheilverfahren und „Schulmedizin" im Nationalsozialismus, in: Johanna Bleker/Norbert Jachertz (Hrsg.), Medizin im Dritten Reich, 2. Aufl., Köln 1993, S. 129–136.

Heckel, Gottlob/Müller, Arnd, Verfolgung unter den Nationalsozialisten 1933–1945, in: Stadtarchiv Nürnberg (Hrsg.), Schicksal jüdischer Mitbürger in Nürnberg 1850–1945 (Quellen zur Geschichte und Kultur der Stadt Nürnberg, Bd. 5), Nürnberg 1965, S. 28–38.

Heiber, Helmut, Akten der Partei-Kanzlei der NSDAP, Bd. 1,Teil 1, München 1983.

Heim, Susanne, Einleitung, in: dies. u. a. (Hrsg.), Die Verfolgung und Ermordung der europäischen Juden durch das nationalsozialistische Deutschland 1933–1945, Bd. 2: Deutsches Reich 1938–August 1939, München 2009, S. 12–63.

— u. a. (Hrsg.), Die Verfolgung und Ermordung der europäischen Juden durch das nationalsozialistische Deutschland 1933–1945, Bd 1: Deutsches Reich 1933–1937, bearb. von Wolf Gruner, München 2008; Bd. 2: Deutsches Reich 1938–August 1939, bearb. v. Susanne Heim, München 2009.

Henkel, Matthias/Dietzfelbinger, Eckart, Entrechtet. Entwürdigt. Beraubt. Die Arisierung in Nürnberg und Fürth. Begleitbuch zur Ausstellung im Dokumentationszentrum Reichsparteitagsgelände Nürnberg (17. 11. 2012–31. 7. 2013), Museen der Stadt Nürnberg (Hrsg.), Petersberg 2012.

Herold-Schmidt, Hedwig, Ärztliche Interessenvertretung im Kaiserreich 1871–1914, in: Robert Jütte (Hrsg.), Geschichte der Deutschen Ärzteschaft: organisierte Berufs- und Gesundheitspolitik im 19. und 20. Jahrhundert, Köln 1997, S. 43–95.

Heyder, Babett, Reichsärzteordnung von 1935 und ihre Folgen für den ärztlichen Berufsstand in den Jahren der nationalsozialistischen Diktatur, Aachen 1996.

Heymann, Werner (Hrsg.), Die Juden in Nürnberg 1839 – 1945, Bearbeitet von Gerhard Jochem, StadtAN F5 Nr. 404a, www.rijo.homepage.t-online.de/de_nu_index.html.

Hiemer, Ernst/Bilder von Rupprecht, Philipp („Fips"), Der Giftpilz, Nürnberg 1938.

Höffken, Bernd, Berufliche Verdrängung am Beispiel von Ärzten, in: Matthias Henkel/Eckart Dietzfelbinger (Hrsg.), Entrechtet. Entwürdigt. Beraubt. Die Arisierung in Nürnberg und Fürth, Begleitbuch zur Ausstellung im Dokumentationszentrum Reichsparteitagsgelände Nürnberg, Petersberg 2012, S. 71–81.

Holz, Karl, Des Stürmer's Kampf, Nürnberg 1937.

Huerkamp, Claudia, Bildungsbürgerinnen. Frauen im Studium und in akademischen Berufen 1900–1945, Göttingen 1996.

Jachertz, Norbert, Phasen der „Vergangenheitsbewältigung" in der deutschen Arzteschaft nach dem zweiten Weltkrieg, in: Robert Jütte (Hrsg.), Geschichte der Deutschen Ärzteschaft: organisierte Berufs- und Gesundheitspolitik im 19. und 20. Jahrhundert, Köln 1997, S. 275–288.

— Freudigst fügte sich die Ärzteschaft, in: Deutsches Ärzteblatt, 105 (2008) 12, S. A-622–624.

— NS-Machtergreifung (II): Abwärts auf der schiefen Bahn, in: Deutsches Ärzteblatt, 105 (2008) 15, S. A-781–784.

Jäckle, Renate/Arbeitskreis Faschismus in München (Hrsg.), Schicksale jüdischer und „staatsfeindlicher" Ärztinnen und Ärzte nach 1933 in München, Liste Demokratischer Ärztinnen und Ärzte München, München 1988.

— Die schrittweise „Ausschaltung" der nach 1933 aus rassischen Gründen verfolgten Ärztinnen und Ärzte, in: Achim Thom/Mitja Rapoport (Hrsg.), Das Schicksal der Medizin im Faschismus. Auftrag und Verpflichtung zur Bewahrung von Humanismus und Frieden, München 1989, S. 58–65.

Janetzko, Maren, Die „Arisierung" mittelständischer jüdischer Unternehmen in Bayern 1933–1939. Ein interregionaler Vergleich (Mittelfränkische Studien, Bd. 22), Ansbach 2012.

— Arisierung in Nürnberg. Ein Überblick, in: Matthias Henkel/Eckart Dietzfelbinger (Hrsg.), Entrechtet. Entwürdigt. Beraubt. Die Arisierung in Nürnberg und Fürth, Begleitbuch zur Ausstellung im Dokumentationszentrum Reichsparteitagsgelände Nürnberg, Petersberg 2012, S. 41–55.

Jochem, Gerhard, Chronologie zur jüdischen Geschichte Nürnbergs 1146–1945, www.rijo.homepage.t-online.de/pdf/DE_NU_JU_nuechron.pdf.

— Die Tötungsorte der Nürnberger Opfer der Schoa, www.rijo.homepage.t-online.de/pdf/DE_NU_JU_gedenkb2.pdf, 1998.
— Mitten in Nürnberg. Jüdische Firmen, Freiberufler und Institutionen am Vorabend des Nationalsozialismus, Stadtarchiv Nürnberg (Hrsg.), Frankfurt a. M. 1998.
— /Kettner, Ulrike (Diefenbacher, M., Fischer-Pache, W., Hrsg.), Gedenkbuch für die Nürnberger Opfer der Schoa (Quellen und Forschungen zur Geschichte und Kultur der Stadt Nürnberg, Bd. 29, Stadtarchiv Nürnberg), Nürnberg 1998.
— /Kettner, Ulrike (Diefenbacher, M., Fischer-Pache, W., Hrsg.), Gedenkbuch für die Nürnberger Opfer der Schoa (Quellen und Forschungen zur Geschichte und Kultur der Stadt Nürnberg, Bd. 30, Ergänzungsband, Stadtarchiv Nürnberg), Nürnberg 2002.
— Introduction to the List of Nuremberg's Victims of Shoah, City Archives, Nuremberg 2002/www.jewishgen.org/yizkor/Nuremberg/nur001.html.
— (Hrsg.), Menschen und Leben, Transit Nürnberg # 3, Nürnberg 2009.
— Vertreibung, Flucht und neue Heimat jüdischer Bürger seit 1933, in: Manfred Henkel/Eckart Dietzfelbinger (Hrsg.), Entrechtet. Entwürdigt. Beraubt. Die Arisierung in Nürnberg und Fürth, Begleitbuch zur Ausstellung im Dokumentationszentrum Reichsparteitagsgelände Nürnberg, Petersberg 2012, S. 167–179.
Jütte, Robert (Hrsg.), unter Mitarbeit von Thomas Gerst, Geschichte der Deutschen Ärzteschaft: organisierte Berufs- und Gesundheitspolitik im 19. und 20. Jahrhundert, Köln 1997.
— Das Ausmaß der Vertreibung, in: Robert Jütte (Hrsg.), Medizin und Nationalsozialismus. Bilanz und Perspektiven der Forschung, 2. Aufl., Göttingen 2011, S. 83–93.
— (Hrsg.), Medizin und Nationalsozialismus. Bilanz und Perspektiven der Forschung, 2. Aufl., Göttingen 2011.
Kater, Michael H., Ärzte als Hitlers Helfer, Hamburg 2000.
— Die soziale Lage der Ärzte im NS-Staat, in: Angelika Ebbinghaus/Klaus Dörner, (Hrsg.), Vernichten und Heilen. Der Nürnberger Ärzteprozess und seine Folgen, Berlin 2001, S. 51–67.
Katz, Arnold M., Richard J. Bing – A man for all seasons, in: The news bulletin of the international society for heart research, 17 (2009) 2, S. 1–4.
Kempe, Babett (geb. Heyder), Die Reichsärzteordnung von 1935 und ihre Folgen für den ärztlichen Berufsstand in den Jahren der nationalsozialistischen Diktatur, Aachen 1996.
Kolb, Bernhard, Die Juden in Nürnberg. Tausendjährige Geschichte einer Judengemeinde von ihren Anfängen bis zum Einmarsch der amerikanischen Truppen am

20. April, StadtAN F5 QNG 404, Abschrift 404a, Nürnberg 1946. Bearbeitung von Gerhard Jochem: www.rijo.homepage.t-online.de/pdf/DE_NU_JU_kolb_text.pdf.

Kolb, Stephan/Seithe, Horst (Hrsg.), Medizin und Gewissen. 50 Jahre nach dem Nürnberger Ärzteprozess, Frankfurt a. M. 1998.

Koordinierungsstelle für Kulturgutverluste. Bearbeitet von Andrea Baresel-Brand, Entehrt. Ausgeplündert. Arisiert. Entrechtung und Enteignung der Juden, Halle-Queis 2005.

Krischel, Matthis/Moll, Friedrich/Bellmann, Julia/Scholz, Albrecht/Schultheiss, Dirk (Hrsg.), bearb. von Julia Bellmann, Urologen im Nationalsozialismus. Zwischen Anpassung und Vertreibung, Bd. 2, Biografien und Materialien, Berlin 2011.

Kröner, Hans-Peter, Emigration von Medizinern unter dem Nationalsozialismus, Berichte zur Wissenschaftsgeschichte 12, 4, S. 1*–44*, Weinheim 1989 / DOI: 10.1002/bewi. 19890120411.

Kudlien, Fridolf, Ärzte im Nationalsozialismus, Köln 1985.

— Fürsorge und Rigorismus. Überlegungen zur ärztlichen Normaltätigkeit im Dritten Reich, in: Norbert Frei (Hrsg.), Medizin und Gesundheitspolitik in der NS-Zeit, Institut für Zeitgeschichte. Sondernummer, München 1991, S. 99–112.

Kuller, Christiane, „Erster Grundsatz: Horten für die Reichsfinanzverwaltung." Die Verwertung des Eigentums der deportierten Nürnberger Juden, in: Birthe Kundrus/Beate Meyer, Die Deportation der Juden aus Deutschland: Pläne – Praxis – Reaktionen 1938–1945, 2. Aufl., Göttingen 2005, S. 160–179.

— Die Bürokratie des Raubes, in: Matthias Henkel/Eckart Dietzfelbinger, (Hrsg.), Entrechtet. Entwürdigt. Beraubt. Die Arisierung in Nürnberg und Fürth, Begleitbuch zur Ausstellung im Dokumentationszentrum Reichsparteitagsgelände Nürnberg, Petersberg 2012, S. 103–111.

Kümmel, Werner Friedrich, Die Ausschaltung rassisch und politisch mißliebiger Ärzte, in: Fridolf Kudlien (Hrsg.), Ärzte im Nationalsozialismus, Köln 1985, S. 56–81.

— Die „Ausschaltung". Wie die Nationalsozialisten die jüdischen und die politisch mißliebigen Ärzte aus dem Beruf verdrängten, in: Deutsches Ärzteblatt, 85 (1988) 33, S. A-2274–2278, www.aerzteblatt.de/pdf/85/33/a2274.pdf.

— Die „Ausschaltung". Wie die Nationalsozialisten die jüdischen und die politisch mißliebigen Ärzte aus dem Beruf verdrängten, in: Johanna Bleker/Norbert Jachertz (Hrsg.), Medizin im Dritten Reich, 2. Aufl., Köln 1993, S. 70–77.

Kundrus, Birthe/Meyer, Beate, Die Deportation der Juden aus Deutschland : Pläne – Praxis – Reaktionen 1938–1945, 2. Aufl., Göttingen 2005.

Kwiet, Konrad, Gehen oder bleiben? Die deutschen Juden am Wendepunkt, in: Walter H. Pehle (Hrsg.), Der Judenpogrom 1938. Von der „Reichskristallnacht" zum Völkermord, Frankfurt a. M. 1988, S. 132–145.

— Nach dem Pogrom. Stufen der Ausgrenzung, in: Wolfgang Benz (Hrsg.), Die Juden in Deutschland 1933–1945: Leben unter nationalsozialistischer Herrschaft, 4. unveränd. Aufl., München 1996, S. 545–659.

Labisch, Alfons/Tennstedt, Florian, Gesundheitsamt oder Amt für Volksgesundheit? Zur Entwicklung des öffentlichen Gesundheitsdienstes seit 1933, in: Norbert Frei (Hrsg.), Medizin und Gesundheitspolitik in der NS-Zeit, Institut für Zeitgeschichte. Sondernummer, München 1991, S. 35–66.

Lautsch, Hermann/Dornedden, Hans (Hrsg.), Verzeichnis der deutschen Ärzte und Heilanstalten. Reichs-Medizinal-Kalender für Deutschland: Teil II, 58. Jg. Zugleich Fortsetzung des Ärzteverzeichnisses des Verbandes der Ärzte Deutschlands (Hartmannbund), Leipzig 1937, S. 467–470.

Lehnert, Herbert, Juden in Nürnberg, in: Herbert Lehnert/Arno Hamburger/Elie Wiesel/Liane Zettl, Juden in Nürnberg. Geschichte der jüdischen Mitbürger vom Mittelalter bis zur Gegenwart, Stadt Nürnberg (Hrsg.), Nürnberg 1993, S. 4–53.

— /Hamburger, Arno/Wiesel, Elie/Zettl, Liane, Juden in Nürnberg. Geschichte der jüdischen Mitbürger vom Mittelalter bis zur Gegenwart, Stadt Nürnberg, Presse- und Informationsamt (Hrsg.), Nürnberg 1993.

Leibfried, Stefan, Stationen der Abwehr. Berufsverbote für Ärzte im Deutschen Reich 1933–1938 und die Zerstörung des sozialen Asyls durch die organisierten Ärzteschaften des Auslands, in: Bulletin des Leo Baeck Instituts, 62 (1982), S. 3–39.

— /Tennstedt, Florian, Berufsverbote und Sozialpolitik 1933: Die Auswirkungen der nationalsozialistischen Machtergreifung auf die Krankenkassenverwaltung und die Kassenärzte, Schriftenreihe der Universität Bremen. Analyse, Materialien zu Angriff und Selbsthilfe, Erinnerungen, 3. Aufl., Bremen 1980.

Locher, Wolfgang, 175 Jahre Medizinische Klinik Innenstadt der Universität München. Vom Allgemeinen Krankenhaus zur Universitätsklinik. Ausstellungskatalog. München 1988.

Longerich, Peter, Politik der Vernichtung. Eine Gesamtdarstellung der nationalsozialistischen Judenverfolgung, München 1998.

Luppe, Hermann, Mein Leben, Stadtarchiv (Hrsg.), Quellen zur Geschichte und Kultur der Stadt Nürnberg, Bd. 20, Nürnberg 1977.

LVA Oberfranken und Mittelfranken (Hrsg.), In Memoriam Dr. Alexander Frankenburger, Bayreuth 1966.

May, Sigmund H., Der Weg zum glücklichen Alter: ein Hausbuch, Zürich 1972.
Medizinische Gesellschaft und Poliklinik zu Nürnberg, Sitzungsberichte, Sonderdrucke aus der Münchener Medizinischen Wochenschrift, München 1924–1931.
Meyer, Beate, Handlungsspielräume regionaler jüdischer Repräsentanten (1941–1945), Die Reichsvereinigung der Juden in Deutschland und die Deportationen, in: Birthe Kundrus/Beate Meyer (Hrsg.), Die Deportation der Juden aus Deutschland : Pläne – Praxis – Reaktionen 1938–1945, 2. Aufl., Göttingen 2005, S. 63–85.
— Tödliche Gratwanderung – die Reichsvereinigung der Juden in Deutschland zwischen Hoffnung, Zwang, Selbstbehauptung und Verstrickung (1939–1945), Göttingen 2011.
Mitscherlich, Alexander/Mielke, Fred, Medizin ohne Menschlichkeit. Dokumente des Nürnberger Ärzteprozesses, 18. Aufl., Frankfurt a. M. 2012.
Mitteilungen des Vereins für Geschichte der Stadt Nürnberg, Bd. 86, Nürnberg 1999; Bd. 98, Nürnberg 2011.
Möhrle, Alfred, Der Arzt im Nationalsozialismus: Der Weg zum Nürnberger Ärzteprozeß und die Folgerungen daraus, in: Deutsches Ärzteblatt, 93 (1996) 43, S. A-2766–2775.
Moser, Jonny, Die Entrechtung der Juden im Dritten Reich. Diskriminierung und Terror durch Gesetze, Verordnungen und Erlasse, in: Walter H. Pehle (Hrsg.), Der Judenpogrom 1938. Von der „Reichskristallnacht" zum Völkermord, Frankfurt a. M. 1988, S. 118–131.
Müller, Arnd, Zusammenleben im Zeichen des Liberalismus, in: Stadtarchiv Nürnberg (Hrsg.), Schicksal jüdischer Mitbürger in Nürnberg 1850–1945. Ausstellungskatalog und Dokumentation, Quellen zur Geschichte und Kultur der Stadt Nürnberg, Bd. 5, Nürnberg 1965, S. 17–27.
— Geschichte der Juden in Nürnberg 1146–1945, Stadtbibliothek (Hrsg.), Nürnberg 1968.
Müller, Peter, Entstehungsgeschichte und Wirksamkeit des Nationalsozialistischen Ärztebundes (1929–1943), Dissertation, Leipzig 1996.
Münz, Ludwig, Führer durch die Behörden und Organisationen, Berlin 1936.
Nadler, Fritz, Eine Stadt im Schatten Streichers. Bisher unveröffentlichte Tagebuchblätter. Dokumente und Bilder vom Kriegsjahr 1943, Nürnberg 1969.
Nathan, Über Blutbilduntersuchungen bei Toxidermien und ihre Bedeutung für die Frage der Scharlacheosinophilie, in: Festschrift des Ärztlichen Vereins Nürnberg, Leipzig 1927, S. 152–156.
Nürnberg-Fürther Israelitisches Gemeindeblatt, Israelitische Kultusgemeinden Nürnberg und Fürth, 16.–18. (Nürnberg 1936–1938).

Obst, Dieter, „Reichskristallnacht“ Ursachen und Verlauf des antisemitischen Pogroms vom November 1938, Frankfurt a. M. 1991.

Ohm, Barbara, Fürth – Geschichte der Stadt, Fürth 2007.

Ohnhäuser Tim, Verfolgung, Suizid und jüdische Ärzte – Annäherung an ein wenig erforschtes Thema, in: Thomas von Beddies/Susanne Doetz/Christoph Kopke (Hrsg.), Jüdische Ärztinnen und Ärzte im Nationalsozialismus. Entrechtung, Vertreibung, Ermordung, Europäisch-jüdische Studien – Beiträge 12, Berlin 2013.

Ostrowski, Siegfried, Vom Schicksal jüdischer Ärzte im Dritten Reich. Ein Augenzeugenbericht aus den Jahren 1933–1939, in: Leo Baeck Institute Bulletin, 6 (1963), S. 313–351.

Pehle, Walter H. (Hrsg.), Der Judenpogrom 1938. Von der „Reichskristallnacht“ zum Völkermord, Frankfurt a. M. 1988.

Peter, Jürgen, Der Nürnberger Ärzteprozeß im Spiegel seiner Aufarbeitung anhand der drei Dokumentensammlungen von Alexander Mitscherlich und Fred Mielke, 2. Aufl., Münster 1998.

Plum, Günther, Wirtschaft und Erwerbsleben, in: Benz, Wolfgang (Hrsg.), Die Juden in Deutschland 1933–1945: Leben unter nationalsozialistischer Herrschaft, 4. unveränd. Aufl., München 1996, S. 268–313.

Pross, Christian, Die Sicht deutscher Emigrantenärzte auf die NS-„Rassenhygiene“, in: Deutsches Ärzteblatt, 107 (2010) 50, S. A-2494–2496.

Reichsmedizinalkalender: siehe Hermann Lautsch/Hans Dornedden (Hrsg.), Verzeichnis der deutschen Ärzte und Heilanstalten, in: Reichs-Medizinal-Kalender für Deutschland, Teil II, 58. (Leipzig 1937), S. 467–470.

Rieger, Susanne/Jochem, Gerhard, Tag der Schande: Die „Reichskristallnacht“ im Norden Nürnbergs, www.rijo.homepage.t-online.de/pdf/DE_NU_JU_kristald.pdf, Nürnberg 2008.

— /Jochem, Gerhard, Jüdische Ärzte 1933–1945 in Nürnberg, in: Gerhard Jochem (Hrsg.), Menschen und Leben, Transit Nürnberg # 3, Nürnberg 2009, S. 183–202.

— /Jochem, Gerhard, Prof. Dr. Erst Wilhelm Nathan, Nürnberg, www.rijo.homepage.t-online.de/pdf/DE_NU_JU_nathan.pdf, Nürnberg 2010.

— /Jochem, Gerhard, Bernhard Kolb, www.rijo.homepage.t-online.de/pdf/DE_NU_JU_kolb.pdf, Nürnberg 2011.

Röhr, Werner, Faschismus und Rassismus. Zur Stellung des Rassenantisemitismus in der nationalsozialistischen Ideologie und Politik, in: Werner Röhr (Hrsg.), Faschismus und Rassismus. Kontroversen um Ideologie und Opfer, Berlin 1992, S. 23–65.

— Faschismus und Rassismus. Kontroversen um Ideologie und Opfer, Berlin 1992.

Rohrbach, Jens Martin, Augenheilkunde im Nationalsozialismus, Stuttgart 2007.

— Jüdische Augenärzte im Nationalsozialismus – eine Gedenkliste, in: Klinisches Monatsblatt für Augenheilkunde 228 (2011) 1, S. 70–83; Aktualisierung der Gedenkliste, 229 (2012), S. 1235–1237; www.dog.org/?cat=196.

Rosenberg, Leibl, Spuren und Fragmente. Jüdische Bücher, jüdische Schicksale in Nürnberg. Gemeinsame Ausstellung der Israelitischen Kultusgemeinde Nürnberg und der Stadtbibliothek Nürnberg zum Stadtjubiläum 950 Jahre Nürnberg, Nürnberg 2000.

Ruault, Franco, Neuschöpfer des deutschen Volkes. Julius Streicher im Kampf gegen „Rassenschande", Frankfurt a. M. 2006.

Ruck, Michael, Bibliographie zum Nationalsozialismus, erweiterte Aufl., 2 Bde., CD-ROM, Darmstadt 2000.

Rueß, Susanne, Stuttgarter jüdische Ärzte während des Nationalsozialismus, Würzburg 2009.

Rüther, Martin, „Zucht und Ordnung in den eigenen Reihen" – Die Reichsärzteordnung vom 13. Dezember 1935 und ihre Auswirkungen auf die ärztliche Standespolitik (Teil I: Entstehung), in: Deutsches Ärzteblatt, 94 (1997) 8, S. A-434–439, www.aerzteblatt.de/archiv/5223/.

— Mit windigen Paragraphen wider die ärztliche Ethik. Die Reichsärzteordnung vom 13. Dezember 1935 und ihre Auswirkungen auf die ärztliche Standespolitik (Teil II: Inhalt und Umsetzung), in: Deutsches Ärzteblatt, 94 (1997) 9, S. A-511–515.

— Ärzte im NS-Staat, in: Deutsches Ärzteblatt, 94 (1997) 21, S. A-1422–1423.

— Ärztliches Standeswesen im Nationalsozialismus 1933–1945, in: Robert Jütte (Hrsg.), Geschichte der Deutschen Ärzteschaft: organisierte Berufs- und Gesundheitspolitik im 19. und 20. Jahrhundert, Köln 1997, S. 143–193.

— Ärzte im Nationalsozialismus. Neue Forschungen und Erkenntnisse zur Mitgliedschaft in der NSDAP, in: Deutsches Ärzteblatt, 98 (2001) 49, S. A-3264f.

Schaffer, Reinhold, Geschichte der Juden in Nürnberg, Stadtarchiv Av 2665 (Auszug), Nürnberg 1936.

Schieber, Martin, Nürnberg. Eine illustrierte Geschichte der Stadt, München 2000.

Schirmer, Hermann, Das andere Nürnberg. Antifaschistischer Widerstand in der Stadt der Reichsparteitage, Bibliothek des Widerstands, Frankfurt a. M. 1974.

Schmitz-Berning, Cornelia, Vokabular des Nationalsozialismus, Berlin 1998.

Schmuhl, Hans-Walter, Eugenik und Rassenanthropologie, in: Robert Jütte (Hrsg.), Medizin und Nationalsozialismus. Bilanz und Perspektiven der Forschung, 2. Aufl., Göttingen 2011, S. 24–38.

Schott, Herbert, Filmaufnahmen der Judendeportationen aus Nürnberg 1941/42, in: Mitteilungen des Vereins für Geschichte der Stadt Nürnberg, Bd. 98, Nürnberg 2011, S. 311–335.

Schwoch, Rebecca, Ärztliche Standespolitik im Nationalsozialismus. Julius Hadrich und Karl Haedenkamp als Beispiele, Husum 2001.

— Jüdische Ärzte in der NS-Zeit: „Wir waren Ausgestoßene", in: Deutsches Ärzteblatt, 103 (2006) 11, S. A-676–680.

— Approbationsentzug für jüdische Ärzte: „Bestallung erloschen", in: Deutsches Ärzteblatt, 105 (2008) 39, S. A-2043 f.

— (Hrsg.), Berliner jüdische Kassenärzte und ihr Schicksal im Nationalsozialismus. Ein Gedenkbuch, Berlin 2009.

Seidler, Eduard, Jüdische Kinderärzte 1933–1945, erweiterte Neuauflage, Basel 2007.

Sievert, Lars Endrik, Naturheilkunde und Medizinethik im Nationalsozialismus, Frankfurt a. M. 1996.

Sponsel, Ilse, Gedenkbuch für die Erlanger Opfer der Schoa, Bürgermeister- und Presseamt (Hrsg.), Erlangen 2001.

Stadt Nürnberg – Menschenrechtsbüro (Hrsg.), Europäische Städte-Koalition gegen Rassismus. Zehn-Punkte-Aktionsplan, Nürnberg 2008.

— (Hrsg.), Auftrag Menschenrechte. Tätigkeitsbericht des Menschenrechtsbüros der Stadt Nürnberg 2009–2010, Nürnberg 2010.

Stadtarchiv Nürnberg (Hrsg.), Schicksal jüdischer Mitbürger in Nürnberg 1850–1945. Ausstellungskatalog und Dokumentation, Quellen zur Geschichte und Kultur der Stadt Nürnberg, Bd. 5, Nürnberg 1965, Teilnachdruck 1978, 2. Aufl. 1985.

Stauder, Alfons, Tagesgeschichtliche Notizen. Die ärztlichen Spitzenverbände, in: Münchener Medizinische Wochenschrift, 80 (1933) 13, S. 517.

Stengel, Katharina (Hrsg.), Vor der Vernichtung. Die staatliche Enteignung der Juden in Nationalsozialismus, Frankfurt a. M. 2007.

Stephan, Michael, „Arisierung" und „Wiedergutmachung". Die Aktenüberlieferung in den staatlichen Archiven Bayerns, in: Koordinierungsstelle für Kulturgutverluste, Entehrt. Ausgeplündert. Arisiert. Entrechtung und Enteignung der Juden, Halle-Queis 2005, S. 107–130.

Stock, Richard Wilhelm, Die Judenfrage durch fünf Jahrhunderte, Nürnberg 1939.

Strauß, Max, Zur Geschichte des Ärztlichen Vereins Nürnberg 1852/1927, in: Festschrift des Ärztlichen Vereins Nürnberg, Leipzig 1927, S. 2–16.

— Wie erzielen wir möglichst rasche und möglichst vollständige Arbeitsfähigkeit der Unfallverletzten?, in: Festschrift des Ärztlichen Vereins Nürnberg, Leipzig 1927, S. 201–208.

— Zur Kenntnis der Myositis ossificans traumatica, in: Festschrift des Ärztlichen Vereins Nürnberg, Leipzig 1927, S. 209–211.

Süß, Winfried, Ärztliche Standesorganisationen, in: Robert Jütte (Hrsg.), Medizin und Nationalsozialismus. Bilanz und Perspektiven der Forschung, 2. Aufl., Göttingen 2011, S. 53–62.

— Berufschancen und Sozialstruktur von Ärzten, in: Robert Jütte (Hrsg.), Medizin und Nationalsozialismus. Bilanz und Perspektiven der Forschung, 2. Aufl., Göttingen 2011, S. 179–189.

Tägtmeyer, Heinrich, Richard J. Bing: Point and Counterpoint in Medicine and Music, Clin. Cardiol. (1990) 13, S. 745–749; onlinelibrary.wiley.com/doi/10.1002/clc.4960131016/pdf.

Tascher, Gisela, Erinnern – Gedenken – Aufklären. Das Schicksal jüdischer Ärzte im Saarland 1933 bis 1945, Saarländisches Ärzteblatt, (2009) 11, S. 16–29; www.aerztekammer-saarland.de/Aerzteblatt.

Taussig, Helen B./Bing, Robert John, Complete transposition of the aorta and a levo-position of the pulmonary artery, in: American Heart Journal, (1949) 37, S. 551–559.

Thalmann, Rita, Feinermann, Emmanuel, Die Kristallnacht, Frankfurt a. M. 1987.

Theresienstädter Gedenkbuch, Institut Theresienstädter Initiative (Hrsg.), Die Opfer der Judentransporte aus Deutschland nach Theresienstadt 1942–1945, Berlin 2000.

Thom, Achim/Rapoport, Mitja (Hrsg.), Das Schicksal der Medizin im Faschismus. Auftrag und Verpflichtung zur Bewahrung von Humanismus und Frieden, Symposium der IPPNW, Weimar 1988, München 1989.

Tobias, Jim G., Orte der Erinnerung und der Verfolgung. Ein Stadtführer, Bildungszentrum und Stadtarchiv Nürnberg (Hrsg.), Nürnberg 1998.

— „... zugunsten des Reiches vereinnahmt“. Die fiskalische „Arisierung“ in Nürnberg – Eine Spurensuche mit Hindernissen, in: Jim G. Tobias/Peter Zinke (Hrsg.), Entrechtung und Enteignung, Nürnberg 2008, S. 29–47.

— /Zinke Peter (Hrsg.), Entrechtung und Enteignung, Nurinst 2008. Beiträge zur deutschen und jüdischen Geschichte, Bd. 4, Nürnberg 2008.

— Die „Aktion 3“. Verwaltung und Verwertung des Eigentums der Deportierten, in: Matthias Henkel/Eckart Dietzfelbinger (Hrsg.), Entrechtet. Entwürdigt. Beraubt. Die Arisierung in Nürnberg und Fürth, Petersberg 2012, S. 157–165.

Toellner, Richard, Ärzte im „Dritten Reich“, in: Johanna Bleker/Norbert Jachertz (Hrsg.), Medizin im Dritten Reich, 2. Aufl., Köln 1993, S. 11–24.

Treml, Manfred/Kirmeier, Josef, Geschichte und Kultur der Juden in Bayern, Nr. 17, Haus der Bayerischen Geschichte, München 1988.

— /Weigand, Wolf, Lebensläufe, Geschichte und Kultur der Juden in Bayern, Nr. 18, Haus der Bayerischen Geschichte, München 1988.

Van Kann, E., Die Zahl der Ärzte 1942 und ein Rückblick bis 1937, in: Deutsches Ärzteblatt, 72 (1942) S. 300–303.

Veith, Adolf, Aus der Gutachtermappe eines Röntgenfacharztes, in: Festschrift des Ärztlichen Vereins Nürnberg, Leipzig, 1927, S. 225–229.

Vasold, Manfred, Das Städtische Krankenhaus Nürnberg während des Dritten Reiches, in: Zeitschrift für bayerische Landesgeschichte 61 (1998) 3, S. 763–826.

Volkert, Wilhelm (Hrsg.), Handbuch der bayerischen Ämter, Gemeinden und Gerichte 1799–1980, München 1983.

Von Beddies, Thomas/Doetz, Susanne/Kopke, Christoph (Hrsg.), Jüdische Ärztinnen und Ärzte im Nationalsozialismus. Entrechtung, Vertreibung, Ermordung, Berlin 2013.

Von Villiez, Anna, Mit aller Kraft verdrängt. Entrechtung und Verfolgung „nicht arischer“ Ärzte in Hamburg 1933 bis 1945, München 2009.

Wagner, Gerhard, Berufsordnung für die deutschen Ärzte, in: Deutsches Ärzteblatt, 67 (1937) 46, S. 1031–1038.

Walk, Joseph, Das Sonderrecht für die Juden im NS-Staat. Eine Sammlung der gesetzlichen Maßnahmen und Richtlinien – Inhalt und Bedeutung, 2. Aufl., Heidelberg 1996, unveränderter Nachdruck 2013.

Weber, Reinhard, Das Schicksal der jüdischen Rechtsanwälte in Bayern nach 1933, München 2006.

Wetzel, Juliane, Auswanderung aus Deutschland, in: Wolfgang Benz (Hrsg.), Die Juden in Deutschland 1933–1945: Leben unter nationalsozialistischer Herrschaft, 4. unveränd. Aufl., München 1996, S. 413–431.

Wietog, Jutta, Volkszählungen unter dem Nationalsozialismus. Eine Dokumentation zur Bevölkerungsstatistik im Dritten Reich, Berlin 2001.

Willenberg, Knud/Groh, Rudolf, Ziegelstein und Herrenhütte früher. Teil 1 (bis 1945), Nürnberg 1989.

Windsheimer, Bernd/Molketeller, Barbara, Gesund und leistungsfähig. Von der helfenden zur richtenden Medizin, in: Centrum Industriekultur (Hrsg.), Unterm Hakenkreuz. Alltag in Nürnberg 1933–1945, München 1993, S. 134–147.

— 100 Jahre Klinikum Nürnberg. Die Geschichte des Nürnberger Gesundheitswesens im späten 19. und 20. Jahrhundert, Nürnberg 1997.

Winstel, Tobias, Verordnete „Ehrenpflicht" – Wiedergutmachung für jüdische NS-Opfer, in: Angelika Baumann/Andreas Heusler, München arisiert. Entrechtung und Enteignung der Juden in der NS-Zeit, München 2004, S. 218–235.

— Verhandelte Gerechtigkeit. Rückerstattung und Entschädigung für jüdische NS-Opfer in Bayern und Westdeutschland, München 2006.

Wistrich, Robert S., Wer war wer im Dritten Reich: Anhänger, Mitläufer, Gegner aus Politik, Wirtschaft, Militär, Kunst u. Wissenschaft, München 1983.

Wittern, Renate/Frewer, Andreas, Aberkennungen der Doktorwürde im „Dritten Reich". Depromotion an der Medizinischen Fakultät der FAU Erlangen, Erlangen 2008, www.opus.ub.uni-erlangen.de/opus/volltexte/2010/2089/pdf/Aberkennungen.pdf.

Woerner, Otto, Kommentar zur bayerischen Gemeindeordnung vom 17. Oktober 1927, München 1931.

Wojak, Irmtrud/Hayes, Peter (Hrsg.), „Arisierung" im Nationalsozialismus. Volksgemeinschaft, Raub und Gedächtnis, Fritz-Bauer-Institut, Frankfurt a. M. 2000.

Wolf, Eberhard, Mehr als nur materielle Interessen: Die organisierte Ärzteschaft im Ersten Weltkrieg und in der Weimarer Republik 1914–1933, in: Robert Jütte (Hrsg.), Geschichte der Deutschen Ärzteschaft: organisierte Berufs- und Gesundheitspolitik im 19. und 20. Jahrhundert, Köln 1997, S. 97–142.

Wolff, P. (Hrsg.), Reichs-Medizinalkalender für Deutschland, Teil II 1933, Leipzig 1933.

Wollenberg, Jörg, Enteignung des „raffenden" Kapitals durch das „schaffende" Kapital. Zur Arisierung am Beispiel Nürnbergs, in: Jörg Wollenberg (Hrsg.), „Niemand war dabei und keiner hat's gewußt". Die deutsche Öffentlichkeit und die Judenverfolgung 1933–1945, München 1989, S. 158–187.

Wollenberg, Jörg (Hrsg.), „Niemand war dabei und keiner hat's gewußt". Die deutsche Öffentlichkeit und die Judenverfolgung 1933–1945, München 1989.

Zámečník, Stanislav, Das war Dachau, Frankfurt a. M. 2007.

Zelnhefer, Siegfried, Der innere Feind. Enteignung, Vertreibung und Vernichtung der Juden, in: Centrum Industriekultur (Hrsg.), Unterm Hakenkreuz. Alltag in Nürnberg 1933–1945, München 1993, S. 50–63.

Personenverzeichnis*

Adler-Levin, Erna → Levin, Erna
Altmann, Johann 238
Ascher, Ludwig 26 f., 35, 41, 51 f., 54, 66, 69, 86, 94 f., 107, **116–119**, 418
Ascher, Luise (geb. Bodenheimer) 116, 118
Auerbach, Philip 106

Baer, Else 124
Baer, Fanny 122
Baer, Hermann 26, 28, 35, 41, 51, 76, 86, 91, **120–123**, 124, 418
Baer, Ida (geb. Ernsthal) 120 f., 123
Baer, Julius 121 f.
Baer, Martin Stephan 120, 123
Baer, Ruth Sophie (verh. Zuckermann) 120, 123
Baer, Simon **124**, 418
Ballen, Paul 43, 414
Balz, Hans 36
Bary, August de 36
Batl, ? 40
Bauer, Fritz 57
Beck, Else (geb. Bing) 172
Behrmann, Solon **125**, 415, 418
Bergmann, Fanny 41, 51 f., 54, 88, 94, 106 f., **126–128**, 418
Bergmann, Fred 128
Bergmann, Sara 128
Bernkopf, Martin 41, 51, 69, 82, 84, 94, 106 f., **129–132**, 415, 418
Bing, Adolph 133
Bing, Barbara 137
Bing, Bernhard 133
Bing, Franz 142, 144
Bing, Grete 171
Bing, Lilly (geb. Aischberg) 133
Bing, Mary (geb. Whipple) 135
Bing, Netty (geb. Kramer) 139, 144
Bing, Richard J. 94, **133–138**, 415, 418
Bing, Robert 33, 43, 52, 54 f., 69, 72 f., 76, 82, 93 f., 106 f., 137, **139–145**, 415, 418
Bingold, Else (geb. Hirschmann, verwitwete Bippart) 62
Bingold, Konrad 61–63
Bingold, Kurt 404
Birnbaum, ? 293
Blalock, Alfred 136
Bloch, Ernst 415
Bloch, Fritz 41, 51, 54, 69, 94, **146–148**, 149, 418
Bloch, Käthe (geb. Braun) 146
Brandeis, Martin 41, 69, 94, 106 f., **149–151**, 246 f., 418
Brasch, Moritz 94, **152 f.**, 418
Broek, Friedrich 68

* Die fett markierten Seitenzahlen verweisen auf die Biografie.

Carrel, Alexis 134
Chase → Katz
Cohn, Mathilde (geb. Gugenheim) 215
Collin, Alice (geb. Reis) 154
Collin, Eugen 94, **154 f.**, 418
Collin, Marianne 154 f.
Cromwell, P. 332
Czarnikauer, Heinrich 402, 418

Damskis, Lucia Linda 14, 322, 336, 338
Dannheißer, Fritz 48
Danziger, ? 254
David, Wilhelm 402, 418
Dessauer, Adolf 52, 72, 82, 88, 94, **156–158**, 159, 418
Dessauer, Joseph 82, 91, 94, 156, **159 f.**, 418
Dessauer, Lilly 156 f.
Dessauer, Trude (geb. Reizenstein) 159
Devries, Kurt 408
Devries, Paula → Steinhardt, Paula
Drecoll, Axel 53 f., 56, 90, 338
Drobisch, Klaus 238

Edelheim, Margarete 92
Ehrenberger, Hugo 356, 358
Ehrenberger, Lotte → Steinheimer, Lotte
Ehrlich, Paul 290
Ehrmann, ? 40
Eichenbronner, David 41, 46, 52, 69, 83, 94, **161–163**, 418
Eichenbronner, Sidone 161
Eichenheimer 40
Eisemann, Lazarus 26, 69, 94, **164–166**, 418
Eisemann, Lina Karoline 164
Eisenmann, ? 144
Engel, Anne(liese) (verh. Hermann) 359
Engelbrecht 57
Engel, Fritz 165
Engel, Lise (geb. Steinheimer) 167
Engel, Theodor 94, 107, **167–169**, 356, 358, 415, 418
Eppinger, Sven 322
Epstein, ? 291
Erlanger, David 72, 82, 98–100, **170–172**, 409, 418
Erlanger, Lina Lisa (geb. Bing) 99 f., 170–172, 409
Erle, Richard 245–247

Falk, Fritz 52, 69, 88, 91, 94, **173 f.**, 418
Falk, Irma (geb. Schuster) 173
Federlein, Sigmund 82, 84, 403, 418
Feer, ? 260
Feibelmann, Betty (geb. Weil) 175
Feibelmann, Ursula (später Felton, verh. Sherman) 175, 177
Feibelmann, Moritz (später Morris Felton) 33, 43, 88, 91, 93, **175–177**, 415 f., 418
Feilchenfeld, Ernst (später Ernst Pelled) 178 f.
Feilchenfeld, Maja (geb. Rosenblatt) (später Miriam Pelled) 26 f., 51, 94, **178 f.**, 415, 418
Feith, Viktor 403, 418
Felton → Feibelmann
Feuchtwanger, Albert 180
Feuchtwanger, Hugo 26 f., 52, 69, 88, 94, 106, **180–183**, 418

Feuchtwanger, Jakob Leo 94, 180, **184 f.**, 418
Feuchtwanger, Juliette 182
Feuchtwanger, Leo 82
Flack, Peter 277
Flatau, Siegfried 44, 415
Fleck, Charlotte → Weinstock, Charlotte
Fleck, Henry 393
Förg, Hans 36, 57
Frank, Hermann 82, 99 f., **186**, 409, 415, 418
Frank, Ludwig 403, 418
Frankenau, Arnold 107, **187 f.**, 415 f., 418
Frankenau, Hedwig (geb. Bloch) 51, 76, 88, 107, **187 f.**, 416, 418
Frankenburger, Alexander 73, 82, 84, **189–191**, 415 f., 419
Frankenburger, Anna 189
Frankenburger, Leonhard 189
Frankenburger, Rosa 189
Frankenstein 26, 46, 69, 94
Frankenstein, Ernst **192 f.**, 419
Frankenstein, Gert (später Harold Frankenstein) 192 f.
Frankenstein, Ilse (geb. Hofmann) 192
Franz, Wilhelm 238
Frei, Felix Ernst 414
Frei, Norbert 71
Frewer, Andreas 91, 175
Friedmann, Max 364
Fritsch 40
Frommholz, Isidor 26, 46, 52, 69, 77, 82, 84, 107, **194–198**, 419
Frommholz, Maria (geb. Lauerbach) 194, 196–198
Frommholz, Max 198
Fuchs, Joseph 48

Gerst, Ernst 82, **199**, 419
Gessner (Geßner), Hermann 72, 82, 94, **200 f.**, 419
Gessner, Jakob 200
Gessner, Selma (geb. Stern) 200
Goldenberg, Erna (geb. Offenbacher) 202, 204 f.
Goldenberg, Eva Maria (verh. Warner) 202, 205
Goldenberg, Theodor 52, 56, 59, 69, 76, 79, 88, 91, 94, **202–205**, 310, 415, 419
Goldschmidt, Ferdinand 44, 415
Goldschmidt, Margaret R. → Lazarus, Margarete
Goschler, Constantin 103
Graml, Hermann 71
Greenwood → Grünbaum
Griesman, Bruno L. → Grießmann, Bruno
Grießmann, Bruno 94, 107, **206–210**, 364, 419
Grießmann, Hildegard (geb. Hirsch) 206
Grießmann, Kurt Heinz 206
Grießmann, Trude Eleonor 206
Gruen, Fred → Grünspecht, Manfred 214
Gruenspecht, Adolfe → Grünspecht, Adolf 214
Gruenspecht, Mety → Grünspecht, Mety 214
Grünbaum, Helene (später Helene Greenwood) 211
Grünbaum, Max (später Isaac Greenwood) **211**, 419

Grünfeld, Paul 414
Grünspecht, Adolf 41, 52, 82, 88, 94, **212–214**, 415, 419
Grünspecht, Manfred 212 f.
Grünspecht, Mety 212 f.
Gugenheim, Jakob 82, 99 f., **215**, 409, 419
Gugenheim, Johanna Karoline (geb. Kohn) 99 f., 215, 409
Gugenheim, Mathilde → Cohn, Mathilde
Guldmann, Karl 82, **216**, 419
Gundelfinger, Alice (geb. Hirsch) 217
Gundelfinger, Ernst 24, 26, 35, 41, 46, 54, 56, 69, 94, 106 f., 150, **217–222**, 419
Gundelfinger, Peter (später Gundell) 217, 222
Gundelfinger, Vera (später Gundell) 217, 222
Gundell → Gundelfinger
Gütt 57
Guttenberg, ? 293

Hadrich, Julius 413
Hamacher, ? 279
Hamburger, ? 222
Hechinger, Julius 72, 82, 84, **223 f.**, 419
Hechinger, Lilly 223
Hecht, Emmy 225, 228
Hecht, Hildegard (verh. Neugass) 225 f.
Hecht, Sigmund 26 f., 41, 69, 72, 82, 84, 90, 93 f., **225–228**, 419
Heimann, Albert 329
Heimann, Helene 328 f.
Heller, ? (geb. Kohn) 229
Heller, Willy (später William Heller) 82, 85, **229 f.**, 419
Hermann, Anne(liese) → Engel, Anne(liese)
Herxheimer, Karl 290
Herz, Karl 403, 419
Hiemer, Ernst 69
Hirsch, Charlotte Babette → Sommer, Charlotte Babette
Hirschmann, ? 281
Hirschmann, Elisabeth E. (geb. Weißmann) 231
Hirschmann, Heinrich 231
Hirschmann, Moritz 82, 85, **231 f.**, 416, 419
Hirschmann, Stefan 280
Hoffmanns, Erich 236
Holz, Karl 68, 77, 79, 344, 395
Hopf, Karl 43, 57, **233**, 415, 419
Horwitz, Ludwig 414
Hummel, Leonhard 35, 82
Hürzeler, ? 57

Jachertz, Norbert 36
Jäckle, Renate 17
Jaeckel, Willy 141
Jaenisch, Richard 35
Jakob, Adolf 234
Jakob, Amalie 234
Jakob, Benno 82, 88, 100 f., **234 f.**, 409, 419
Jakob, Ida (geb. Loeb) 100 f., 234 f., 409
Janetzko, Maren 76
Jochem, Gerhard 17, 294

Kahn, Adolph 240
Kahn, Hermann 404, 419
Kahn, Jakob 123

Kahn, Lieselotte → Müller, Lieselotte
Kaht, Lina 279
Kall, Karl 48
Kandel, Alfred 414
Kappelmeier 57
Katz, Anna/Aenny (geb. Wolf) 100, 236, 239, 409, 415
Katz, Karl (später Karl Leonard Chase) 236, 239 f.
Katz, Leonore (verh. Marcus) 236, 239
Katz, Theodor Delwin (Delvin) 25 f., 100, **236–241**, 409, 419
Katzenberger, Leo 65
Keller, ? 44, 415
Kiefer, Ernst 404, 419
Klein, Arnold Abraham 380
Knobloch, Charlotte 298
Kohn, ? → Heller, ?
Kohnstamm, Ernst 404
Kohnstamm, Jacob 404
Kohnstamm, Otto 404, 419
Kolb, Bernhard 67, 72 f., 88, 100, 102
Kolb, Herbert 67
Kollwitz, Käthe 263
Kötschau, Karl 22, 62 f.
Krakenberger, Arnold 404, 419
Krischel, Mathis 322
Kronacher, Berthold 404, 419
Kronheimer, Hermann 100 f., **242 f.**, 409, 416, 419
Kronheimer, Josefine (geb. Hirsch) 100, 242, 409
Kronheimer, Lina 100, 242, 410
Kronheimer, Lina (jun.) 242
Kronheimer, Paul Peter 100, 242, 410
Kronheimer, Schmul 242
Krug, Anna (geb. Stein, später verh. Stern) 352 f.
Krug, Leopold 352
Kuller, Christiane 55

Lachs, Fritz 405, 419
Landenberger, ? 127
Landmann, Paul 405, 419
Latte, Baruch (Jakob) 35, 41, 47 f., 69, 72 f., 82, 94, 100 f., **244–248**, 410, 416, 419
Latte, Johanna (geb. Schmidt) 100 f., 244–247, 410
Lazarus, Anna → Vischnik (später Vishney), Anna
Lazarus, Gertrud 251
Lazarus, Gustav 52, 94, **249–251**, 419
Lazarus, Leo 251
Lazarus, Margarete (Grete) (geb. Rosenthal, später verh. Margaret R. Goldschmidt) 249, 251
Leibfried, Stefan 47
Lener, H. 253
Levin, Erna (geb. Pappenheimer, später verh. Adler-Levin) 252, 254
Levin, Fritz Josef 252–254
Levin, Martin 48, 69, 82, **252–254**, 419
Levin, Ruth 252, 254
Levy, Julius 405, 419
Liebel, Willy 25, 36
Liebhard, Erich 415
Lindbergh, Charles 135
Lindenstein 26, 82
Lindenstein, Louis **255 f.**, 419
Lindner, Lothar 405, 419
Löffler-Weiner, Käthe 51, **258**, 419

Löffler, Wilhelm 258
Loew, Hugo 82, 107, **257**, 419
Loew, Marie (geb. Auerbach) 257
Löwenheim, Franz 259
Löwenheim, Lilly (geb. Apfelbaum) 259
Löwenheim, Moritz 82, **259**, 420
Löwenheim, Sigfried 259
Löwenthal, Fritz 82, 406, 420
Lübke, Wilhelm 141
Luppe, Hermann 25, 237, 340 f.

Maas, Hermine 33, 43, 51, **260**, 415, 420
Mainzer, Julius 26, 43, 54, 82, 261, 292, **415 f.**, 420
Maly, Ulrich 111
Mandelbaum, Richard 406, 420
Mansbach, Regina (geb. Schwarzhaupt) 99 f., 406, 411
Mansbach, Sigmund 406, 420
Marc, Franz 133
Marcus, Albert 263
Marcus, Else Therese 46, 51, 54, **263 f.**, 415, 420
Marcus, Eugen 263
Marcus, Leonore → Katz, Leonore
Marcus, Oscar 263
Marcus, Philipp 263
Marcus, Siegfried 263
Martin, Benno 79
May, Sigmund 88, **265 f.**, 420
Mayer, Louis 407, 420
Meier, Gabriel (genannt Gustav Rothmann) 82, 99 f., **267**, 410, 420
Meyer, Carola 172
Meyer, Karl 43, 82, **268**, 415, 420
Meyerhoff, Kurt 406, 420
Mohr, Gustav 88, **269**, 415, 420
Montgomery, Frank Ulrich 109
Mosbacher, Anna (geb. Schweizer) 271 f.
Mosbacher, Emil 35, 41, 46, 56, 59, 82, 91, 93 f., **270–277**, 345, 420
Mosbacher, Emil (London) 273
Mosbacher, Hugo 272
Mosbacher, Klara 276
Mosbacher, Rose (geb. Neumann) 272 f., 275, 277
Mosbacher, Sigmund (später Stephen) 272, 275
Mosbacher-Flack, Marianne 270, 272 f., 277
Müller, ? 33
Müller, Arnd 41, 292, 413
Müller, Elisabeth (geb. Brand) 283
Müller, Ernst (später Myller, Ernest) 28, 94, **278–282**, 420
Müller, Käthe 293
Müller, Lieselotte (geb. Hirschmann, später Myller, verh. Kahn) 278 f., 281 f.
Müller, Rolf 278, 280
Müller, Ullrich (später Myller, Ullrich) 278, 280, 282
Müller, Wilhelm 54, 82 f., 101, **283 f.**, 417, 420
Münz, Alfred 88, 100 f., **285 f.**, 410, 415, 420
Münz, Heinrich 286
Münz, Lazar 285
Münz, Martha (geb. Sauerbach) 286
Münz, Pinchas (Pinkus) Philip 88, 100 f., **285 f.**, 410, 415, 420

Musliner, Stephan 46, 54, 106 f., **287–289**, 355, 415, 420
Muth, K. 217, 220 f.
Myller → Müller

Nathan, Betty 295
Nathan, Emil 399
Nathan, Ernst Wilhelm 26, 43, 69, 82, 91, 94, 106, **290–295**, 364, 420
Nathan, Helmut 228
Nathan, Lotte (geb. Berlin) 291, 293 f.
Nathan, Mathilde (geb. Katz) 290, 294
Nathan, Robert 291, 294
Nathan, Siegfried 290
Neuburger, Frieda (geb. Gern) 296
Neuburger, Sigmund 69, **296 f.**, 416, 420
Neugass, Hildegard → Hecht, Hildegard
Neuland, Fritz 298
Neuland, Willy 33, 94, **298**, 416, 420
Neumeyer, ? 250
Nürnberger, ? 207, 209

Obermeier, Fritz 149
Obermeyer, Lina 299
Obermeyer, Ludwig 82, **299**, 420
Obernitz, Hanns Günther von 71
Odenwald, Robert 35, 41, 94, 300–302, 420
Oettinger, Hans Walter (später Walter H.) 303 f.
Oettinger, Lilli (geb. Lehmann) 99 f., 303–305, 410
Oettinger, Martin 72, 82, 98–100, **303–306**, 410, 420
Offenbacher, Baptist 204 f.
Offenbacher, Else 204
Offenbacher, Hans 204
Offenbacher, Lina 204
Ostner, Alfred 370
Ostner, Ludwig 370
Ostrowski, Siegfried 85

Pechstein, Max 141
Pelled, Ernst → Feilchenfeld, Ernst
Pelled, Miriam → Feilchenfeld, Maja
Pfeiffer, Karl 237
Piorkowsky, Edith (geb. Grabowski) 99 f., 307 f., 410
Piorkowsky, Franz Emil (später Francis Bartholomew Pulteney) 307, 309
Piorkowsky, Karl 54, 82, 99 f., **307–309**, 410, 415, 420
Potzler, Christian 326 f.
Potzler, Hildegard (geb. Rosenfeld) 51, 82, 101, 283, **326 f.**, 417, 420
Przegendza, Adolf 415
Pulteney, Francis Bartholomew → Piorkowsky, Franz Emil

Raefler, ? 57
Raff, Hans 193, 279, 281 f.
Regensburger, Albert 82, 89, 93, 202, **310–313**, 420
Regensburger, Frida (geb. Holzinger) 310
Regensburger, Max 310
Regensburger, Theodor 310
Reichenberger, Lilly 246
Reichsthaler, Grete (Gretchen) (geb. Podzahradsky) 99 f., 314 f., 410
Reichsthaler, Moritz 72, 82, 99 f., **314–316**, 410, 420
Reis, Adolf 82, **317 f.**, 420

Reis, Elisabeth 317
Reis, Hildegard 317
Reis, Josefine (Betty) 317
Reizenstein, Trude 159
Rieger, Susanne 17, 206
Riesenfeld, Alfred 319
Riesenfeld, Betty (verh. Sussmann) 319
Riesenfeld, Bruno 319
Riesenfeld, Jenny (geb. Brauer) 319
Riesenfeld, Margot 51, 94, 100 f., 105, 107, **319–321**, 411, 416, 420
Riesenfeld, Walter 319 f.
Rodler, Anna (geb. Zipkin) 69, 72, 82, 100 f., 106, 283, **322–325**, 411, 415
Rodler, Johanna 323–325
Rodler, Karl Adam 322 f., 415
Rodler, Margarethe (geb. Käppner) 322
Rodler, Rahel Anna 51, 99, 420
Rosenfeld, Bertha 100 f., 326, 411
Rosenfeld, Heinrich 101, **326 f.**, 420
Rosenfeld, Hildegard → Potzler, Hildegard
Rosenfeld, Leonhard 44, 407, 420
Rosenfelder, Albert 238
Rosenthal, Clara (geb. Behrend) 99 f., 328, 411
Rosenthal, Ludwig Wilhelm 79, **328 f.**, 420
Rothenberger, Eugen 294
Rothenberger, Margaret 294
Rothmann, Gustav → Meier, Gabriel
Rueß, Susanne 234
Rupprecht, Philipp 69

Salomon, Arthur 128
Samuel, Herbert 200
Sanborn, Donald C. 128
Sandberg, Lisa (Lisel) → Weil, Lisa (Lisel)
Sander, F. 35
Schild, Gerhart 330, 332
Schild, Ida (geb. Kaufmann) 330, 332 f.
Schild, Max 69, 82, 106, **330–333**, 420
Schild, Wilhelm 330, 332
Schirmer, Hermann 236
Schlesinger, Eugen 82, 101, **334 f.**, 416, 421
Schlesinger, Hans 100 f., 334 f., 411
Schlesinger, Meta (geb. Neumann) 100, 334 f., 411
Schluchterer, Tilly 393
Schmeidler, Dora 337
Schmeidler, Max 48, 52, 54, 69, 88, 94, 107, **336–338**, 421
Schmidt, ? 35
Schmidt, Mich. 57
Schmidt-Rottluff, Karl 141
Schmidt, W. 57
Schmidt, Wilhelm 416
Schmitt, Luise 246
Schnebel, Emil 407, 421
Schrimpf, Georg 141
Schützer, Anna 43, 51, 54, 69, 94, 107, **339–342**, 415, 421
Schützer, Frieda 339 f., 342
Schützer, Leon 339
Schützer, Rosa (geb. Simonsohn) 339
Schulmann, Gerda → Weil, Gerda (Rahel Gerda)
Schwab, Max 82, **343**, 421
Schwab, Vera (geb. Heß, gesch. Joerger) 343
Schwoch, Rebecca 265
Seewald, Richard 141
Seidenberger, Else 344

Seidenberger, Ernst 345
Seidenberger, Käthe (geb. Hufmeister) 344–346
Seidenberger, Leopold 52, 76, 82, 85, 88, 277, **344–346**, 421
Seidenberger, Lotte 344
Seidler, Eduard 360
Semrau, Maximilian 141
Sherman → Feibelmann
Signac, Paul 141
Silzer, ? 57
Simon, Walter 221
Smith, Homer 136
Sommer, Charlotte Babette (verh. Hirsch) 347 f.
Sommer, Ernst 347 f.
Sommer, Leonhard 26, 82, 94, **347 f.**, 421
Spaeth, Kurt 43, 82, 407, 421
Sperling, Paul 30
Spitzer, Gerda → Weil, Gerda (Rahel Gerda)
Stauder, Alfons Maria 29 f., 33 f., 36, 357
Steckelmacher, Eugenie → Steckelmacher-Wallersteiner, Eugenie
Steckelmacher, Eva 349, 350
Steckelmacher, Siegfried 46, 54, 69, 88, 254, **349–351**, 421
Steckelmacher-Wallersteiner, Eugenie 43, 46, 51, 54, 69, 88, **349–351**, 416, 421
Steckelmacher, Wolfgang 349 f.
Steichele, ? 57
Stein, Berthold 82, 94, 107, **352 f.**, 421
Steinhard, Fritz **354**, 417, 421
Steinhard, Selma (geb. Kahn) 354
Steinhard, Walter 354
Steinhardt, Ignatz 54, 287, **355**, 416, 421
Steinhardt, Henriette Johanna (geb. Wertheimer) 99 f., 355, 411
Steinhardt, Paula (verh. Devries) 51, 408, 421
Steinheimer, Frida (geb. Secklmann) 167, 356, 359
Steinheimer, Lisel/Lisa/Lise (verh. Engel) 356, 358 f.
Steinheimer, Lotte (verh. Ehrenberger) 356, 358
Steinheimer, Ludwig 26, 34, 82, 106, 167, **356–359**, 416, 421
Stephen, Sigmund → Mosbacher, Sigmund
Stern, Bertha 51, 94, **360**, 416, 421
Stern, Ella 263
Stern, L. 118
Sternberger, Meta (geb. May) 266
Stöcker, ? 35
Straus, Edgar Stuart 361 f.
Straus, Edith (geb. Samuel) 361 f.
Straus, Willi 92, **361 f.**, 421
Strauß, Alice (geb. Kocherthaler) 363
Strauß, Max 34, 55, 88, **363–365**, 413, 421
Streicher, Julius 13, 26, 40, 54 f., 61–63, 67–71, 75, 77–79, 88, 149, 187, 203, 207, 225, 292, 331, 350, 397
Sudl, Karl 59–61, 69
Sussmann, Betty → Riesenfeld, Betty
Swoboda, Karl 48

Tannenwald, Ida 51, 408, 421
Taussig, Helen 137
Teutsch, Walter 141

Treitschke, Heinrich von 67
Treumann, Albert 82, **366 f.**, 421
Treumann, Paula (geb. Rosenfeld) 366
Troeger, ? 57

Unger, Max 395
Urschlechter, Andreas 70

Vasold, Manfred 61, 63
Veith, Adolf 292, 364
Villiez, Anna von 16
Vischnik (später Vishney), Anna (geb. Lazarus) 249–251
Vogt, Johann Wilhelm 158
von der Goltz, Colmar von der (genannt Goltz-Pascha) 219

Wachtel, Berta (geb. Haijmann) 368–370
Wachtel, Fritz 52, 94, 106, **368–370**, 421
Wachtel, Hans 368 f.
Waelder, Klara (geb. Reichsthaler) 314–316
Wagner, Gerhard 21, 28, 30–34, 37 f., 46, 49 f., 64 f., 81
Walthard, ? 270
Walthauer, M. 271
Warburg, Gertrud (geb. Phillipsborn) 371
Warburg, Gretel (?) 371
Warburg, Hans 371, 373
Warburg, Harry 26 f., 53, 72, 82, 85, 90, 93 f., 107, **371–374**, 421
Warburg, Rudolf (später Ralph M.) 371–373
Warner, Eva Maria → Goldenberg, Eva Maria
Weil, Flora (geb. Fröhlich) 99 f., 375, 377, 411
Weil, Gerda (Rahel Gerda) (verh. u. verw. Spitzer, verh. Schulmann) 375, 377
Weil, Herbert David 100, 377, 411
Weil, Lisa (Lisel) (verh. Sandberg) 375, 377
Weil, Max 54, 82, 85, 99 f., **375–378**, 411, 421
Weil, Suse Mirjam 100, 375, 377, 411
Weiner, Käthe → Löffler-Weiner, Käthe
Weinheimber → Wertheimer
Weinschenk, Anni 379
Weinschenk, Fritz 222
Weinschenk, Justin **379 f.**, 421
Weinschenk, Sigmund 379
Weinstock, Albert 41, 44, 72 f., 82, 96, 106 f., **381–388**, 389, 416, 421
Weinstock, Charlotte (verh. Fleck) 389 f., 393
Weinstock, Dora (geb. Wirsching) 381 f., 385–388
Weinstock, Emil 69, 76, 79, 82, 99 f., 106 f., 381, **389–394**, 411, 421
Weinstock, Erna 381
Weinstock, Fritz 390
Weinstock (?), Hans 393
Weinstock, Hilde 99 f., 389 f., 393 f., 411
Weinstock, Josef 381
Weinstock (?), Käthe 393
Weinstock, Kurt 381, 386
Weinstock, Lilly (geb. Asyl) 69, 99 f., 389–393, 411
Weinstock (?), Luise 393
Weinstock, Otto 381, 383 f., 386, 388
Weinstock, Siegfried 381

Weinstock, Sophie 381, 383
Wertheim, ? 270
Wertheimer, Theodor (später Weinheimber) 86, 93, **395 f.**, 421
Wetzel, Juliane 86
Whipple, Allan O. 135
Wich, ? 57
Wieland, Günther 238
Wilhermsdörfer, Berta (geb. Vandewart) 397
Wilhermsdörfer, Samuel 82, 86, 94, 106 f., **397 f.**, 421
Windsheimer, Bernd 56, 61, 191, 261
Winstel, Tobias 103
Winterbauer, ? 57
Wittern, Renate 91, 175
Wolf, Bella (geb. Ullmann) 99 f., 399, 411
Wolf, Betty (geb. Bergmann) 128
Wolf, Gustav 54, 82, 84 f., 99 f., 106, **399 f.**, 411, 421
Wolf, Ida Therese 399 f.
Wölflin, Heinrich 141
Wollersdorf, ? 40
Worringer, Wilhelm 141
Wurzinger, Stephan 82, 408, 416, 421

Zehran, Erich 55
Zimmermann, Hans 41, 79
Zuckermann, Ruth → Baer, Ruth